マインド×ボディ&スピリット

ポール・ホーム 著
星野 奈緒子 訳

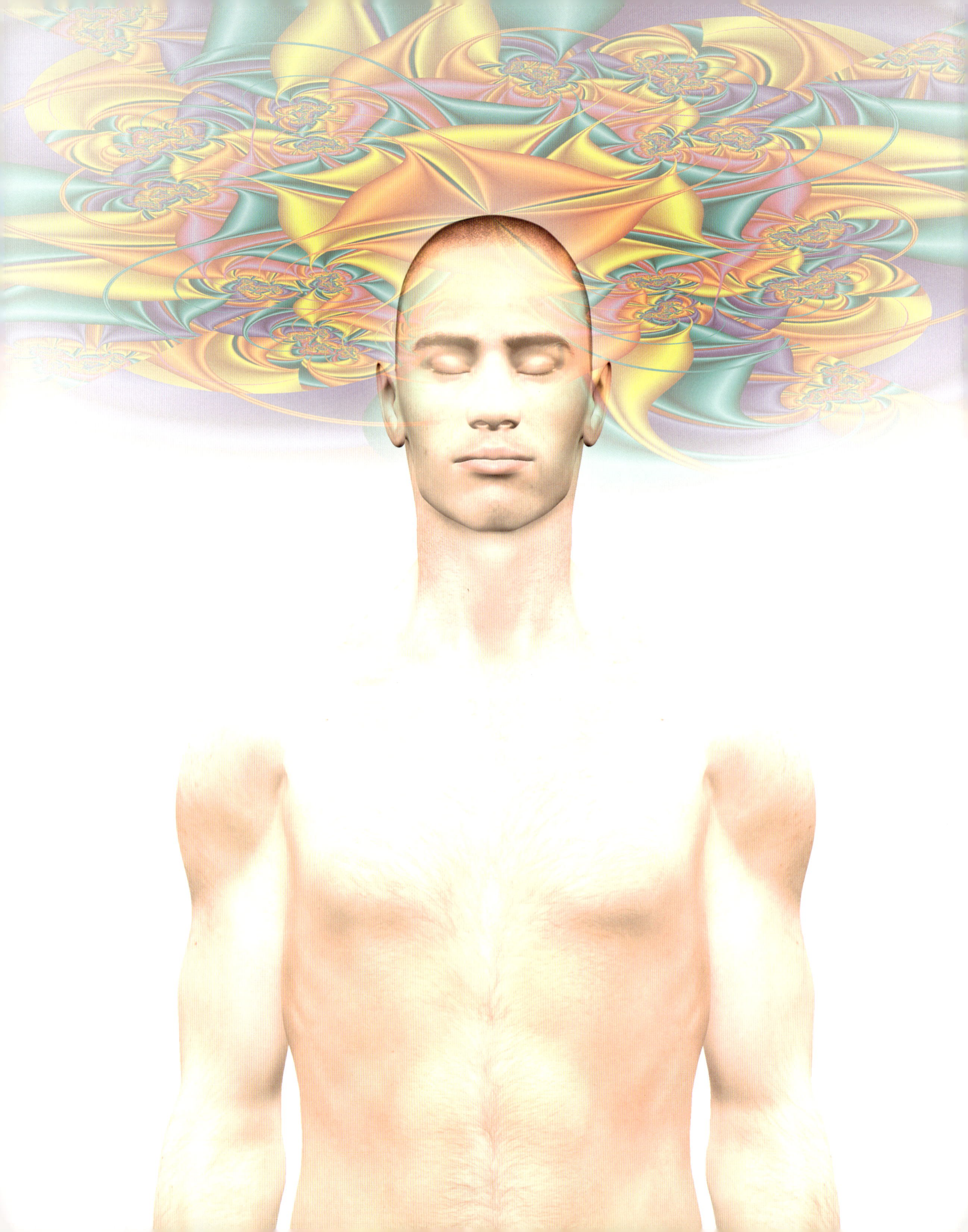

The ATLAS of MIND BODY AND SPIRIT

目次

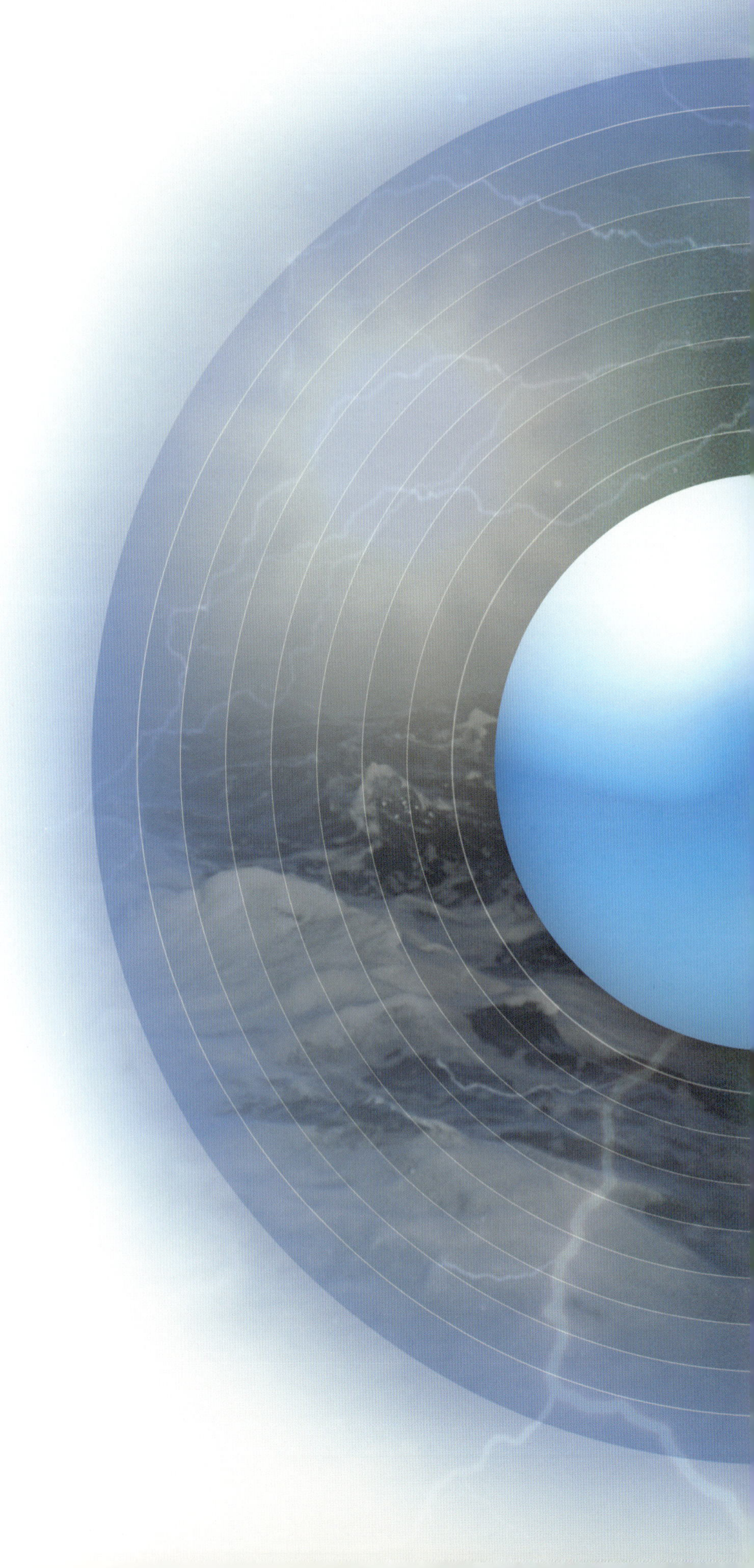

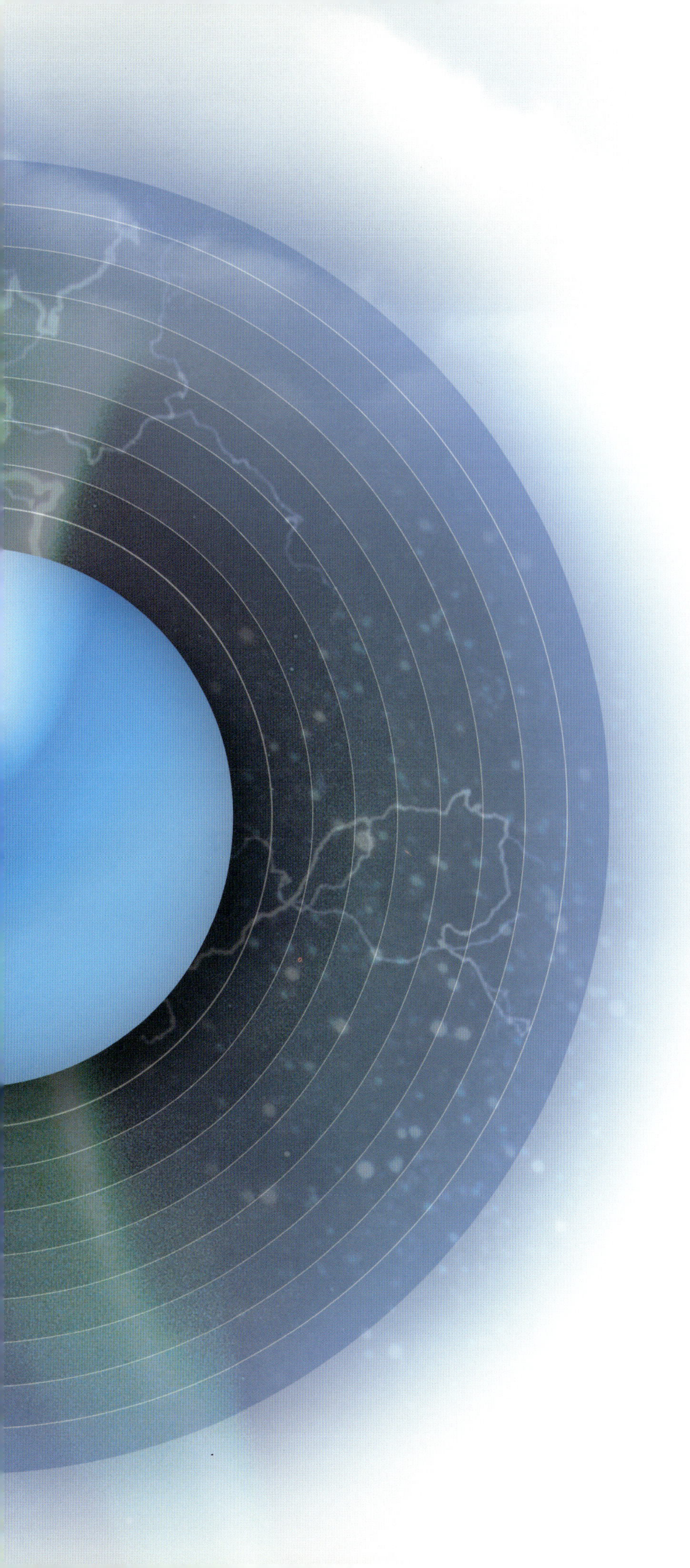

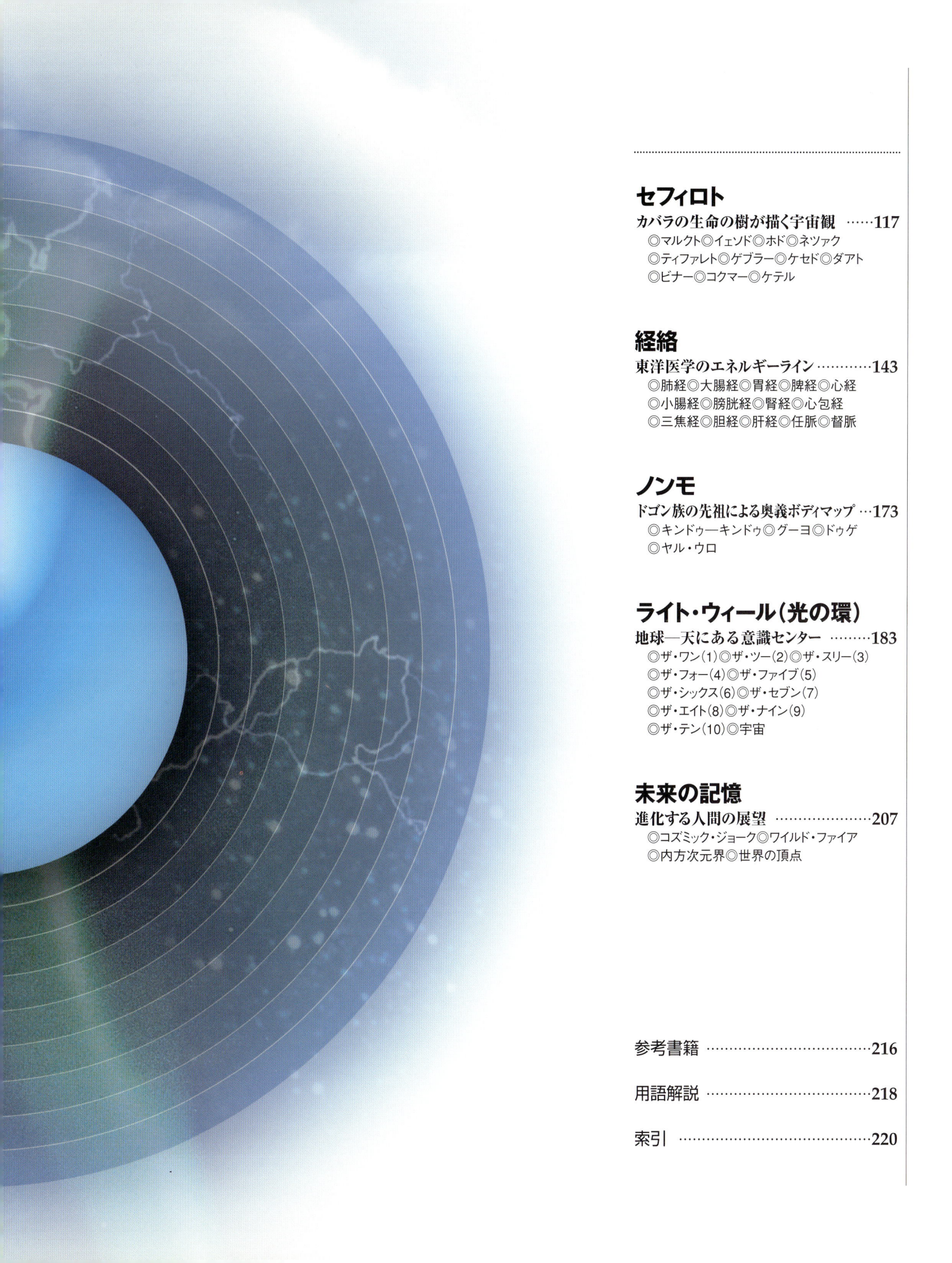

序文——コリン・ウィルソン（Colin Wilson）

本書で取り上げる主題は、これまでずっと私の心を占めてきたテーマの1つ――人間の潜在的な力である。まさに画期的な1冊だ。私の処女作『The Outsider』以来、私は力と幸福を感じる不思議な感覚を味わう奇妙な瞬間――ある哲学者は"力・意味・目的の源泉とのコンタクト"と読んでいる――に心を引かれてきた。よく知っているはずの道で迷い、壁にドアを見つけて開けてみたら目の覚めるような美しい庭があったといえばいいだろうか――つまり、H・G・ウェルズが『The Door in the Wall（塀にある扉）』で描いたイメージである。

そんな魔法のドアはどこにあるのか。答えは明らかだ。私たちの中のどこかである。だが、なぜそんなに見つけるのが難しく、どうすればそこへ還る道を見い出せるのだろうか。これこそ今あなたが手にしている本の主題だ。私たちの内なる存在をしるすいわば地図、それが本書なのだ。

"塀にある扉"探しはこの地球の国家や文化を問わず行われていた。世界の文化について百科辞典的な知識を持つポール・ホガムこそこれを語るにふさわしい人物だろう。

私は子供の頃から"塀の扉"という問題に関心を持ち続けてきた。毎年クリスマスが来るたびにその感覚がやってきたからだ。ほのぼのとした素晴らしい感じがして,まるで世界が苦しみを一時棚上げし、人生の悩みもひとつ残らず解決されるに違いないという気分になった。祖父母の家へお茶を飲みに行く時も、何度となく見慣れている道が何かしら違って見えた。そしてクリスマスが終わって次第に"現実"が戻ってくると、言葉には出さなかったが何となく不思議に思っていた。あの素晴らしい感覚は幻だったのだろうか、それとも――当時強く感じていたのだが――このつらくて退屈なことも多い日常生活の後ろには、"本当の"現実があるのだろうか、と。

私のいいたいことを端的に表した例を挙げよう。アリスター・ハーディ財団に普通の人々が寄せた"視覚的"体験報告をまとめた『見えるものと見えざるもの』という本からの抜粋である。

"22～23歳の頃、自分の部屋で立っていて、不意に'めまい'を感じました――'光'の感覚にのみこまれたんです――炎に包まれているようでした。別の次元の意識に送りこまれたみたいで、抱えきれないほどの喜びに貫かれました。どれくらいこの体験が続いたかは分かりません。たぶん数分くらい、もしかしたらほんの数秒くらいだったかもしれません。時間と空間の世界のものではない体験でした。喜びと不可解な幸福感は2～3日続いて、少しずつ消えていきました。これが起きたのは、私が色々なことを健康的にとても楽しんでいた時のことでした。"

自分がこれと同じ種類の高揚状態を体験したとはいえないが、"私が色々なことをとても楽しんでいた"クリスマスの感じはこの体験に通ずるものだと思う。むしろ誰もが似たような経験をしているのではないだろうか。喜びと高揚感は人間が持って生まれた権利であると、私たちは生まれながらに心得ているからである。

本書にも書かれているように、多くの文化が"塀の扉"にアプローチする独自の方法を持っている。カバラなどは複数の異なる扉について言及していて、それぞれにアプローチする道も違うのである。ホール・ホガムが執筆したカバラの章は私が今まで読んだ中でも一番うまく要約されているものだ。

私はカバラについて触れた長編――『オカルト』という――を書いたが、このアプローチには重点を置かなかった。私のアプローチは一貫して心理学的で、健康な人間ならばかなりの頻度で必ず彼のいう"至高体験"を経験しているという米国の心理学者エイブラハム・マズローの観察記録に基づいている。ちなみに至高体験とは、G・K・チェスタートンいわくの"馬鹿げた吉報"を体験している時に不意に湧きあがる幸福感である。

もちろんこういう体験は、不安から急に解放された安心感から起こるものだ。そして何らかの心配ごとで悩んでいる時は、これさえなくなれば数日か数週間は機嫌よくいられるのにと思う。たとえばBBC音楽番組の前責任者であったハンス・ケラーは、ヒトラー支配下のドイツで友人のユダヤ人が強制収容所へと連行される様子を目の当たりにした時、"ドイツから出られさえすれば、もう二度と自分を不幸と思わない"と誓ったという。当然ながらこの誓いは守られなかった。しかし、この例の心境ならば誰であっても想像に難くないはずだ。

私は長年、至高体験とそれがなぜ起こるかの問題について研究を推し進めてきた。1979年の年末にかけて大きなブレークスルーがあり、それを『The Devil's Party（悪魔のパーティ）』でこう記した。

"1979年の元日、私はデボンの辺境にある農家に滞在していたとき雪に閉じこめられた。校外生に講義をするために出かけた時のことである。24時間が経ち、何とか脱出する努力をしようということになった。そこでたまたま、農場の坂を上ることができた車は私の自家用車だけだった。数時間もシャベルで奮闘した後、ようやく本線に出た。

地方の狭い道路のこととて雪はタイヤで蹴散らされていたが、それでも足場は不安定だった。それにまだ雪上が踏みにじまれていない部分はどこが道路の端でどこからが溝なのかも分からない。そんな訳で、家へ向かって運転し始めたものの、全身全霊の注意を傾けてハンドルを握らねばならなかった。やっとエクセターの幹線道路に辿り着いてほっとした時、私は目に映るものすべてが妙にリアルで面白く見えることに気づいた。いつになく集中した数時間のおかげで、どうやら私の意識が高い警戒状態に“固定”されたらしい。それにやたらと楽観的な気持ちになった。身の回りの問題のほとんどが、不確かさ・怠慢・不注意によるもので、強い意志で努力すればどれも簡単に解決できるという確信が湧いたのである。この状態は家に辿り着くまで続いた。今でもあの時の体験を心に浮かべるだけであの直観を思い起こせるし、確信を新たにすることができる。”

この“通常よりパワフルな”意識の体験は発覚という感じだった。降って湧いたような神秘的“ひらめき”ではなかったためだ。私が自分でなしとげたものだった。ならばもう一度再現できるはずだ。

ところがこれは予想よりもはるかに困難だった。運転しながら何度も挑戦し、わずかな間だけ成功することはあったものの長くは続かなかった。再現できたのは列車で長い旅をした時のことだった。ところが翌日、帰りの旅で試しても無駄骨だった。奮闘したせいで内的エネルギーを消耗したことは明らかだった。私が最初に成功したのは緊急事態であるという感覚のおかげで、意志によってあの状態を作るのは難しいのではないかと思い始めた。

とはいえ、その後も私は長年に渡って試し続けた。そしてついに二年ほど前、成功したのである。何らかの脳エネルギーにアクセスしたという感覚を解き放つのに必要な、ある種の集中状態をもたらす“術”がうまくいったのだ。この集中状態からは直観を得た。直観を探求するとその副作用の一つとして、“負のフィードバック”と呼ばれる傾向がもたらされるということだ。

本書の著者は序説でこの問題の本質を指摘し、こう語っている。

“シュレーディンガーが‘猫の理論’を思いついて10年後、哲学者のモーリス・メルロー・ポンティが『The phenomenology of perception（知覚の現象学）』を出版した。その中でポンティはどのように私たちが知覚するかについて大きな可能性を示した。認識というものは個人的認識の主観性でも、通常の範囲を越えて客観的に対象を読み取ることでもなく、自らに絶えず影響をもたらす経験自体の融合した現象である。認識の過程で対象が干渉を受けるという性質は、理論と量子レベルでの真実でしかないというのはよく論じられるところだ。しかし科学的実験の仮説を立て、どんなことが起こるかを期待して世界に問いかけをする度に、私たちは目にするだろうものを不可逆的に形作っている。これはこの世に存在するということのすべてにおける相互主観的な基本なのだ。そしてこれから分かってくるが、私たちはグローバルレベルでも個人レベルでも力に満ちた存在である。私たちが求めるものは、地球の健康・文化・自分自身の健康における私たちの選択の結果の中に見いだせるだろう。”

私が本書『マインド×ボディ＆スピリット』がいかに重要な本であるか、不意に気づいたのはこのくだりを読んでいた時だ。

最終章を締める題辞にも優れた直観が記されている。

“私たちは発見するのではない。創造するのだ。人生に中立な立場から参加するのは制限を招いてしまう奸計だ。私たちは否応なく人生を織りなしていくのである。”

自らを受け身的な存在だと思うのも無理はない。子供として長い年月を過ごし、その間大人は事態を分かっていて何がどうなっているのかを理解していると信じているからだ。そうして大人になってそれが真実ではないと気づく。大人だって子供と同様に知らないのである。

しかしほんのわずかだが知っている大人もいる。メルロー・ポンティは理解していて、それを彼の師、哲学者のエドムント・フッサールから学んだ。彼は認識が受動的ではなく能動的なものであり――それを“志向的”と呼んだ――認識が無意識の創造的活動であることを把握できれば、私たちは進化の階段を上がる重要な一歩を踏み出せるはずだと知っていたのである。

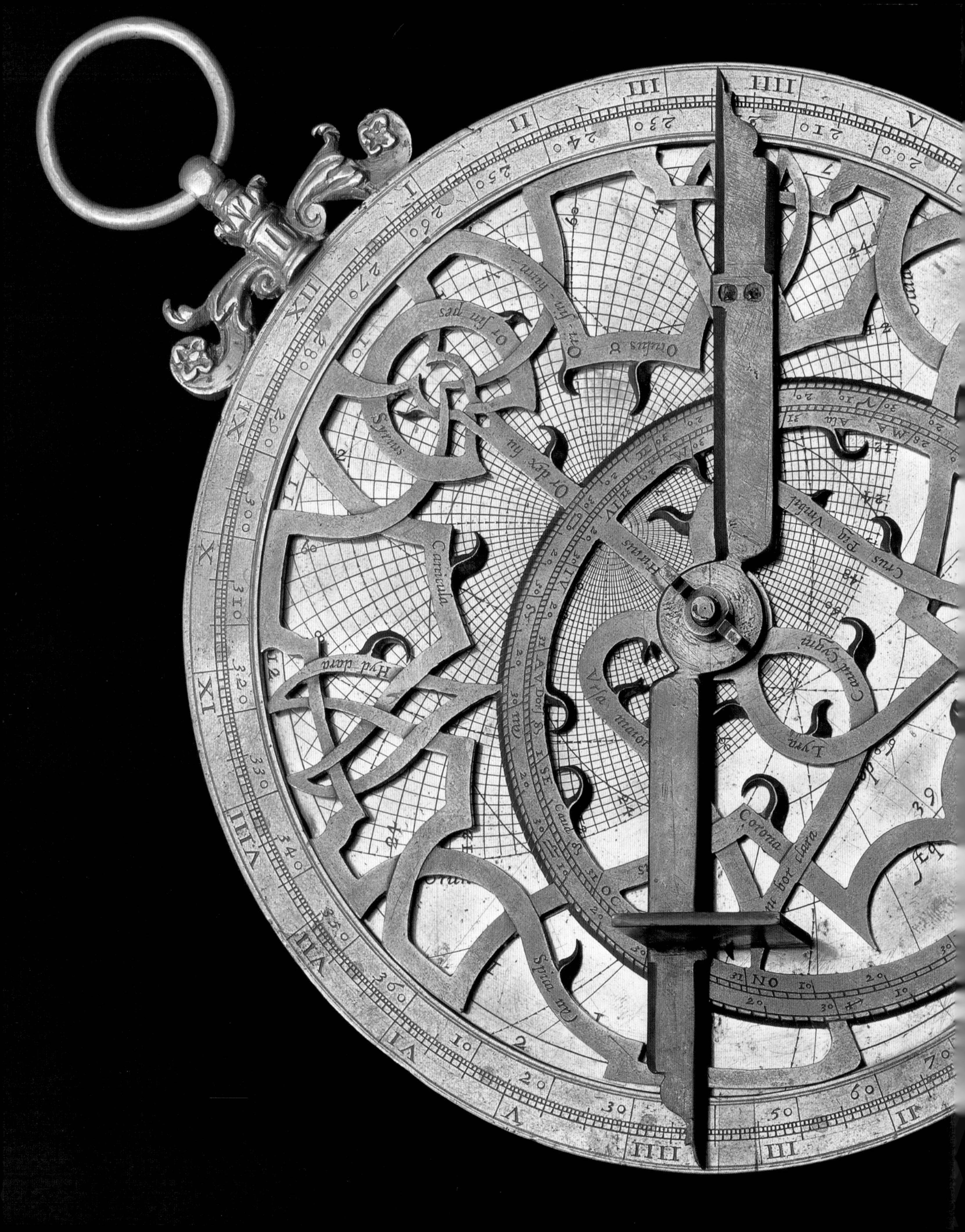
Canicula
Corona
Lyra

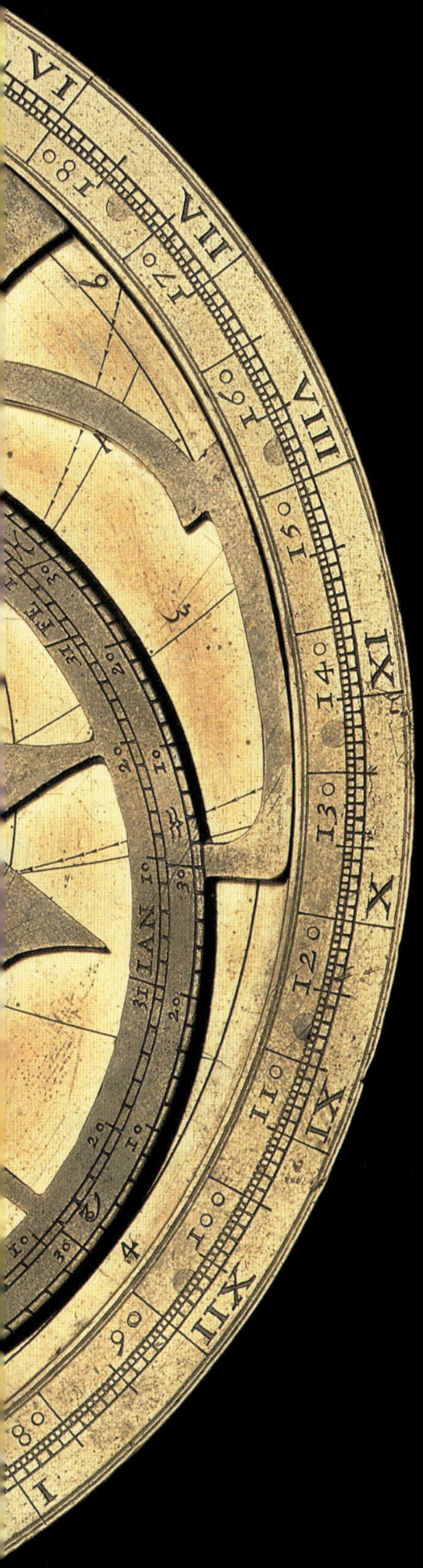

知識

スピリチュアルな 人体全景

ウィリアム・ブレイクは人間を称して“人の神聖な形”と表現した。本書はそんな眺望をたどり、その可能性を探るホリスティックな学問をめぐるオデッセイである。主なテーマは眺望としての人体観であり、様々な経験と、ボディ・マインド・スピリットの様々な面を分けずにとらえる伝統的思想をあわせて描いていく。ボディ（身体）はスピリチュアルな眺望であり、スピリット（霊性）は肉体として形を取る。そしてマインド（精神）と感情は個人の特性を表す側面なのだ。

こういうホリスティックな学問は世界各地で、時代は違っても多くの文化で見いだすことができる。これらは思想《tradition》・系統《lineage》・流派《school》などと呼ばれる。文字を使わず、口伝や夢を通じて、または瞑想や祈りの“バーチャルな”御堂や神殿の中で伝えられてきた一連の知識のことである。

これらの学問同士には隔たりがあるので（各学問内での流派では尚更である）、ここでそれらを述べるのは、人間であるというのはどういうことか、という普遍的な体験に対するそれぞれの独自性を伝えるためである。それぞれの思想が生命の本質について何らかの洞察を備えているということを前提としている。

この章では、むしろ相反するように見えるいくつかの概念に出会い、起伏して定まらない足場に立っても、なおバランスを失わずにボディ・マインド・スピリットという広大なパノラマの中を進んでいけるような、指針となるテーマを扱っていく。これらは“監視者の技術”であり、私たちが執着し、また後戻りを誘うような先入観を捨てるのに求められる哲学的な中庸性をもたらしてくれる。こういう技術は脈絡の中で物事を見られるようにしてくれるし、私たちが“人の神聖な形”に出会った時に、経験と、ボディ・マインド・スピリットを見渡せる力をつけてくれる・・・私たちの祖先が作り上げた流派や思想が探究してきたように、現代の幻視者が探ってきたように。かつて天体観測儀（左）は航海する際のGPS装置で、太陽と星の位置から冒険者がどこにいるかを割り出す道具だった。身体のスピリチュアルな眺望の中を導いてもらうために探し求めている技術もこれと似たようなものである。

- 立っている場所によって目に見えるものが違ってくる。
- 何かを見る、または何かについて考えるだけでそれは変わってしまう。
- 形を変えないものはない。
- エネルギーは生命である。
- 私たちは力に満ちている。

マインド・ボディ・スピリットの様々な経験を探究しようとしている今、私たちは意識の領域についても考察しようとしている。そんな思想に触れると、読み終わってかなりの時間が経過しても関連するイメージや言葉が消えないかもしれない。直観を得る鍵が、提示された素材のさらに奥へ、そして私たちそれぞれのマインド・ボディ・スピリットという宝庫の奥深くへと私たちを誘うからである。道家思想の古典である『道徳経』に“戸を出でずして天下を知り、まどより窺《うかが》わずして天道を見る。”と記されているように。

既知の知識

万華鏡のような世界観と変幻する認識論

気をつけていただきたい。あなたは今洗脳されつつあるところだ。・・・ここであなたに示されているのは、目下通用している偏見と、特定の文化による選択が融合したものだ。歴史をちょっと見返すだけでも、それが不確かなものであることがわかるだろう。あなたは先代が残した思考法に適応できた人々の教えを受けているのだ。・・・他の人よりも意志が固く、個性的な人は立ち去って自ら学ぶ方法を見つけることをお勧めする。・・・立ち去らずに残る人は、自分がこの社会の狭く独特な求めに適合するように型に入れられ、パターン化されている事実を片時も忘れるべきではない。

ドリス・レッシング

私たちの知識は生まれた場所と時代に左右されることが非常に多い。世界について私たちが知っていることには、歴史的・文化的な視点からの見方が例外なく関わっているからだ。自分自身と客観的な現実の関係がどんなものであっても、世界を認識する方法は実に複雑で様々だ。さらにこれは、まず人間として生まれて積んだ経験と、人間固有の五感という生理機能に影響される。地殻で起こる地震のリズムに意識的に注意を払う人はまずいないし、人体の生理機能で感知することが可能な波長以外の光は見えない。これら五感の基本的な組み合わせの中から私たちの認識は形作られるのである。

適切な背景

西欧文化は、昔から"全てに通用する誇大理論(グランドセオリー)"を探し求めてきた。私たちが知っている(と思っている)矛盾と背反するものをまとめあげ、この世界と経験をすべて包含して説明できる理論のことだ。科学と文化に対する帝国主義的なアプローチを推し進め、そしてブレーキなしに世界を探究できるはずの真の科学における試みを妨げてきたのは、誇大理論の追求かもしれない。

1950年代、ハーバード大学でウィリアム・ペリーが学生の学習過程について調査を行った。その結果、すでに自分が知っていることを確認し、他の人に自らの間違いを認めさせるための材料探しに一定の学習期間を費やす事実が分かった。古今東西の世界の知識や宗教がいかに多様であるか、それを正しく認められるようになると、自分が知識や信条を得るに至った背景があること、そして自分自身を形作る土台には状況によって変わる相対性が含まれていることが見えてくるものだ。

世界観

これを信条という内なる建物を打ち崩すショックだと受けとめる人も多いだろう。その結果何も信じないというブラックホールに陥るか、独断的な絶対主義に逆戻りするかが普通だ。しかしペリーは、絶対知識をむやみに求める傾向に相対主義が勝った後に知性が発展する段階が来る可能性があることも見い出していた。これは、得られる知識が流砂のように変化する事実を受けいれられるという能力でもある。その後ですべての観点がどんな場合でも相対的なものであると十分に意識し、しかも私たちの人生におけるその価値と意味を十分に評価しつつ、一つの知性的観点を自らの現実を形取るものとして意識的に選択する。

これは哲学的な複視力に精通することでもある。私が見ているものは私の立ち位置によって決まるし、私は自分がそれまで居た場所、他の人が私に教えてくれたこと、私が想像できることをもとに他の数多くの人生観をとらえる。ところが私が今信じようと選んだのはこれだ。

私たちは意識を鍛えて柔軟にし、たった一つの観点が唯一の道だという強迫観念にとらわれずにボディ・マインド・スピリットをながめる様々な見方を受けいれられるようにしなければならない。認識論とはどのように物事を知るかを研究する学問だが、くずくずためらわずに必要に応じてアプローチを変え、顕微鏡から瞑想へと対象を変え、神懸かりのダンスから科学的根拠に基づく医療に移行できるような、柔軟な認識論が必要なのである。これらは科学的必要性と、とりあえず保留した疑惑を取り混ぜた万華鏡的世界観である——経験について相反する証拠を並列し、この世をフライアイ(多視点)的にとらえる見方だ。

たった一つの世界観では、世界の仕組みについての限定的な理論が抱える矛盾を取りこんで解決し、それをより進化して成熟した観点にまとめ上げるのはまず無理だ。そしてここで、科学と伝統的思想のダイナミクスこそこれからの創造性の原動力であると了解しつつ各科学と伝統的思想を標準化して収れんさせるのではなく、統一性を保つ、今までとは異なったグローバリズムが提案されるのである。

異端のギフト

真実を独占していると信じこんでいる者は、異端者を虐殺しているのに世界を救っていると思っているのが常である。

アーサー・シュレジンジャー

世俗的なものと宗教的なもの両方を含め、ほとんどの文化では異端者が伝統そのものを活気づける変化の原動力となっている。嘲笑を浴びたり処刑されたりする場合も多かったが、集合意識に対する重要なアンチテーゼを提供するのも異端者である。このアンチテーゼは賞賛されることもあれば排除されることもある。世界各国の兵士が大敵と戦う際の処世訓には、ぞっとするような共通点がある。戦争に必要な残忍性はスピリットの残忍性であり、私たちは味方の兵士に、敵を殺せるほど彼らを非人間化するよう強制するのである。世界中の伝統に見られる最高の戦士道といえば、相手を人間視しないという行為の正当化を経ずに殺戮を行える能力のことだ。それはすなわち侍の誇り、騎士道、暗殺者の忠誠である。戦争や決闘などの極限状態では、この戦士の文化が伝わり、否応なく融合して1つの様式が残った。おそらく、最初に戦争をしかける側のどうしようもない恐怖がそれである。ありがたいことに、人間は話し合うことができる。

私たちが見ているものは私たちの立ち位置による。

〜

一つの知識については少なくとも二つの場所に立ち、

三つ目の位置が自然に浮かんでくるようにするのが賢明である。

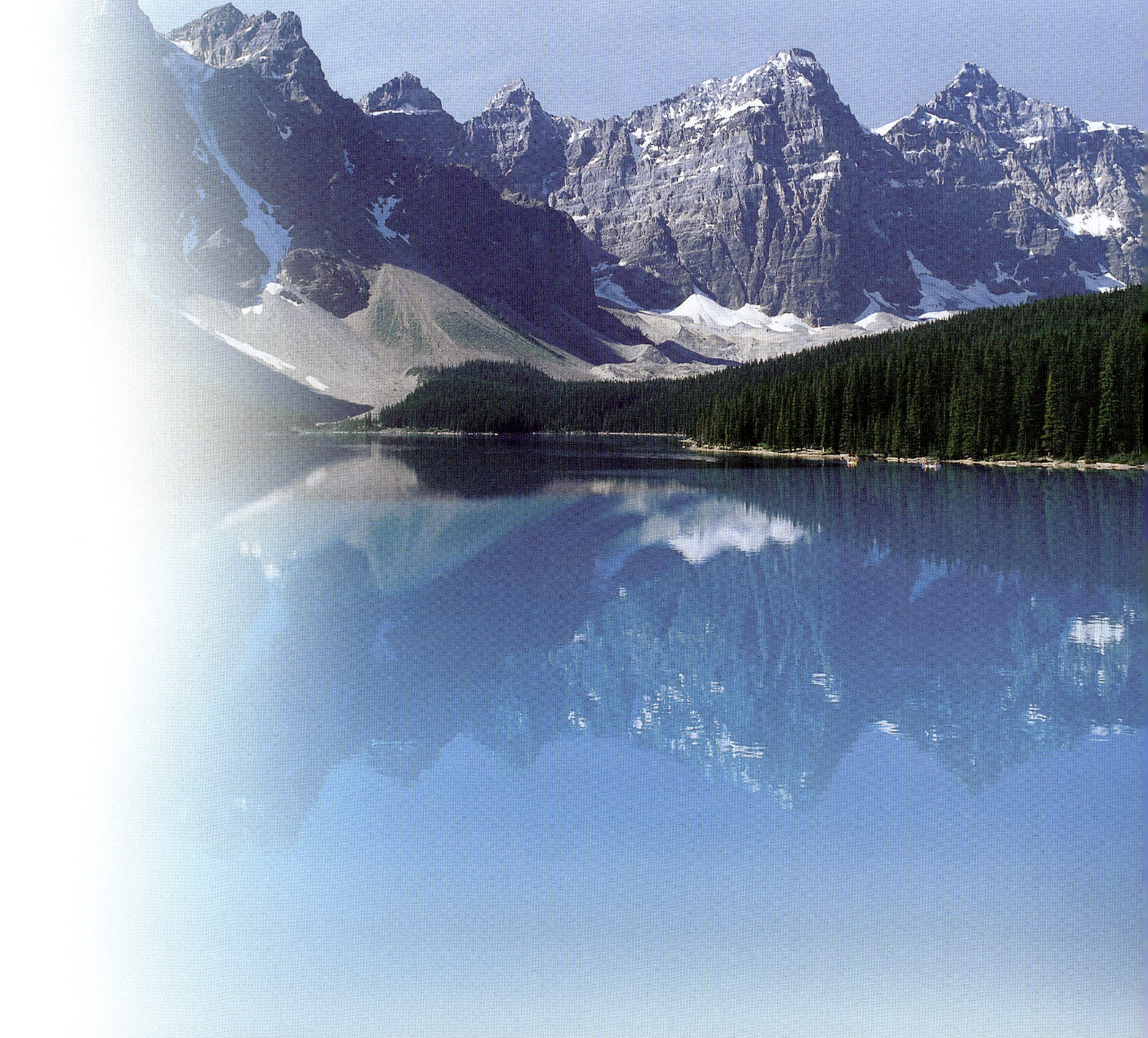

実世界

空っぽで可塑性のある宇宙

それは知覚的な信条を熟考という場所に置く問題ではなく、むしろ反対に、一つ一つのことを参照しながら全体的な状況を考慮に入れることである。提示されているのは巨大で不透明な世界ではなく、適切な思考の宇宙でもない。世界を明確にするためにその密度を見返す熟考なのであるが、その次には、それ事態が自分なりに振り返らねばならない。
モーリス・メルロー＝ポンティ

科学の進歩には一定のレベルの客観性があるというのが一般的な認識だ。しかしこの客観性は、経済的または文化的視点から判断されたものであることはまずなく、まして科学自体の中から本当かどうかをとがめられることもない。1935年、エルビン・シュレーディンガーはそもそも客観性というものがあるのかを問う検証不能な問題を提起した。彼が提起した思考実験はこうだ。猫を一匹鋼鉄製の箱に入れる。そこに毒の入った瓶を入れておくが、これはランダムに作動するジェネレーターと連動していて、毒が出るかどうかは不確かだ。猫の生死は箱をのぞいて初めて分かる。つまり世界は私たちが見ようとして知覚した時に決まるというのである。この猫の実験は今も量子学分野で問題を投げかけている。

世界の本質

量子物理学が私たちの常識に投げかける別の問いにも、この経験が基本的にゆらぐ体験を見い出すことができる——宇宙はほとんどが空だというのである。次のページで見ていくように、この世を構成するビルディングブロックは、元素周期表や元素に関する昔ながらの知識が主張する固体ではなく、情報と引力が相互に連結した複雑なウェブなのだ。世界は密な固体ではない。新たに“最小粒子”が発見される度に、それが空の空間であることがくり返し明らかにされている。

素粒子という最小スケールにおいて内部が空であるという状態は、宇宙そのものという最大スケールの真空状態にも反映されている。通常は地面が固いことを疑わないように、仮定条件も揺るがないはずだと同様に信じて疑わない。ボディ・マインド・スピリットをありのまま正確に見ようとすれば、それが基本的に空であり、私たちという存在のすべての側面が、実世界の本質的な一部であると受けいれるようになるはずだ。海から水を分かつことができないように、世界と主観性を切り離すのは無理なのである。しかし広大な世界に飛びこんだ時に立つ水面のさざ波に気づくことならできる。

人間の経験範囲

私たちが生きるこの世界の定義については昔から様々に論じられてきた。経験に向き合って理解するのは人間の本分だが、そのせいで例外と格闘するケースも多い——経験が現在の世界観の範囲内におさまらない場合である。たとえば家族の誰かがいつもと違う行動に出て仰天させられ、自らの先入観をただすなど分かりやすい例もある。研究室や山のてっぺんで、今の知識ではどうにも説明のつかない経験をするかもしれない。

歴史的に見れば、別の世界観が現れると古いものが席を譲った。“明々白々な”新たな知識が前の知識に取って代わったわけである。これはまったくの真実だ。議論の余地はない。しかしそれも証拠が集まって、再度知識をアップデートするよう迫られるまでのことだ。新しい知識への抵抗もあるだろうし、古い世界観の不実に裏切られたとでもいうように、とにかく古いものは有無をいわさずにすべて捨てようとする向きもあるだろう。

知識が進歩するにつれ、私たちは哲学をスタビライザー（安定装置）にして未熟な歴史から受ける影響を最小限にとどめられるようになっている。一面では、現在の真実というものも宇宙を見いだしていく一段階でしかないという、謙虚にならざるを得ない事実を知っている。しかし一方では、祖先の“時代遅れな”迷信の中に、今現在私たちが世界に抱いている疑問の方が優れていると決めこんでいては、私たちがアクセスできない智恵が含まれているという認識もある。つまり私たち前と後ろの両方を見て、二つの顔を持つヤヌスのような観点を持つようになるのだ。そんな観点は、それ自体が過去・現在・未来の制約に縛られず、時間を超えて意識に触れられる場所へと通じる入り口となり得るのである。

相互主観性

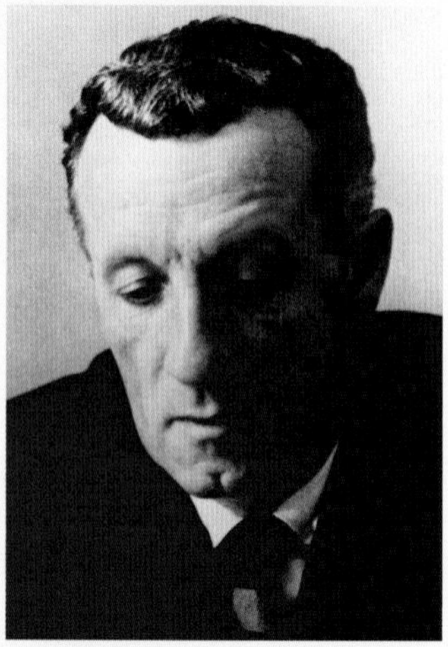

モーリス・メルロー・ポンティ

シュレーディンガーが‘猫の理論’を思いついて10年後、哲学者のモーリス・メルロー＝ポンティが『The phenomenology of perception（知覚の現象学）』を出版した。その中でポンティはどのように私たちが知覚するかについて大きな可能性を示した。認識というものは個人的認識の主観性でも、通常の範囲を越えて客観的に対象を読み取ることでもなく、自らに絶えず影響をもたらす経験自体の融合した現象である。認識の過程で対象が干渉を受けるという性質は、理論と量子レベルでの真実でしかないというのはよく論じられる。しかし科学的実験の仮説を立て、どんなことが起こるかを期待して世界に問いかけをする度に、私たちは目にすることになるものを不可逆的に形作っている。これはこの世に存在するということのすべてにおける相互主観的な基本なのだ。そしてこれから分かってくるが、私たちはグローバルレベルでも個人レベルでも力に満ちた存在である。私たちが求めるものは、地球の健康・文化・自分自身の健康において何を選び取っていくか、その結果の中に見いだせるだろう。

何かについて見る、

または考えるだけで私たちはそれを変える。

～

私たちの存在自体が現実の中にさざ波を立てる。

現実の不確実な性質よりも、さざ波の形を注視するほうが得策だ。

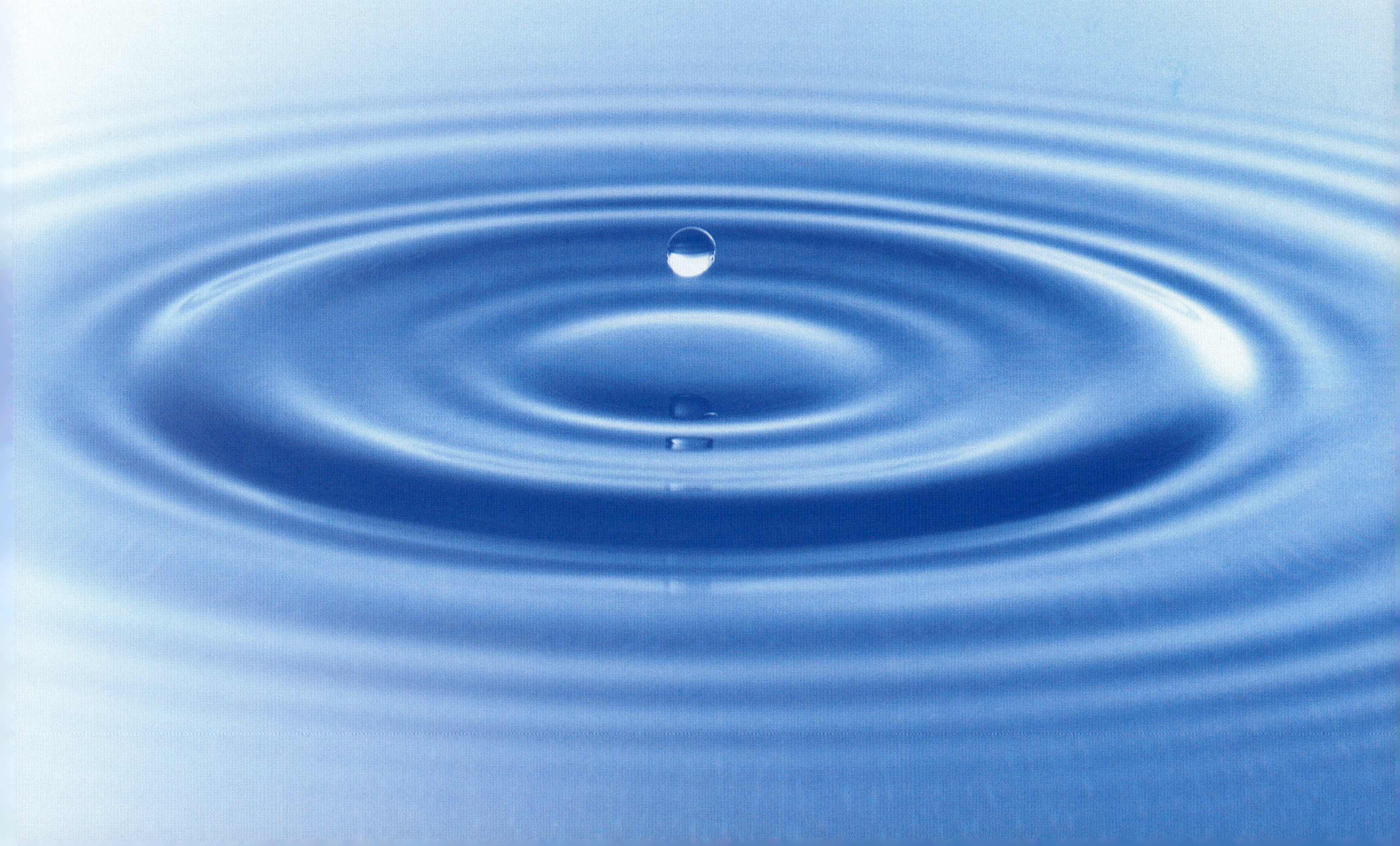

ビルディングブロックとリズム

生命の要素

アーチ・オブ・タイム——地球の創造による
放縦な束縛、骨のない地球パワー、
水の固さと岩の融解——の締めつける矛盾。
平和を破壊するワイルドマジックの発現だった。
奈落であり、運命の絶頂点でもある。
すべてのパワーのように、情熱と神秘、ハートの
正直なごまかしによって発動するのだった。
スティーブン・ドナルドソン

どうも解決しそうにない光の矛盾（波なのか、それとも粒子なのか？）と同様に、この世を構成する基本的なビルディングブロックについての問題は解決しそうにない。かつてこの研究の終着地だったアトム（原子）の名は、ギリシャ語の“分けられない”という意味の“アトモス”に由来する。原子が電子に最小“粒子”の称号を譲ったように、電子ももっと“分けられない”粒子にその称号を譲ることになった。すなわち別の次元に居場所を移した粒子である。

かつてアインシュタインが量子論へのドアを開いたように、科学者は矛盾を見い出しつつある——この宇宙の仕組みについて、光が波と粒子両方であり得るか、離れていて一見関係がない二つの粒子がどのようにして瞬時にコミュニケーションを取れるか、観察が世界そのものの成り立ちの鍵となる一部分であることについて。

これらの発展が元素周期表の発見を無効にしたわけではないが、世界の基本物質について新しい概念をもたらしたことは事実である。特筆すべきは、脳がホログラムに似た方法で情報を蓄えるという概念だ。ホログラムとは、通常私たちが考える物質の制約を超えた、光の波のインターフェランス（干渉パターン）である。要素についての錬金術的な知識が、意識と意図、この世の物質のインターフェースについて備える智恵を役立てられるのはこの分野だ。なぜなら、現在の物理科学を携えて物質の深層に飛びこむと、意図と形で構成されるこの世界を形作っているメカニズムはいったい何かといぶかり、自分自身を見つめ返しているのに気づくはめになるからだ。

私たちを導くナビゲーション技術は、私たちの前進とともにできあがっていく——それこそが私たちの幾多の試みの中心となる実用モデルの偉大な科学的基準である。そのような状況では、中医学、西欧の魔術やドルイドの儀式の要素の伝統的な構成が、とらえようとするたびにすり抜けていく実世界を理解する手掛かりとなるだろう。

古来の伝統体系

古来の伝統で扱われる要素は4〜5つあるのが普通で、属するのはこの宇宙の“物質”に限らない。方角の1つや、暦を含む分類や月相、この世の様々な側面などと結びつけられることもある。文明によって要素の分類・構成が異なっているが、これは地球上での地理的位置や、要素が例外なく方角と関連づけられている事実を考慮すればうなずける。

ごく基本的なレベルでいうと、要素は本質的に人間のエネルギーフィールドと、惑星であり天体である地球のエネルギーフィールドとの同調である。したがって、各伝統の言葉・儀式・シンボルという文化的フィルターが“中央”へと向かう要素の本質を隠すと同時に明かして見せることになる。中央とは、すべての要素の本質が融合し、純粋意識の空（ボイド）に至る道が統合される場所のことだ。

自らを探りまわるメカニズムとしての意識が要素に触れた時、要素の基礎として魔術が生まれた。そのイニシエーションが起こった時、魂（ソウル）がこの顕現の中でより自らを堅固に確立するための進路が形作られた。これに伴って要素とエネルギーフィールドの関係が築き上げられ、それが要素を介した世界との相互関係の歌に洗練を加えた。これによって絶えず視点が変化することになり、他の世界へ続く入り口としての要素を開くのを助けるのだ。これはアセンション（次元上昇）ではなく変容の道であり、死と誕生をくり返す輪廻の輪からの避難路という形ではなく、むしろ“地球同盟（アースアライアンス）”と“地球霊（ワールドソウル）”が抱擁し合った時に起こる。

要素は魔術の始まりであり、終わりである。そしてスピリチュアルな旅の乗り物であると同時に目的でもある。魂の冒険の旅を世界というアリーナから引きはがそうとしていた伝統からの余波があるかもしれないが、5つの要素はそれぞれが“グレートワーク”の歌、目標へと続く道、そして実体を提供してくれるのである。

伝統的要素

この世の最小“粒子”の追求は、それが存在する次元やそこに携えられている情報、さらにはその振る舞いとも深い関係がある。素粒子物理学のレベルでは、実在性よりも“クォーク”、“ストレンジネス”、“チャーム”などの性質が重要になる。これらのテーマはドルイド・中国・ギリシャなどの古代の伝統で扱われている要素と似てくる。以下の表では、各文化で重要視される順に要素を並べてある。

ケルト	火	水	土	風	エーテル
中国	木	火	土	金	水
ギリシャ	火	土	水	空気	エーテル
ヒンドゥー	土	水	火	空気	空間
メディスンホイール	火	土	水	空気	空
日本	土	水	火	風	空

形を変えないものはない。

〜

宇宙や物質を作るビルディングブロックは実は存在しない。
要素として分類される情報とエネルギーの流れがあるのみだ。
人間はこの世のウェブに立っているのではなく、その上で波乗りをしているのだ。

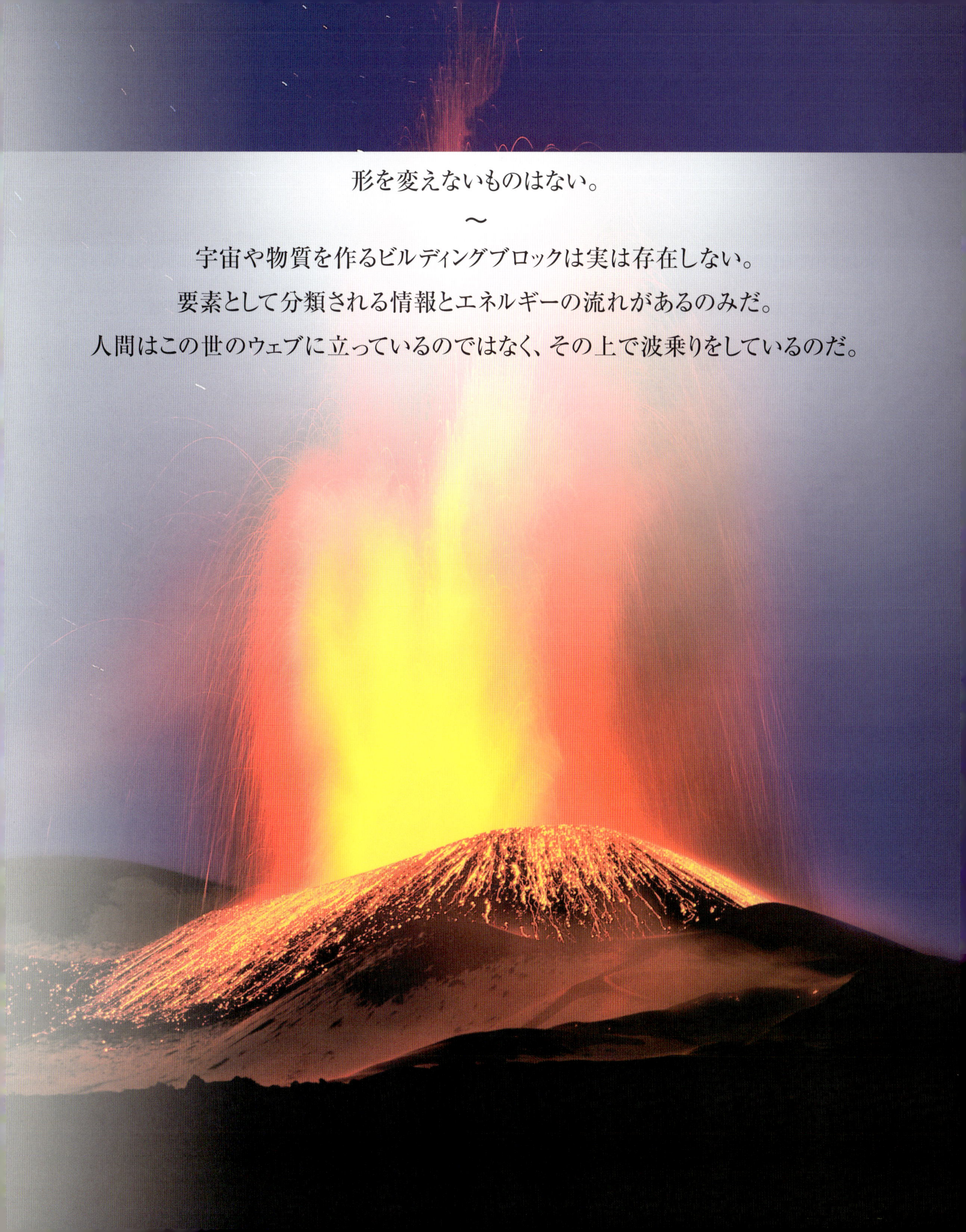

エネルギー

生命の言葉

それ言は吹くに非ざるなり。
言は言うこと有り、その言ふ所の者なお
未だ定らず、果して言有りや、
それ未だ嘗て言有らざるか。・・吾れいずくにか、
かの言を忘るるの人を得て、これと言わんかな。
『荘子内篇』荘子

本書では全編を通してエネルギー用語が数多く出てくる。広範囲の意味を含むため、時には明確に定義できない用語もある。大きなスケールの探究を試みるにあたり、文化と文化のあいだの谷間を包含するにはどうしてもこれが必要なのだ。各章では、ある思想がエネルギーをどう理解しているか、その背景と説明が、その全景を検討していくうちに浮かび上がるようになっている。しかしそのような相対性の中にあっても、エネルギーについて統一的な概念を追求しておけば探究の旅の出発点を築くのに役立つだろう。

言語の問題

専門用語を用い、様々な文化で使われている用語に同じような意味を当てはめていくうちに、、誰でもその意味を理解できるような訳し方は可能かという問題に突きあたる。言語を研究する哲学者は、人間が言葉で経験を表し始めた時からこの問題に取り組んでいる。言葉がどのように世界を指し、同時に形作る機能を果たしているかという問題もあれば、そもそもある用語が、生地となった文化的背景から離れて別の言語に翻訳されることは可能なのかという問題もある。

科学的な視点から見たエネルギーの基本的性質は、ある形態が変化を経て別の形になる能力のことだ。シンプルなレベルでは、コンセントから取った電気エネルギーがレンジの熱エネルギーに変わる例に見ることができる。

目に見えるエネルギーには様々な形があるが、基本的には運動エネルギー・位置エネルギー・内部エネルギーのどちらかである。運動エネルギーは、物体が持つ運動量だ。位置エネルギーは系の構成要素の相互ポテンシーで、電池の両極または惑星の重力などがある。内部エネルギーは原子同士の相互作用によって分子内に蓄えられるエネルギーのことだ。

どのエネルギー形態も、百者百様の速度で常に様々な状態に変わっていく。変容と相互作用のテーマは、"プラーナ"と"気"にもある程度共通するものがある。これらはエネルギーを解釈する2大用語で、本書でも扱うし、エネルギー医学および科学という広い領域でも用いられる。それらの本来の語源的意味、その文化的背景における言葉の成り立ちでも、この変容と相互作用のテーマが持ち上がってくる。

土台が死んでしまった言葉や科学という居心地の悪い袋小路に甘んじないためにも、私たち自身と文化の中に豊かな多様性を保つことが大切なのだ。多様性こそ新たな言葉・方言・スラングを作る創造性を生み出すものである。

老子と無名

語ることはできない。言葉は知識を台無しにする。
人類に言語が返されたのは数千年も前だが、どのように破壊するかは一度たりとも説明されなかった。
グレッグ・ベア

言葉を忘れた人を探し出して会話するという荘子の奇妙な問いかけのように、多くの文化では言葉や言葉がどのように現実を形作り、構成するかについて独自のとらえ方がある。マーセデス・ラッキーは、ある者が"言葉はとても直接的だ。葉と星の私たち《we of leaf and star》はそれらを強制の一形態だと考えている"というセリフを言ったのを聞き、その後にエルバンカインドの歴史を描いたSF小説の中で、エルフ(妖精)と言葉の関係を描写している。道教文化の"不死の仙人"が時に"エルフ"と翻訳されるように、そういう習慣は生命に多様かつ柔軟にアプローチする道教の智恵と自然に相通じるものがある。そしてさらに、その種の智恵はこの世界に私たちが投げかける問いや、その時に使う言葉においても当てはまる。あまり強く問いを押しつけると、答えも決まってしまうということだろう。

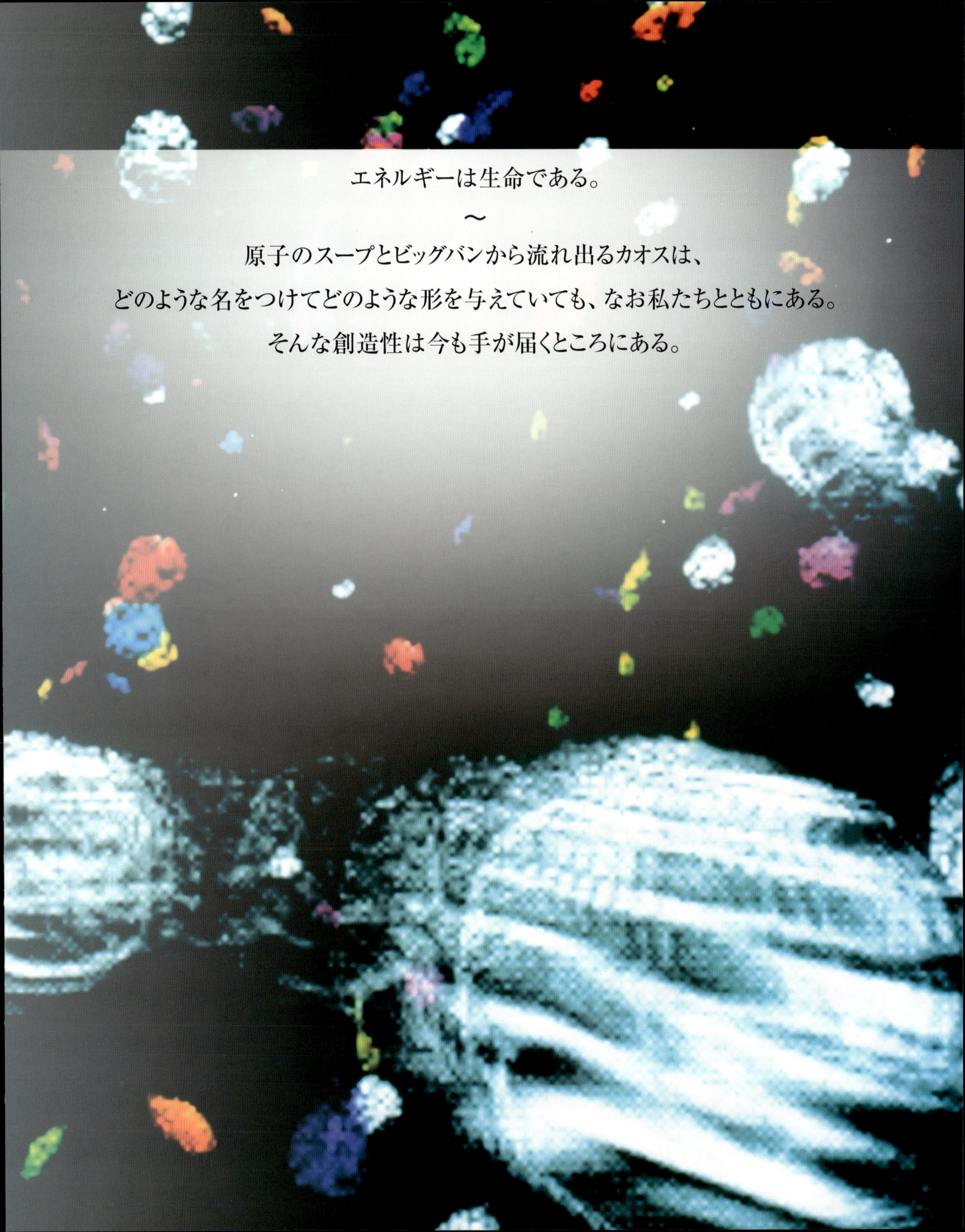

エネルギーは生命である。

〜

原子のスープとビッグバンから流れ出るカオスは、

どのような名をつけてどのような形を与えていても、なお私たちとともにある。

そんな創造性は今も手が届くところにある。

意志

意識の未来

教育には二つの機能がある。
一つは若い世代を現在のシステムの論理に
統合し適合するよう促すものだ。
もう一つは男女誰でもが現実を批判しつつ
創造的に取り組み、どうすれば世界の変容に
関わっていけるかを発見する方法としての
“自由の実行”という機能である。
リチャード・ショール

鍼治療の伝統には、治療法を学び始めた生徒がすっかり困惑するような教えがある。中国語でいうと“以意引氣”、これは“エネルギーは意図に従う”、もっと詩的なバージョンでは“意図が行くところにエネルギーが流れる”と訳される。

実技では、施術者の集中力が重要視されるという形を取る。つまり患者の全身のエネルギーを改善するためには経絡を流れる気と繋がる必要があり、そのためには集中力が要るのである。これは学生にとっては非常に反発を感じる点かも知れない。特に、経穴をいかに正確に取れるかが通常進歩の印とされ、手・足・耳はもちろん指の節関節にも全身のエネルギーフィールドにアクセスするツボがあるという、応用と発展が果てしなく広がるとされている医学だから戸惑うだろう。

鍼治療の効果にはプラシーボ効果が大きく関わっていることを指摘する研究もあり、鍼の技術は本来効果がなく不要なものではないかという議論もなされている。しかし、この手の論法は原因があって結果があるという限られた器の中だけに水を入れておくようなもので、何世紀も知的成長を妨げてきたのである。

真実を求めて

一様に再現できるワールドモデルに固執するあまり、科学は実際に起きていることを探究し調査するという最も重要な精神を拒否し、上がってきた証拠を身の丈に合わない仮定に押しこめてきた。

鍼治療に熟練するためには、ヒーリングという神秘を意識的に作り出す能力が必要となる。意識を探るこれからの研究の課題とは、どうすれば私たちがこの世界を変えていけるか、私たちの中で荒れ狂う情熱をボディ・マインド・スピリットを変える目的に使うにはどうすればよいかという、学問同士の境界を越えた共通問題にほかならない。人間は一人一人違うという概念に手を伸ばし、その発展をサポートする適切な訓練方法を適用する必要もあるだろう。

信仰について

私たちはあまりにも長きに渡って信仰は迷信の名残であると思いこみ、隅に信仰を押しこみ続けてきた。そして信仰はそこで腐敗し、世をすねて原理主義に転換していった。信仰はスピリットの知性であり、宗教的な情熱で重要視されるのと同じように科学的な探究でも重要な要素なのだ。ただしどちらにおいても硬化すると同じくらい危険ではある。信仰は宇宙愛について考え、ハートで愛を知るように導く心の安らぎをもたらすし、真実は他にもあるという考えを取り入れられるようにするスピリチュアルなバランス性も備えている。領土・資源・人権・快適さを争ってぶつかり、戦争をすることもあるだろう。しかしそれは正義をふりかざしたエバンジェリストの聖戦ではなく、むしろプラグマティストによる不可避の本心の現れといえよう。

世界という海を渡っていくのに役立つ最適な状態を作り続けられるようにするのは、一人一人の中にあるパワーのセンタリング(軸を中心にすえる)だ。これは読み書きや算数などの教育に限らない。成長しつつある子供の中で、愛情や遊び、そして自分がどんな人間かを最大限に見いだせる実存的空間によって本質的な信頼感が自然に培われていく過程も含まれる。

この信仰の土台から意志の中核となる部分が生まれる。この世で受けるショックや喜びを吸収し、内的経験に最も役立つアプローチを見つける経験を形作るのはこの部分だ。そしてそんな風にパーソナリティの軸が定まった者の場合、他の形態の生命や他の領域の生命をも自然に受けいれるようになる。天体観測儀(アストロラーベ)が呼び出そうと願い、私たち一人一人が先へと進む旅の一部であると示すのはそんなバランス感覚なのである。

思考は生きた言葉

エブリン・カーターには子供のころから透視能力が備わっていた。しかし1940年代に入ると、トランス状態になる霊媒としての能力が開花した。彼女はイングランド北部ランカシャー出身の、工場に勤める労働者で母親というごく普通の顔を持っていた。しかしその一方で、20世紀半ば、他に傑出したビーコン(信号灯)がない時代に希望とインスピレーションの入り口を掲げていたのである。

彼女の教えの中核は“ザ・ワーク”のビジョンだった。神秘学と西欧の神秘思想では個人の変容を通して起こる人類の変容が“グレートワーク”であると考えられており、その目的が彼女のビジョンにも受け継がれていた。エブリンによるワークのビジョンの中心にもこの私たち自身を変えることで世界を変えるという価値観はあったが、彼女独自の表現には、2013年に起こる地球の変移(参照→p.204)についてのマヤ文明の教えと共通するものが多い。

エブリンが伝えるところによれば、現在、実在するのに隅に押しやられている側面が当たりまえのことになり、大規模な社会的変化を促す要因としてテレパシーやオーラリーディングの技術、レイライン、石・木・人々のエネルギーが浮かび上がるという。彼女の智恵の中心には、私たちがスピリチュアルな存在であり、思いが世界を作る基礎となるという思想がある。

エブリンは職業霊媒師の連盟には一度も加わらなかった。また、その教えの簡潔さに加え、彼女自身の存在と指導霊とガイドのパワーのおかげで、ワークがむやみに複雑になるような多くの落とし穴を免れたのである。

私たちには力があふれている。

〜

私たちは意図的に精神の状態や身体の健康状態、

霊性の持つ直観を変えることができる。

ボディ・マインド・スピリットは

私たちが世界を探検して変えていく経験をするための乗り物。

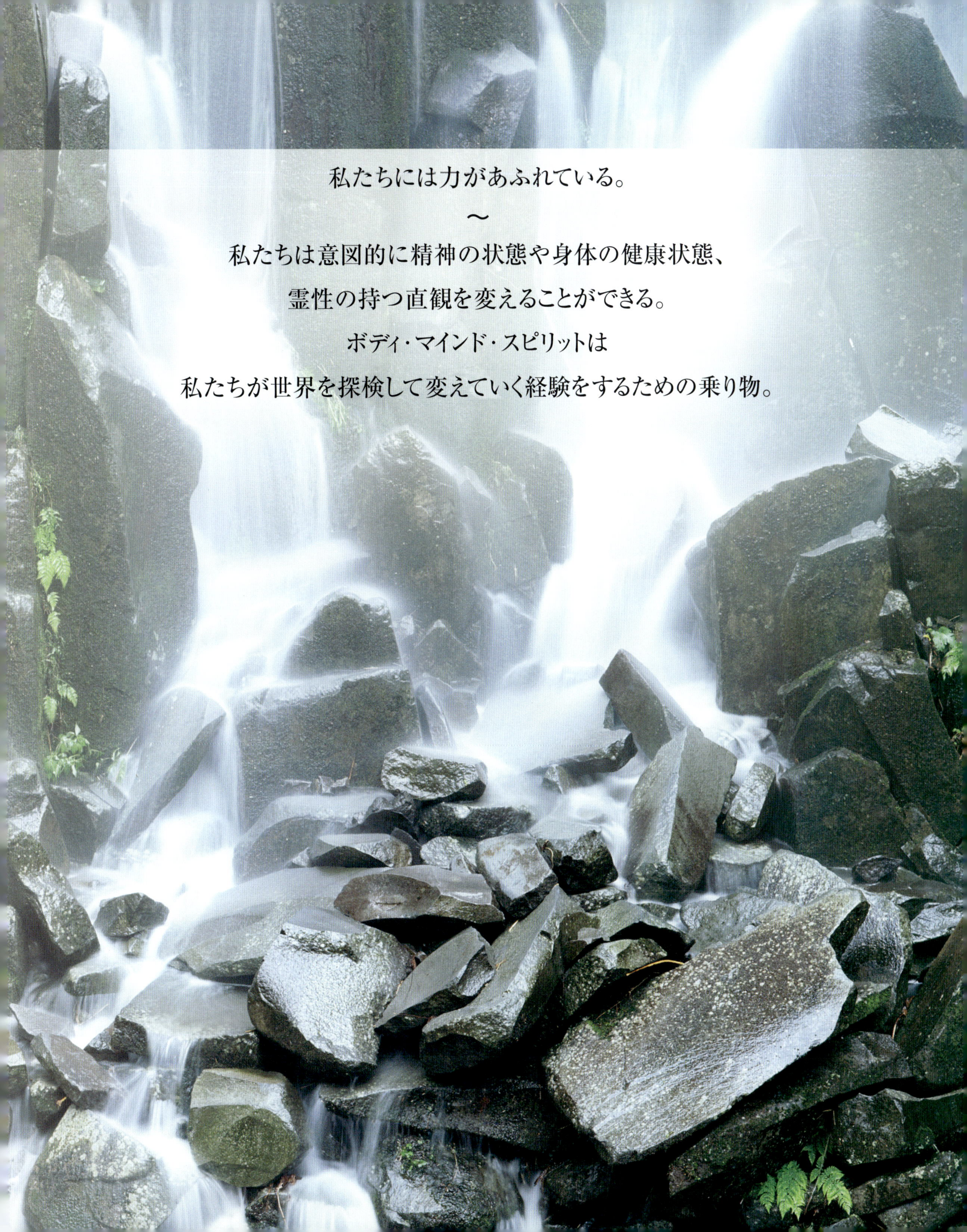

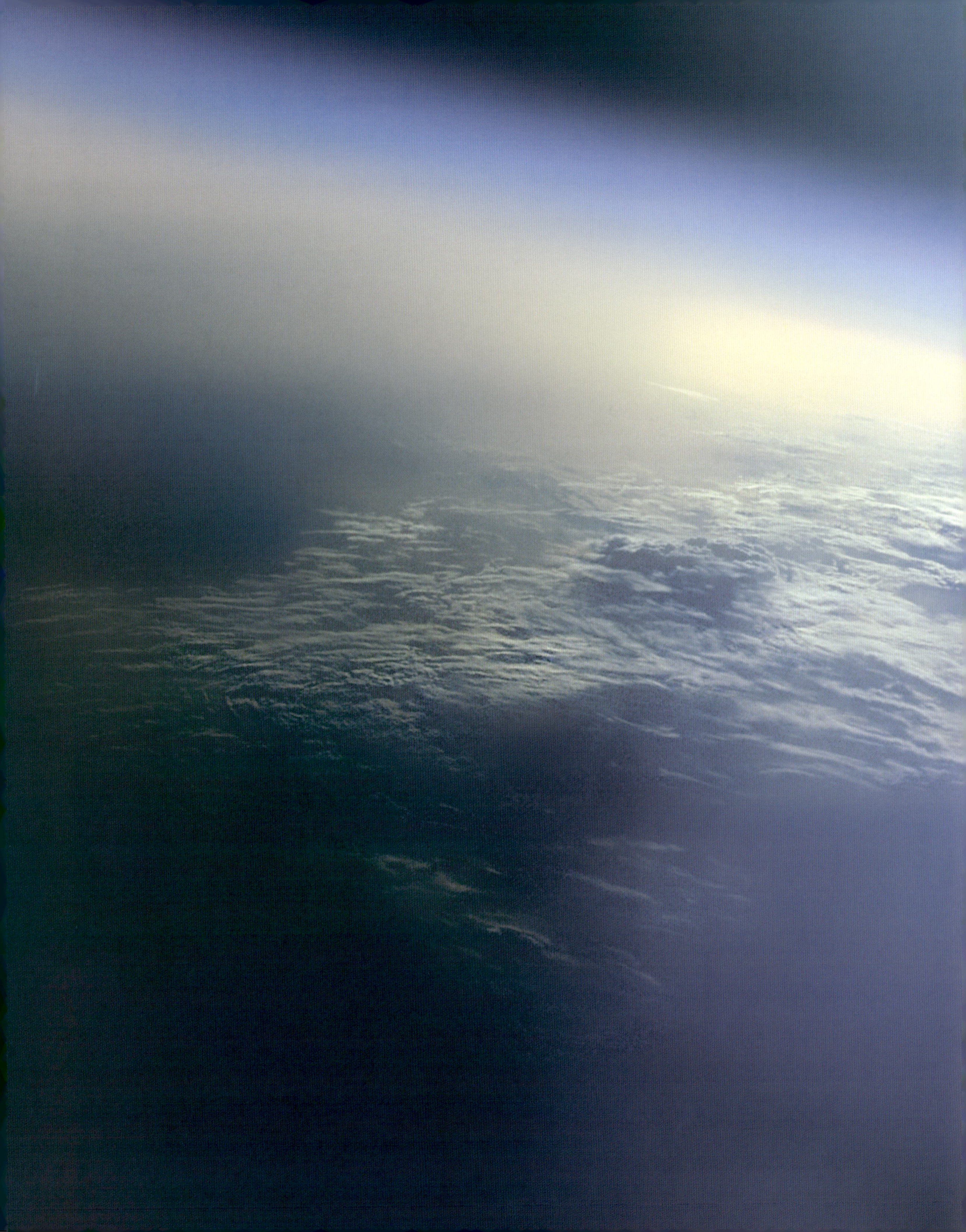

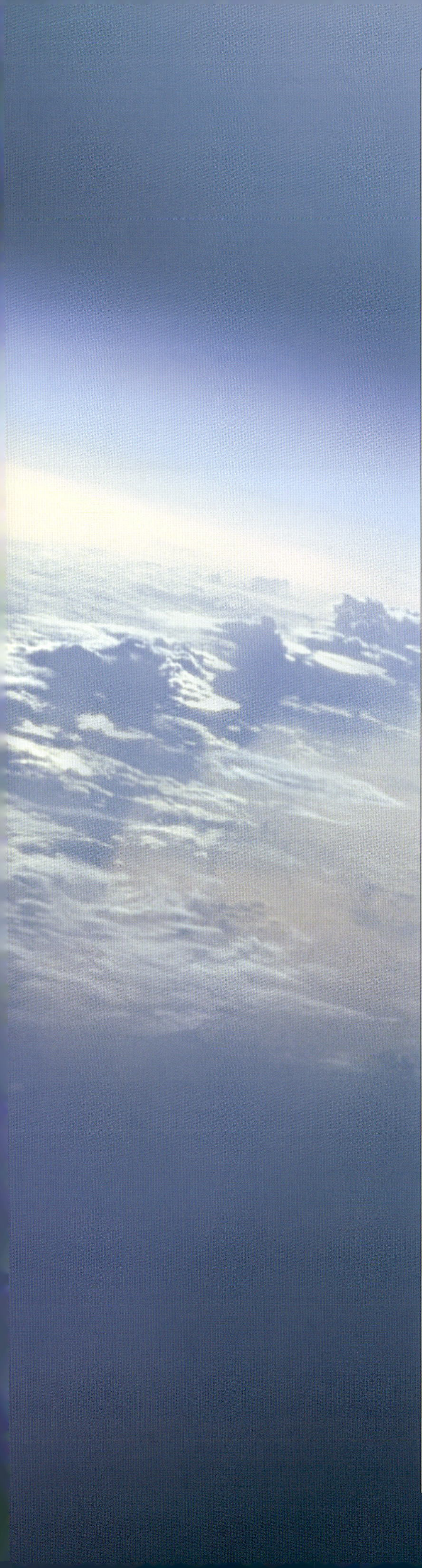

構造

解剖学的人体マップ

気象をともに躍動しつつおのれのうちに集約し、それを身内にいだいて雲や風を支配することができた。そうはいってももちろん自由に、勝手気ままにできるわけではなく、この密接な結合と拘束が彼と世界、内と外との差異を完全になくしてしまえばこそできるのだ。そんなとき彼はうっとりとしてたたずんで耳をすまし、すべての毛穴をひらいて、うっとりとしてしやがみこみ、風や雲のいのちをおのれのうちにもはやただ共感するだけではなく、指揮し作り出すことができた。

ヘルマン・ヘッセ、『ガラス玉遊戯』
（ヘルマン・ヘッセ全集12　三笠書房、登張正実　訳より）

私たちが最初にもつ身体の知覚レベルとは、空間における広がりである。それらには、高さ、深さ及び幅があり、その他に常に身体的な形をもつ。それらの基本的な物質との結合、私たちがどのように皮膚に覆われているか、骨格によって直立できるように支えられているか、関節や靭帯により繋がれているか、血液により栄養を供給されているか、神経によりネットワークを張られているかは、すべて私たちの身体の構造の全体性において役割を果たしている。私たちの惑星はそのようなモノから成り立ち、私達の存在におけるそれぞれの側面が地球の生命と一致する。

人間の骨は岩と同じようにカルシウムとリンから構成されている。私たちの体内の骨格は石灰岩から出来ているのである。体内の液体は体重の70%を占めるが、海も地球の表面の70%を占める。私たちの息は、地球の大気の特定の構成成分と驚くほど正確に一致している。

私たちは物理的存在の奇妙さについて考えることは滅多にない。私たちは日常的なこと、現在起きているジレンマや問題などについて考えていることが多い。人間の肉体の真価を感じるためには、その素晴らしさと不合理について熟考するとよい。二本足の、炭素から作られている生命の形態が意識の標準的な乗り物であるという概念から外に出ると、他のどんな様々な可能性があるかを考え始めるだけではなく、私たち自身の肉体を新鮮な目でみることできる。

不条理を多少取り入れた想像力でこの地球に対する適性を考えたときに、私たちの肉体がいかにユニークであることをじっくりみつめることができる。私たちの肉体がもつ各相には地球の構造において密接に関係している相がある。ダーウィン信奉者はそれを長い間時間をかけて不本意に起きた生命の事故として捉えるが、天地創造説の信奉者はそれを創造主の7日間の計画によるものだと考える。私たちがグローバルな文化の中で徐々に目にしているのは、人間の身体と惑星の関わりについてのまとまりのない知識の広がりだ。迷信、原理主義と科学的仮説の範囲の狭さがお互いを引き込むと、私たちの想像力は抑えきれずに、私たちが誰であり何であるかについての新しい探検に踏み出す。時には、そのような構造の探検は単に表面的で私たちのアイデンティティと可能性の集合的感覚を拡大しない。ボトックスは画期的ではない。だが、四肢麻痺者が長年も麻痺していた人差し指を動かすことができるようになるのは画期的である。そしてその結果、私たちは、身体の拡大の限界がどこにあるのかを考える新しい道を歩み始める。しかし、私たちの探検が楽しいものであっても役に立たないものであってもそれらは必要なのだ。なぜなら、私たちはそれらを通じて私たちの現在の知識の限界を超えたところでの発見などの奇跡が起こり得る豊かな文化的領域が必要だからだ。

骨

重力と調整

骨は人間が直立した姿勢と一定の形を保つことを可能にする体内の頑丈な骨格系の基本的な物質である。また、全身の体力を維持するための構造を作り、そのおかげで回転軸や支点を中心として筋肉が伸びることができる。骨は最もダメージを受けやすい重要器官(脳、脊髄、心臓及び肺)を保護し、赤血球が作られる骨髄を含む。

骨の構成を顕微鏡でみたとき、形は管状で、木の年輪に似ていて、どんな単純な固体の構造よりも頑丈である。骨は血液とリンパ管が織り交ざり、神経により情報を伝達される。骨は固くても生きているのだ。

骨の形成

骨は私たちが子宮の中にいる時から発達し始め、20代半ばになってやっと成長が止まる。それ以降は再生したり栄養を供給される。骨の発達と再生の両者において、各構成要素が不可欠である。骨は水、ミネラル及び骨を繋ぎ合わせる細胞外マトリクスを含む。骨を生成する造骨細胞は、腱、膜及び軟骨の構造上にコラーゲン繊維細胞外マトリクスを付着させる。細胞外マトリクスが敷かれると、血液中のカルシウムと結合する。このプロセスは主に我々のホルモンと食事の影響を受ける。

現在の我々のホルモンの周期(幼児期・思春期・更年期)は骨の成長と直面する可能性のある問題の特性を決定する。一般的な骨の問題には、骨粗鬆症とパジェット病の2つが挙げられる。骨粗鬆症は、エストロゲンの生成の減少によりカルシウムの付着に影響が出てくる更年期後の女性に起こることが多い。パジェット病は、骨の再生が活発になりその結果骨が厚くそして軟らかくなる40歳以上の成人に起こることが多い。

人間の骨の構造の約半分は岩――主にカルシウムとリン――である。それらは太陽光線に反応して皮膚のすぐ下で生成されるビタミンDに助けられて、摂取された野菜やナッツから吸収される。骨の構成成分であるカルシウムは骨を強化するために特に重要だ。それだけではなく、カルシウムは身体中に消化された蛋白質も運ぶ。蛋白質が多い食事はそうでない食事と比べてカルシウムの貯蓄を使い果たしてしまう。また、血中のカルシウム濃度が蛋白質を運ぶのに低すぎると、骨の組織からカルシウムを使う。したがって、牛乳は(蛋白質レベルが高いので)ケール、クレソン、パセリ、アーモンド、ブラジルナッツ(及びイワシ)などの一部の緑色野菜や種と比べてカルシウムの最適な供給源ではないかもしれない。

骨密度

骨密度は健康状態及び年齢によって様々だが、ほとんどの場合は地球の重力場に適切な範囲内だ。重力の影響下にない環境で暮らす宇宙飛行士が経験する副作用の一つは、骨密度が低下することだ。一所懸命練習をするスポーツ選手は、とても丈夫な骨ができる。これらの2つのシナリオは、自然な骨の再生が受ける重力及び衝撃によるストレスに反応するときに浮上する。恐竜が自らの体重を機能的に支えることが無理だったと思われるのは、ジェラシック時代に起きた重力の低下が原因とされている。そして重力が再度上昇したことが恐竜も絶滅させたのだ。

骨が人間の肉体を安定させ、強さを与えるとともに、祖先のパターンも記憶している。我々のDNAがもつユニークさを決定するのに中心的な役割を果たすのが骨髄だからか、または遺伝によって骨を直感的に祖先と関連付けるせいか、骨は私たちの世界、つまりこの惑星と身体の両者の土台である。

オステオパシー

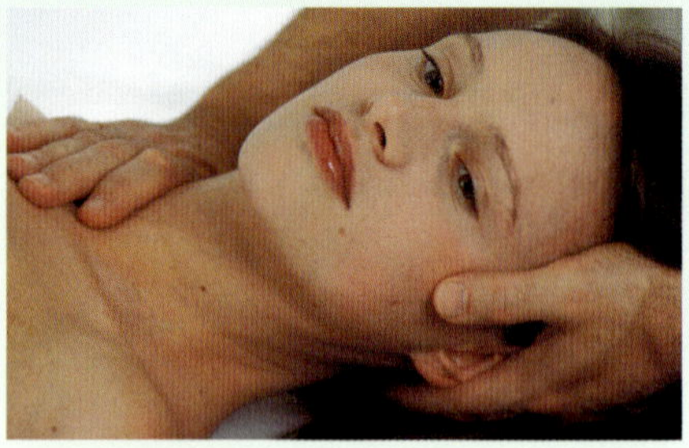

オステオパシーによる首へのマニピュレーション

Osteopathyという言葉は「骨」を意味するギリシャ語osteon及び「苦しみ」を意味するpathosが語源である。上記の2つを組み合わせて「骨の苦しみ」という概念となる。

オステオパシーは、1870年代にアメリカ人、アンドリュー・テイラー・スティルにより現代医学からの明確な分岐として開発された。彼は身体の構造が正しく機能していることが健康にまったく不可欠だと認識していた。

オステオパシーによる治療はホリスティックで、現れている症状だけではなく、患者の全体的な体験と幸福感に焦点をおく。当時は西洋医学では革新的だったオステオパシーは、身体の個々のシステム間の相互作用を積極的に促そうとする。

診断方法は、怪我や病気の手による感知に基いていて、X線やその他の実験室で実施される検査も参考とされる。アメリカでは、オステオパシーの治療家は外科手術を行ったり薬物を処方したりすることもあるが、他の国々ではマニピュレーションのみを行う。

オステオパシーでいうマニピュレーションは、様々な手技を用いて行う骨と筋肉の調整である。一般的な施術方法では、身体の中でより大きな調整を促すリズミカル及び優雅なスラスト(押し込む)が行われる。この調整こそが身体の自然治癒力を促進する。オステオパシーによるマニピュレーションの他にマッサージ、筋肉リリース、食事のアドバイス、身体的運動や健康執筆家でもあるペータ・スネドンとパウロ・コセスキは「オステオパシーの治療家は、骨の専門家というより、人間という機械における生体力学の達人なのだ」と記述している。

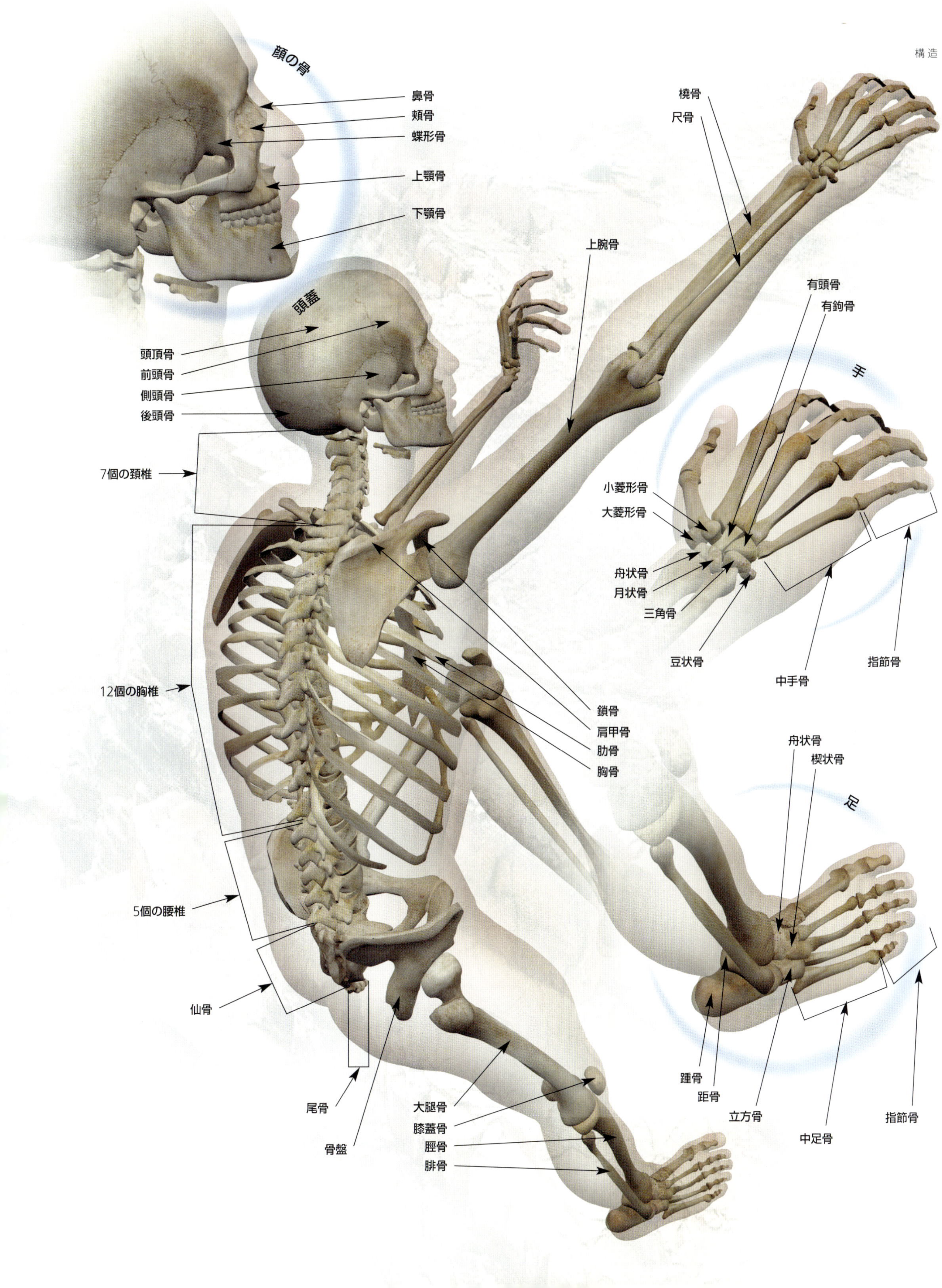
顔の骨
鼻骨
頬骨
蝶形骨
上顎骨
下顎骨
頭蓋
頭頂骨
前頭骨
側頭骨
後頭骨
7個の頚椎
12個の胸椎
5個の腰椎
仙骨
尾骨
骨盤
橈骨
尺骨
上腕骨
鎖骨
肩甲骨
肋骨
胸骨
大腿骨
膝蓋骨
脛骨
腓骨
手
有頭骨
有鉤骨
小菱形骨
大菱形骨
舟状骨
月状骨
三角骨
豆状骨
中手骨
指節骨
足
舟状骨
楔状骨
踵骨
距骨
立方骨
中足骨
指節骨

筋肉

世界への拡大

筋肉は、意識される意志により表現される、私たちの動きの原動力、つまり世界の中での私たちの行動の潜在性だ。筋肉は、無意識に刻まれる心臓の鼓動のリズムを作り、身体の中の構造における緊張を調和する働きをもつ。各筋肉は自発的及び自動的誘因に反応して収縮及び弛緩する伸び縮みする帯状の肉の塊である。

筋肉は妊娠初期から発達し始める。胚性細胞や中胚葉は成長途中の神経系の周りに集まって生命を始め、増殖する。そしてやがて骨、筋肉及び結合組織が作られる。

誕生して1年後には私たちの筋肉の細胞はすべて形成されていて、その後の筋肉の成長は単に既存の細胞が長くなっているだけだ。

30歳ぐらいから身体的活動が減ると筋肉組織が脂肪に置き換わるようになる。筋繊維に沿った休眠細胞が活性化されたときのみ、筋肉の再生が起こる。筋肉を喪失するような怪我をした場合も休眠細胞は減り、その結果損傷をした筋肉は瘢痕組織に置き換わる。例外は再生能力をもつ子宮、毛細血管及び静脈内の筋繊維で、それらは分裂して自ら再生する。

筋肉の種類

筋肉には3種類ある。骨格筋、心筋と骨格筋である。骨格筋は、自分の意志で自由に動かすことができて、骨を動かしたり支えるためである。各筋肉は、平行に並ぶ細長い細胞をもつ束状の線維をサポートする神経と血液から構成される。各繊維の束の中で、神経及び血液による供給が運動ニューロンと毛細血管を形成する。顕微鏡レベルでは、筋線維は蛋白質のフィラメントから構成されている。筋線維が神経化学的な誘因に反応して収縮すると、太くて濃いフィラメント(ミオシン)は細くて薄色のフィラメント(アクチン)の上を滑る。

心筋は、骨格筋と平滑筋の両者の特徴をもち合わせる。自らのペースメーカー(洞房結節)から発生してその後心臓中に伝達される電気刺激により活性化される。この協調性のある情報伝達が可能なのは、心臓の中で筋線維が分離していなくて交錯しており、個別に誘発される必要がないからだ。

平滑筋は血管やリンパ管などの空洞の管の壁にみられる。気道、膀胱及び毛嚢の基部の頭皮にもみられる。この種類の筋細胞は骨格筋と心筋の細胞と比べて小さくて遅いが、自ら再生できるという点で区別される。

筋肉へのエネルギー供給

筋肉は化学的及び神経学的に刺激されると収縮及び弛緩する。情報は体性神経系(意識的マインド)または自律神経系(無意識のボディ・マインド)の神経に沿って伝達される。運動ニューロンがこれらの情報を伝達すると、その情報は筋細胞内で化学的な誘因に変換される。具体的には、神経伝達物質であるアセチルコリンが筋腹へカルシウムイオンを放出し、薄いアクチンフィラメントに固定する。その結果、それらはアクチンを激しく収縮させるエネルギー源であるアデノシン三燐酸(ATP:下記参照)に暴露される。収縮活動が終わると、筋線維内のカルシウムイオンを減少させるためにエネルギーがさらに使用される。その結果、筋肉が弛緩する。

筋肉が使うエネルギー源は、身体に存在しエネルギーを運ぶ主な分子であるATPである。ATPの潜在エネルギーを身体動作に変換する際に、いくらかのエネルギーが熱に奪われる。身体の熱の85%は筋肉収縮による。血中の酸素濃度が低いと、エネルギー変換の効率が低下し未処理の乳酸などの副産物が生産される。走った後の筋肉痛は乳酸が原因なのだ。

筋肉により、私たちは姿勢と体内の均衡を保つことが可能だ。身体的能力を決めるのは筋肉の大きさではなく質と栄養状態だ。しかしこの2つの要素以上に重要なのが神経による誘発の影響力だ。もしかしたら「物質よりも思考」——我々がいかに生理学的均衡を調節するか——は、健康的で効率的な筋系を構成する最も重要な要素かもしれない。

ボーウェン・テクニック
筋肉の均衡のリセット

ボーウェン・テクニックは1950年代に独学でヒーリングを学んだオーストラリア人、トム・ボーウェンが開発した手技療法だ。主に痛みや筋骨格の問題を治療するが、他のホリスティック療法と同様に上記以外の身体のアンバランスにも作用する。セッションでは、筋肉や腱の上に手を転がすような「動き」をしながら軽い圧力を加える。上記はボディ・マインドをかき乱すことを意図しながら行われるが、それはボディ・マインドがもつどのように自己を調整すればよいかについての潜在的能力を引き出すためだ。動きは、ある順番で全身に施される。特定の部位には順番が決まっている。ほとんどの動きは、筋肉及びその筋肉が他の筋肉グループと重なり合う位置、もしくはその筋肉の端々に働きかける。また、それらの動きは筋腹にも働きかける。

ボーウェン・テクニックは完全な診断をする枠組みをもった統合された医学体系というより、療法の一種だ。患者が自ら申告する症状以外は患者のどこが悪いのかを事前に診断するようなことはない。ボーウェン・テクニックがなぜ効くのかについては決定的な解釈はないが、最小限の干渉による構造的にみた身体の完全な状態への作用は、この手技が身体の自己治癒力を引き出すことを示唆する。セッションの途中で、セラピストは、患者の身体が干渉された衝撃を人に邪魔されることなく処理できるように、動きと動きの間で部屋を退室する。このテクニックは身体の自己の自然治癒力を促進させる力があることから、私たちが誰であるかについてのバランスを「リセット」すると説明されることが多い。

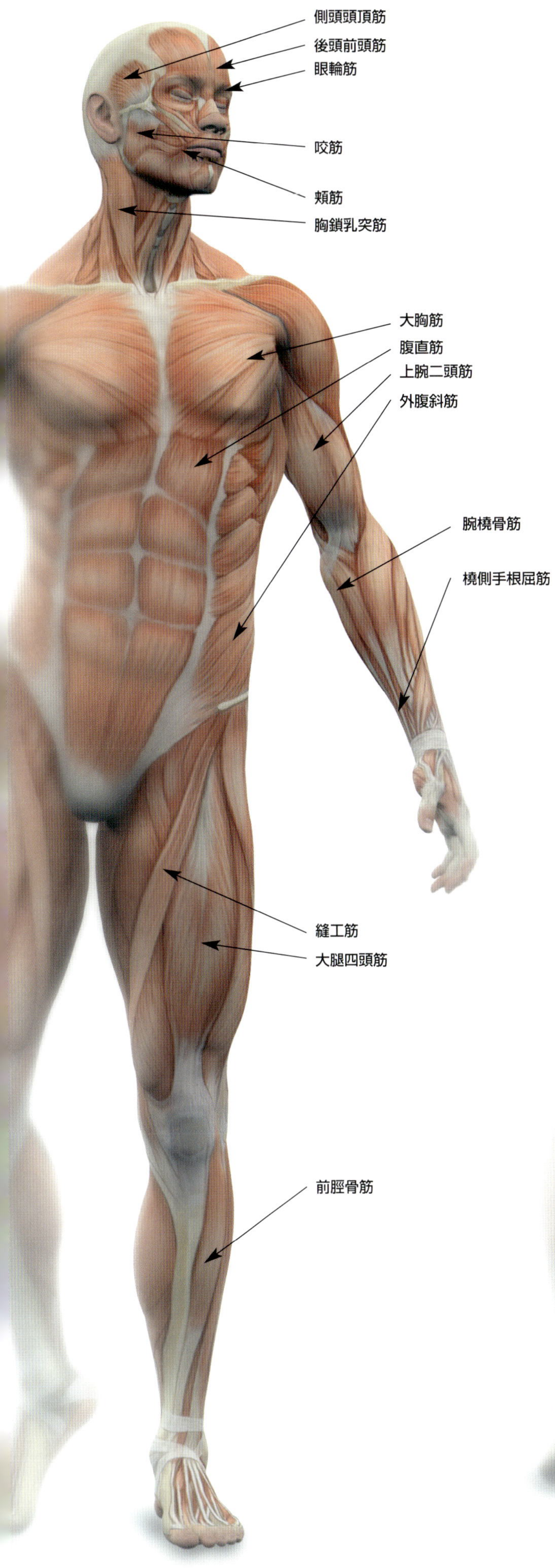
側頭頭頂筋
後頭前頭筋
眼輪筋
咬筋
頬筋
胸鎖乳突筋
大胸筋
腹直筋
上腕二頭筋
外腹斜筋
腕橈骨筋
橈側手根屈筋
縫工筋
大腿四頭筋
前脛骨筋

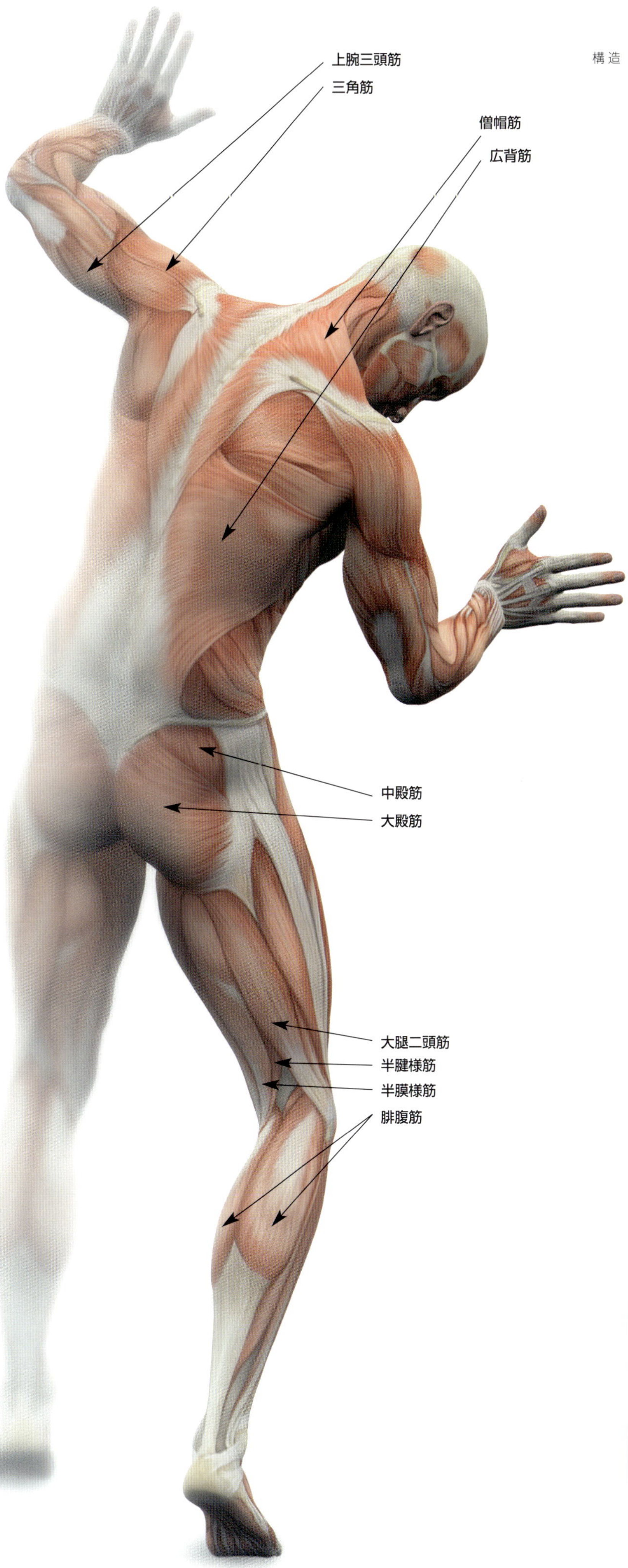
上腕三頭筋
三角筋
僧帽筋
広背筋
中殿筋
大殿筋
大腿二頭筋
半腱様筋
半膜様筋
腓腹筋

靭帯

結合組織及び体内の構造補強

靭帯は骨と骨を結合する丈夫で柔軟性のある線維をさす。身体の内部を繋ぎ補強する結合組織の一種である。

結合組織は全体的には臓器と組織を結合し、身体の弱い場所を保護する役割をもつ。また、身体及び特定の臓器を外部の温度変化から断熱し、栄養分とエネルギーを運ぶ。

組織の種類

結合組織は全身に分布している。様々な種類の組織を作る胚性細胞に作られる。骨と血液——体内の主要な伝達システムの役割を果たす液状の結合組織——の他に、体内の収縮性の緊張をもたらす疎性結合組織も挙げられる。

脂肪組織は健康的な大人の平均体重の20〜25%を占め、目、腎臓のための重要な断熱及び懸垂装置としての役割を果たし、さらにエネルギーを貯蓄する。

弾性組織は血管の中の柔軟性をもたらし、耳たぶも構成する。

軟骨は椎間板や靭帯を形成するゴム状の組織で特定の臓器を形作る。

骨格の全体性

結合組織の主な役割は骨格を繋げることである。靭帯は骨と骨を繋ぎ、安定感に役立ち、関節が特定の範囲よりも突出することを防止する。顕微鏡的には靭帯はコラーゲンという蛋白質を密接な線維束にしたもので、骨やいくつかの内臓を覆うことで保護し、また、筋肉を包む。

細胞の種類

結合組織の細胞外マトリクスには、様々な種類の細胞が結合組織の種類と機能によって整列され、その割合も決められている。

線維芽細胞は上記の細胞外マトリクスの基本分子を作り、一方でマクロファージはバクテリアを見つけ出し破壊する他、分解される細胞を掃除するする白血球をさす。

プラズマ細胞は特に乳房及び腸内に抗体を生成する小さな細胞である。マスト細胞は血液細胞とともに働き、炎症の周りの血管を拡張するヒスタミンを主に生成する。

組織構成

結合組織の各種類は、線維組織の組み合わせと、液状糊及び活力源の役割を果たす細胞外マトリクスから構成される。

靭帯の大部分は密接に並んでいるコラーゲン線維が占めている。一方で皮膚及び血液内の疎性結合組織は半固体で、線維の配列に少し隙間がある。脂肪組織（脂肪）では線維が疎らであり、それらの線維は展性に富み浮遊する細胞外マトリクスとして配置されている。

靭帯の主要成分はコラーゲンという物質である。これは体内で最も多い線維質の蛋白質で、身体の蛋白質の四分の一を占める。

カイロプラクティック 身体の潜在的知恵を呼び起こす

カイロプラクティックは身体にはバランスを保とうとする体内システムがあるという考えに基いている。この体内システムは人間の「潜在的知恵」というものだ。

ロバート・ベルコウィッツ
（カイロプラクティックの教育者）

カイロプラクティックは、身体の関節、特に脊柱の歪みを矯正することで神経のバランスを促進する。Chiropracticという言葉は「手」を意味するギリシャ語cheirosと「により施される」という意味のpraktosを語源とする。

カイロプラクティックは1890年代にアメリカのアイオワ州でダニエル・デイヴィッド・パーマーにより現代治療法として開発された。パーマーは独学でヒーリングを学んだ人で、薬物を使わずに痛みを緩和する方法を追求し、脊椎の矯正により神経系を治療する方法の先駆者となった。

脊柱のマニピュレーションは歴史上幅広く実践されてきた。（ヒポクラテスは脊柱の湾曲と骨のずれについて広範囲にわたって記述した。）

パーマーの新しい考えは、身体の全体的な健康状態と、それが脊椎骨と脊椎骨の間から枝分かれている神経系にいかに介在されているかについての関係に治療の焦点をおいた。問題が起きるのは、脊椎骨が正しい位置からずれたときである。脊髄神経が圧迫され、その結果痛みまたは神経に伝達される情報への干渉が起きる。脊椎骨のずれは「サブラクセーション（亜脱臼）」と呼ばれ、他の関節の脱臼と類似している。

健康的な関節では、靭帯が骨と骨を結合し、正常範囲内の動きしか許容されない。脱臼やサブラクセーションでは、靭帯が伸びているか切れている。カイロプラクティックは各関節がもつ柔軟でありながらも丈夫な構造を繋ぎ合わせる靭帯の役目をサポートする。

カイロプラクティックでは主に触診（手を当てて感知する）により診断する。

一般的な調整技法には、下記がある。

- トグル・ドロップ——強く押した後、素早くスラスト（押し込む）する。これは脊椎の関節を調整する。
- ランバー・ロール——患者は身体の側面を下にして横向きになり、ずれた脊椎を正しい位置に戻す。
- リリース・ワーク——指先を軽く使いながら脊椎骨をと脊椎骨の間を離することで正しい位置に戻し、調整する。
- トワイライト・セデーション・マニピュレーション——通常の調整法では効果がみられず、軽い麻酔をかけてマニピュレーションを行う必要がある場合に使う手法。

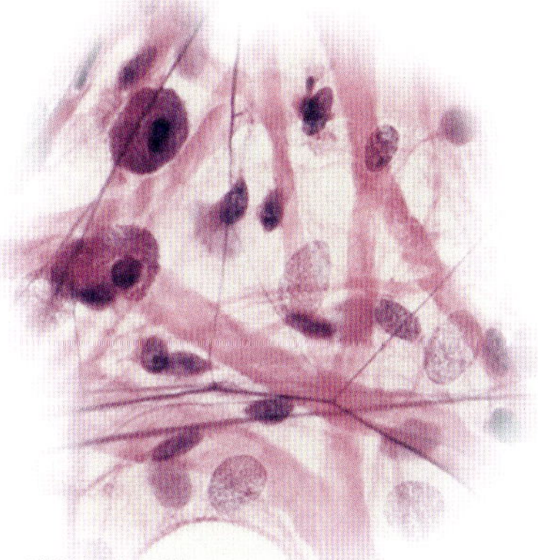

疎性結合組織
線維質の結合組織でメッシュ状のネットのような構造に並んでいる。

脂肪組織（非表示）
身体を外部の温度変化から断熱し、クッションの役目を果たす脂肪細胞を貯蔵する。

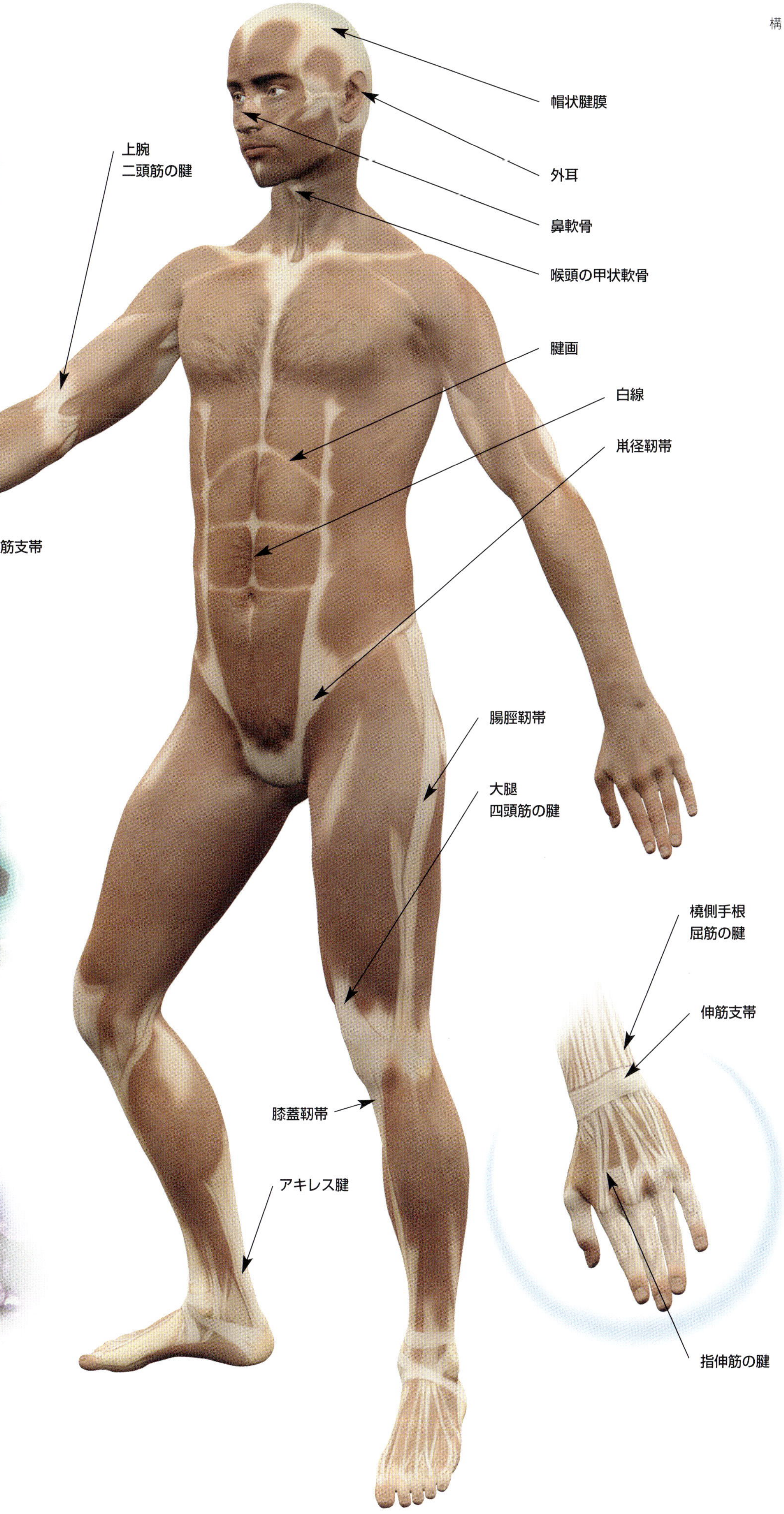
帽状腱膜
外耳
鼻軟骨
喉頭の甲状軟骨
上腕
二頭筋の腱
腱画
白線
鼡径靭帯
屈筋支帯
屈筋腱
腸脛靭帯
大腿
四頭筋の腱
膝蓋靭帯
アキレス腱
橈側手根
屈筋の腱
伸筋支帯
指伸筋の腱

靭帯（非表示）
関節、骨及び臓器を繋ぎ、そして支える結合組織の帯またはシートのようなもの。

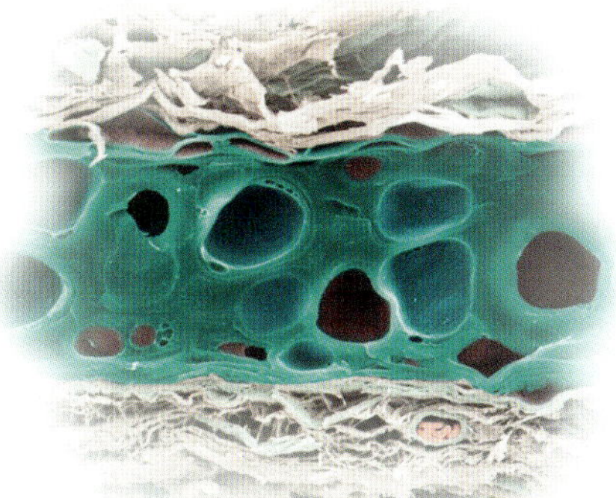

弾性組織
動脈壁や皮膚が柔軟に動くようにし、特定の靭帯及び腱を形成する。

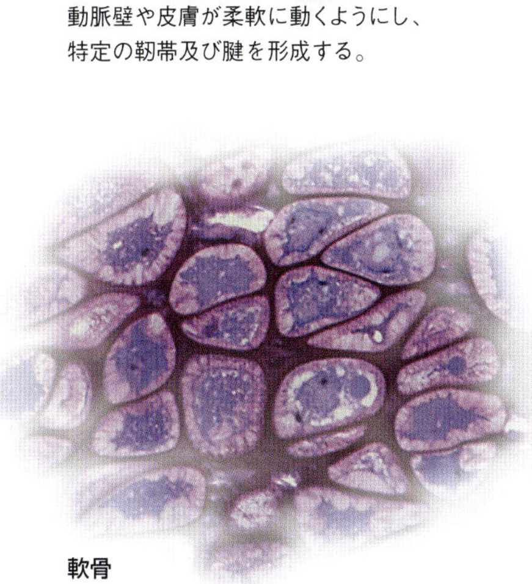

軟骨
子供の骨格の大部分を構成する。
大人では喉頭、鼻及び外耳を形成する。

皮膚

人間の外界との交流及び身体のバリア

皮膚は、身体を包み、保護をする役目をもつ防水のバリアである。体内環境を保護する境界であり、防御器官である。私たちと直接的に触れる環境との間に境界を作るだけではなく、熱と情報の双方向の交換を行う。体温を機能可能な温度の範囲内に保つために、皮膚は熱を吸収し放出する。

調整器官と感覚受容器

低温な環境では、熱を保持して内臓の生命維持を優先させるために、血液は身体の表面から引かれる。震えが起きるのも熱を発生させるためである。高温な環境では、血管は弛緩し、体内の熱は表面に浮上し、大気に放出される。また、汗は皮膚を湿らせ、蒸発すると身体を冷却する。低体温症と日射病は体温を許容範囲内に維持するこれらの体温調節機能が機能しなかったときに起きる。

私たちのエネルギーの最大の供給源は太陽だが、その放射をフィルターすることは不可欠である。日光を浴びる量が過剰でも不足していても健康に悪影響で、皮膚ガンまたはビタミンD不足になる。ビタミンDが不足すると、骨が弱り、軟らかくなるか変形する骨粗鬆症及び骨軟化症を引き起こし、特定のガンになりやすくなる。

したがって、皮膚は体温を調整しながら、骨格を維持することに役立つ日光を身体に取り入れる媒介を務める。しかし、この体温調節の機能には皮膚ガンになるリスクがあるという副作用が伴う。それでも人間は毎日約20分日光に当たる必要がある。それだけではなく、皮膚は人間の身体の感覚器官及び風、熱、音さえも受容する主要器官である。末梢神経系の全体は、終末部が皮膚にある。私たちは皮膚の敏感性を通じて世の中での位置づけを確認する。もし皮膚の敏感性が低かったりもしくは何かの理由で欠如していると、手足や目にみえない身体の部位についての健康状態の最新の状態を常に把握することが不可能となる。

健康と気分

皮膚は、主に体毛から大気に放出されるホルモンを分泌する役割も果たす（P36〜37参照）。性交中には顔や性器が送られてくる新鮮な血液の増加により赤くなる。又、顔面の紅潮が起きると、怒り、興奮や恥じらいを表わす。皮膚のすぐ下にある筋系の緊張や弛緩は私たちの身体的及び精神的状態と気分を表わす。

私たちの身体の最も大きな臓器である皮膚はホルモンを分泌する他に、私たちが摂取したまたは代謝した化学物質の毒素を排出するという大事な役割を果たす。このようにして、私たちは体臭から病気を感知することができる。

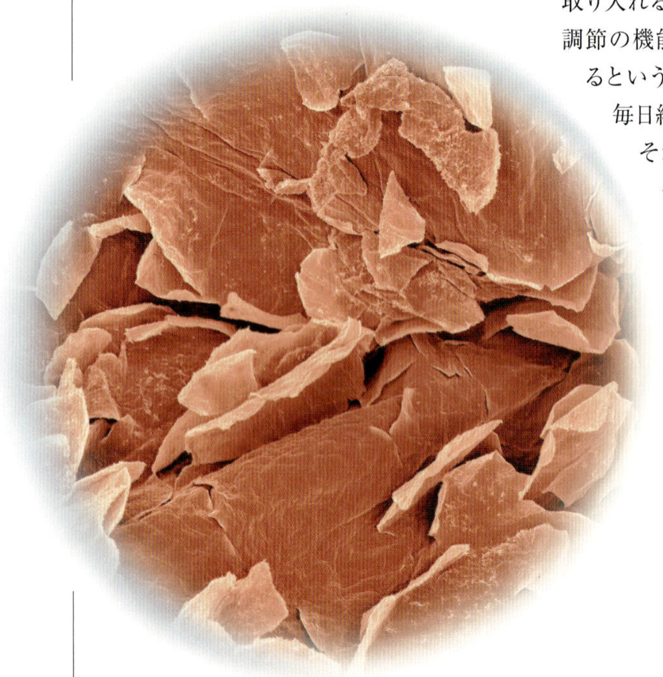

人間の脱皮
ヘビなどの生き物は年に何回も皮膚全体を脱皮するが、人間は常に個々の皮膚細胞の死と再生により皮膚を新しくしている。新しい細胞が作られ皮膚の表面に上がってくるまで2〜4週間かかる。私たちが皮膚の表面で目にし、触ることのできるものは、実は死んだ細胞も含んでいる。その後、地面に落ちて死んだ細胞はハウスダストの70％を構成する。

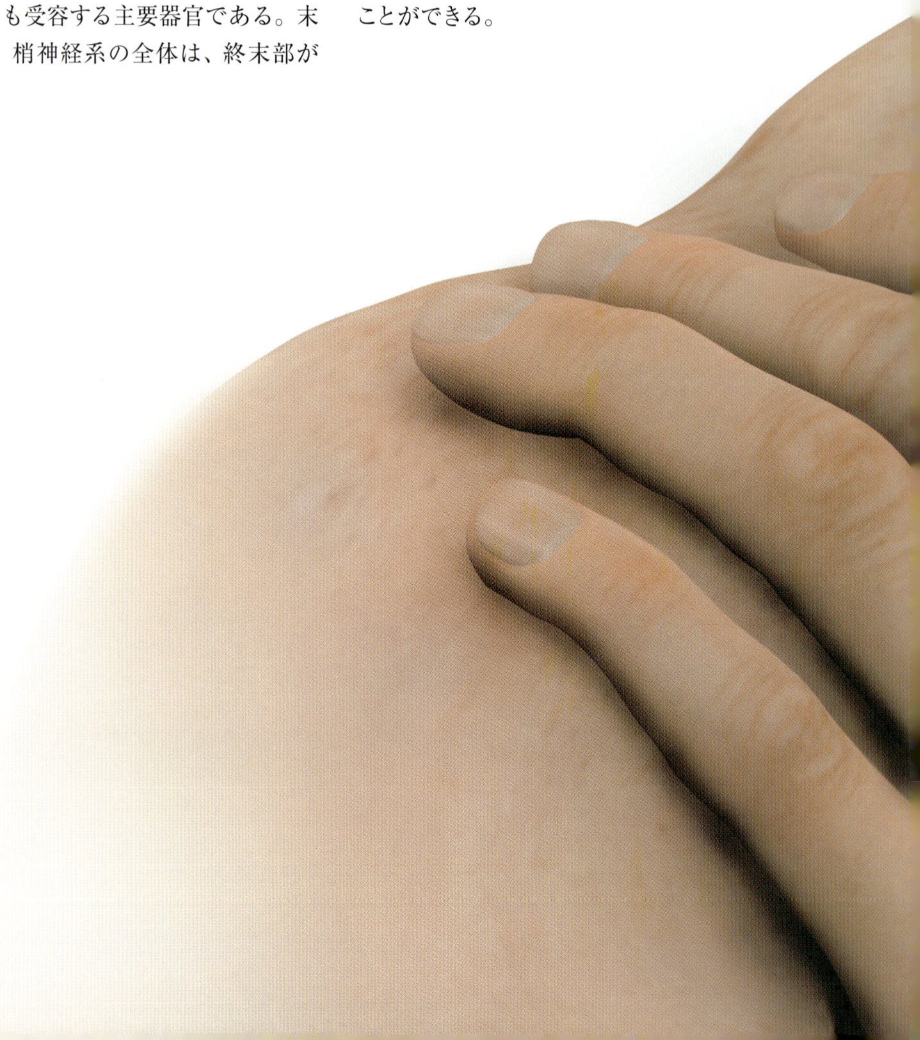

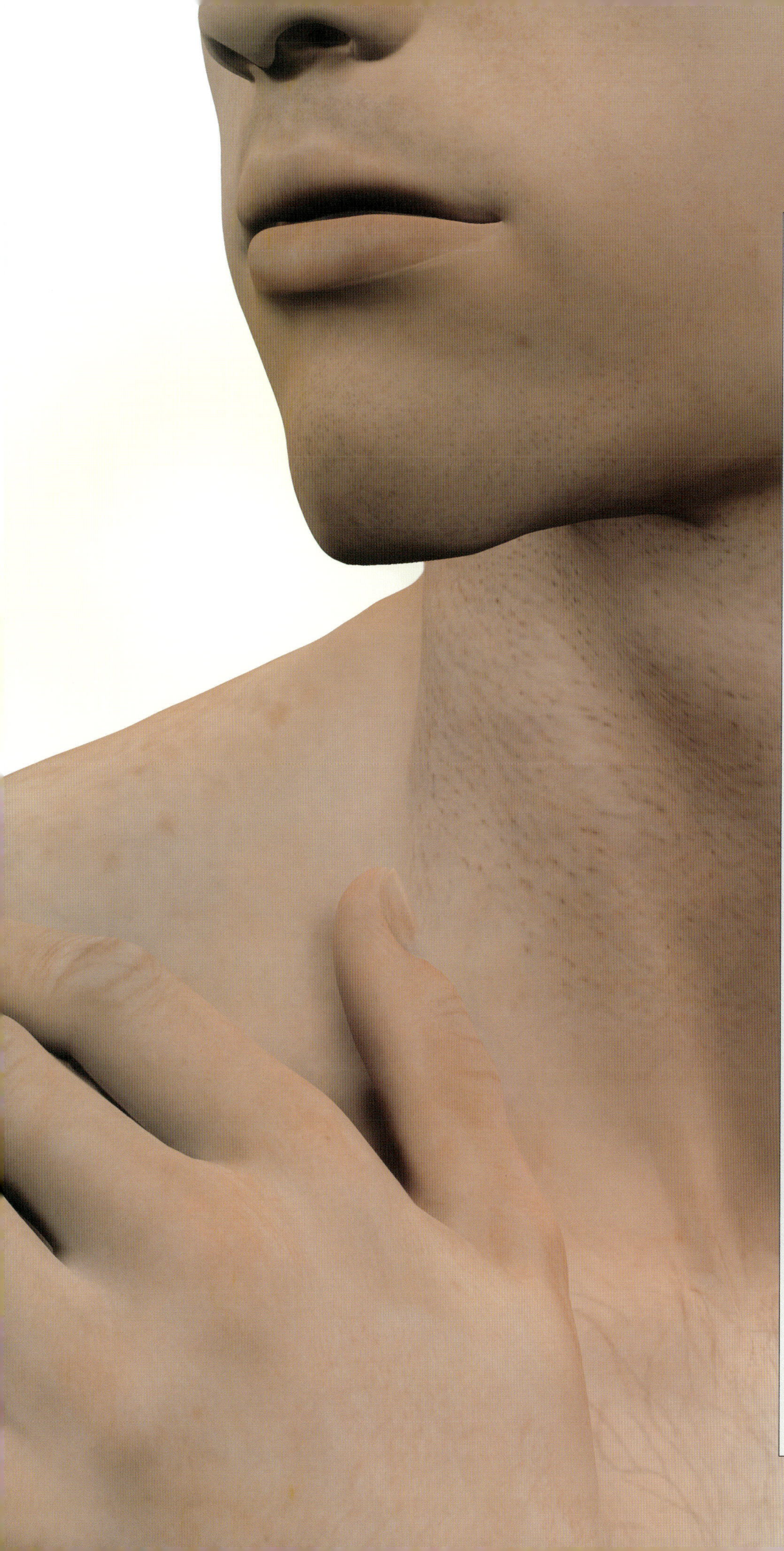

スキンケアを施された身体

軟膏の瓶の栓が外された。
ああ、なびく黒髪、時の香り。
私が二度と目にすることのない巻き軸に
過去が記され、そして巻かれて封印された。
鷹の目が瞬きをせず空を舞う。
開かれている。閉ざされている。完全である。
アニのパピルス、『死者の書』

皮膚は、私たちが自分たちのことをどのようにみているかを表わす最も重要な要素のうちの一つといえる。私たちは歴史を通して世界にみせる私たちの顔を飾り、タトゥーを施し、整形をし、その若々しさを維持しようとしてきた。皮膚をどのようにケアするか、つまり皮膚を何に触れさせるかは、皮膚の状態と見た目に大きな影響を及ぼす。どの民族でも、皮膚を癒し、美しくしまたは浄化するために皮膚に塗るものや軟膏を開発してきた。誕生したときと死んだ後には、身体を清めるのに軟膏やオイルがよく使われる。そして生きている間は、環境と対話をしながらそこに与えた影響の痕跡を残していく。

ホピ族の長老キャロラインは匂いがいかに病気を引き起こし時には死を招くことについて話したことがある。

オイルがもつ象徴というのは、しばしばそれらのヒーリング効果と関係がある。例えば、バラは祝福し、ミントは清め、マスクは刺激をし、セージは浄化する。17世紀フランスでは、ペストの犠牲者の家に強盗に入ったことで4人の男性が絞首刑にされた。しかし、処刑される前に、保護用の軟膏の作り方の秘密を暴露させられた。その軟膏の材料には、酢、ワームウッド、メドウスイート、クローブ、ローズマリー、マジョラムとセージが含まれていた。

匂いは保護するだけではなく、悪影響を及ぼすこともある。神聖な場所はよく甘い香を使ってその境界を明らかにしていた。これには、つり香炉、乳香やハーブがよく使われ、アロマテラピーでは香りを現代の治療法として用いる。

神経

情報と感覚

私たちの神経系は意識により介在される感覚と反応の複雑な中継基地である。神経そのものはとても長い構造をしており細胞体が脳または脊髄で束ねられている。末端は身体中を張り巡らされている。裸眼ではみることは不可能だが脳の中の細胞体の束は「小さな灰色の細胞」のような形をしている。

電気的・化学的反応

細胞体は主に3つのニューロンでリレーチームを組み、他のニューロンに化学的な「バトン」をシナプスで渡すことにより、情報と指示を瞬時に化学的及び電気的な情報に変換して身体中に伝達する。近さを利用して電気的情報を伝達するニューロンもあれば、細胞と細胞の間にできる微小のトンネルを通じて伝達するニューロンもある。これは、化学的・電気的なリレーが、直接的な電気的コミュニケーショより協調性が大きくより速い胎児もしくは心筋で主に起きる。

その化学的・電気的リレーは神経の端々が繋がると神経の交差するところで起こる。情報が変換されるのは身体が刺激物にただ反応するだけではなく、情報をフィルターしてアクセスするためである。化学的なバトンというのはノルアドレナリンとセラトニンなどの神経伝達物質である。薬理的及び娯楽用の薬物の多くは、これらの神経伝達物質の役割を抑制または模倣する。

神経系

神経系は脳と脊髄からなる中枢神経系と各臓器及び脊柱からそれらが支える組織にいたる末梢神経系からなる。末梢神経は体内と体外での変化を誘発したり知覚する。この刺激と反応の連鎖は様々な意識レベルで起こり、随意神経系と不随意神経系（自律神経系）に分かれる。ある感覚／動作の周期が随意的であるかはその周期が起こる脳と脊柱の中での高さによる。言葉にして話したい視覚的刺激を受けた場合、その信号は大脳の視覚中枢と言語中枢を通過する。これらの信号は高次脳中枢を経由するので非常に意識的である。しかし、もし手を火傷した場合、手を火の元から離すまでに長く考えることはない、そのような反射刺激／反応は脊柱自体の中で起こることがあり、自覚意識が関係していないことがある。脳はその衝動を押し切ることもある。例えば子供を抱いている場合などである。

自律神経系は、胃液や心拍などの内臓の分泌及びリズムの調整を司る。バイオフィードバック訓練などのいくつかの訓練法（右側を参照）は、不随意的と考えられている機能の限界を押し戻すことを目的とする。

身体のある部位から痛みの信号が脊柱に入ってくると痛みが生じる。そのとき、信号が入ってくる感覚神経と隣の神経が刺激され、痛みの信号が送られる。このようにして、肝臓の痛みは右肩の痛みとして知覚される。身体の表面の各部分には、脊柱または脳神経のうちのどちらかと繋がっている知覚神経がある。

痛み（神経痛）は、脊柱に圧迫もしくはトラウマがあると生じる。重度の損傷があれば麻痺が起こり、骨折した背骨または首の骨は、対麻痺（両下肢の麻痺）、もしくは四肢麻痺（手足の麻痺）になる可能性がある。2004年に亡くなられた俳優の故クリストファー・リーブスは、1995年に落馬事故に遭い四肢麻痺となった。彼は西洋医学に拒み続けた5年後、左手の人差し指を意図的に動かすことができた。彼の一生懸命な訓練の結果、神経経路が指を動かす方法を再び思い出したのである。これは究極的な意思力とスタミナによるバイオフィードバック訓練の一種だった。（右参照）

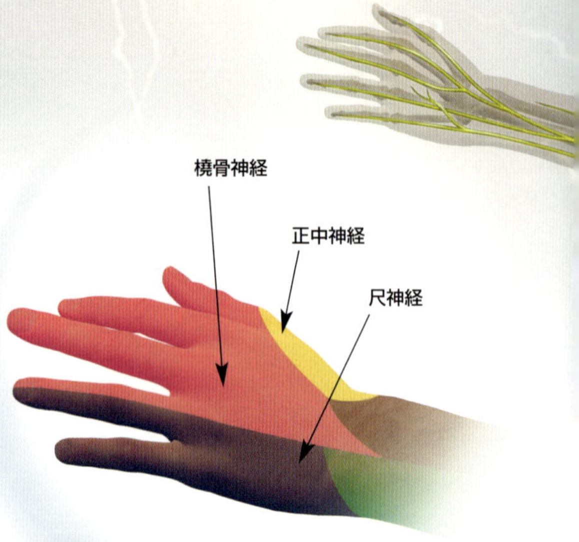

末梢神経の分布
腕の中を上る各神経は、手と腕の動きを支配する。末梢神経は感覚情報を受容する皮膚領域である皮膚分節の一部を支配する。

バイオフィードバック訓練

バイオフィードバック訓練は無意識だと思われる身体的プロセスの意識的なコントロールを高めることを目的とする様々な技法からなる。

意図していることと筋肉と分泌腺の反応の関係を扱う。

バイオフィードバック訓練は大きく2つに分けられる。一つは被験者が自分の身体にどのように意識的に影響を及ぼしているかについての被験者自身の知覚の観察に基いている。もう一つは、EEGなどの医療機器を使用する方法である。

バイオフィードバックの全体的なアプローチも私たちの自己治癒力を活かすようである。身体的機能の孤立した一つの側面をただ変える方法ではなく、自己制御を体験させてくれる。このことは、私たちが自己の意志を利用して、健康と幸福感を促進し潜在能力を開花させる神経的—社会的—精神的—生物学的要素の連鎖を利用することにおいて、幅広い意味合いをもつ。

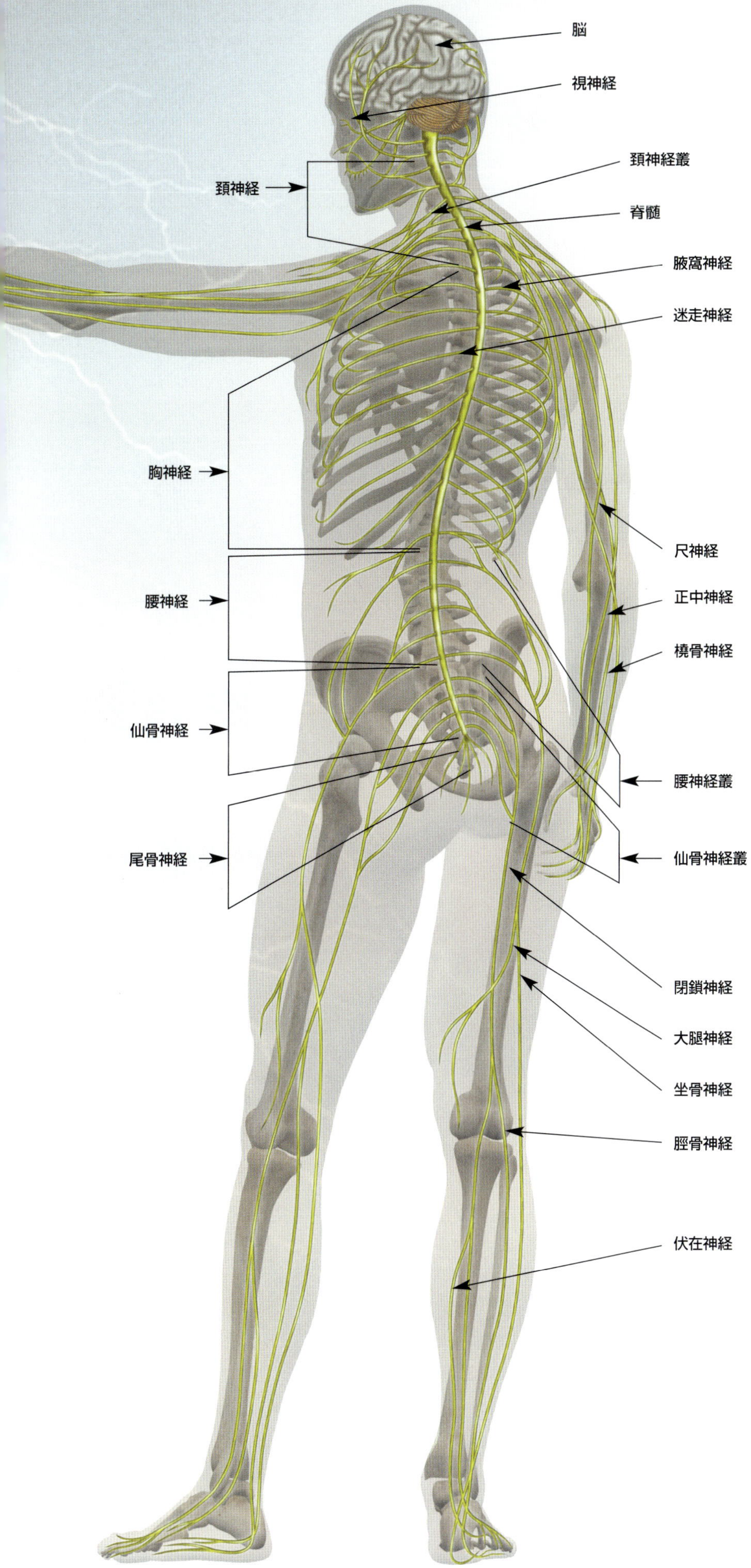
脳
視神経
頚神経
頚神経叢
脊髄
腋窩神経
迷走神経
胸神経
尺神経
腰神経
正中神経
橈骨神経
仙骨神経
腰神経叢
尾骨神経
仙骨神経叢
閉鎖神経
大腿神経
坐骨神経
脛骨神経
伏在神経

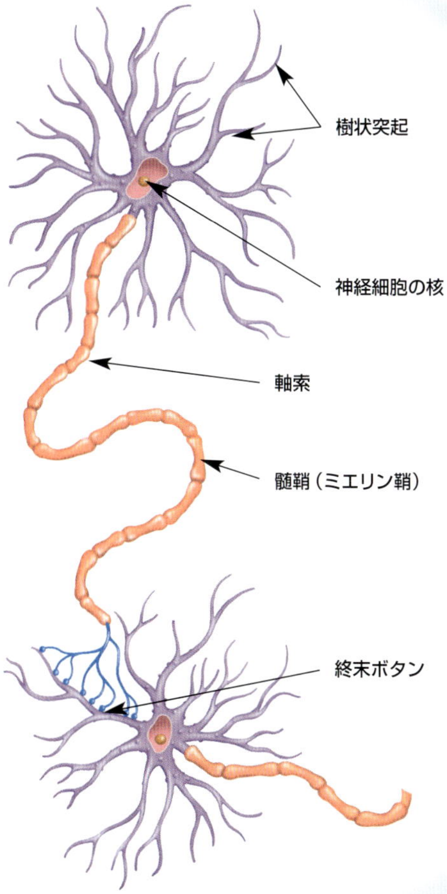
樹状突起
神経細胞の核
軸索
髄鞘（ミエリン鞘）
終末ボタン

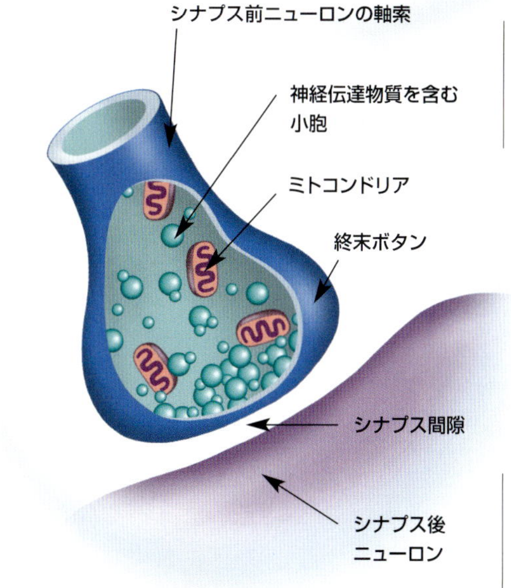
シナプス前ニューロンの軸索
神経伝達物質を含む
小胞
ミトコンドリア
終末ボタン
シナプス間隙
シナプス後
ニューロン

シナプス間隙

シナプス間隙は神経細胞と神経細胞の間にある隙間である。これらは終末ボタン（上の図で詳しく描かれている）と化学的電気信号が飛び越える次の細胞体との間の隙間のことである。シナプス間隙の横幅は1インチの100万分の1以下である。

血液

循環系

血液は人間の主な運搬と伝達手段で、胴体の臓器から身体中の各部位に酸素、栄養分、熱、免疫性とホルモンを運ぶ。血液は黄色い血漿（55%）の中に赤血球（45%）が混在している懸濁液である。赤血球は酸素を運ぶだけだが、その全体的構造は、各赤血球の中に含まれる2.8億個のヘモグロビンの分子により運ばれる最大量の酸素を運ぶのである。

各ヘモグロビン分子は中心に鉄原子をもつヘム（ヘム鉄錯体）という蛋白質の鎖からなる。ヘムは1個の酸素分子を結合することができ、それを肺から各器官に送る。また、身体の不要となった二酸化炭素の四分の一は、ヘモグロビンにより肺へ運ばれてから吐く息とともに排出される。

ヘモグロビンが不足すると鉄欠乏性貧血を引き起こす。この症状は女性に最も多いが（月経があるため）、肉、貝類、ナッツや豆類に含まれる鉄分が不足した食事を取りがちな子供や高齢者にもみられる。

惑星とのパラレル

体内の酸素と鉄との相互作用は地球の大気と核にもみられる。50億年前に地球が形成されたとき、そのときまだ新しかった私たちの惑星の中心に鉄が沈み、水と酸素が表面に上がってきた。この鉄がまだ地球の中心にあり、その硬さではなく熔融した鉄の液体循環により地球の磁場の中心をなしている。地球の核は上記の鉄とニッケルのマグマを主成分とする2つの層から構成されている。最も内側にある内核はとてつもないほど大きな重力がかかっているので固体だが、他の条件下ではそのような信じられないほど高温な温度では液体にちがいない。外核も熔融した鉄とニッケルの合金で、外核内の対流運動が地球全体の磁場を形成する。この外核は、地球上の海、大気及び地殻が月の引力の影響を受けるように潮の影響を受ける。地球の脈――マグマ、地殻、水と空気の中にある鼓動――は、月のリズミカルな踊りに支配されている。

身体の鉄分の約66%が血液中にあり、残りは筋肉組織、肝臓、脾臓及び酵素に含まれている。貯蔵された鉄分が過剰になると、ガンの危険性を高める。

運搬と保護

血液は、主に酸素を運搬するが、身体中にあるホルモン、消化系から取り入れられた栄養分、細胞の老廃物、熱などの化学的メッセンジャーも必要とされている各器官へ運ぶ。

血液は全身に分布していることにより、もう一つの重要な役割を果たしている。それは保護することだ。白血球の働きにより、身体の全体がバクテリア、酸化体、寄生虫、ウィルス、ガン細胞や細菌から防御されている。白血球は、専門の役割に特化した細胞をもつ複雑なチームとして働きながら、異質な細胞を破壊し、汚染または排除する。

この専門性に基いた役割分担は、例えばある感染病がバクテリアもしくはウイルスによるものかを知りたいとき、その診断に役立つ。好中球はバクテリアを攻撃し、リンパ球がウイルスを攻撃する。血液がもつもう一つの保護的役割は、組織修復と血液凝固だ。血小板と呼ばれる接着作用をもつ細胞質が問題の部位に群がり、修復の初期段階として傷口を接着させる。

心臓と血管

血液は心臓という胸部の中心辺りにある拳の大きさの臓器により全身に送り込まれる。心臓は特化したエンジンで2つの心室がある。一つは酸素を受け取るために肺に血液を送り込み、もう一つは酸素を受け取ったばかりの血液を全身に送り出す。心拍のリズムは「洞房結節」と呼ばれる自然のペースメーカーにより起こる。これは心臓の重要な働き、つまり脈を取るときに聞えるリズミカルな血流の流れを促す電気刺激を作り出すメトロノームのような役割をする。

医療の伝統によって脈の取り方は様々であるが、ほとんどは最初に取るときは手首の橈骨動脈を使う。西洋の生物医学者は心疾患を診断するには脈の速さ、規則正しさと強さをはかる。東洋の治療家は12の内臓の健康状態に対応する方法で脈を取り、アーユルヴェーダとチベット医学の治療家も似たような方法を使う。

血管には様々な種類があるが、それぞれ寿命が大きく異なる。白血球には何年も生きるものもあるが、血小板の寿命は5日間である。胎児が成長している間、各臓器が協力して血液細胞を作る。だが、誕生後は、血液細胞の補充が行われるのは大きな骨に含まれる赤色骨髄の中だけである。特定の遺伝的な病気やガンは、放射線治療により病んだ骨髄を取り除いた健康的になった赤色骨髄を移植する治療を行う。

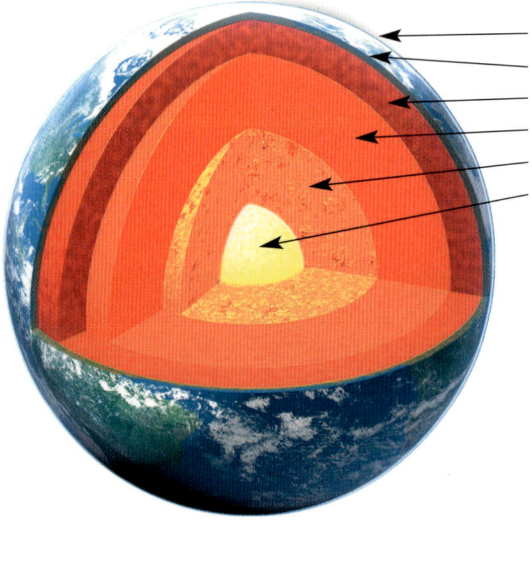
大気
地殻
上部マントル
下部マントル
外核
重力を受ける内核
80%鉄
4%ニッケル
10%酸素または硫黄
（パーセンテージはおよそである）

惑星の大気循環

地球における磁気の流れは地球の核内の熔融した鉄の流れによる。

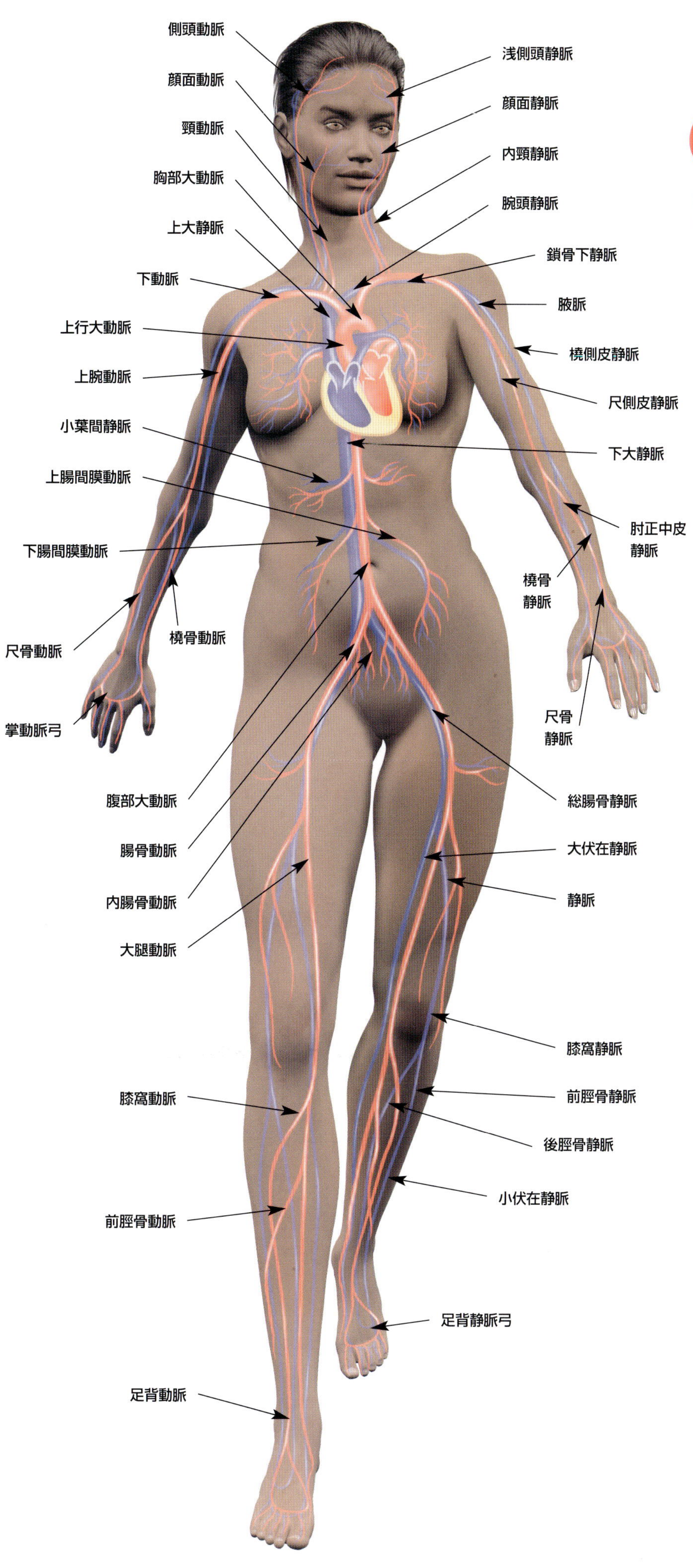
側頭動脈
顔面動脈
頸動脈
胸部大動脈
上大静脈
下動脈
上行大動脈
上腕動脈
小葉間静脈
上腸間膜動脈
下腸間膜動脈
尺骨動脈
橈骨動脈
掌動脈弓
腹部大動脈
腸骨動脈
内腸骨動脈
大腿動脈
膝窩動脈
前脛骨動脈
足背動脈
浅側頭静脈
顔面静脈
内頸静脈
腕頭静脈
鎖骨下静脈
腋脈
橈側皮静脈
尺側皮静脈
下大静脈
肘正中皮
静脈
橈骨
静脈
尺骨
静脈
総腸骨静脈
大伏在静脈
静脈
膝窩静脈
前脛骨静脈
後脛骨静脈
小伏在静脈
足背静脈弓

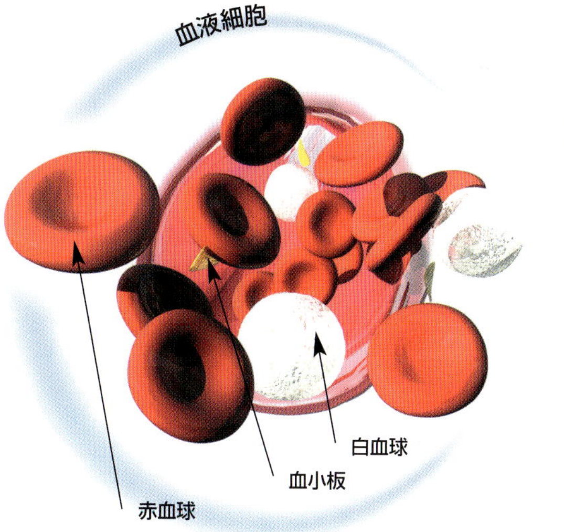
血液細胞
白血球
血小板
赤血球

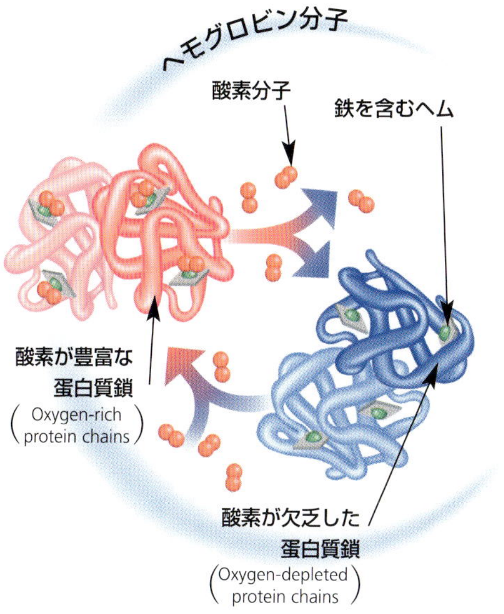
ヘモグロビン分子
酸素分子
鉄を含むヘム
酸素が豊富な
蛋白質鎖
(Oxygen-rich
protein chains)
酸素が欠乏した
蛋白質鎖
(Oxygen-depleted
protein chains)

酸素運搬

ヘモグロビンの蛋白質鎖が酸素分子と結合することにより酸素が身体中に運搬される。酸素は肺で受け取られ、エネルギーを消費する各器官に届けられる。血液は酸素を全身に運ぶ貴重な役割を果たす。

血液と伝統

私たちが誰であるかの定義としての血液の理解は、DNAと血液タイプの科学だけではなく、ホリスティックな視点からみた血液についての神話や精神に基いている。中医学では私たちの精神の根底にあるのは血液だ。イスラム教とユダヤ教では、肉を正しく調理するには、その前に血液を完全に取り除かなければならない。マサイ族は飼っている牛の乳と血を混ぜた飲み物で牛との共生を祝う。儀式的な血液の使用を宇宙の秩序を維持するために必要なこととして捉える伝統もあれば、他の伝統ではそれをタブーとして創造の調和の取れた状態を汚すものと考える。

呼吸

人間の呼吸系

身体の中のすべての細胞は栄養及び修復のために酸素を必要とするが、私たちが吸入する大気中の酸素のバランスが鍵である。多すぎると、酸素の化学的な副産物(活性酸素のフリーラジカル)が病気と老化を引き起こす。少なすぎても貯蔵されたエネルギーを処理する能力低下により疲れを感じる。

呼吸は、酸素を取り入れそしてそれを使ってブドウ糖に貯蔵されているエネルギーを分解する全体的なプロセスのことだ。それには、呼吸(外呼吸)、細胞呼吸(内呼吸)と酸素代謝(ブドウ糖に貯蔵されたエネルギーを分解する)が含まれる。

呼吸のプロセス

呼吸運動は空気を肺に取り込む吸息運動と空気を排出する呼息運動に分かれる。

呼吸のプロセスでは、酸素(とその他の物質)が血液に取り入れられ、二酸化炭素が血液から大気へ排出される。呼吸のリズムは瞬時的かつ意識的にコントロールされている。基本的な動きは反射による(それにより寝ている間も呼吸できる)。吸息運動は脳幹から横隔神経に沿って横隔膜に伝達される定期的な神経インパルスに誘発される。その後、横隔膜が腹部の中で下がり、肺を拡張させ、空気が流れ込むように必要な吸引力を作り出す。呼息は、肺が自然に小さくなろうとするので主に自動的である。

空気が肺胞嚢に到達すると、酸素は血液中のヘモグロビンに入り、同時に、不要となった二酸化炭素を排出する。血液中の二酸化炭素の濃度が脳の呼吸中枢への神経系の情報を決定する。

内呼吸は肺だけではなく身体の中の各細胞内で行われている。それは血液と各細胞の間で起こる拡散——酸素分子が薄い細胞壁を通過する過程——による酸素交換をさす。二酸化炭素は血液とともに肺に戻り、そこから大気中に排出される。

酸素代謝はブドウ糖に貯蔵されているエネルギーを放出するための細胞による酸素の使用のことだ。

呼吸運動の副産物

フリーラジカルは細胞呼吸(内呼吸)の自然な副産物で、感染と戦い、有害な化学物質を無毒化するために体内で使われる。活性酸素のフリーラジカルはDNAと結合しその性質を変化するので特に攻撃的といえる。過剰になると、身体はガンになりやすく、早く老化する。

身体には活性酸素のフリーラジカルの悪い影響に対処する方法(酸化防止剤)がある。しかし、酸化防止剤が多すぎると身体は疲れやすくなる。フリーラジカルはDNAを変化させる性質をもつことから、地球上の生命に繋がった可能性があるので、一概に悪いもの扱いをしないことも大切だ。

フリーラジカルは、大気汚染、放射能(特に高度な場所では、日光を含む)、多価不飽和脂肪及び殺虫剤への暴露により身体の中で増加する。

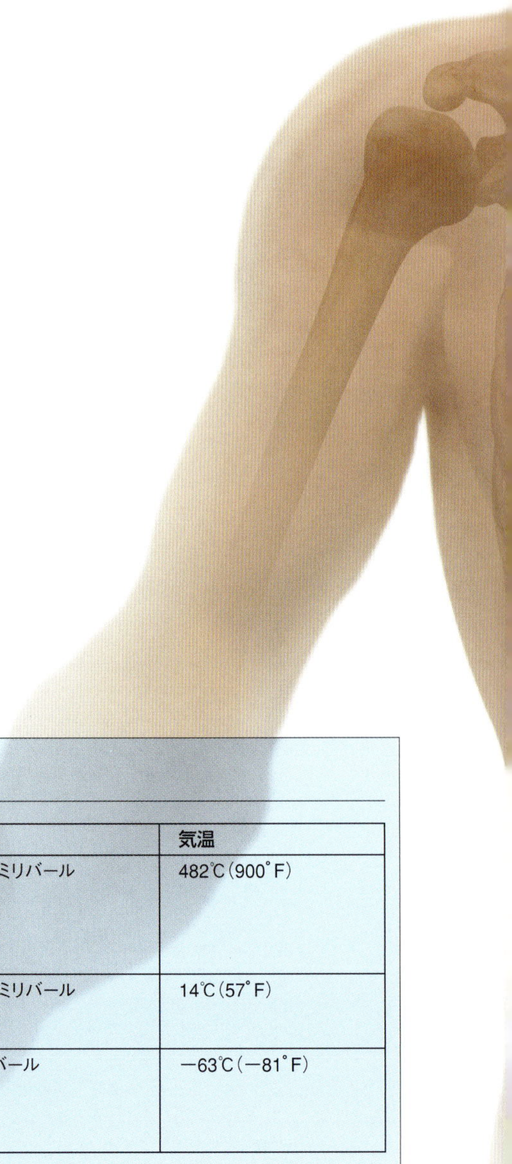

惑星の状態

生命、特に人間の生命を維持できる酸素の濃度の範囲は限られている。人間が暮らしやすい大気には、多くの酸素の他、大気圧及び表面温度が機能的な範囲内でなければならない。最も近い惑星の大気をみると、それぞれの惑星の状態の変異性が伺える。私たちは我々の惑星がどれほどユニークなのかがまだ解明できていないのだ。

惑星	大気	圧力	気温
金星	95%二酸化炭素、 雲は硫酸を含む	9,000ミリバール	482℃(900°F)
地球	21%酸素 78%窒素	1,000ミリバール	14℃(57°F)
火星	95%二酸化炭素 2%窒素 0.13%酸素	8ミリバール	−63℃(−81°F)

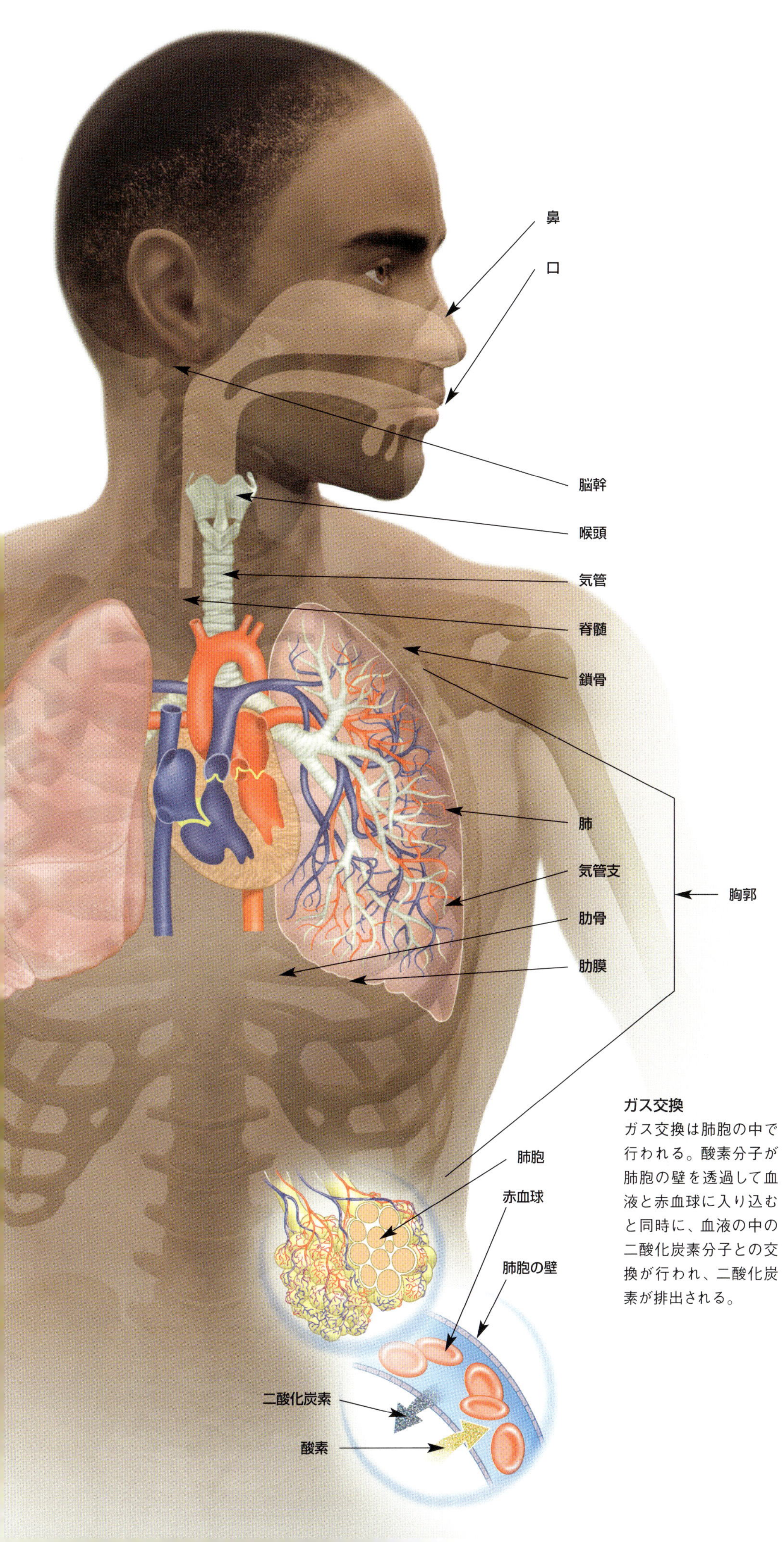

ガス交換
ガス交換は肺胞の中で行われる。酸素分子が肺胞の壁を透過して血液と赤血球に入り込むと同時に、血液の中の二酸化炭素分子との交換が行われ、二酸化炭素が排出される。

意識的な呼吸

呼吸は横隔膜と肋骨を意識的に動かすことでコントロールできる。どこに息を「送る」かによって、肺が拡張する形を変化させることができる。足先または会陰に呼吸を送りたい場合は、呼吸しながら横隔膜を下げなければならない。また、手の指先に呼吸を送るには肋骨の間の筋肉を使う必要がある。

呼吸運動が過剰でも不足していても肺の効率を低下させて健康問題を引き起こす。これを改善するセラピー療法もある。例えば、ビューテイコ呼吸法は、喘息を引き起こすと考えられている過呼吸／過換気を防止する喘息のための治療法だ。この療法は、喘息患者が発作が起きたときにもっと呼吸をしようとするのではなく、呼吸をコントロールできるようになることを目指す。

色々な文化が意識的な呼吸法を作り出してきたが、それらはすでに非常に複雑化しており、私たちはそのおかげで新陳代謝と意識をコントロールできるようになった。高度な呼吸法では必ずイメージ力を使う。例えば、新陳代謝の効率を上げるためには、息を吸うときに身体の中にスムースな宇宙のエネルギーがたくさん入ってくるのをイメージしたり、息を吐くときに腐敗した消耗されたエネルギーをすべて身体から排出するイメージをするかもしれない。

呼吸法による意識のコントロールは特定の伝統がもつ構造から生まれるが、それぞれの伝統では呼吸を導き、その方向、リズム及び速さを安定させるために意志に集中する。ほとんどの伝統では、呼吸と精神に関連する言葉にもみられるように、呼吸と精神的な体験に関係があると考える。文化の相対性は様々な伝統がもつ多様な概念への理解を制限するが、人間が生きるために呼吸という同じ体験をしていることは明らかである。

ヨーガ、武術や瞑想などの伝統で使われる呼吸法を実践している人たちは、様々な超人的な技を行うこともできる。このような人たちのほとんどは、身体がもつ機能の自然な潜在能力を引き出しただけだと説明するだろう。しかし、他の人たちにとっては、長時間呼吸を止めることや声のパワーだけで攻撃してくる人を何人でも床に倒せるという能力は超人的である。

毛髪

表面の感覚器官

毛髪は、単なる進化の名残り——落ち切らなかった毛皮－として捉えられ、人体の中でよく軽視される部分である。毛髪の主な役割は保護、性的コミュニケーション、熱調節と触覚だ。これらの機能はすべて私たちの身体のみえないより繊細な機能だけではなく、私たちのエネルギー的及びスピリチュアルな側面に対応する特質をもつ。

保護

眉毛とまつげは目の中に異物が入るのを防ぎ、鼻と耳の中の毛は鼻腔と外耳道に埃や菌類が侵入するのを防ぐ。頭髪は頭皮を身体的な怪我と太陽からの有害な影響から守る。

体毛はあまり保護の役目をもたない。寒かったり興奮したり恐怖に怯えたりしたら、体毛が「逆立つ」。動物ではそのような反応をすると、(攻撃する側に) 大きくみせるために毛が「ふわふわと膨らむ」、または (寒く感じた場合) 身体を温める空気を閉じ込める。だが、多くの人間は、各毛根の基部にある立毛筋が毛を立たせて鳥肌になるだけだ。

環境の変化

それでも人間の場合でも、体毛は周囲の環境における気流や磁場などの微細な変化を感知する。そのような感覚は毛根を囲む神経叢により感知される。体毛が逆立ちするときは、他の感覚では感知されていないことがよくあるので、神経が高ぶった理由が分からないことがある。

上記のような感覚は、髪の乾燥により起こる静電気とは異なる。湿った髪は電気を通すので、小さな稲妻が人体に落ちた場合、電子を地中から人体の中を伝達させるが、そのとき湿った髪は電気を通し、人体を常に「アース」してくれる。乾燥した髪は静電気を頭上に貯めて電気的絶縁体として効果的に作用する。

性的コミュニケーション

人体の毛も私たちの性的コミュニケーションの強い側面である。私たちの毛髪の色と髪型は私たちの生物学的性質や性格について明らかに示すものだ。私たちは茶色、黒色、赤色の髪や金髪に惹かれたり、魅力的と感じる髪の量も少なかったり多かったり様々である。

毛髪のメラニン色素には2種類ある。茶色のユーメラニンと赤色のフェオメラニンだ。これらの色素の強さと組み合わせが毛髪の色を決定するが、それは親から遺伝されるものである。髪の色、髪型や髪の量に対する性的な好みは文化によって異なる。それらが生物学的な衝動に基いているということは、それらの謎の価値を下げたり取り除くものではない。

人体の毛と性的コミュニケーションとの関わりはそれだけではない。脇の下と陰毛（アポクリン腺から）から分泌されるフェロモンを運び、大気中に放す。性ホルモンも体毛の状態と機能と関係がある。妊娠中は体毛が太くなり、産後3ヵ月はホルモンバランスが安定化しようとして抜け落ちたりする。

化学物質の記録装置

毛髪は私たちの歴史でもある。1ヵ月に約1センチ伸び、私たちの身体のミネラルと化学的環境の側面を記録し、細胞の堆積物の層に関する歴史を記録するのである。実験室で行われる毛髪の分析は、一般的には社会、犯罪及び治療が目的で、特定の金属や麻薬を検知するのに使われている。コカインは72時間で尿から体外へ排出されてしまうが、3ヵ月間も毛髪に残るので、毛髪はコカインの使用を検査するために必ず使われている。また、一部の栄養士も微量元素の不足を把握するために毛髪検査を行い、その後サプリメントを処方して治療を行う。毛髪内に検出されるべきミネラル量の基準がまだ確立されていなくて色々な環境的要素からミネラルの含有量が人によって違うと主張する人たちは、上記の治療法を疑問視する。

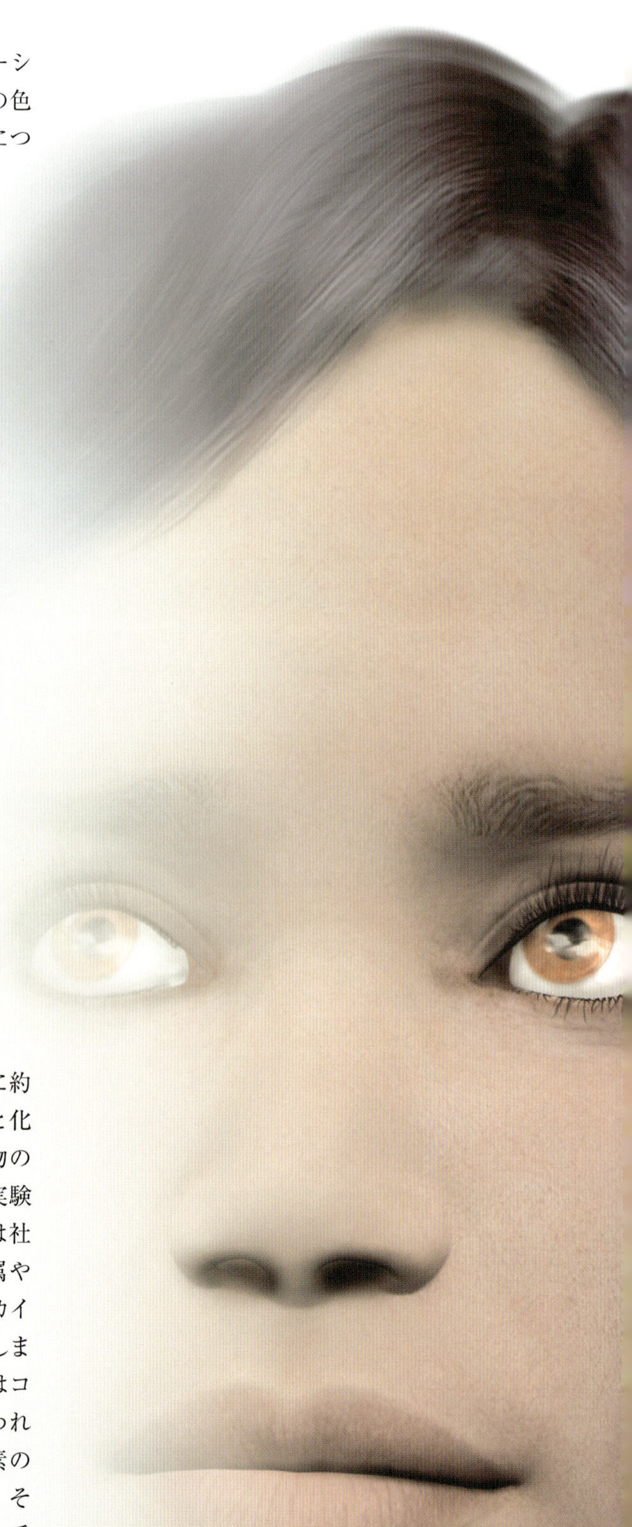

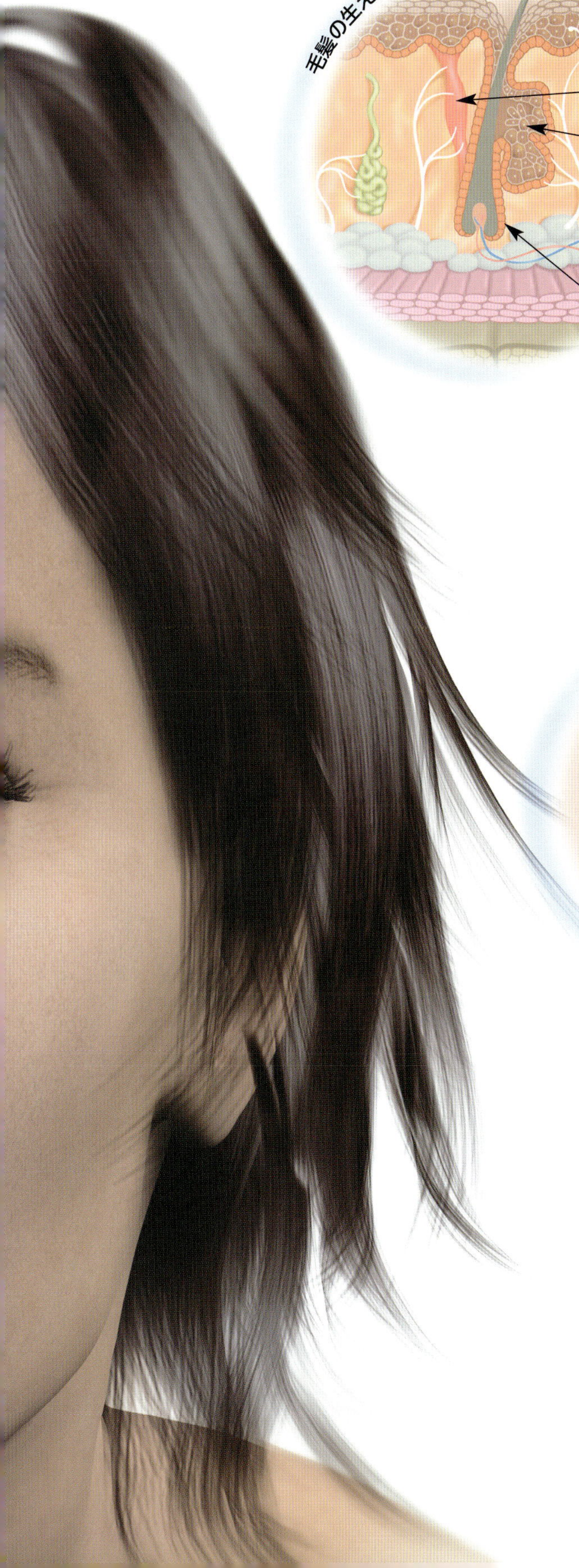

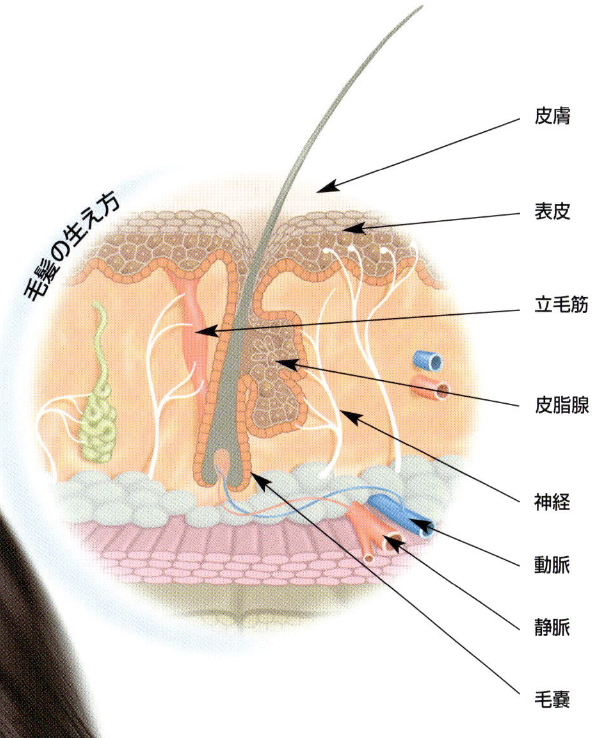
毛髪の生え方
皮膚
表皮
立毛筋
皮脂腺
神経
動脈
静脈
毛嚢

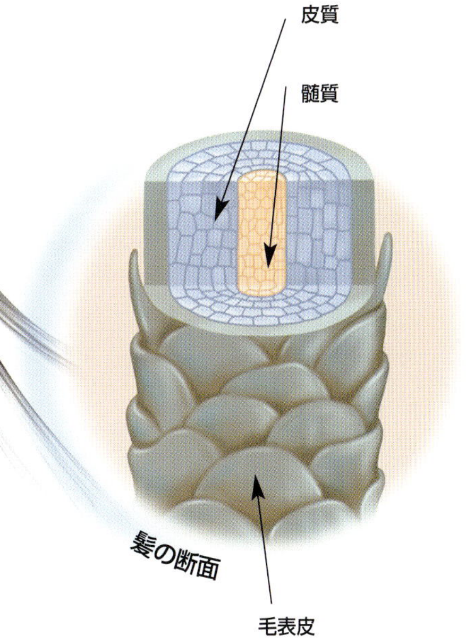
皮質
髄質
髪の断面
毛表皮

毛幹
各毛幹の中心部には髄質があり、その外側には毛髪の色を決める色素を含む皮質と呼ばれる細胞の層がある。外側の層は死んだ透明なウロコ状の毛表皮からなる。各毛嚢は毛髪が生える部位へ供給される血液から栄養分をもらう（一番上の図参照）。

毛髪の神秘

多くの伝統では毛髪と健全な精神性におけるその役割と関係した儀式を行う。信仰の自由を讃えてインド及び全世界に「聖なる戦士」を送り出そうとしているシーク教では、毛髪は尊敬と強さの象徴であるだけではなく脳と精神を危険な霊的エネルギーから守る役目を果たす。シーク教学者サルプ・シング・アラプは、頭頂部が身体の中の太陽エネルギーの中心であり、顎が月のエネルギーの中心だと記述している。頭部を覆う毛髪は、上記のようなエネルギーを集めるアンテナの役目を務め、私たちを落胆させたり、錯乱させたり悲観的にする有害なエネルギーから守ってくれる。女性が顔面に毛がないのは、神経系が強く気質がソフトだからだ。一方で、男性は髭の頑丈さで自らの美しさ、勇敢さと正当さを示している。

多くの精神性を重んじる伝統は、身体のもつ霊的エネルギーへの理解を表わすために特別な髪型を取り入れている。またその髪型がその伝統の文化的生活の一部となっている場合もある。例えば、仏教の僧侶は頭部を剃り、キリスト教の修道士はトンスラと呼ばれる剃髪した髪型、そしてネイティブアメリカンのメディシンマンは髪を捻った髪型をする。

いくつかの伝統では、個人またはコミュニティにとっての霊的な効力をもつ祭具の中に知識と力の貯蔵庫だと考えられている毛髪を使う。そのような祭具は通常シャーマン自身の毛髪から作られるが、すべての祭具が人間の毛髪を使っているわけではない。動物の胃から取り出された固まった毛玉は、何千年もの間、民間医療や魔法に使われてきた。糞石（bezoar stone）（「退治する」を意味するペルシア語padと「毒」を意味するzahrを語源とする）として知られている結石は、万能薬、特に解毒剤として使われていた。インドでは、それらは不老不死の薬として重宝された。カキが胃炎を起こした結果作られる真珠は美しくて貴重だが、ベゾーア・ストーンは同じ貴重さをもっていても見た目が奇妙である。

液体

水の惑星上で

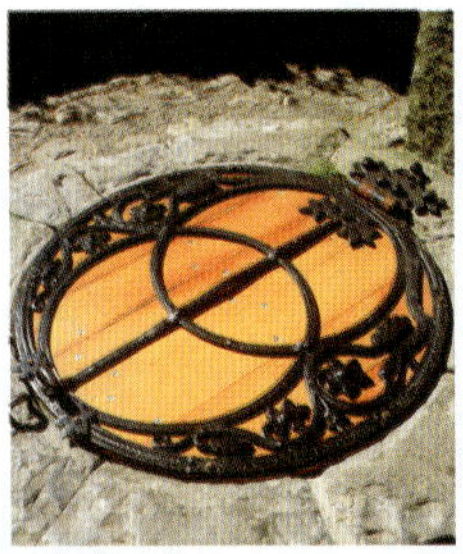

チャリスウェル

イギリスのグラストンベリーには、世界中でも有名な聖なる井戸と泉があり、それらの場所の水は生命を与える水として秘跡とされている。

すべての知られている生命の形態は、生命の維持には水が必要だ。乾燥した状態でも生存できる稀な種類の植物の種子や菌類も再び水を加えてから蘇生する。しかし、人間は乾燥した状態の中では生存できない。人間が高齢で亡くなった場合、70%だった身体の水分量は50%近くまで減っている可能性が高い。受胎時では99%だ。私たちは生きていく中で徐々に脱水状態に向かっている。

水はすべての生きている細胞の基礎だ。人間の身体の中は湿った環境で、それは防水性の皮膚と各細胞壁の構造により支えられている。栄養分、化学的情報や老廃物は、結束性、コミュニケーション及び助成作用を図るネットワークとして細胞壁を通過し、血液、リンパ液や細胞のクッションの役目を果たす体液の川を下る。

懸濁液と希釈液

水は身体の中のすべての化学的プロセスの基礎だ。水は普遍的な溶剤ともいえるほどで、他の物質の分子を取り入れて懸濁液や希釈液を作ることができる。懸濁液は水分子が変化せず攪拌されると他の浮遊する物質を運ぶが、静止状態ではその物質の粒子と分離するので沈殿が起きる。希釈液の場合は、ある物質の分子がその分子同士よりも水の分子と結合しながら分散する。

このようにして水を用いた懸濁液あるいは希釈液は、身体の中で適切なときに化学的情報、栄養分や老廃物を拾ったり放したりしながら運ぶことができる。

体内の老廃物は、血液が、毒素を保持して水分と決まった量のホルモンとミネラルを血液に戻す働きをする腎臓を通過したときに体液から排出される。

水分補給

身体の中には様々な種類の細胞があるが、それぞれ含む水分量が違う。筋肉は75%が水分だが、血漿は92%、脂肪や骨は50%である。消化活動は食べたものを分解し希釈するので多量の水分を使う。脱水状態になると、腸の内壁が不活発になり栄養分をきちんと運ぶことができなくなるので消化器系の問題が起こる。

普段私たちは毎日水を8カップ飲む必要がある。脱水状態になると喉が渇くはずだが、慢性的な脱水状態になると体内の調節機能がそれを正常な状態とみなし、喉が渇いているという正しい信号を出さなくなる可能性がある。

同じように、水を飲みすぎることも可能で、体液が薄くなりすぎて細胞が膨張すると水中毒が起きる。これは、極端な例ではショックを引き起こし、その後昏睡状態に陥って死に至ることがある。また激しい脱水状態の後に急に水分を取ると水中毒になる可能性がある。水を飲まないで食事の中で取る野菜からのみ水分を補給することを推奨する食事療法もある。これは、私たちが使う水の90%が食用の植物を栽培するために使用されていることを考えると理解できる。

水の純度

水は中に溶け込んでいる物質が少なければ少ないほど純度が高い。湧き水は純度の高さと何層ものフィルターとエネルギー作用をもつ岩石から湧き上がるときに得る「磁力」から他の種類の水より健康を増進する飲み物として重宝されている。多くの文化は、霊的エネルギーの源として、水がもつ生命を与えるエネルギーが最も活発である泉や井戸を聖地として捉える。

21世紀では水は益々稀で貴重な資源になるに違いない。そして全人類へのきれいな飲料水の供給が我々が直面する最も大きな問題の一つとなるだろう。

身体の酸性とアルカリ度のバランス

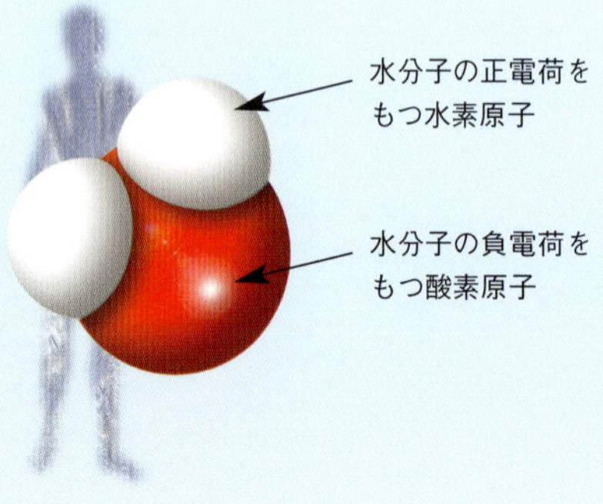

身体の酸性度は、体内の水による希釈過程の結果「荷電した」分子のバランスによる。体内にある物質が入ってくると、希釈過程において分離した正電荷をもつ分子が過剰だと体内環境は酸性になり、分離した負電荷をもつ分子が過剰だとアルカリに傾く。

体内に入ってくる物質が他の隣接する分子より水分子とたくさん結合すると分子が荷電する。

ホメオパシー

ホメオパシーは同種療法である。「似たものが似たものを癒す」という原理に基いており、健康と癒しを促進するために希釈度の極めて高いレメディーの溶液を使用する。レメディーの中には原物質の分子が一つも残らないため、水の記憶の中に癒しを起こす鍵がある。

レメディーは各希釈の段階で溶液を振盪させることで作られる。希釈度が高いほど強力で、個人に合わせて処方される。より低いポーテンシー（希釈度）のものは家庭での応急手当に一般的に使われている。ホメオパシーは、レメディーの中に原物質の分子がまったく含まれていないので多くの科学者にとっては非理論的であり、そのため世界的にはまだ歓迎されていない。

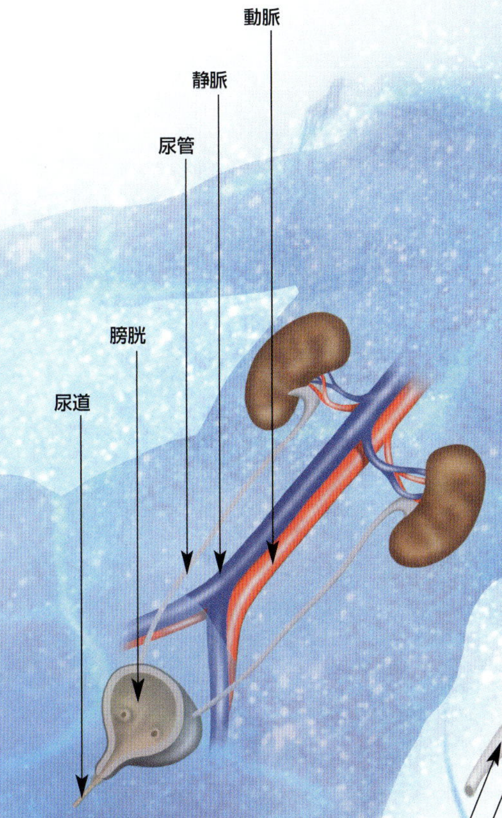

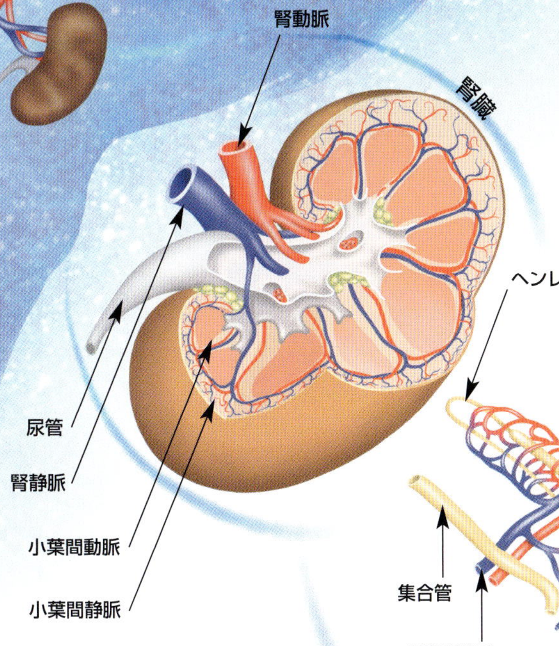

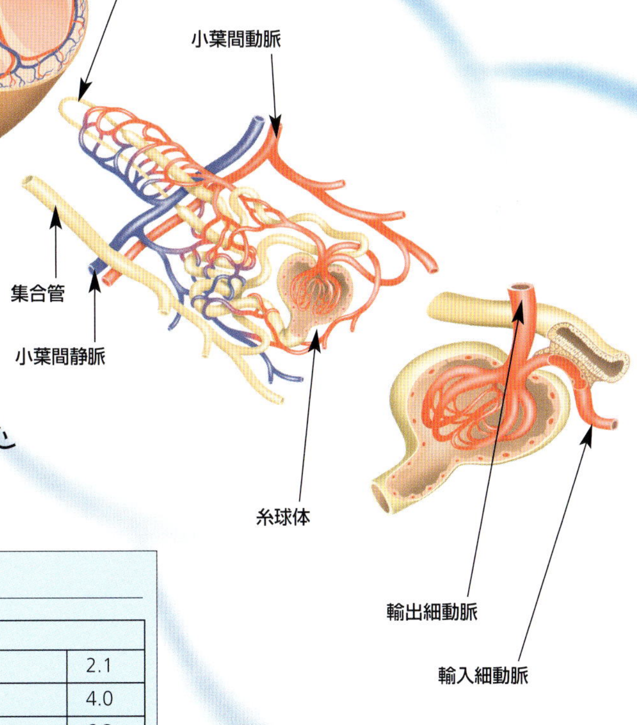

糸球体嚢
腎臓では、動脈の中の血液から糸球体嚢に毎日180リットル（40ガロン）もの液体が運搬される。このうちの平均で99.3%が血流に再び吸収され、残りは尿から排出される。再吸収が調節されているのは、体内の酸性度をコントロールするためだ。

塩（塩化ナトリウム）はナトリウムと塩素の両方の結晶構造がなくなり水分子と結合するので非常に溶けやすい。正電荷をもつナトリウム分子が負電荷をもつ酸素に引きつけられ、負電荷をもつ塩素は正電荷をもつ水素に引きつけられる。

体内の酸性度は食事と生活様式によって異なる。酸性度はpHで表わされる。0（強い酸性）から14（強いアルカリ）まであり、pH7が純粋な水の酸性ーアルカリのバランスを表わす。

体液の平均pH値	
胃液	2.1
膣の分泌液	4.0
尿	6.3
痰	6.6
（純水）	（7.0）
血液	7.4
精液	7.4
脳及び髄液	7.4
胆汁	8.1

性別

生命のカウンターパート

男か女に生まれるかは生殖（P56参照）とセックス（P74参照）と密接に関係しているが、私たちの生活のほぼすべての側面を支配する。性別は地球上のほとんどの生物が共有する根本的な極性である。通常、バクテリアより高等な生物は遺伝的情報を細胞から細胞へ移すことはしない。その代わり、特化した性細胞――卵子と精子などの生殖体－が遺伝子交換を行う。人間を含めたほとんどの生物の種類は、生殖体の生成はその生体の実際の性別と結びついていて、一般的には雄が精子のみを、雌は卵子のみを生成する。

ほとんどの種では、雄雌の区別は受胎時の遺伝情報の組み合わせによる。各生殖体の中には46対の染色体があり、それらはもう片方の親のものと再び繋がるために真ん中で分かれる。

性的特徴

二次性徴は体内の性ホルモンの影響により起きる。これらには、筋系、乳房の発達、体毛、声の高さと骨格を含む。

性別の区別は受胎時で決まるが、実際は発達後数週間にならないと最初の徴候が現れない。生命が誕生して6週目になると精巣もしくは子宮の原型ができている。雄になる場合は、雄の性ホルモン、デヒドロテストステロンが雄の方向に発達を促す。この活動がなければ雌になる。

文化的解釈と生物学的機能

ほとんどの文化は男女の役割が線引きされている。人間の行動におけるどの側面より男女の役割に関するタブーが最も多い。そのような役割はその種別の永続を保障する非常に基本的な生物学的衝動としてみられるが、私たちは生物学的規範に関する自分たちの文化的解釈にしがみつこうとしている。その文化的側面が私たちの存在の生化学より優勢であるかのようだ。

私たちが私たちの精神の構造により人間の生化学について自覚することができないと思われる傾向があるが、変わりやすいホルモンのネットワークと、私たちのアイデンティティと感覚の文化的形成についての捉え方の組み合わせだと考えた方が正確かもしれない。

儒教の階層における家族関係は、私たちが年齢、性別及び家族の地位によって築く人間関係におけるルールの複雑さを典型的に示している例だ。そのような構造は政治的体制へ固執することから時代の進歩に反して後退をもたらすと考えられることがしばしばある。ある視点からみると確かにそうだが、それはそのような伝統の文化的内容や利点だけではなく、私たちがいかに生活の秩序をこの宇宙の性質に対する理解に関連づけているかというより広いスピリチュアルな側面の真価を認めていないのである。

魚は雌雄同体な種類があり、数年間は雌として機能してから性転換して雄になる。DNAの再組み合わせによっても魚の雄雌が決定する。一方で、ホルモンは、人間の場合では二次性徴を促し調節するだけだが、魚では実際の性別を変えてしまうことがある。このプロセスは、水路での洗剤やホルモンを含む薬剤などの汚染物質の量が増加するとともに加速化しているようだ。人間では、上記のような化学的汚染は男性の繁殖力を低下させる。

ほとんどの種別も性別を生物学的機能と関連づけ、子供の世話は主に雌の役目だ。これには実用的な理由がある――例えば、雌の哺乳動物がもつ母乳を出す機能などである。しかし、同じように例外があり、タツノオトシゴの場合は雌から卵子をもらった雄が妊娠する。

人間はますます環境を管理するようになっているが、男女の役割と機能を多様化しつつある。文化によっては性別は今日も人間の行動や振る舞いを決める決定的な要因だが、私たちは性別だけにより行動を決めつけられているわけではない。そして私たちの創造された存在を最も効果的かつ強力に表現できる方法に関する対話は、私たちが人類の化学的及び倫理的な限界を探求している間も、続けられている。

性別の延長

社会はインターセックスの人の身体は男女のはっきりとした区別をあいまいにし、その間をつなぐことから、管理されなければならないとする。長期的な観点からみると、称賛されるのは、性を怖がったり馬鹿にしたりせずに、その機微を高く評価する社会かもしれない。

アンヌ・ファウスト―スターリング

性別は、はっきりと男性か女性かのどちらかだと思われがちだが、歴史上そして様々な文化において、色々な視点からみた不一致がある。多くの場合、標準と一致しないものは逸脱とされ、「インターセックス」（男性か女性かという二極化された性別の捉え方にきちんと当てはまらない）の人は、時折、男性または女性のどちらかの発達を強調するために外科手術をしてきた。男性女性の両方の生殖器官をもつ男女両性者は、性別に起こり得る複数の遺伝的変化のうちの一つの種類にすぎないが、歴史上症例がある（通常は何らかの法律が規定されている）。アンヌ・ファウスト―スターリング博士（ブラウン大学、生物学と性別研究）は、人間の性別には男女の他にさらに3種類あることを認識していた方がよいと示唆した。

- 男性――遺伝的にはXYで精巣とペニスがある。
- 女性――遺伝的にはXXで卵巣、子宮と膣がある。
- 男女両性者（半陰陽者）――遺伝的にはXYとXXで、精巣が1個、卵巣が1個、膣とペニスがある。
- 男性擬似半陰陽者――遺伝的にはXYで精巣と女性生殖器が部分的にある。
- 女性擬似半陰陽者――遺伝的にはXXで卵巣と男性生殖器が部分的にある。

上記のグループの中でも（従来の男女のパターンにも色々あるように）、二次性徴や性行動にみられ、性ホルモンに影響されるものがある。

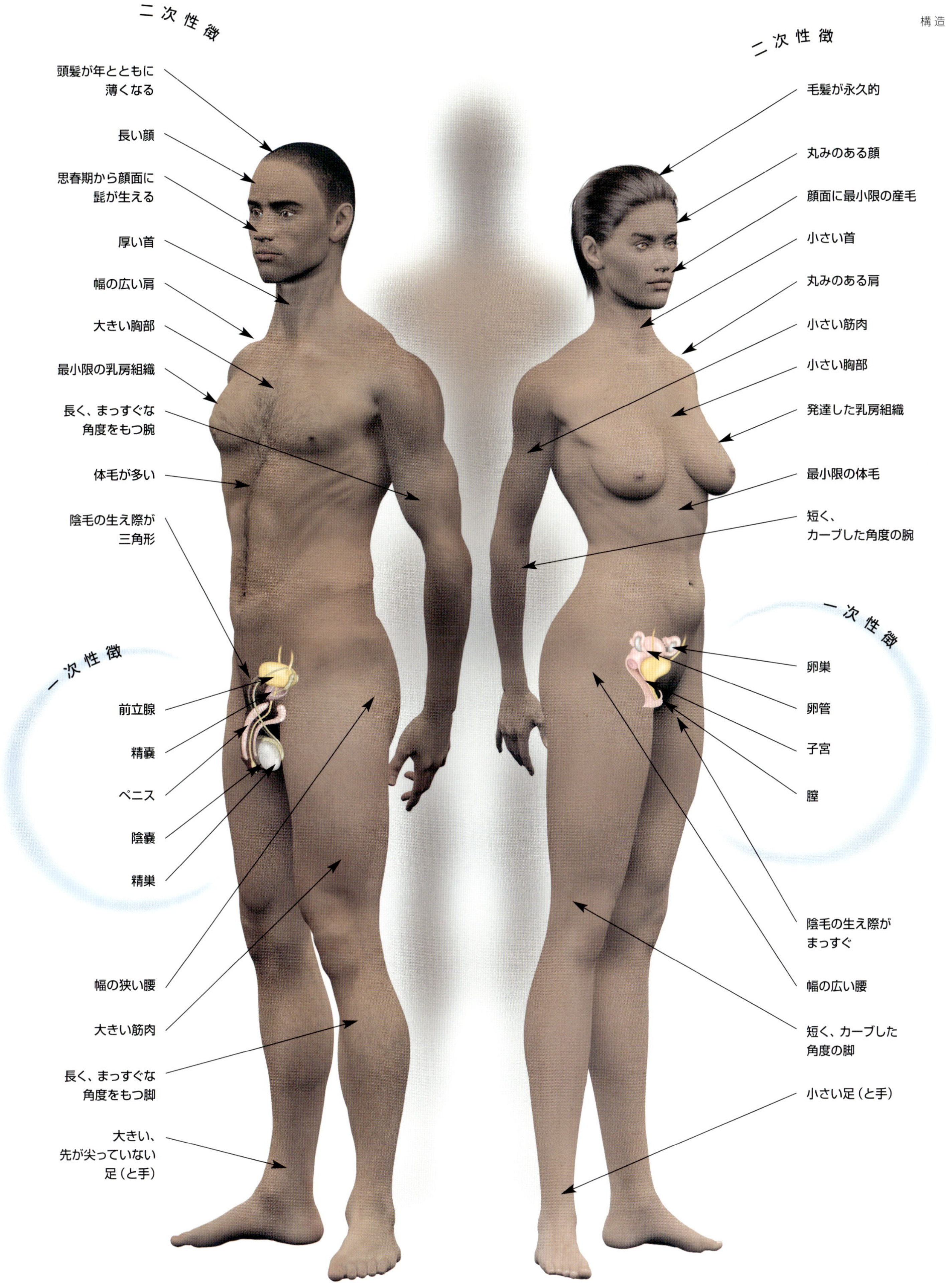

二次性徴
頭髪が年とともに
薄くなる
長い顔
思春期から顔面に
髭が生える
厚い首
幅の広い肩
大きい胸部
最小限の乳房組織
長く、まっすぐな
角度をもつ腕
体毛が多い
陰毛の生え際が
三角形
一次性徴
前立腺
精嚢
ペニス
陰嚢
精巣
幅の狭い腰
大きい筋肉
長く、まっすぐな
角度をもつ脚
大きい、
先が尖っていない
足（と手）
二次性徴
毛髪が永久的
丸みのある顔
顔面に最小限の産毛
小さい首
丸みのある肩
小さい筋肉
小さい胸部
発達した乳房組織
最小限の体毛
短く、
カーブした角度の腕
一次性徴
卵巣
卵管
子宮
膣
陰毛の生え際が
まっすぐ
幅の広い腰
短く、カーブした
角度の脚
小さい足（と手）

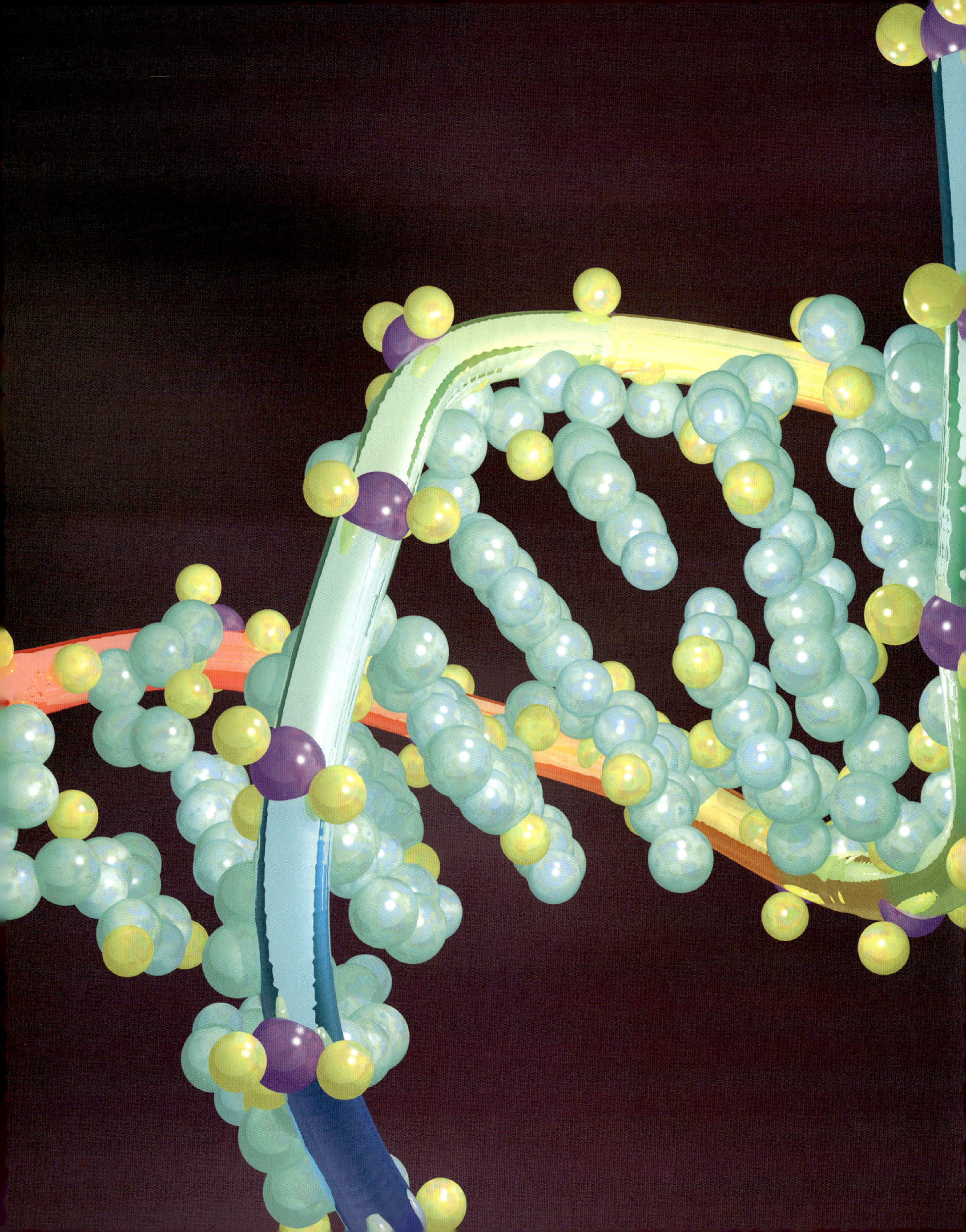

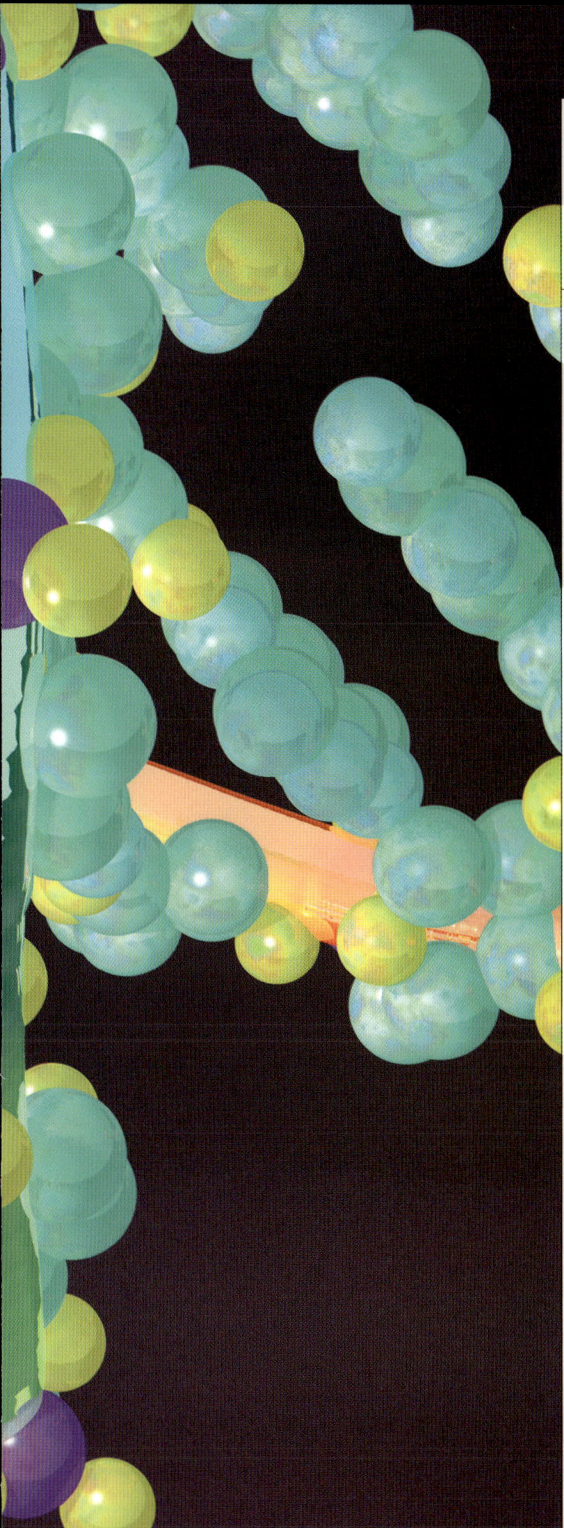

機能

生理学的人体マップ

時間を通しての、私たちの身体の動きと発達は生理学的プロセスの中心だ。私たちが個人として誰であるかは、意識という巨大なパノラマにおいて時間を測ってくれている複雑な内的及び外的リズム、体内時計や宇宙時計に影響されている。これらによって私たちは誕生と死、思春期と更年期、春と秋、暗闇と満月、夜明けと夕暮れを知ることができる。

これらの宇宙サイクルの強い影響力のもとで、地球上での人間でごったがえっている生活における乱闘は、生命、死、コミュニケーションと発達の不変さをもつ。私たちの一日は、松果体がもつ調節機能に合わせた場合は25.5時間になるが、松果体は地球の24時間サイクルに自ら調節している。人間の誕生は、早朝、磁気嵐や日中の日差しの時間が長い月が多い。

占星術は、多くの人々を魅了するように同じぐらいの人数を失望させているが、惑星の複雑な時計との関連において私たちの出生時間がもつ影響力にはいくらかの有効性があるようだ。フランス人心理学者（また占星術の懐疑論者でもある）ミシェル・ゴクランは、私たちが誕生したときに地球の地平線に昼間の光を降り注いでいる惑星と私たちの将来の職業との間に相関関係があることを示した。火星の昼間が昇るときに誕生した人は医師か科学者、木星の夜明けに誕生した人は兵士や政治家になる可能性が高い。

私たちのボディー、マインドとスピリットは、我々が環境から得る栄養分のリズミカルな摂取と吸収によりいつも元の状態を取り戻している。このようにして、私たちはとても高度で複雑な機能により栄養分と病原体を絶え間なく調節することで、周囲の世界と常に相互に作用し合っている。私たちはそのような物質を色々なレベル―自動的細胞レベル（消化と免疫）から意識的な認識レベル（食べ物の調理及び自己衛生）―で認識して処理する。しかし、両者は私たちに私たちが個人として誰であり、生物としてどんな種類であるかについても意義をもたらす。

栄養素と病原菌という二つの極性の存在により、人間の身体を病原菌のための宇宙船に例えることができる。そして、私たちは今や、栄養素ではなく病原菌を体内に運ぶようになり、生命の進化を逆戻りさせているといえる。バクテリアがより「高等」な生物と交流するとしばしば対立がみられるが、どのエコシステムのメンバーの間でもみられる相互関係には基本的に2つある―エントロピー（崩壊）とシントロピー（蘇生）である。

エントロピーは生物学的及び社会的システムがもつ食うか食われるかのダイナミックであり、食物連鎖が一方方向で、各メンバーが全体の中で自分の果たす役目を探し回る。シントロピーでは、コミュニティのメンバーが相互に関係をもち、共同で何かを作り上げる傾向がある。上記のようなエントロピーとシントロピーの極性は、12世紀初頭にイタリア人数学者ルイジ・ファンタッピエが最初に考え出したものだ。

本章では人間の生理的リズムを取り上げる。時間によるホルモン調節から地球の物質と恵みとどのように相互に作用するかなどは、宇宙のサイクルを背景にした私たちの青図の展開だ。人間としての機能するということだけではなく、意識と自由の基礎である私たちの存在のユニークな特徴を辿ることを意味する。

分泌腺

内分泌（エンドクリン）系

我々人間は、一瞬一瞬が過ぎながら
変化している化学物質のメッセンジャーから
作られたスープのようなものだ。
かつては人間の身体は
脳に大きくコントロールされている階層化した
メカニズムとして考えられていたが、
今は、身体がすべての身体の系、
脳と精神のプロセスとの間に伝達のために開
いたラインをもつ常に変化している
情報のネットワークとして機能することが
明らかになってきている。
キャンディス・パート

私たちの内分泌腺は、誕生から死まで毎年、毎月、毎日を生きている生体としての人間の主な調節機能である。エンドクリンとは、神経系にあるような介在するシステムがない「血流への直接的な分泌」を意味する。神経経路は神経自体を伝達される電気的刺激と神経細胞と神経細胞の間にある橋の組み合わせだ。それらの神経経路はその後全身を巡る電気信号の情報のリレーを介在し監視することができる。

対照的に、内分泌系が分泌するホルモン（「動かせる」という意味のギリシャ語hormanを語源とする）は、体内環境を調節する手段としてゆっくりだが正確だ。そのネットワーク全体は様々なホルモンのオン／オフ指令に調節されている。初期設定されている系もあり、そこに特定のホルモンが直接的な化学指令を送ることによりその設定を修正する（例えば、「食べるのを止めなさい！」というホルモンは「食べる」という初期設定を制限する。）他の系は2つの対立するメカニズムに支配されているシーソー調節をもつ（例えば血糖値はグルカゴンとインシュリンにより調節される－ランゲルハンス島の右図参照）

私たちの美しい錯綜

私たちが感情を抱くことがあるのは基本的に内分泌系によるものだが、その内分泌系は脳の大脳皮質の認知中枢とともに人間の「美しい錯綜」をもたらしている。

小説家テリー・プラチェットによる「死」の擬人化は有名だが、「死」が感情をもたない理由が内分泌系の分泌腺の性質にあると描写している。その小説の中での「死」の娘は次のように話す。「父は何も感じないの。意地悪で言っているのではないわ。ただ父には、感じるためのほら、あれがないのよ。分泌腺が。」（しかし、彼はロックミュージックは好きのようだ。）思春期や更年期などのようにホルモンが変化する時期にみられるように分泌腺は私たちの感情を作り出すものだが、私たちがどのように感情を感じるかについて深まる知恵は、内分泌腺系、神経系と免疫系との間に相互に作用している領域があることを示唆している。

「物質よりも精神」を重視する民衆の知恵は、現代研究において見直され復興されつつあるが、これは、特にキャンディス・パートという洞察力のある神経科学者のおかげである。彼女は、人間の身体のすべての系に相互作用する網の基礎となる精神免疫内分泌系という概念を開発したのである。

構成と機能

内分泌系ははっきりとした、そして単独にみえる分泌腺から構成され、構成と機能には共通点がある。すべての分泌腺は、定義上、血流に直接ホルモンを分泌するが、一部は体内のバランスを整えるために腸、心臓、胎盤や腎臓などの主な臓器の中に留まるものもある。

一方で、内分泌系というのは短時間の緊急事態に対応する－視床下部／下垂体は、必要に応じ、いつでも脳、心臓や骨格筋にブドウ糖と酸素を優先的に供給するために、維持機構を避け、エネルギーを再分配する。だが、そのような状態は維持することが不可能であり、最も先に免疫系に影響がみられる。このことからも人間の身体の様々な系の繋がりが明らかだ。上記のようなホルモンの減少は極端な状況では、長期間にわたるホルモンのアンバランスにより私たちの身体の生化学的バランスが保たれなくなり、死を招くことさえある。

7つの光線とレーリッヒによるシャンバラ

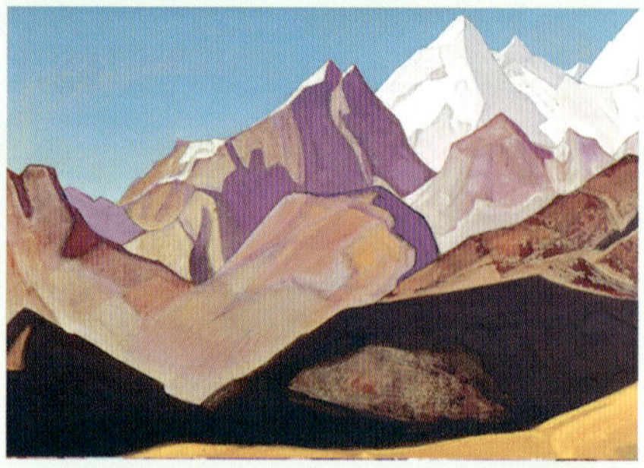

ニコラス・レーリッヒの『シャンバラへの道』

20世紀の大部分において、多くの西洋のエソテリックな伝統が、身体のエネルギー・ボディにチャクラを位置づけるヒンズー教に基いた体系を取り入れた。19世紀末の薔薇十字の復活（マクグレゴール・メイサース他）と神智学運動（ヘレナ・ブラヴァツキー夫人及びその他）の両者は当時深まりつつあった内分泌系についての理解とチャクラについてのヒンズー教の教えを融合した。各分泌腺はそれぞれ7つのチャクラのうちのどれかと「宇宙の光線」（シャンバラ）と特に対応している。

西洋において広まった多くのオカルトについての知識の大部分はブラヴァツキー夫人のおかげだ。彼女はロシアの霊媒師だったが、魔法と神秘主義を統合したが、その影響で神智学をドイツ、フランス、イギリスとアメリカに広めることに成功したのだ。

特に注目したいのは、CWリードビーター、ルドルフ・シュタイナー、著書を通して私たちに多くの光線の謎について知らせてくれたアリス・ベイリーと作品を通じてシャンバラの謎のいくらかを伝えてくれた画家ニコラス・レーリッヒだ。

チャクラなどの配列にはある程度の共鳴と有効性が認められるが、体系を混ぜてしまい、歴史的規律とホリスティックな知識の体系がもつ不可欠な多様性を犠牲にして、すべての包含する一つの真理を追究してしまいがちなので慎重でなければならない。そのような体系を平行にもちつづければ、どんな体系間における交流もそれぞれの知識の体系に光を照らしてくれる。

松果腺
この分泌腺は大脳、脳幹と辺縁系の間、脳の中央部に位置する。レッドカラントの大きさでメラトニンを分泌することで私たちの昼夜のリズムを作り、思春期までの一次性徴の発達を監視する。

甲状腺
甲状腺はサイロキシン（T3）とトリヨードサイロニン（T4）を分泌する。サイロキシンは組織作り、神経系の発達と代謝に関係している。妊娠中及び幼児期に障害があった場合、脳と神経の発達が遅れる。大人で甲状腺ホルモンが不足すると不活発な状態、冷えや鬱を引き起こす。過剰だと多動性障害と体温の上昇を引き起こす。

副甲状腺
副甲状腺は血中のカルシウム濃度がバランスが取れていることを確認する。私たちが食べたものから小腸が吸収するカルシウム量、腎臓に吸収される量、そしてカルシウムが欠如した場合は、どのぐらいが骨から取り戻されたかを監視する。

ランゲルハンス島（膵島）
膵臓に散在する球形の内分泌腺組織で、主にグルカゴンとインシュリンを分泌して血糖量を調節する。血糖値が下がるとグルカゴンが肝臓に糖分を放出する。一方でインシュリンは血糖値が高すぎると分泌され、細胞粘膜によるブドウ糖の全体的な吸収を刺激する。糖尿病は体内の糖度のバランスが崩れると起きる。

卵巣と精巣
卵巣と精巣は、それぞれ卵子と精子を作る他に、性的熟成と思春期に起こる二次性徴の発達を支配する性ホルモンも作る。

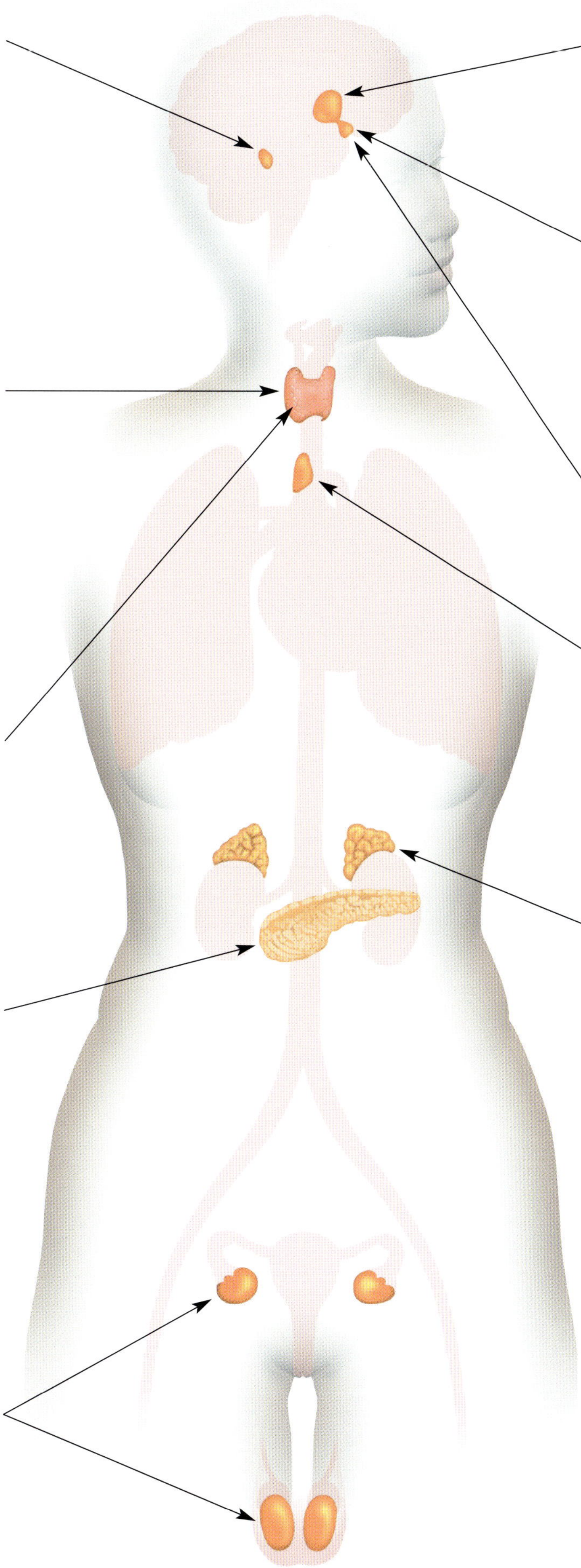

下垂体と視床下部
視床下部は脳の一部だが、下垂体と一緒に働き、よく対として考えられる。他のすべての内分泌腺を指揮し、脳と神経系との連絡地点である。

下垂体前葉
ここでは他の分泌腺に働きかけるホルモンを貯蔵する。視床下部により誘発される。基本的にはこの2つは次を支配する。全身に分布する成長ホルモン、甲状腺の働き、副腎の働き、乳房の乳の分泌、卵子と精子の形成、エストロゲンとテストステロンの生成。

下垂体後葉
この分泌腺は乳の分泌、子宮収縮、血圧と水分補給を支配する。

胸腺
この分泌腺は成人になると、その大きさと機能が小さくなるが、分泌されるホルモンは老化を遅らせると考えられている。また思春期前では、免疫系の白血球をすべて供給する。

副腎
外周の皮質と髄質の内層から構成される。皮質はヒドロコルチゾンとコルチコステロンを分泌することで糖質の燃料の速さを調節する。皮質は血中のナトリウム、カリウムと水分量も管理する。また、副腎はデヒドロエピアンドロステロン（DHEA）という性ホルモンを分泌する。これは男性にはあまり影響がないと考えられているが、女性の性欲に影響を与えるとされている。副腎髄質は私たちの環境への適応に役立つ「闘争か逃亡」ホルモンを分泌する。

免疫

防御または対話

人間は免疫を手に入れたのである。
それは無数の生物が生きる地球上で
生存するための権利なのだ。
『宇宙戦争』、HGウェルズ

免疫は、体内に侵入する病原体を認識して対抗するための人間の身体のシステムがもつ生まれつきの能力だ。免疫は、抗体がもつ「探し出す」機能とマクロファージがもつ「破壊する」機能を中心とするが、私たちはこのような免疫機能を発達させる方法を一人一人もっている。

免疫細胞が主役となり、ウィルスに感染している細胞、菌類、ガン、細菌や原生動物を探して破壊する。抗体が退治すべき侵入してきた病原体を「定める」と、そこでキラー細胞が活躍する。何が異物であるかは、私たちが遺伝により継承し、その後も体験により取得した免疫についての生物学的なデータベースに記憶されている。遺伝により継承する免疫というのは親からのもので、体験により取得した免疫というのは私たちが成長していく中で病原体と接触したときに得ていくものだ。

予防接種は上記の理論に基いている。衰弱した病原体を微量血流に注入することで免疫のデータベースを「更新」する。予防接種はほぼ世界中で有効な医療介入として受け入れられているが、集団接種の効果は全体的な公衆衛生の改善によるものだと主張する声もある。中医学の考え方によっても、多くの病気の感染ルートが空気であるため血中に病原体を注入することを疑問視する。

ウィルスと細菌

virusという言葉の意味はラテン語で「毒」という言葉に由来し、一般的には有機体で非生物である。有機体なのは、炭素を含む化合物から構成されているからだ。ウィルスの起源は知られていないが、仮説では生命の進化の一部として宿主となる生物とともに現れたとされている。

細菌も同様に人間に病気をもたらす主な犯人だが、より大きな生物と細菌との主な違いは、遺伝物質が細胞内で比較的自由に浮遊していることだ。大きな生物では、その情報は各細胞の中の核内に鎖状となっている。

西洋における医療の経済基盤は、人間の身体がウィルスや細菌などの病原体を退治しなければならない機械的な構造だという考えに基いており、私たちの体内もしくは私たちと環境の間で、生命の仕組みをより効率的に管理できる健康状態を保つことを教えようとしない。

現代医学では技術的進歩により様々な問題が生じる。例えば、放射線療法や化学療法を受けると、患者は体内の組織が「自己」というものを認識できなくなったり、病原体の侵入を退治する働きが低下し、その結果、その患者は免疫不全の病気になりやすくなる。多発性硬化症は神経を覆うミエリン鞘を攻撃する抗体が作られてしまうことにより起こる。リウマチ様関節炎は免疫系が関節を攻撃することで起きる。逆に、人間の免疫系はアレルギー反応のように過剰に反応することもあり、その場合、私たちは通常無害な物質や状況に対する耐性をもたない。

免疫系に介された「細胞の自己」を保つための治療は臓器移植により試されてきた。臓器移植が成功する最も可能性が高いのは、一卵性双生児からの移植である。兄弟やその他の家族でも成功の可能性は高いが、血の繋がっていない人からの移植の場合は150,000分の1に落ちる。

私たちが宇宙を協力的もしくは略奪的と捉えるかは、私たちの衛生と健康へのアプローチに影響する。20世紀の終わりでは、ウィルスや細菌への暴露が少なかった子供たちは免疫系が弱いことが分かった。そして時々病原体との接触があった方が免疫系がよく働き、効果的だということを分かり始めた。20世紀半ばに抗生物質が奇跡的に発明されたが、その数十年後には抗生物質により細菌がより迅速かつ効果的に適応していることが判明した。その結果、少々の汚れの方が身体には健康的だという民衆の知恵が再び呼び起こされている。

ウィルスからの恩恵／役に立つウィルス

ウィルスは細菌のように明確な複製可能な遺伝物質をもたないので実際には生きている生物ではない。ウィルスは自己の複製を作るために他の細胞生命を攻撃して遺伝物質を奪い取る自然のハイジャッカーだ。ウィルスははっきりとした細胞としてではなく、蛋白質からできている殻に覆われているDNAの鎖として存在する。微生物学と遺伝子学への拡大にもかかわらず、私たちのウィルスの価値と役目についての知識は限られている。そしてもしかしたら、ウィルスは実は私たちのエコシステムでの最新の探求のことを知らせてくれる、すべてのDNAをもつ生物の「郵便屋」の役目を果たしているのかもしれない。

しかし、ウィルスが引き起こす病気による人間の苦しみを考えると上記のようにウィルスを役立つ存在として真剣に評価するようにはならないだろう。また私たちの見方というのは、遺伝子からなる惑星的エコシステムではなく身近な世界しか通常捉えていない。さらにウィルスは攻撃的で寄生する特徴をもつので有難く思われることはない。そのような特質があるため、ウィルスは遺伝子工学においてDNAの配列を変えるために他の細胞を攻撃する「スプライサー」細胞として使用されるようになった(今まではトマトで使用)。

ナノテクノロジー一地球環境を管理する上で役立つとされる超微細な自己複製可能なデバイスの世代一との関連における上記のレベルの工学についての論争は始まったばかりだ。

ナノテクノロジーの黎明期を喜ぶ多くの声があると同じように、自然界では捕食者が存在せず、寿命もなく、自己複製能力をもち、理論上、地球のエコシステムの動脈を詰まらせることが可能な生物の誕生を恐れる人たちが少なくても同じぐらいの数がいる。人間が内的及び外的環境を両方どのようにして管理しているかについての複雑さをさらに解明するためにエネルギーを使うことになるかもしれない。そのときはアルマゲドンの技術ではなく、遺伝子による防御と対話の複雑さについてのより大きな洞察を使用するだろう。

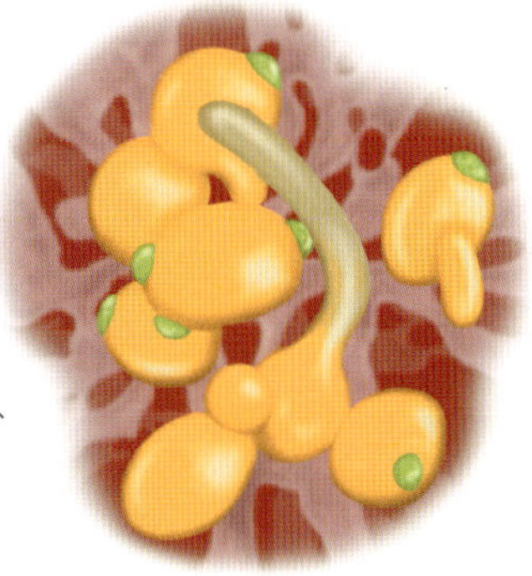

菌類

菌類は食物連鎖の中の物質を分解するので原生動物に似ている。そのとき、その分解は細胞壁の外で行われ、その物質が消化された後、栄養分を取り入れる。

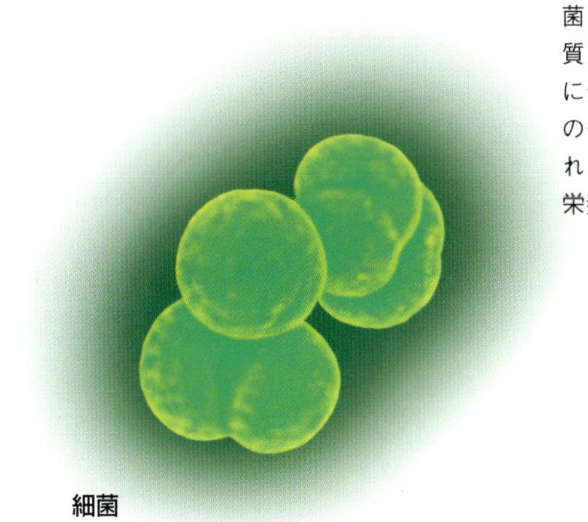

細菌

ブドウ球菌は人間の皮膚や鼻腔に常在し、MRSAなど様々な感染症を引き起こす。

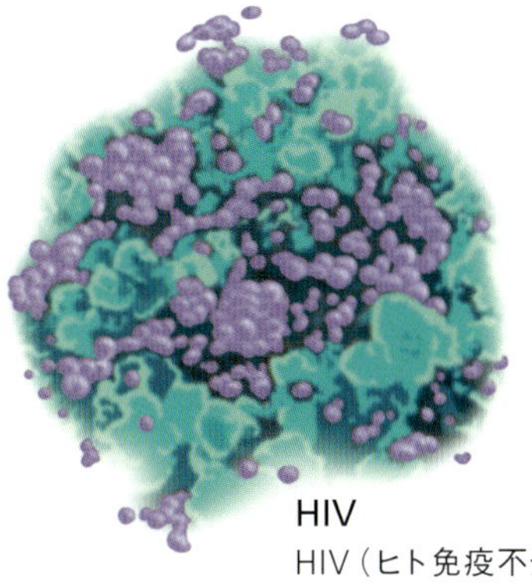

HIV

HIV（ヒト免疫不全ウイルス）は免疫反応を調節する白血球に感染して破壊する。

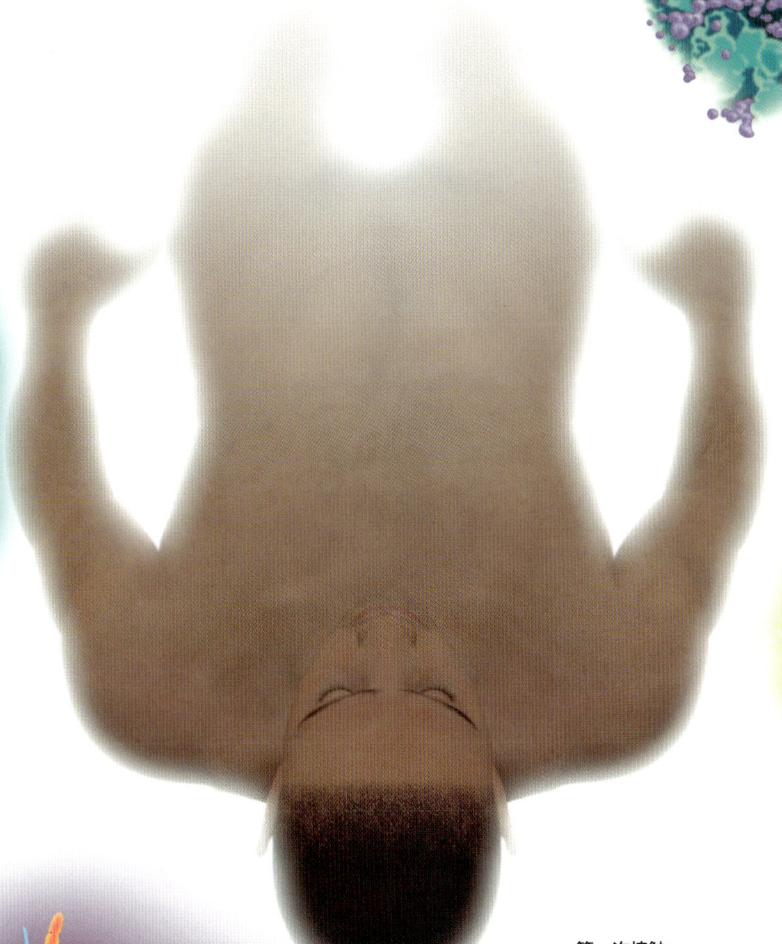

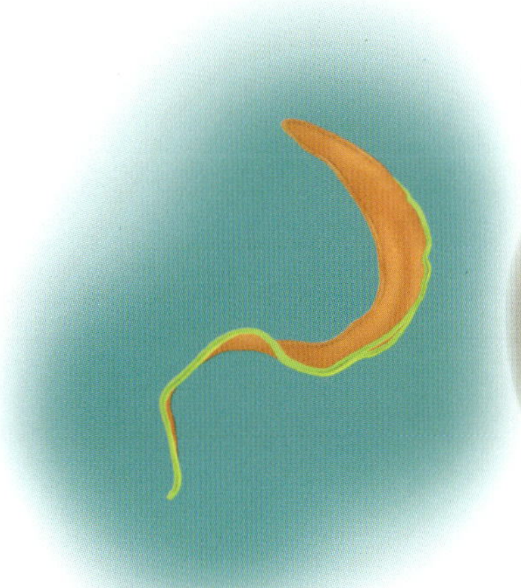

原生動物

水と土の中にたくさん棲息し、バイオマスを分解して細菌を食べるので食物連鎖に不可欠だ。

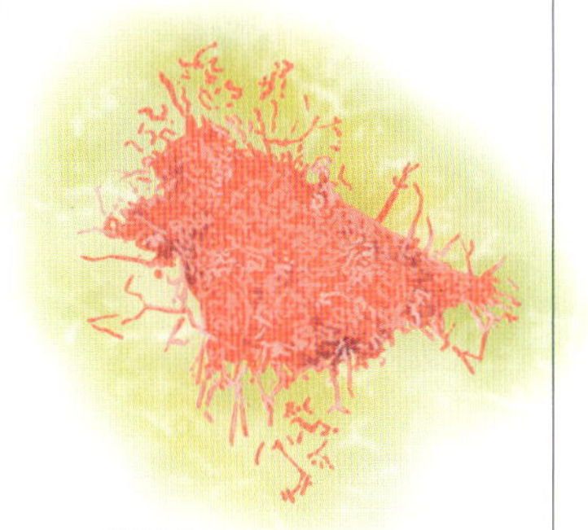

脳腫瘍

転移性ガンの約25%は脳に転移する。多くの良性脳腫瘍は発見されずに何年も潜伏する。

マクロファージ

これらは免疫系の主役である。大きく、緩慢だが、非常に効果的である。細菌を実際に「食べ」、免疫系に侵入者がいることを警告する。

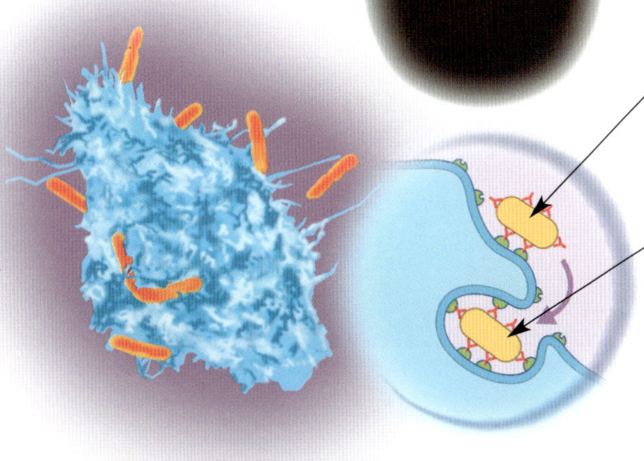

第一次接触

マクロファージが細菌に結合する。

食作用

マクロファージは新しい抗原となる細菌を表面に乗せながら上記で結合した細菌を食べる。

青図

DNAと人間の暗号解読

私たちのほぼすべての細胞の中には私たちの存在の青図がある。各細胞の核内には染色体が23対あり、それぞれがDNA－地球上の生命の根本的な言語——がぎっしり詰まった鎖である。DNAは細胞の核内に存在するため、核酸とも呼ばれる。

細菌やアメーバから鯨やアメリカスギまでのすべての生物は染色体の中にあるDNAがもつ青図により作られている。細胞核にある染色体の数は生物によって様々だが－蛾は62、蟹は6、ネズミは48、トマトは24、そして大麦は14－これらの説明はまだついていない。

特徴の区別

細菌やヒヒなどのように細胞をもつ生物とウィルスのDNAの違いは細胞をもつ生物は自己増殖することができるという点だ。ウィルスは他の細胞に寄生してそれらの力を利用して増殖させる。細胞をもつ生物はDNA鎖をほどき、それぞれのDNA単鎖は新しいパートナーを複製する。DNA(デザイナー分子)の中にある青図は酵素(働き分子)に助けられてRNA(翻訳分子)により翻訳される。細胞の各種類は、身体のその部位が必要としている蛋白質しか作らない。これらの細胞が増殖をするとき、非常に稀だが間違えることがあり突然変異が起きる。ダーウィンの学説の根底にあるのは、突然変異の結果生まれた子孫が自然界の中で生存競争に勝つということの進化的意義だ。しかし、私たちがどのようにして地球にやってきたか、そして厳密にどのようにして今の私たちになったかについての対話は続く。

自然変異の他にもウィルスによる遺伝子組み換えや両親のそれぞれからの2つの異なった染色体のセットを組み合わせる混沌とした方法もある。親の遺伝物質が組み合わさると、いくつかの遺伝的特徴(顔のそばかすなど)が優勢になり、その他(はげ頭など)が劣勢となる。遺伝が複雑なのは、優勢と劣勢の遺伝子との複雑な相互作用の他、他の遺伝子と環境との影響のためだ。上記により髪の色など重要性の低いことから生存を決定したり生命を脅かす重大な違いをもたらす。

遺伝医学は遺伝的形質から生まれる課題を解読するために私たちの生物学的な青図の図書館を利用する探求だ。遺伝子治療は欠乏している遺伝子を問題の染色体に組み込む方法で、すでに嚢包性繊維症などの疾患に使用されている。現在、DNAにおける突然変異を誘発させることで達成できる新しい可能性を模索する研究が盛んになっている。

上記の探求が続く中、私たちは多くの倫理的な問題に直面する。遺伝子の秘密が明かされるようになると生き生きとした夢を抱けるようになるとともに、悪夢もみることになるかもしれない。夢というのは病気と苦しみをなくして子供の特徴を選べるようになる世界のことだ。悪夢というのはDNA螺旋を解き明かし、その結果、元に戻せなくなってしまい、次々と影響を及ぼして遺伝子学的カオスに陥り、やがてDNAに基いた生命を崩壊させることだ。

DNAの螺旋状の鎖が2つあるように、DNAの探求も2つのテーマをもつようである。表面的には私たちは私たちの遺伝子の青図を変更させてから活用できるようにそれらを解剖しようとしているようである。そのようなアプローチは医学を機械化し、一人一人をそれぞれのエコシステムの中で孤立させてしまう。しかし、遺伝子研究には生命の構成ブロックを拾い直すのではなくそれらのブロックの位置をみつけるとそれらを自然な進化のプロセスといかに一緒に管理し、最適化し、融合するかを追究する探求的な側面もある。そこで問われる質問には、特定の遺伝子がいかに環境的要因により活性化されるか、生活様式と教育に関する意識的な選択がいかに遺伝子の自然な進化を促進できるかなどを含む。基本的なレベルでは、遺伝物質が病気の過程や才能の特徴への傾向を表すだけで、私たちの発育環境がその潜在性を活性化させることは明らかだ。

ジャンクDNAとダーウィンのラジオ

ヒトゲノム計画が人間のDNAの配列を解読したように、他の科学者も機能が解明していない残りの暗号も役立たせることができるかを探求している。

DNA鎖のすべての配列を役立たせることはできないかもしれないが、ゲノムの大部分を占め、現代の遺伝医学により機能が分からないとして切り捨てられた「ジャンクDNA」が実際は役目をもつかもしれない。ジャンクDNAには他の遺伝子の作用を変更させる配列があると考える科学者もいる。それとも戦って勝利した(または敗北した)ウィルスとの戦いの跡かもしれない。人間に感染するウィルスは動物から(蓄牛から天然痘、豚または最近では鳥からインフルエンザなど)の遺伝物質と関連があることが示されている。もしかしたら、ウィルスは単に死と病気をもたらすものではなく、宿主との遺伝情報も交換するのかもしれない。

小説家グレグ・ベアはDNAとウィルスの間の動力は、「ダーウィンのラジオ」そのものの進化的操作だと示唆する。「ダーウィンのラジオ」では、ジャンクDNAは、病気と先天性異常を引き起こすだけではなく人間の遺伝子暗号において瞬時的な大きな飛躍を遂げるウィルスにより「覚醒される」。私たちと私たちの世界の相互関係についての考え方は無限のようだ。

シャーマンの伝統のほとんどは植物や動物を含む環境の精霊と交流する。ジェレミー・ナービーはDNAのより大きな家族との協力関係が私たちのジャンクDNAの一部を活性化し、それにより人間がもつ通常の活性化されたDNAを超越する能力をもたらし、他の生物とのより深い、活性化された感情的な繋がりがもてると示唆する。もしDNAが少しでも知性があるのなら、そのようなことに違いない。

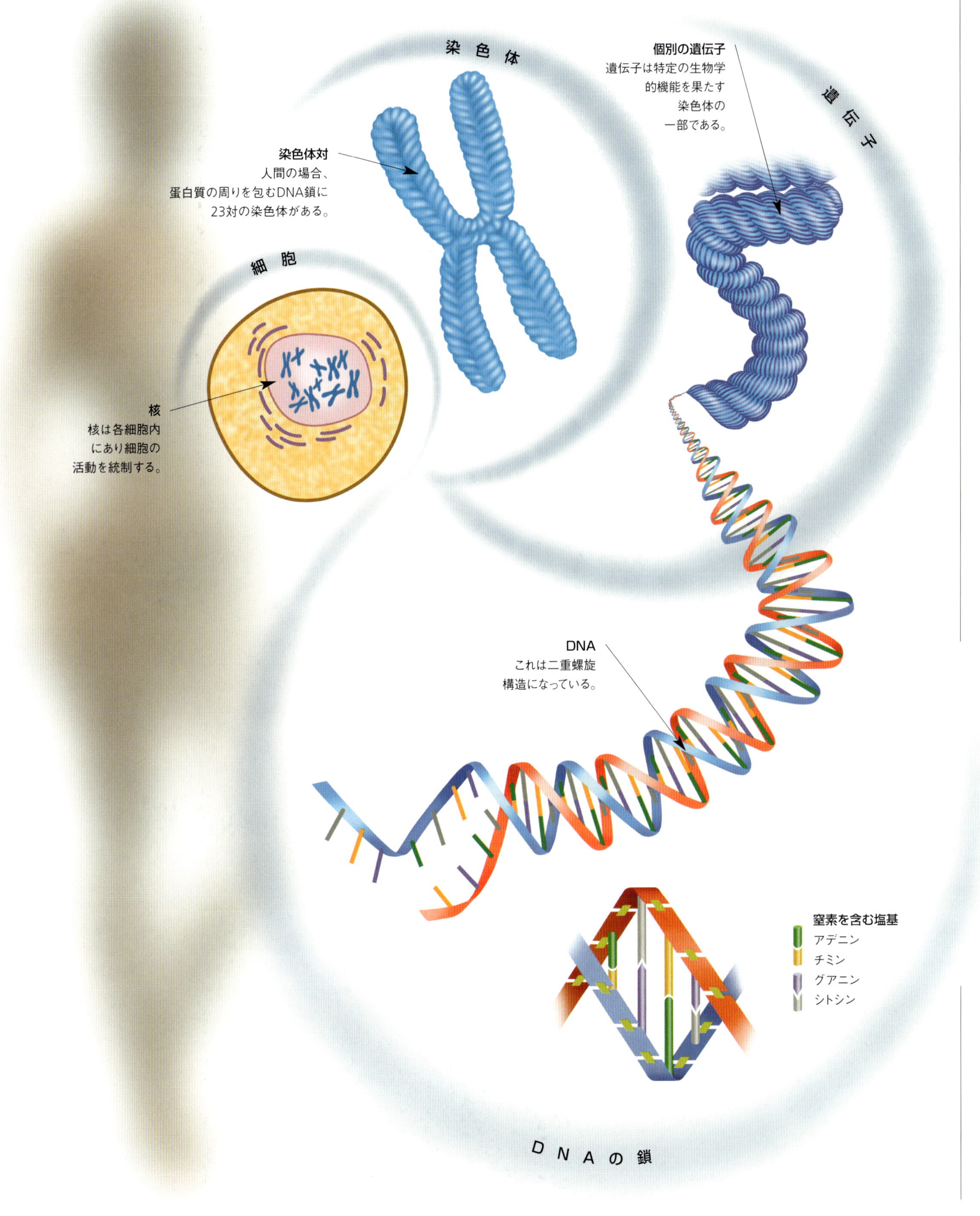
染色体
個別の遺伝子
遺伝子は特定の生物学
的機能を果たす
染色体の
一部である。
遺伝子
染色体対
人間の場合、
蛋白質の周りを包むDNA鎖に
23対の染色体がある。
細胞
核
核は各細胞内
にあり細胞の
活動を統制する。
DNA
これは二重螺旋
構造になっている。
窒素を含む塩基
アデニン
チミン
グアニン
シトシン
DNAの鎖

栄養素

食べ物から得る生命力

栄養分が私たちの体内に入ってくると認識、消化と吸収を含む複雑な過程を経る。第一段階は味と認知のダイナミックで、これにより必要な栄養分を見極める。しかし、ある栄養素を取り入れる必要性を感じて食事を選ぶのと、甘い物が欲しくて食べるのとは違う。

遺伝子の記憶

私たちは、いつも同じ種類の毒素に暴露されないように、そしてできるだけ多くの栄養分を取り入れるために幅広い種類の食べ物を食べるように身体が作られている。私たちが若かった頃は砂糖、塩と脂肪は希少で栄養分が高いことからその価値は高く、私たちの味覚もそれらの味を好んでいた。同じように、ほとんどの子供が幼児期から緑色野菜が嫌いなのは、私たちの進化による記憶に有毒な植物の苦さがまだ刻まれているからだ。

上記のような進化の命令に従うかどうかは、私たちの認知能力にもよる。したがって、食べ物の栄養分析と食べ物の製造と保存過程において添加される毒素についての知識はそれを食べるかどうかを判断する材料となる。

脳の電気化学的機能をみると、私たちの行動、考えや食欲は、脳内に独自の「溝」を刻む－私たちがあることをやればやるほど、それに慣れてそれを私たちの存在の一部として認識するようになる。溝によってはとても影響力の強いものがあり、私たちにとって役立つものであってもなくても認知中枢に他の溝よりも大きな影響を与える。

食べ物のグループ

私たちの食欲の複雑そして錯乱した仕組みにも関わらず、人間の身体は最適な状態を維持するためにはいつくかの基本的な必要要素がある。例えば、私たちは生物化学的プロセスと私たちの燃料であるエネルギー（カロリー）を調節するために十分なミネラルやビタミンを必要とする。カロリーは多くの種類の食べ物が得ることができる。そして私たちは文化的嗜好の多様さとそれらの文化における健康状態をもとに、「理想的な」食事という神話を解読しつつある。だが、いくつかのものは、私たちがみんな取らなければならない。例えば、私たちは組織を修復して再生するために蛋白質、エネルギーとして炭水化物、消化プロセスを促進するために線維、そして生物化学的反応のためにビタミンやミネラルを十分に摂る必要がある。脂肪は濃縮したエネルギーを供給するので少量しか必要でなく、単糖は実は必要ない。

栄養素が原因で世界中で起きている健康問題は、食べ物のグループのうちの一つにおける欠乏または過剰による。例えば、肥満は摂取と排出のエネルギーの不均等により起きるもので、必要以上にカロリーが摂取される。

もう一つ栄養素に関する疑問点がある。様々な栄養素がもつ外見上そっくりな分子はその効果においてもまったく同じなのか。例えば、合成的に大量に作られたビタミンを人工的に製造されたサプリメントから摂取した場合、そのビタミンを有機栽培により育てられた野菜から摂取するのと同じ栄養価をもつのだろうか。

上記の観点から食べ物の恩恵を評価するには栄養素の毒素分析も必要だけではなく、その栄養素の栽培がどのようにより大きな視野からみたエコシステムに影響を与えるかについての自覚意識が必要だ。そのようにして、私たちの食事は、農法の相対的調和から商業の公正さへの人間の影響などを含めて、地球に大きな影響を与えている。ある食べ物の栽培、収穫及び売買は、地球の全体的エネルギーのネットワークにおいて一つの枠組みを形成する。そして食事をする度にその枠組みが強化され、食べるということはスピリチュアルかつ政治的な行為となる。

キネシオロジー

キネシオロジーとは運動についての実用的な学問だ。アリストテレスとレオナルド・ダ・ビンチは人間の運動の仕組みの名人だった。だがこの学問が実質的に広まったのは1960年代で、アメリカ人整体師ジョージ・グッドハートという人の功績によるものだった。

グッドハート博士は患者の筋肉の衰弱についての所見と病気を引き起こす可能性のある様々な原因を組み合わせ、身体に質問を聞くという「筋肉テスト」による診断方法を考案した。

「キネシオロジー」として知られているもの－その理論と実践を教える学校は数多くある－は、本質的には身体をダウジングする方法である。ダウジングは地下水路、レイライン（世界的なパワースポットを繋ぐライン）の経路や身体がもつ繊細なエネルギーなどを探る何世紀も使われてきた「答えを探し出す」方法である。伝統的には、水のダウザー（ダウンジングする人）は身体の繊細さの感覚を集約するために二股にわかれたロッド（棒）を使った。現代の最も一般的な方法の一つは（通常はクリスタルまたは木材で作られた）ペンジュラム（振り子）を使ったもので、その速さと回転の方向は探し当てているエネルギーフィールドの構造を示す。

さらに最近の研究では、キネシオロジーを実践する人はある特定の方向性とエネルギーの特徴の適正さを見極めるために指だけを使う。その主な利点には、生物化学的な方法及び食事制限では突き止めることができない食べ物の組み合わせによる食物アレルギーが判断できることが挙げられる。このようにしてある特定の食べ物の相対的適正さを私たちが必要としているエネルギー及び栄養素とともに検査することができる。それによって食べ物の品目全体を止めなくても問題を起こしている食べ物を絞り込むことができる。キネシオロジーは理論と実践からなる現代的な方法だが、その本質的な技法は他の伝統にもみられる。例えば、気功の鉄人はある食べ物または飲み物に指を指すことでそれがその日の体調に合っているかが分かる。

クレブス回路

これは体内のエネルギー運搬の最終地点である。呼吸と食物ー私たちの日常生活を維持するために不可欠な要素ーが合流する地点だ。中医学ではこれらは「後天氣」と分類され、私たちが根本体質として親から遺伝により受け継ぐ限りのある「先天氣」とは区別される。この呼吸と食物との生物化学的な合流は各細胞内で行われる。そのとき、酸素が消化吸収の最終段階で作られるATP（アデノシン三リン酸）に貯蔵されたエネルギーを放つ手助けをする。

脂肪、蛋白質及び炭水化物はすべて消化プロセスを経る。炭水化物（複合糖）は単糖に分解され、その後さらに酵素（蛋白質触媒）に分解される。脂肪も酵素に分解され、一方で蛋白質はアミノ酸に分解されてからさらに肝臓で分解され、最後にクレブス回路に入る。クレブス回路はアミノ酸と酵素がATPを生成するように行われる最終段階の化学調整である。

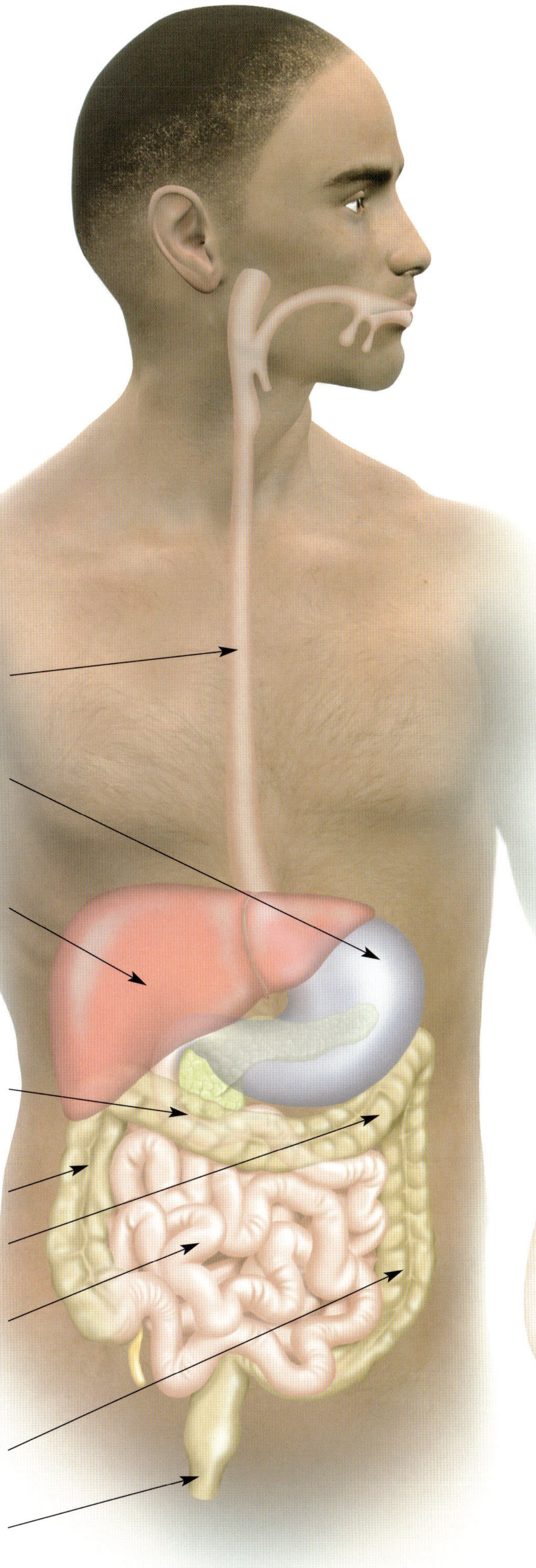
食道
胃
水分、アルコール及び
薬物を血流に吸収する。
肝臓
アミノ酸を処理し、
血糖を調節して、ビタミンや
ミネラルを貯蔵する。
またホルモン、
毒素や薬物を非活性化する。
大腸／結腸
水分、ビタミンとミネラルを
再吸収する。
上行結腸
横行結腸
小腸
栄養が血流に
吸収される主な臓器
下行結腸
直腸

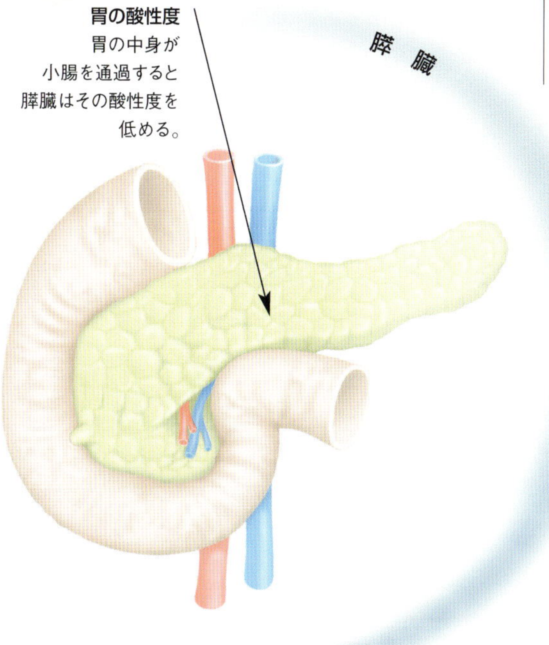
胃の酸性度
胃の中身が
小腸を通過すると
膵臓はその酸性度を
低める。
膵臓

薬物

人間の生物化学的なバランス

人間が食べものを慎重に選ぶようになってから、治癒効果をもつ食物が分かってきた。古代の貿易路ではエジプト、ギリシャ、アラブや中国からの治癒効果のある物品が交換されていた。その知恵は文化を超えて共有されたが、ハーブ医療の大部分は民衆の間でしか使用されなかった。したがって植物の根または葉がもつ効果はそのエコシステムの中でしか知られていないことが多かった。だがすべての薬物が植物由来とは限らない。その他にペニシリンなどの微生物に由来するものやワクチンなどの生物剤もある。

抗生物質とワクチン

抗生物質は、カビが生えたパンが殺菌作用があるという民衆の知恵から発見された。1870年代にルイ・パスツール、さらに1920年代にアレクサンダー・フレミングはペニシリン（最初の抗生物質）の開発に貢献したが、それが幅広く使用されるようになったのは、第二次世界大戦中にハワード・フローリーがペニシリンを負傷した兵士に試しに使用した1940年代だ。当時は、ペニシリンは肺炎菌、炭疽菌、破傷風菌や梅毒菌など様々な細菌に対して有効だった。

1950年代に登場した最初のワクチンはポリオワクチンである。当時、ウィルス攻撃に身体を備えさせるために「生きた」または「死んだ」ワクチンを使うべきかについての激しい論争が展開された。ワクチンの使用開始からその種類は大幅に増えたが、副作用の可能性に関する議論はまだ続いている。

現代医学と薬物使用

医薬品や薬物の系統的な開発が本格的に始まったのは、化合物を合成して信頼性のある量産が可能になった20世紀初頭だ。自分のレメディーを作ったハーバリスト（ハーブ医療の従事者）の実用的な知恵は、一般的に大量生産の需要に置き換えられた。化学分析やマーケティングが重要要素となり、患者との関係などの民間医療が重視する側面は軽視されるようになった。

かつては医学の究極の目的が魔法の薬を開発することだったが、今はもはやそれらの薬をどのようにして使用するのが最も効果的か、そしてより幅広い意味で私たちの全体的な健全な状態での機能を最適化するためにどのようにそれらの薬を応用したらよいかを考える新しい時代に入りつつある。柳の木からアスピリンが発見され、高熱を下げる効果を発揮したように、それをいつ使うのが一番よいか、熱が役に立ち健康的なのはどんなときか、そして危険なのはどんなときかを考え始めている。

進化学者及び医師のランドルフ・ネッセとジョージ・ウィリアムズは、私たちの病気への症状への反応は、それらの症状が宿主もしくは侵入者である病原体の役に立っているかを調べることで分析できると示唆した。一般的なカゼでは、微熱は攻撃をしているウィルスにとって体内環境を居心地悪くすることで役立つが、逆に大量のくしゃみはそのウィルスを循環させてしまうだけだ。

今日の医薬品は色々な分類の仕方をされている。社会的及び法的視点からみると、免許をもつ医師により処方されたもの、法的に規制がないものと違法に売買されているものに分類できる。

薬物は治癒することも副作用を及ぼすこともあるが、その感情への強力な影響は私たちを狂喜させてしまう。薬物中毒は世界的な問題で、砂糖やカフェインへの過剰な欲望、アヘン剤やアルコールなどの化学品への中毒が挙げられる。アメリカ人の研究家及び執筆家ラルフ・メッツナーは、「中毒性の薬物がもつ意識を収縮する反社会的な性質と幻覚剤がもつ意識を拡大させる精神治癒的な性質を区別することが非常に重要である」と指摘している。

幻覚剤を使用する人がしばしば忘れているのは、私たちの幻覚剤についての民間伝承的な知恵には厳格な食事制限や儀式的な規律があることだ。私たちが内的な生物化学的環境における自覚意識を発達させていくうちに、私たちは処方箋の中に薬物や医薬品の摂り方の他、生活様式の意識的な選択と意志によりそれらの使用を最適化する方法についての重要な情報を入れるようになるかもしれない。

宇宙の蛇

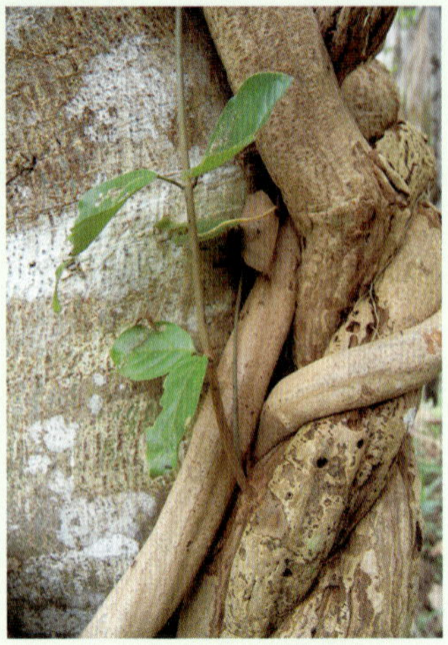

アヤワスカのつる性植物

多くのハーバリストと民族植物学者は健康と意識の両者における植物がもつ多様な効果を探求しているが、カナダースイス人の人類学者ジェレミー・ナービーは、植物界に一段階さらに奥へ踏み込んだ。

1980年代にペルーのアマゾンに住んでいたナービーは、アシャニンカ・インディアン族の秘跡のアヤワスカという向精神作用をもつつる性植物に遭遇した。向精神作用をもつ植物は昔からそれを摂取した人の意識をかき立て拡大することで知られていた。だが、ナービーの旅の中で革新的だったのは、誘発されたヴィジョン（アシャニンカ族はこのヴィジョンのことを「森のテレビ」と呼ぶ）がそのつる性植物（と地球）が私たちとコミュニケーションを取る手段であるということの気付きだった。

ナービーはヴィジョンの中でアヤワスカのスピリットの巨大な蛇（彼はこの蛇を他の文明により知られていた「宇宙の蛇」と同一視した）と対面し、地球のスピリットとすべての生命のDNAとの間には繋がりがあることを気づき始めた。

彼はヴィジョンをみる前までは、アシャニンカ族はどのようにしてどの薬効をもつ植物がどの症状に効くかを知っているのかということを疑問に思っていたが、その体験後、彼はその植物自体が彼らに話しかけてくる意識をもっている可能性があるという新しい考え方をもつようになった。

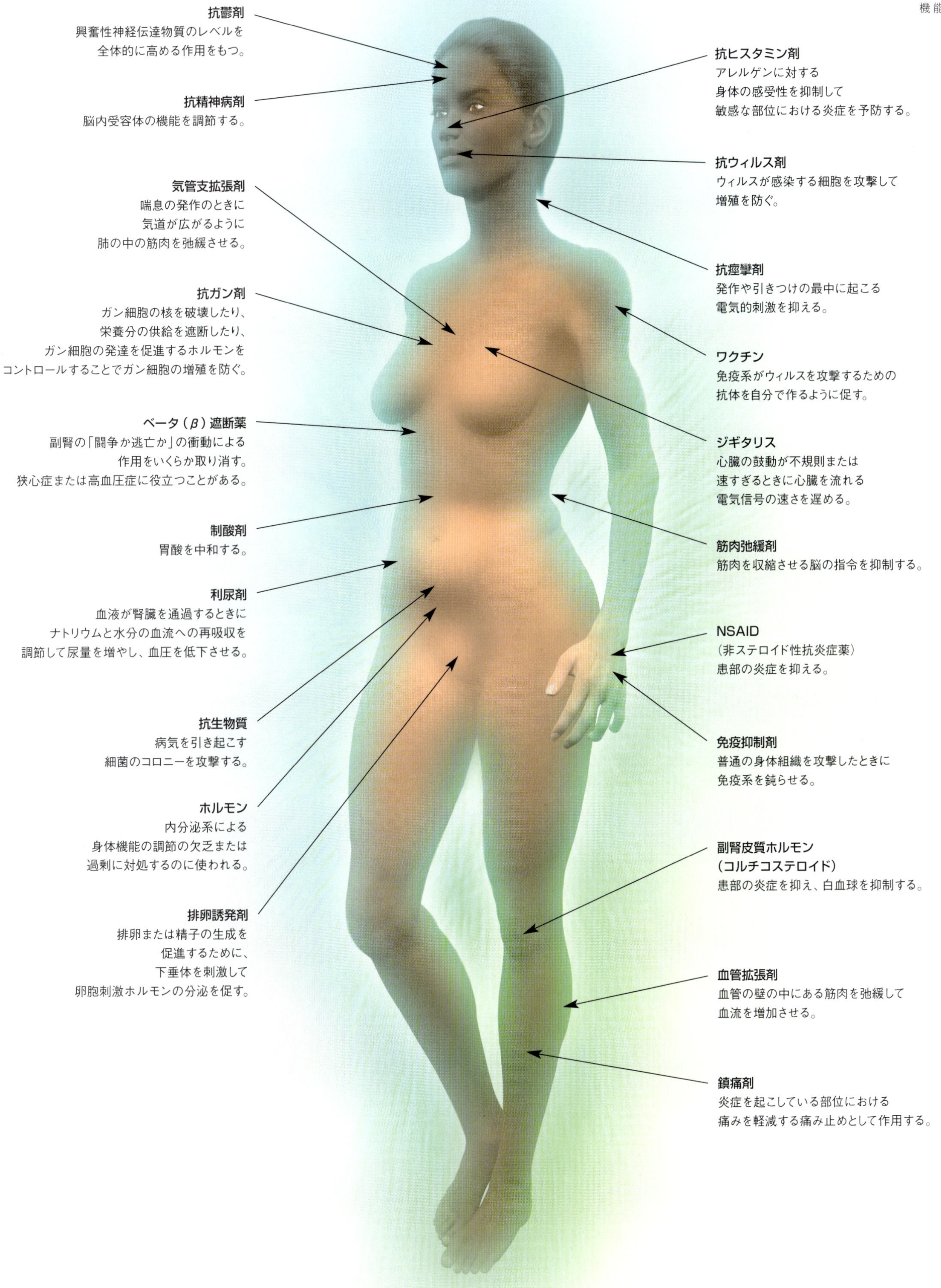
抗鬱剤
興奮性神経伝達物質のレベルを
全体的に高める作用をもつ。
抗精神病剤
脳内受容体の機能を調節する。
気管支拡張剤
喘息の発作のときに
気道が広がるように
肺の中の筋肉を弛緩させる。
抗ガン剤
ガン細胞の核を破壊したり、
栄養分の供給を遮断したり、
ガン細胞の発達を促進するホルモンを
コントロールすることでガン細胞の増殖を防ぐ。
ベータ（β）遮断薬
副腎の「闘争か逃亡か」の衝動による
作用をいくらか取り消す。
狭心症または高血圧症に役立つことがある。
制酸剤
胃酸を中和する。
利尿剤
血液が腎臓を通過するときに
ナトリウムと水分の血流への再吸収を
調節して尿量を増やし、血圧を低下させる。
抗生物質
病気を引き起こす
細菌のコロニーを攻撃する。
ホルモン
内分泌系による
身体機能の調節の欠乏または
過剰に対処するのに使われる。
排卵誘発剤
排卵または精子の生成を
促進するために、
下垂体を刺激して
卵胞刺激ホルモンの分泌を促す。
抗ヒスタミン剤
アレルゲンに対する
身体の感受性を抑制して
敏感な部位における炎症を予防する。
抗ウィルス剤
ウィルスが感染する細胞を攻撃して
増殖を防ぐ。
抗痙攣剤
発作や引きつけの最中に起こる
電気的刺激を抑える。
ワクチン
免疫系がウィルスを攻撃するための
抗体を自分で作るように促す。
ジギタリス
心臓の鼓動が不規則または
速すぎるときに心臓を流れる
電気信号の速さを遅める。
筋肉弛緩剤
筋肉を収縮させる脳の指令を抑制する。
NSAID
（非ステロイド性抗炎症薬）
患部の炎症を抑える。
免疫抑制剤
普通の身体組織を攻撃したときに
免疫系を鈍らせる。
副腎皮質ホルモン
（コルチコステロイド）
患部の炎症を抑え、白血球を抑制する。
血管拡張剤
血管の壁の中にある筋肉を弛緩して
血流を増加させる。
鎮痛剤
炎症を起こしている部位における
痛みを軽減する痛み止めとして作用する。

代謝

身体の調節機能のギアシフト

地球上のほとんどの生物はエネルギー源として太陽が必要だ。植物は光合成により太陽からの光を取り入れる。光合成では葉緑素は太陽の光を利用して二酸化炭素と水をより複雑な分子構造に変換する。しかし、人間は光合成を行う能力をもたない。その代わり、私たちはすでに合成された分子を含む植物や一部の動物を食べることにより太陽のエネルギーを取り入れている。

身体の代謝というのは、私たちの中で起こる化学的変化であり、太陽エネルギーの吸収と放出を監督する。身体を維持するために新しい化学物質や組織を作り、また、それらの構成要素が再利用されるようにそれらを破壊する。代謝は、体内にあるそれらの複雑な化学物質の臓器間における運搬と貯蔵の速度をさす。

私たちの体内で起こる化学変化における「作る過程」は同化と呼ぶ。この過程ではより大きな複雑な分子が作られる——例えば、アミノ酸を結合することで蛋白質を作り、その後、それらの蛋白質を組み合わせて筋肉と骨を作る。逆に、異化というのは、食べたもののエネルギーを体内の必要な臓器に運搬できるようにそれらの大きな分子を分解する過程をさす。

食べたものがそれぞれの栄養分に分解された後、これらのエネルギー源はすぐに新しい組織を作ったりATPとして貯蔵できる。炭水化物、脂肪や蛋白質はそれぞれ各自の変換経路をもつが、それらの本質的な性質は、まだすべてが解明されていないが、私たちの食べ物との関係の基礎だ。

体重

私たちの食べ物と水分の摂取量は毎日異なるが、体重はそれほど急に変化しない。体重の調節についてはまだよく理解されていなく、可能性に基いて説明をするしかできない。体重を調節する最も明らかで直接的な要因は、私たちのエネルギー摂取量と消費量であり、それには食事と運動が最も関与している。これらの過程は私たち全員にとって異なり、この違いのことを代謝と呼び、体内に装備されているギアボックスと燃料を燃やす効率のよさをさす。好きなだけ食べても体重が増加しない人はしばしば代謝が速いとされ、食べる量が平均的であっても体重が増加する人は、代謝が遅いとされる。

食欲

私たちはどのようにして空腹を感じて食べる決断をするかのプロセスを正確に解明することはできない。脳の中心部にある視床下部が主に空腹を調節する。視床下部の一部は私たちに常に食べるように促している(反対側のページを参照)。その作用は、視床下部腹外側核の中にある「満腹中枢」が優位になったときだけ弱まる。

上記の絶え間ない神経性の空腹感と休止期間を調節する上で、視床下部は、匂い、味、化学物質や胃と腸の弾力性(どの程度「満腹」か)を監視している受容体及び光(一日のうちの時間)と関係している受容体から情報を受け取る。

外的環境に関していうと、暖かい環境の方が食欲を抑制し、寒い環境は食べ物の摂取を促す。これは一般的には寒いと身体が温まるのにより多くのエネルギーを消費し、その最も効果的な手段が食べ物を摂取することだからだ。

体温調節も視床下部の一部－適切な反応を誘発する私たちの体内にある温度調節機能を果たす視索前野——により行われる。特に、視床下部は、私たちの体内の細胞がエネルギーを消費する速さを速めるアドレナリンを分泌するように副腎髄質を刺激する。体温が通常よりも上昇することを「熱がある」というが、これは侵入してきた病原体を破壊するために免疫系を手助けるので短期間であれば通常は役に立つ。長期間持続する熱または熱が高くなりすぎると、長期間持続する低体温症と同じぐらい危険だ。

代謝率は体内のエネルギー消費率だ。代謝率は私たちの身長と体重との比率に基いて記録される。身体を維持するために必要な燃料の量はその身体の大きさと比例する。代謝率は年齢と性別によって異なり、特定の範囲を越えると甲状腺に影響を及ぼす。

人間光合成?

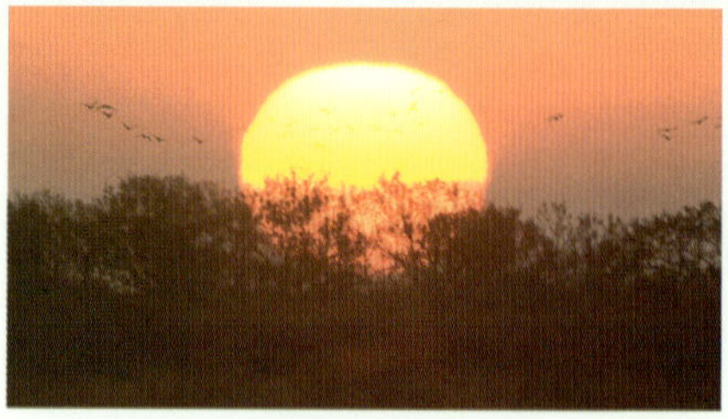

日の出と夕日ー
「太陽に挨拶をする」儀式が行われる主な時間

多くの文化は何千年も太陽凝視を実践してきた。私たちは、地球上の生物にもたらされる実用的な効果以外にも、健康を促進し、意識を向上するために太陽の光線の恩恵を得ようとしてきた。白色人の場合は、定期的に中程度の日光に当たることは身体の抵抗力を高めるが、意図的に「日光浴」を行うことによる皮膚疾患が増加している。

太陽を凝視すると目を傷めるので、太陽凝視を実践する人たちは太陽を直接凝視するのに日の出から数分間と日没の数分前を活用する。いくつかのネイティブ・アメリカンの伝統では、「太陽に挨拶する」儀式では手で三角形を作って太陽を自分の中に取り込む。道(タオ)では、瞑想を始めるのに太陽が地平線から完全に昇るまで待たなければならないという教えがある。太陽凝視は、瞑想の方法として紀元前6世紀にインドにスピリチュアルな文化として登場したジャイナ教の聖者により2,000年以上も教えられてきた。ジャイナ教は非暴力主義と禁欲主義を謳い、非暴力、慈善、リトリートと断食によりカルマの輪からの解放を追求する伝統だ。スルヤ(太陽)ヨーガに関する知恵には、昇ってくる太陽に向かって裸足で地面に立つことなどが挙げられる。

アメリカに在住しているインド人エンジニアのヒラ・ラタン・マネクは、太陽凝視を実践しているだけではなく、その効果を高めるために長期間にわたる断食も行う。彼は、太陽の光と水だけをエネルギー源とすることを「人間光合成」と呼ぶ。

私たちもそのような太陽凝視の実践者のようなことができるかは別として、そこに見られる原理は本当である——日光と酸素をより意識的に取り入れることは健康と特に私たち個人個人の代謝を促進する。

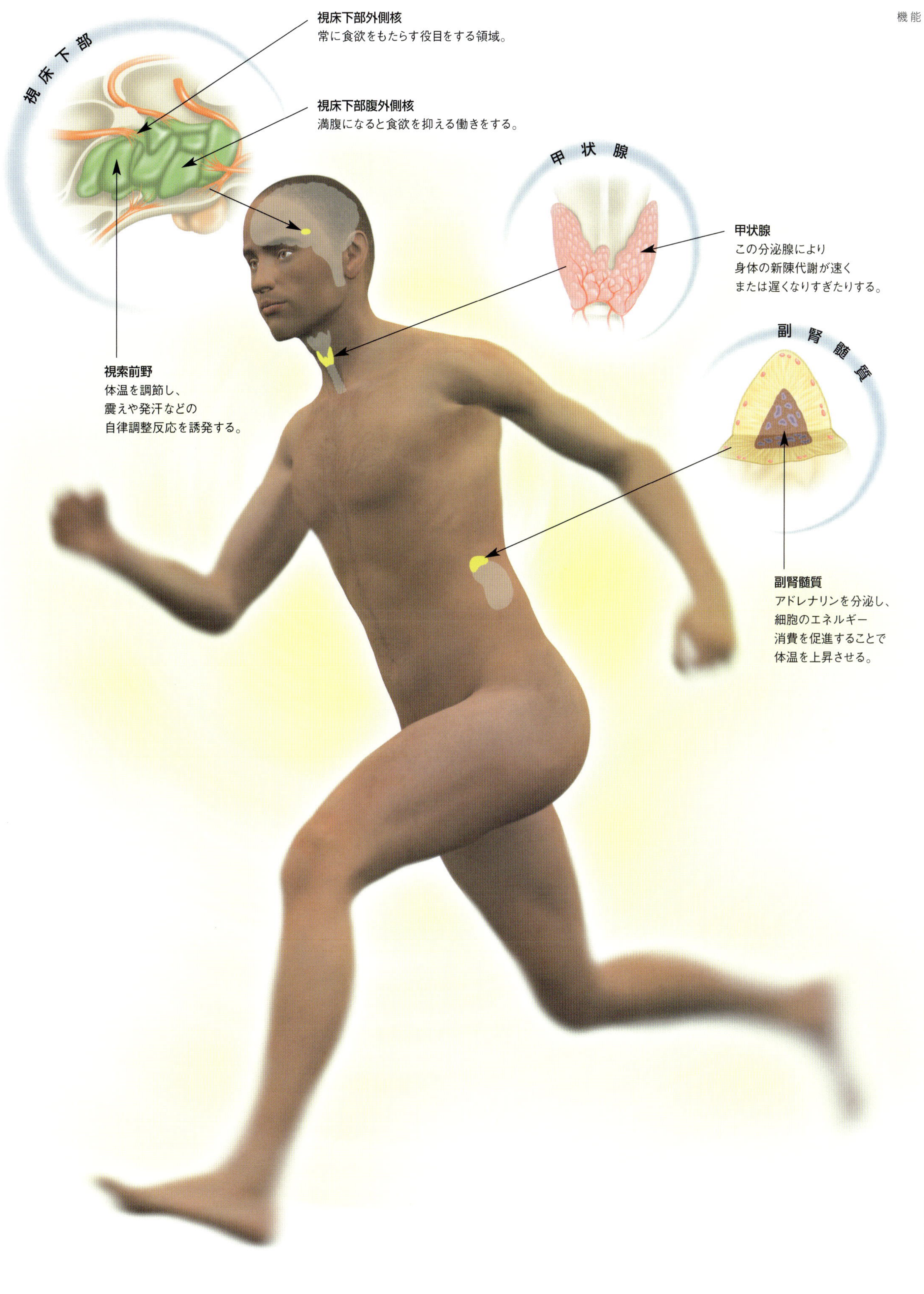
視床下部
視床下部外側核
常に食欲をもたらす役目をする領域。
視床下部腹外側核
満腹になると食欲を抑える働きをする。
視索前野
体温を調節し、
震えや発汗などの
自律調整反応を誘発する。
甲状腺
甲状腺
この分泌腺により
身体の新陳代謝が速く
または遅くなりすぎたりする。
副腎髄質
副腎髄質
アドレナリンを分泌し、
細胞のエネルギー
消費を促進することで
体温を上昇させる。

繁殖

種の永続

繊細にバランスを保っている地球のエコシステムは、どれか一つの種別または生命形態を中心に様々な視点からみることができる。このようにして、細菌は、人間が太陽系の境界を探求している中で今管理している生命の起源として捉えることができる。同じように、人間も複雑な種別として捉えることができるが、細菌が必要としている宿主としては管理しやすいといえるだろう。

すべての生命形態はこの地球環境の中で適応して発達していることから、それらの相互作用は、DNAの自己との対話である遺伝情報の相互交換として捉えることもできるし、一種の軍備競争として捉えることができる。

上記の対話は、主に有性生殖により行われるが、それは親と遺伝的に異なった子孫を作ることができるからだ。そして最も重要なのは、それが無作為な創造活動だということだ。

繁殖の要素

単為生殖（処女生殖）などのように稀で神話的でさえある例外を除き、人間の繁殖のプロセスは性交により行われる。繁殖の相対的な成功率は複数の要素による。それらの要素には、親の全体的な健康状態、生殖体（卵子と精子）自体の活力と精子が膣の殺精子作用をもつ分泌液を回避して無事に子宮に辿りつくかなどが含まれる。

一途に付き合っているパートナー同士がその場限りの性行為を行った男女より女性が妊娠する可能性が低いというのは繁殖の不思議な要素だが、それは膣が自然に分泌する殺精子作用をもつ分泌液がそのパートナーの精子に慣れて効果を発揮できるが、新しい種類の精子には防御が弱いためだ。

私たちの繁殖プロセスのそのような要素は社会的及び対人的な視点からみて不快かもしれない。また、繁殖と関係のある私たちの慣習の多くは、新しい生命を誕生させるための生物学的な衝動をコントロールするだけではなく、子育てをする男女の異なる心理的必要性を調整しようとする圧制的な試みだ。

有性生殖により繁殖するすべての生物は、性的に熟成する時期と子孫の数が異なる。それらの進化の方程式はその種別の基本的な環境と進化における課題を反映する。人間の場合、誕生時の赤ちゃんの頭の大きさと母親の骨盤の大きさは、人間における現在の進化の限界を示す。

倫理上の問題

私たちの生殖器官の健康についての洞察は、私たちが月経周期をどのように管理できるか、妊娠と出産や性病についての理解を深める上で役立っている。そして私たちは同じように科学の倫理的な境界と奮闘している。動物をクローンする技術の到来はまだ多くの問題を伴うが、人間による無性生殖がどのような影響を及ぼすかを一部の人に考えさせ始めている。生まれてくる胎児の性別を選択するために体外受精させた受精卵を子宮に着床させて妊娠させる方法が行われるようになり、胎児の性別以外の特徴を選択できるようになる日もそう遠くない。

ここからどこへ向かうかはさだかではない。上記のような探求は必然的のように思われるかもしれないが、そのような研究がどこまで人々の必要性を満たしているかは疑問視できる。私たちの繁殖力の低下が環境内で増加している化学的毒素だけではなく、地球のエコシステム全体の自然な調節機能によるものでもあると示唆する者もいる。

私たちは世界中で衰退と自由、抑圧と正しい生き方の意味について議論している。私たちが人類の永続に務めている最中も、子孫をどのように繁殖させるのが最もよいかについて様々な見解が交わされるだろう。

魂同士の対話

ほとんどの文化においても繁殖をどのように管理するかは課題となり、誰が誰と交際してもよいかなどを決める複雑かつ厳格な規律が作られてきた。財閥間の葛藤がみられたシェークスピアのロミオとジュリエットから人種を超えて結婚してはならないという一般的な規律があるが、そのような結束性のある社会的勢力は多様性を切望する人生により押し切られる。

あるレベルでは、愛やセックスから交際や育児などを含む繁殖という領域全体は子孫のために最良の環境を作る凝ったドラマのようだ。私たちが固執する子育てに関する考え方はただの遺伝子による衝動なのかもしれない。

多くの文化では、子供というのは権利というより授かりものであるという考え方がある。そのような感覚は、私たちの今日の文化においてはあまり適応しないかもしれないが、子供というのは授かる保障がなくその確率は生まれてくるどの子供と同じように予測不可能だ。子供は計画して作るものではなく授かりものだと考える親にとっては、そのような家族作りに対する意識は自分たちだけではなく子供にも影響し、子供ができなかった不幸な場合でも生命の神秘として受け入れられる。

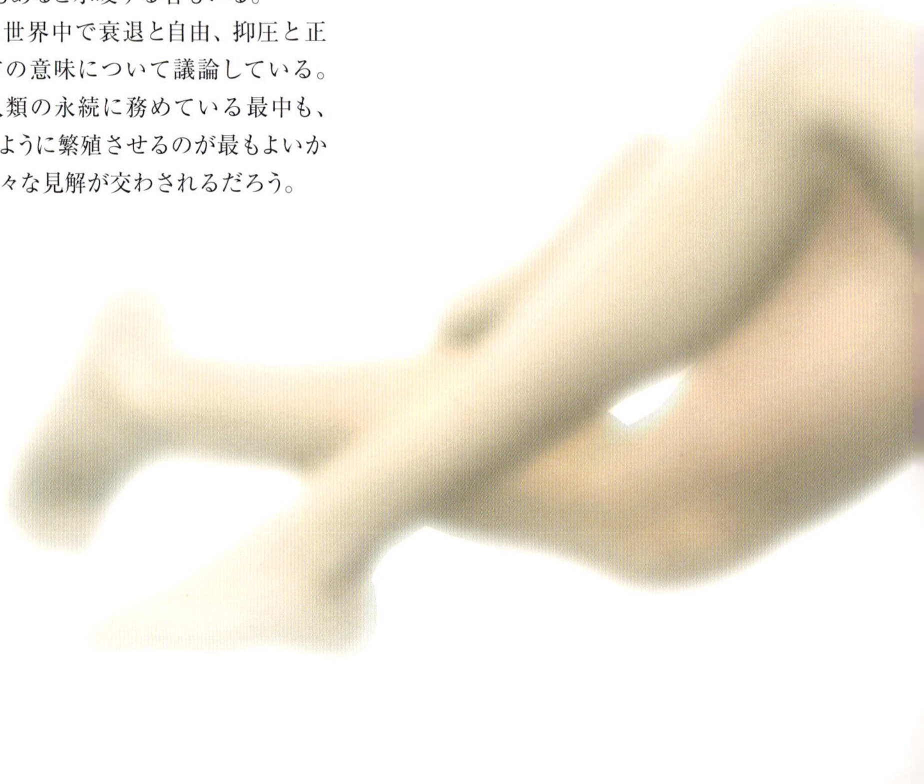

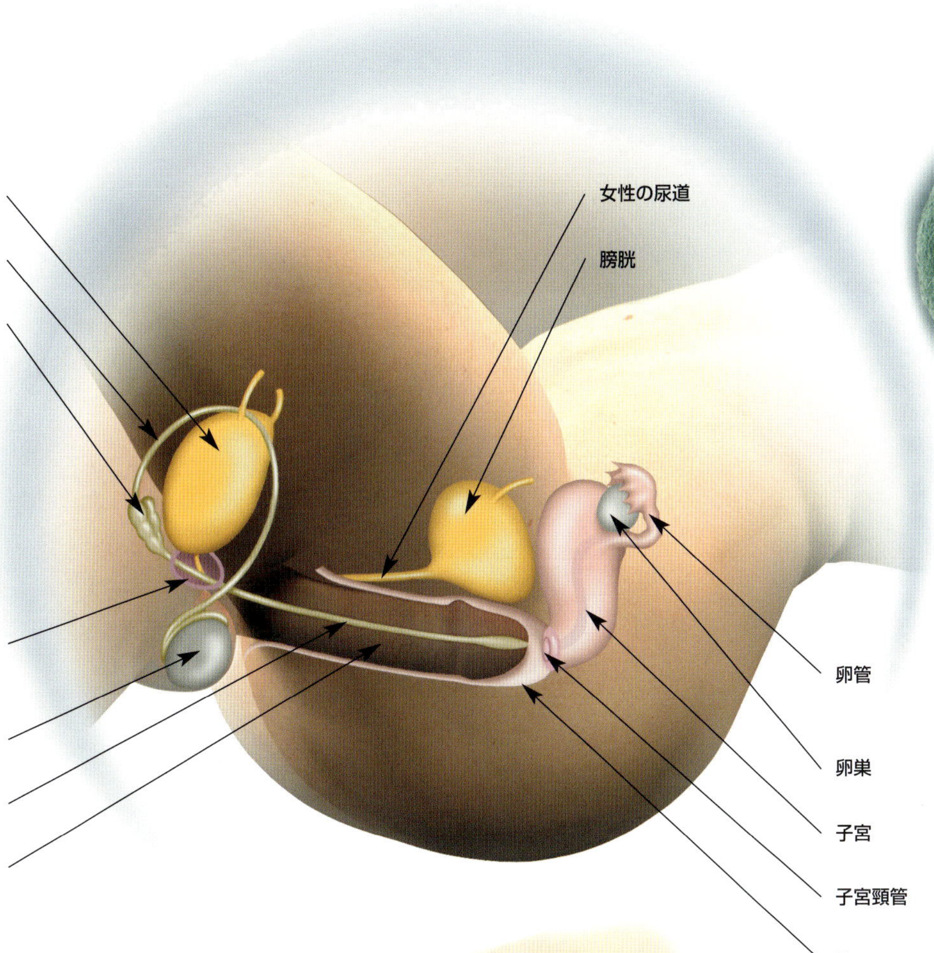

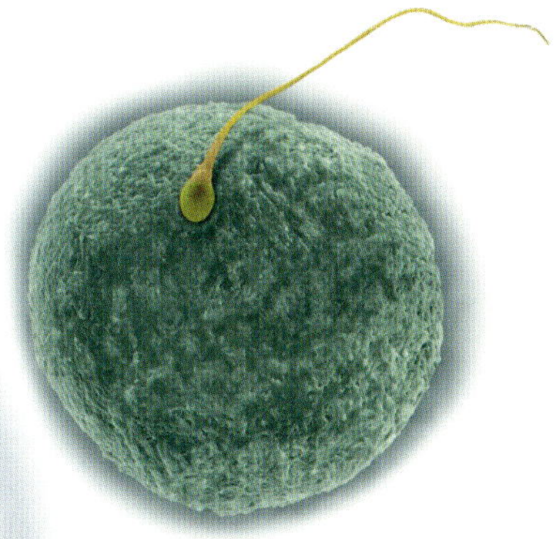

妊娠

精子と卵子はそれぞれ新しい生命の遺伝暗号を50%ずつもつが、それぞれが目的を達成するために異なった手段を利用する。精子は数の多さと移動性を重視し、卵子は長寿と生命の維持を優先する。

性行為

男または女としての体験、繁殖とセックスはしばしばセクシュアリティという一つの領域に締めくくられる。それぞれを区別することで私たちの性生活における様々な側面がもつ意義と倫理を理解するのに役立つだろう。

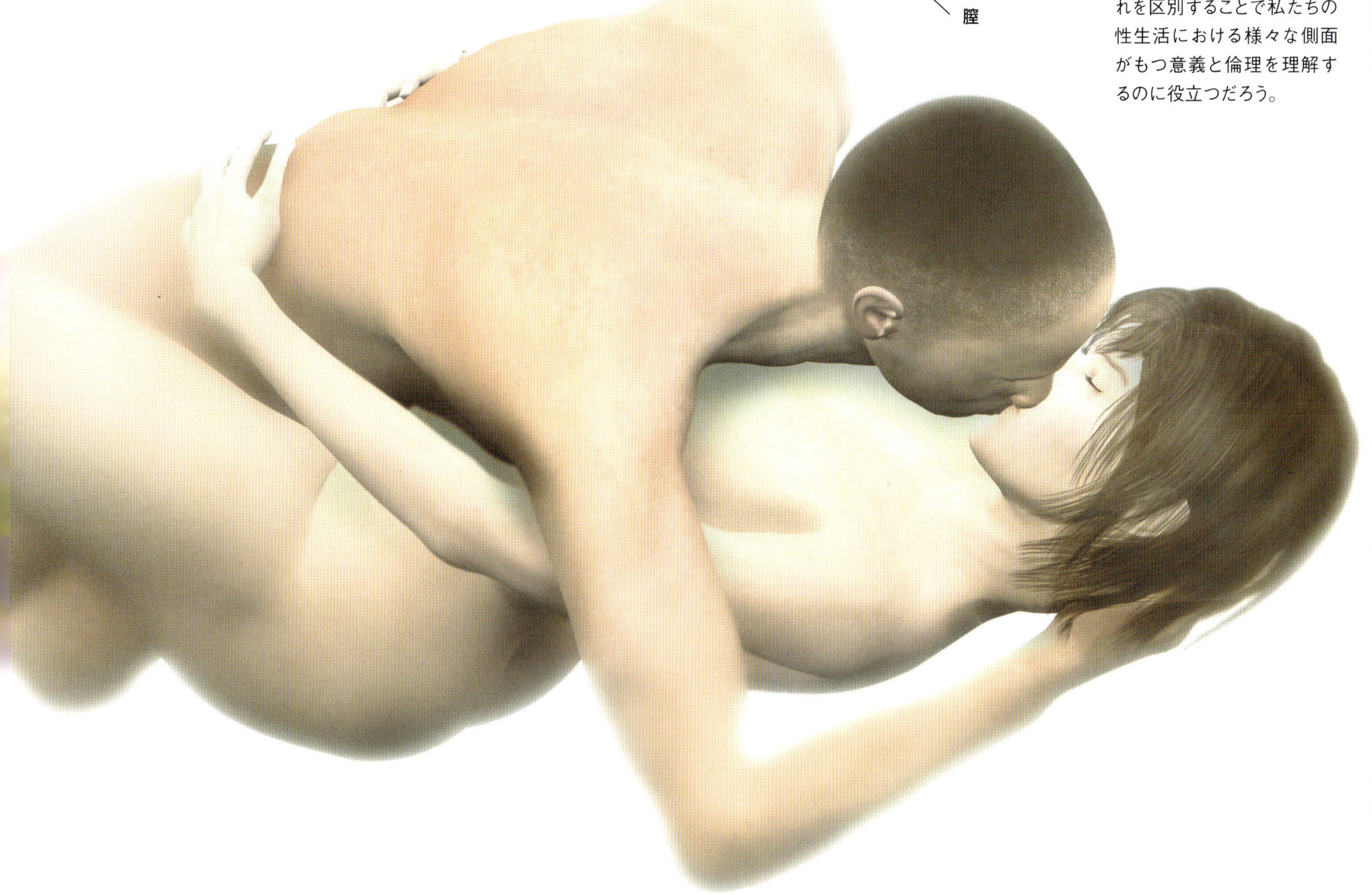

死

生命の光の消灯

私は砂漠の時間の中にあなたの存在を感じ
岩の沈黙の中にあなたの足音が聞え
感情が私を襲う
そして、そのとき、突然降ってくるかのように
死への恐怖が私を震駭させる。
アブド・アル・サボール

死は生に対してのみ存在し、かつては生きていたが今はその形を蘇生することができない生物の状態をさす。生との関連においても、私たちは意識と「無情」生物を区別して、それらの生物が世界を認識するための証明可能な手段をもたず、世界に対して何の影響力もなく、何の化学的潜在力をもたないかのように扱う。

生は、その生命を維持していた生物の状態をさすので、私たちの腸の中にいた細菌は私たちの死後、土の中で生き続けたり、私たちの遺伝子情報は子孫の中で生き続けるかもしれないが、「私たち」は身体が永遠に歩けなくなり喋らなくなったときに死んだとされる。そしてかつては、生死の境界は呼吸と心拍の停止とされていたが、今日の医療技術により、私たちの最後の瞬間は脳内の電気的活動の有無によって定まる。

儀式と謎

私たちが死への移行を見守る様々な儀式を行ってきたように、その過程において何が起こるかということについても様々な見解がある。歴史的にみて、私たちが死をすべての終わりとして、この世界における私たちの記憶の先には何の存在もないと考えていたのは比較的最近のことだ。ほとんどの人たちは、その人の自我、または魂が存続する何らかの死後の世界を期待している。通常、それらは、キリスト教における天国と地獄やヒンズー教における魂の輪廻転生のように物質的な現実を超越した世界として考えられている。また、ほとんどの文化は、私たちの死に方に関する知恵が記されている書物などがある。例えば、エジプトとチベットでは『死者の書』、15世紀キリスト教ヨーロッパでは『Ars Moriendi(死の技法)』が存在する。それらは、肉体の死へ移行する過程と習慣だけを取り上げるのではなく、肉体から抜けた後に魂を死後の世界へ導くための行き方も案内する。

アメーバからヒトまでのすべてのレベルの生物は、自己の波長を調節するためだけではなく他とのコミュニケーション手段として光の海の中で光子(フォトン)を交換する。上記の方法は、魚の群れが一斉に同じ動きをしながら泳ぐことが可能な理由であり、人間の知性の基礎でもあると示唆されている。

後にみることができるように(P82〜95参照)、多次元の光波は、私たちの内部にある電気化学的基盤の中で反射し合う情報と活気を運んで意識と生命の両者の基礎を築いているのかもしれない。2001年に出版された『フィールド 響き合う生命・意識・宇宙』の中では、リン・マクタガートは、発ガン性物質が紫外線光の周波数を変える性質をもつことからそれらに光を通すことで発ガン性物質だと判断できる方法を開発したフリッツ・アルバート・ポップなどの研究者らが発見した最先端の量子科学をまとめ上げている。ポップ博士の上記の発見後、彼はすべての生物が放つ光をさらに分析してその結果、ほとんどの光は私たちのDNAにより貯蔵され照らされていることが判明した。

ということで、もしかしたら私たちは一周して元に戻ったのかもしれない。かつては身体の構造内で保持されていた波動場が流れ続けて、(生物が生きている間に周囲の波動場と作った繋がりを含んだ)より幅の広い意識の構造の中で発展し続けている可能性を考えると、世界がもち続ける私たちの記憶は私たちの新しい肉体に受け継がれているのかもしれない。エジプトのファラオにとっては、墓石に名前を刻まれることは彼らの死後に霊魂の旅を手助けることだった。

死後の生

いくつかのシャーマニズムの伝統では、生きている間の意識の意図的な進展を繰り返される一連の死として考える。これらは肉体的な死ではなく人格と意識が大混乱を経験するため自己の一部が死んだかのように感じる体験だ。

これらの「死」は非常に苦しいか、喜びに満ちたものである。注目すべきことは、それらは自己の感覚を変えてしまうため、私たちはそれらの体験により根本的に変わってしまうということだ。それらは、結婚、離婚、出産、死別や解雇の他、夕日、日食、滝などを眺めることも含む。重要なのは私たちが変わるということだ。

そのようなプロセスは、変わる状況にいかに適応するか、また、外的刺激そのものへの執着よりもそれらへの反応のパターンに特徴づけられるアイデンティティを自己の中に形成することを教えてくれる。それぞれの「死」は、それまで思っていた自己の制限から私たちを自由にして、前提を剥ぎ取り、自己の芯の部分にあるパターンを洗練する。そのようなパターンと次元の持続の中で生と死の謎や意識の中間世界を発見するのかもしれない。

不滅　すべての波はどこへいくのか？

人々は、あらゆるな錬金術やシャーマニズムの技法を使って死にゆく人に死の入り口を案内しようとするが、永遠の命を手に入れようとする人たちも同じぐらい多い。西洋の錬金術における賢者の石から東洋の神々しい不老不死の薬など、それぞれの文化は奇跡を引き越す物体、不老不死の薬や瞑想の教えなどがもつ変化させる力を認知してきた。錬金術の伝統は、私たちがいかに意識の海の中で進歩し、貯蔵するかについて明らかにするための鍵を示すかもしれない。そして同じように、今行われているホログラフィーについての研究が死の技法を明らかにする可能性があるが、不滅の夢は象徴的としてみられ、発達の実際の道として捉えられているようだ。

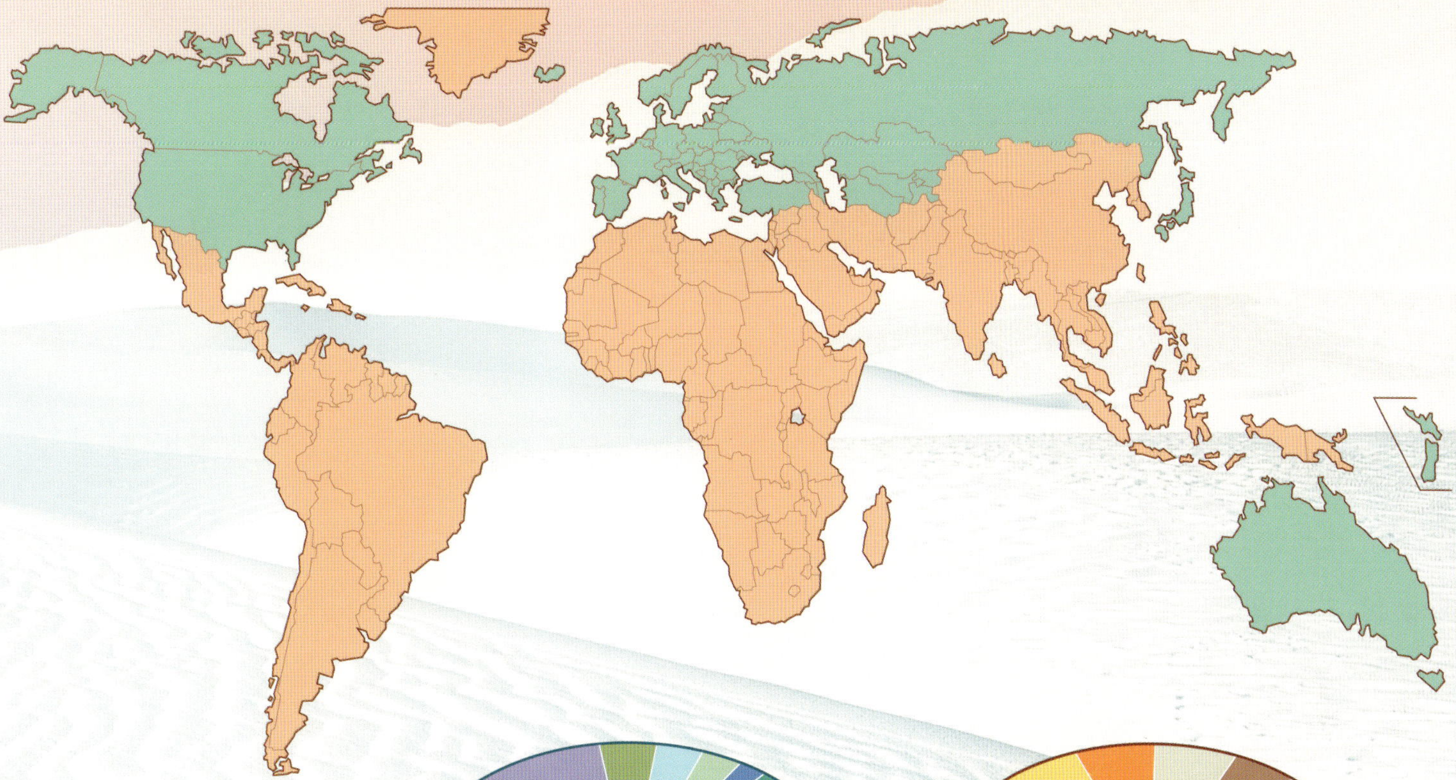

先進国

発展途上国

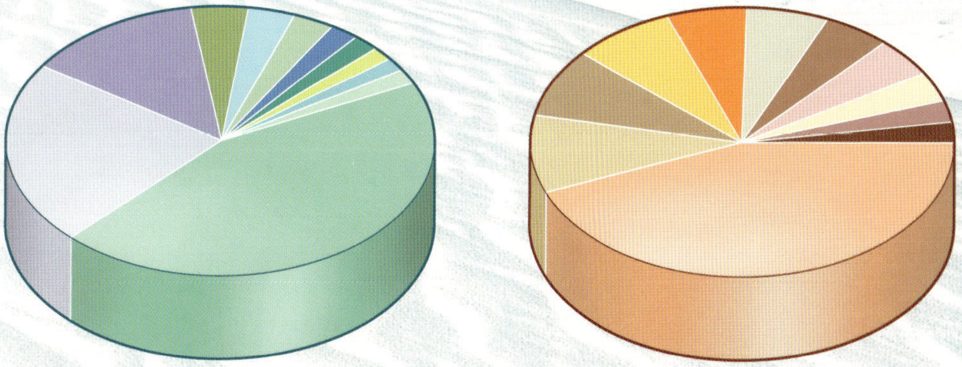

主要な死亡原因
これらのパイグラフは先進国と発展途上国における主な死亡原因を示すものである。( )の数字はそれぞれの原因が全体を占める%を示す。

先進国

- 虚血性心疾患(23.3%)
- 脳血管疾患(13.4%)
- 気管、気管分岐部、肺のガン(4.4%)
- 下気道感染症(3.6%)
- 慢性閉塞性肺疾患(3.2%)
- 結腸及び直腸ガン(2.3%)
- 自傷行為(1.8%)
- 糖尿病(1.7%)
- 胃ガン(1.7%)
- 高血圧性心疾患(1.7%)

発展途上国

- 虚血性心疾患(9.2%)
- 脳血管疾患(8.4%)
- 下気道感染症(7.9%)
- 出産(6.0%)
- HIV/エイズ(6.0%)
- 慢性閉塞性肺疾患(5.2%)
- 下痢性疾患(4.6%)
- 結核(3.6%)
- マラリア(2.7%)
- 交通事故(2.4%)

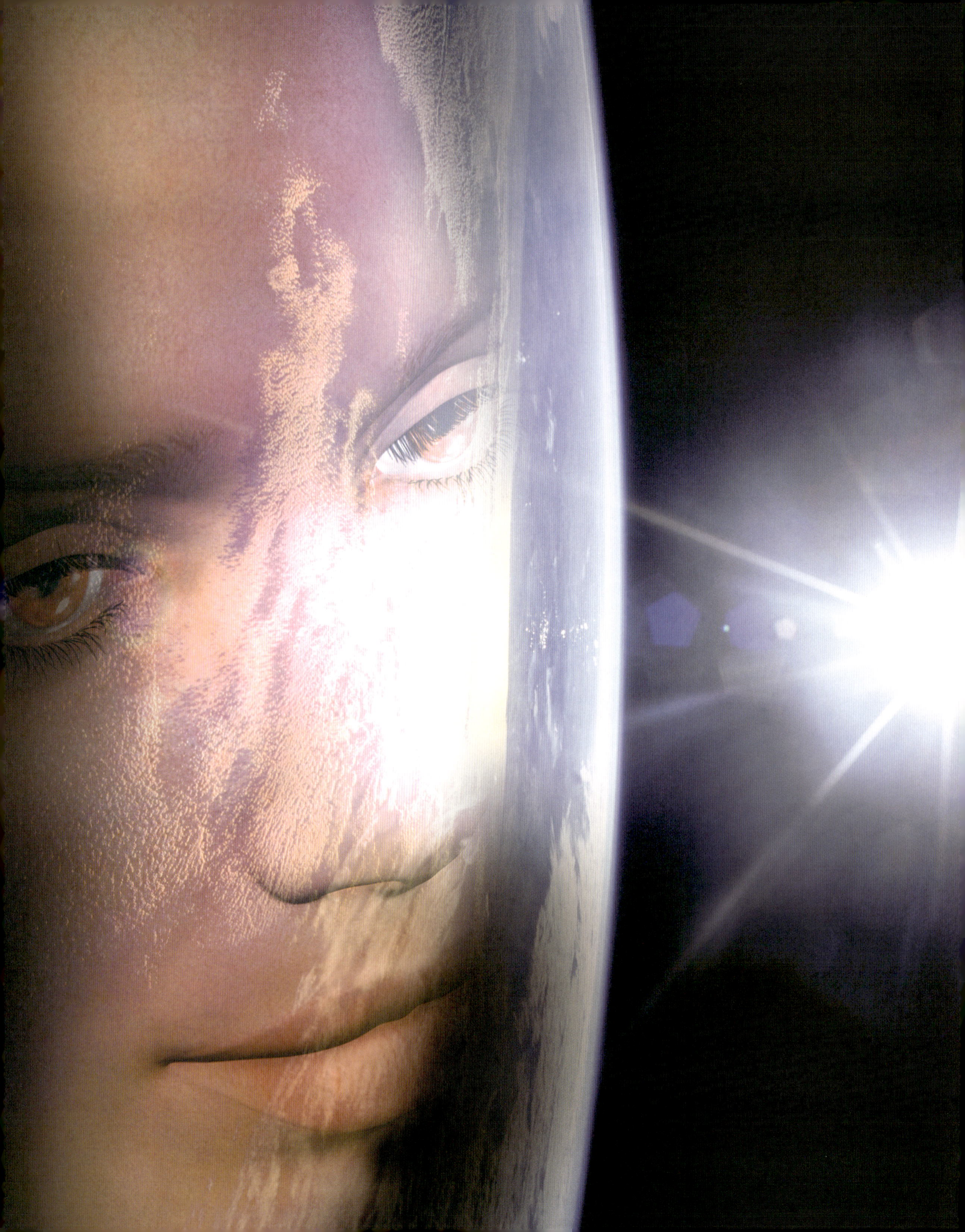

自由

感覚と意識

人間は「自然でない」ことが
自然である唯一の生物だ。
マイク・フラー

私たちの人生が宇宙(私たちの身体)と時間(私たちの身体のリズム)の広がりの中で展開されているように、私たちは、私たちが誰であるか、人生の大きな波の中を泳ぐ「私」であるこの瞬間、つまり永遠の「今」に存在している。

分析的科学の現代の世界では、アイデンティティと個人の意識の概念をより深く探索することに専念しているのは心理学の学問だ。だがこれは単に現代にみられる現象または探求ではない。体験と世界との関連において「私」が誰であるかという質問は常に私たちを試してきている。

それぞれの文明は、その探究を地理、科学や宗教に形取られた独自のやり方でアプローチしてきた。しかし、私たちは一つの種として、私たちの考えの方向性を転換させ私たちの経験の趣旨を変えてしまった焦点となる瞬間をたくさん発見してきた。宇宙から地球の映像をみたり、広島と長崎での原爆、大洪水、氷河時代、火の使用などはすべて私たちの生活を形作り、私たちはそこから振り返っていない。そのような飛躍が起きる中、私たちが昔から確信していたことなどが崩れ落ちる。私たちは歴史を通してそれらのシフトをそのような変化がどのような意味をもつかについての話を通じて乗り越えてきた。そのようにして、私たちは世界の最初と最後、地球の創造、天啓、または時間における偉大な時代、ずっと昔からの神話と予言、そして歴史と希望により維持されてきた世界の移行についての話を語り合う。

そのような物語の中心的な質問は、一つの種としての人間と創造、時空と時間の終わりとの関係、私たちは神により指揮されている巨大な宇宙の計画の一部なのか、または私たちの存在の奇跡は終わりのない、宇宙の(それも多分滑稽な)事故による結果なのか、などだ。

神のような存在または知力が宇宙に存在するかどうかという質問は、そのような存在を肯定する人たちにとっては、その存在は誰なのか、そして人間の生命に対して宣告していることは何であるか、という議論になる。だがそのような話を時空、時間と建設的な疑いの視点からアプローチすると、共創造という領域に入り、私たちの質問は今展開されている冒険の一環として捉えられるようになる。そして、私たちが誰であるか、どこからきたか、そしてどこへ向かっているかなどのすべての聖なる考えは、私たちの世界を囲む鏡の部屋に投げ入れられることになる。それらの鏡は外へ向けられて、世界の中で私たちが絶対に可能だとは思わなかったことを照らす。

上記のプロセスは、私たちが私たちの神、無神論、質問及び回答を自分たちの中に向けて、まさにこの対話により定義された世界の中で形成し始めている形をみるようになったときに起きる。否定により、そしてそのとき聞かれなかった質問、不可能と馬鹿げた想像力の奇妙で非論理的な世界をみることで、私たちは世界と自分たちについて知っていることのより積極的な責任をとれるようになる。そのようなダブルヴィジョンは、私たちの信念と信仰の踊りである、自分たちの位置付けを維持している情熱と深さを台無しにする必要はない。それどころか、それは、私たちが誰であるかという深い考えを一体何が起きているのかということについての宇宙との持続的な対話の中に投げ込むかもしれない。

脳

人間の電気化学的ハブ

人間は知能の高い種で、
その知性はきちんと使用された場合、
喜びを与える。
そういう意味では脳は筋肉のようなものだ。
私たちは考えるとき、快楽を感じる。
理解はエクスタシーのようなものだ。
カール・セイガン

人間の脳は体重の2%を占め、頭蓋内にあるクッションの役目を果たす脳脊髄液に浮かんでいる。脳は頭蓋内でさらに3層からなる髄膜——コラーゲンで作られている結合組織の被膜——に保護されている。脳は主に神経とそれらに血液を供給する血管から構成されている。

脳の構造

脊柱をのびて全身に張り巡らされているのは脳の軸索ではなく神経細胞体である。これらの細胞体は脳の大脳皮質に含まれる「小さな灰色の細胞」である。この部分を占める大脳は、私たちの意識の大部分と処理能力を支配し、知覚と行動、熟考と創造性を司る。

脳の下に進むほど、つまり脳幹と脊柱では、神経から入ってきて出ていく情報のリレーが無意識に行われる。これらの領域を意識的にコントロールしようとする様々なバイオフィードバックの技法があり、それらは私たちが意識と生化学に与えられる影響の限界を広げる。

脳幹は中脳、橋と脊柱とつながる延髄からなる。それらは、左半球と右半球、そして脳と脊柱の間の中継基地のようなものである。

大脳と脳幹の中間に私たちの電気的及び化学的な自己のインターフェースを収納している間脳がある。ここには内分泌系のコントロールセンターである視床下部がある。視床下部は下垂体と松果体とともに私たちの意識と生理学を調節する電気的及び化学的信号の解読不可能のようであるボルテックスを監修する。

脳への血流がたった2分間でも止まると脳に障害をきたす。脳内には炭水化物の貯蔵が限られているため、脳への血流は、神経に栄養を与えるブドウ糖とエネルギーの放出を手助けるための酸素を供給するために不可欠だ。その供給は、血液——脳の間にあるバリアによって複雑になっている。これは脳を保護している高度の防御機能によるもので、脳に血液を供給する血管の壁には薄いフィルターと大きくて有毒である可能性がある分子を取り除く厳重な結節点がある。

神経から神経への情報の線型伝達が意識の物語のすべてではないことが分かってきた。身体中の細胞と細胞の間にある隙間を通過しながら受け入れてもらえるレセプター細胞がある臓器や系を探す神経伝達物質がたくさん発見されつつある。そのような発見は、内分泌系と身体の系を常に流れている豊富なホルモンに調節されている私たちの感情は、実は私たちの意識的思考に反応していることを示唆する。私たちは、私たちがどのように感じているかを決めることができるのだ。

上記のようなことが直感に反しているように思えるのは、私たちが普段感じている意志の欠如と意識を扱う技術についての明白な未熟さの証拠である。科学は未だに多くの瞑想法を単なる迷信としている。だが、それらを人間の身体の機能を調節する高度な方法として考え、神経生理学的研究と組み合わせた場合、効果的な結果を生み出すことができるかもしれない。このようなことは少数により行われているが、研究や健康医療に当てる主な予算には含まれていない。

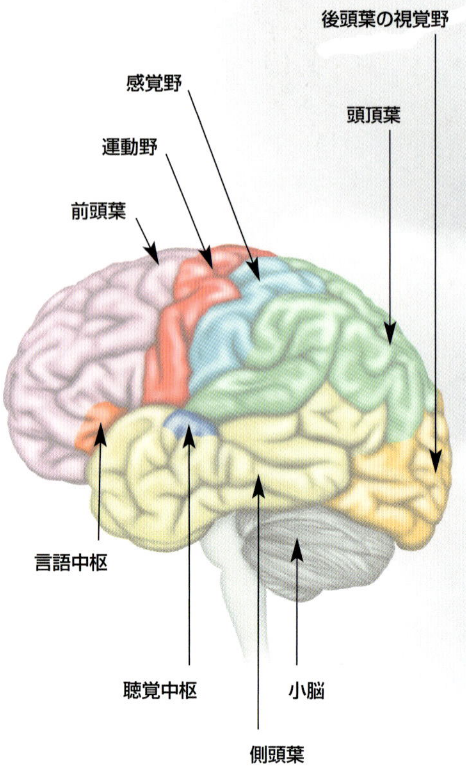

頭部がないもの、頭部しかないもの

自己という概念をみたときのアイデンティティが存在する位置については次ページで探究するが、ダグラス・ハーディングとチェト・フレミングのそれぞれの対立する考え方が浮上する。

イギリス出身の神秘家、ダグラス・ハーディングの教えは禅仏教に最も類似している。1961年に出版された彼の著書『顔があるもの顔がないもの—自分の本質を再発見する』では、自分の頭部の中で生きながらも、知覚の媒体である頭部を認知できない逆説的な体験について描写している。頭部の存在について論じることは今という瞬間にある知覚の価値を手放すことだ。

対照的なのが、チェト・フレミングの見解である。彼は1989年に切断された頭部を生き続けさせる方法の特許を取得した。彼は、低温研究に関する倫理上の疑問点に刺激されて、特許を取得することによって開発者が越えなければならない法的な障害を作って頭部を冷凍できる機器の開発を差し止めようとした。しかし、今日の研究家の多くは、そのような機器が開発されて私たちが意識の所在を突き止める具体的な方程式がみつかるまで単に時間の問題だとしている。

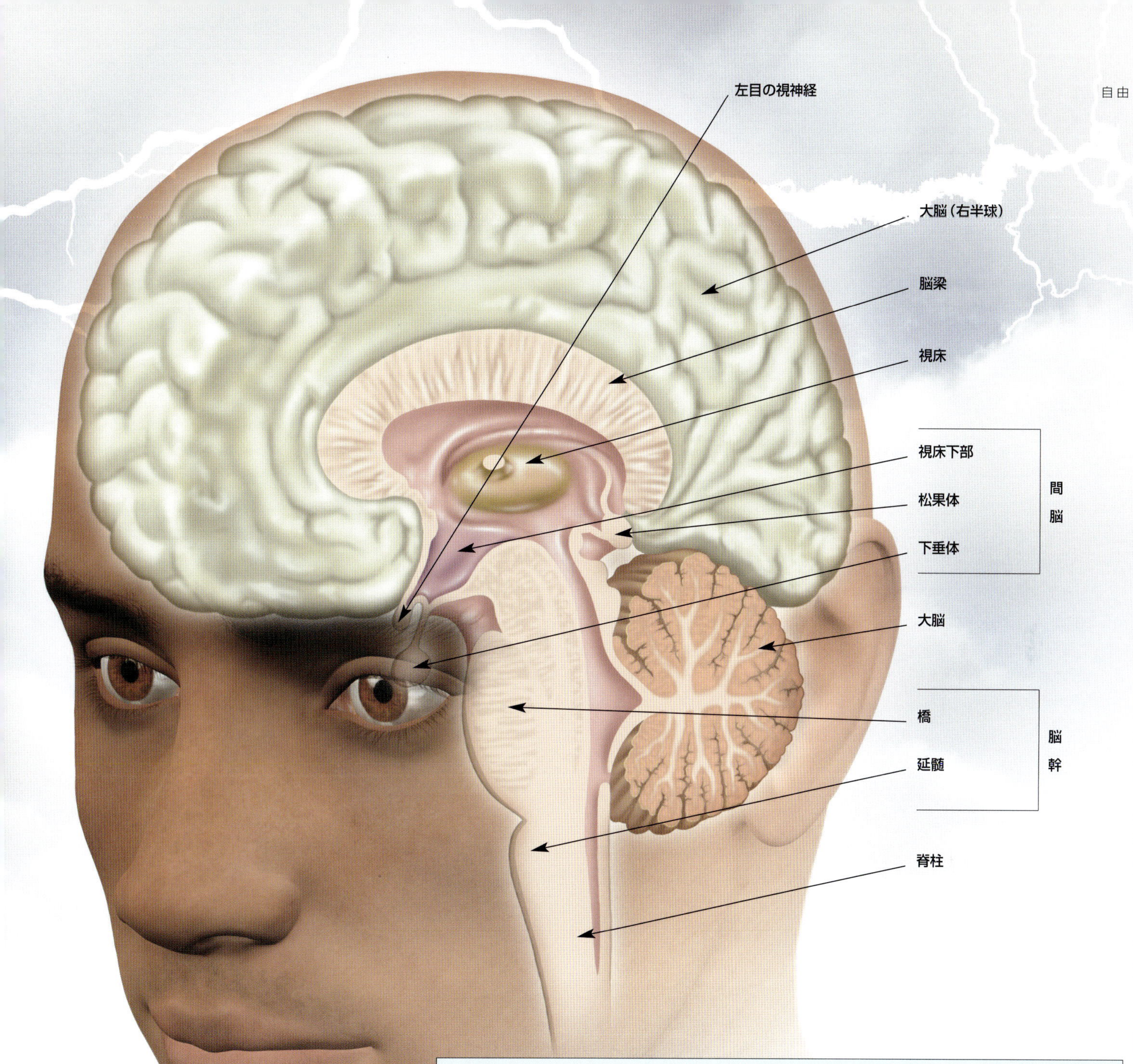

左目の視神経
大脳（右半球）
脳梁
視床
視床下部
松果体
下垂体
間脳
大脳
橋
延髄
脳幹
脊柱

運動性のコビト

人間の知覚、この場合は運動性／行動能力がどのように脳の運動皮質に配置されているかを描いた象徴的な図（P62参照）。私たちの脳がいかに細かい動作をする能力を各部位に割り当てるかを表す。手は腕よりも遥かに繊細である。

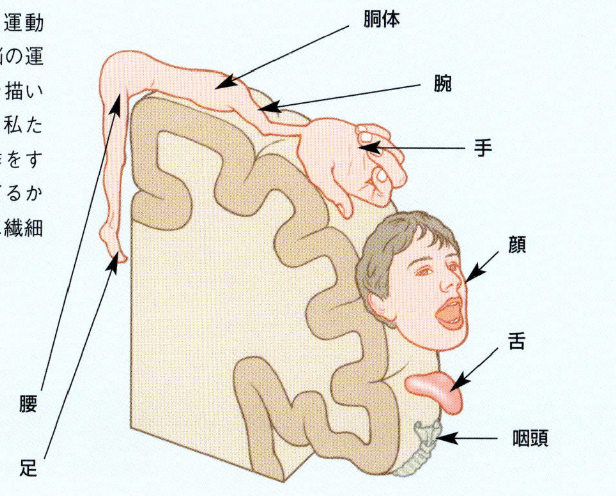

胴体
腕
手
顔
舌
咽頭
腰
足

自我

アイデンティティが存在する場所

私は私自身と密接に結びついている
身体がある。
だが同時に、一方では、意識をもった、
拡がりのない存在としての
自己と区別された視点がある。
他方では、意識をもっていない、拡がりのある
存在としての身体と区別された視点がある。
だから私が本当は身体と区別がある、
身体がなくても存在できる。
ルネ・デカルト

文明や個人が成長すると通常ある段階で自我を自覚するようになる。これは私たちが経験する感覚的情報の流れとは別の自立した意識である。通常、このプロセスの頂点では、私たちを孤立した存在として特徴づけるものと深い繋がりをもつようになる。それは象徴的(熊の民のトーテムにみられるアイデンティティ)だったり、言語学的(個人の名前という概念)である。この自我という自覚をもつのが神経学的な理由のためなのかとか、その自我が非物質的で物理的な存在を超越しているものであるのかというのは、何千年も私たちの関心を引いている。

私たちの先祖は、自我を様々なものの中にみてきた。例えば、身体から独立した非物質的な魂の一部として(デカルトは松果体が精神と肉体の橋の役目を果たしていると考え、マールブランシュは神が媒介だとした)、身体の脳だけに属している、私たちが肉体と魂の非肉体的な側面について知っていることの両者を包含する領域を含む中間にある世界に属しているものなどだ。

次のいくつかの章でみるように、魂、スピリットまたは個人のアイデンティティをあえて身体から取り出すとしたら、それらが存在していると考えられる場所として身体のいくつかの部位が挙げられている。部族に属している人々の多くは魂が身体の中に内在していると考えるが、本質的には、物質と存在している明白なものの中ではなく、創造の渦巻くカオスの中で回転しているパターンとして存在しているという可能性はないのだろうか?

自我の自覚

世界中の多様性に富む文化は、一般的に自我は精神性と物質の両世界を包含する内在的なものとして身体の外ではなく内側に存在しているとして捉えてきた。だが科学の文化的な脈絡を考えて、脳の生理学からみた自我の概念を簡単に説明する必要がある。

私たちの一部にとって、私たちの自我というユニークな自覚は人格障害、自閉症、統合失調症または薬物乱用によって遮断されている。そういう場合は、自我をはっきりと認識せず、私たちのユニークさがもつ影響についての洞察をもつことができない。私たちの現代の知識は、そのような状態は、多分、生まれと育ちによる要因と私たちが思いついたこともないような顕著な要因を混ぜ合わせたものだと示唆している。しかし、経験により分かっていることは、自我は、突然現れるものではなく育つものなので形作ったり面倒をみたりすることができるということだ。また、記憶の原物質をもち、ユニークな存在の青図をもっていることである。

心理的愛着についての理論によると、子供は幼児期に強い絆を作り愛着をもっていた方が自我の自覚が永久的だとされている。感情的なレベルでは、それはできれば母親などの中心的な保護者との親密な関係を意味する。そしてその子供は成長していく中で、そのような愛着をこの世界として認識している他の事柄に移すようになる。

上記の発達段階で嗅覚が支配するようになるので、愛着には必然的に気分と特に香りを介在する辺縁系が関与してくる。だが、同じように、自我の自覚を区別する意識というのは観点であるかもしれない。その観点により、私たちは世界を捉える様々な異なる見方を比較して対比させることができ、それに対してどのような行動を取るかを決めることができる。または、もしかしたら自我の構造の中で最も知性をもつのは前頭皮質かもしれない。脳のこの部分は、他の動物と比べて人間において最も発達しており、幅広い高度な認知機能を支配し、その中でも主に環境との関係における自我の自覚をもたらす。

意識のメッセンジャーとしての役目を果たす神経伝達物質が脳の機能だけに制限されていなくて全身に影響をもたらすことを考えれば考えるほど上記の可能性が増える。各細胞は記憶、感情的な状態とユニークな存在としての私たちの基本的な暗号の青図が含まれている。生化学的情報がそのように内在的なものなので、意識の主要な司令所が脳であるということは否定できないとしても、意識というのは全身に存在して身体中に浸透していると考えてもよいだろう。

デカルト

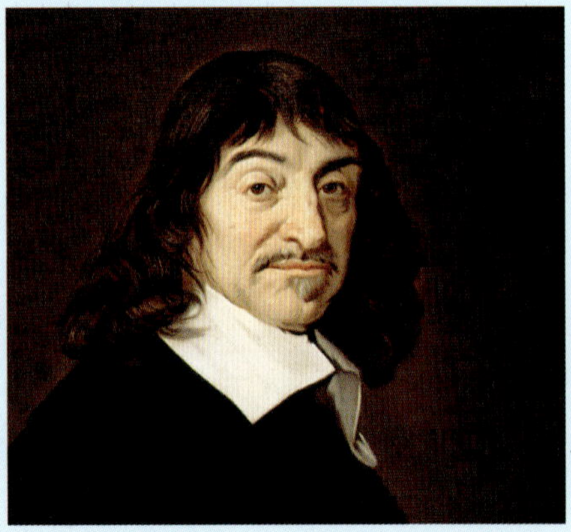

様々な形で西洋文化にまだ浸透している精神と身体、脳と自我の区別は、ルネ・デカルトによるものだ。身体と精神をはっきり区別するという彼の見解は、彼の時代よりも前のギリシャ人やキリスト教の思想家が最初にもたらしたものだったが、私たちが身体の中にも機械のイメージを見始めて、17世紀にみられた物質を対象にした科学革命の最中に登場した。

ルネ・デカルトは松果体の重要性を認識していた。

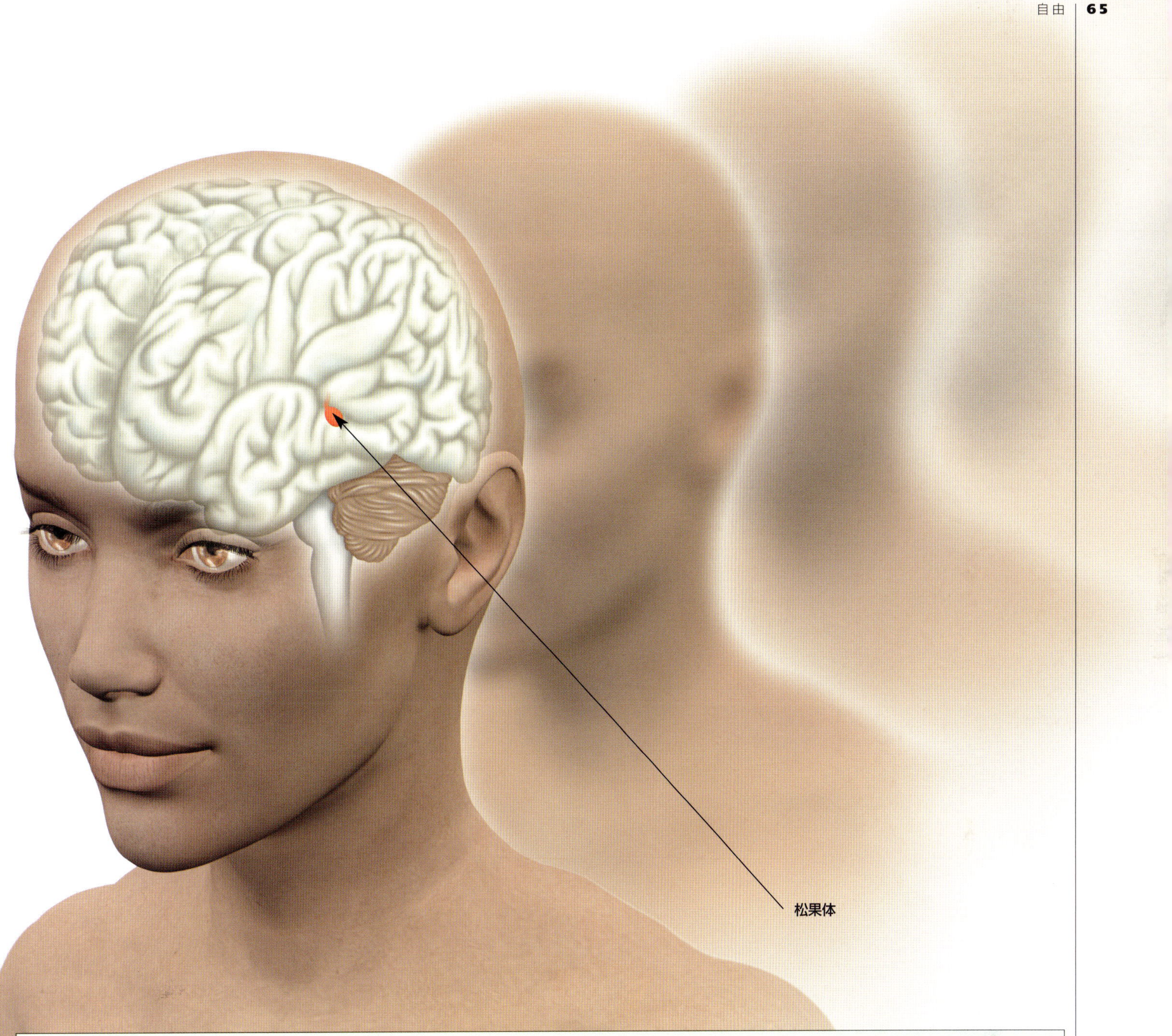

私は誰なのか？

人々が、私は誰なのか、どこから来たのか、どこへ向かっているのか、私の心の中の道は何かという質問を一定期間聞いた後は、それらの質問に対する回答の魅力が薄れてくる。遠い星の素晴らしい名前、転生しているアバターまたは不当な扱いを受けた魔女たち、地球の運命を救うことや独力で人々を救済することなどがすべてなくなる。この普通の状態が訪れたら、私たちは地球と星に誕生した実に崇高なる存在であるということを教わり聞くことができるようになる。

アルウィン・ドリームウォーカー

「私は誰か」という質問には様々な回答がある。私たちは、文化によっては、他人が私たちを「見つけ出す」ことができるように、また私たちが自分たちを思い出せるようにシンボルや指標を使う。ほとんどのスピリチュアルな文化は、私たちが自分たちの中で意識についての純粋な自覚を取り戻し、回答に永遠という言葉を入れられるように、これらの指標を剥ぎ取ることを目標とする。

上記は、20世紀半ばの実存主義者による運動がシンボルや基準点の少なさで苦戦した存在の価値をさす。私たちが誰であるかとの関連において、「無」の境地に達することの実用的な目的は、アイデンティティと確実性の危険性の矛盾を忘れずに、そのようなラベルを軽く身につけることができるようになることだ。私たちが自分たちの頭部の向こう側をみたときに遭遇する可能性のある無限の経験に対抗して自我の感覚をもつことは、可能性と驚嘆を閉め出すことを意味する。

精神

思考のマップ

私は神を信じているのではない。
神を知っているのだ。
カール・ユング

デカルトによる精神と身体の分離は、その後、身体から意識の中心的部分を切り離して考える文化を誕生させた。そして精神と身体が融合する接点をみつけるのが絶え間ない問題となっている。しかし、精神の性質が究極的には神経学的な連続的パターンだということが判明しても、あるいは、実際に束の間の精神世界をみつけたとしても、それはイデオロギー的な二元論者への質問である。

私たちは、人間の様々な性質について熟考し始めた頃から精神がどこにあるのかを探してきた。文化によっては、私たちの性質は外の世界と切り離すことができない－馬、ワシまたは熊の民として分類したりする。私たちは、物語、環境及び日常生活の中の象徴によって私たちの性質を位置づけてそれらを理解しようとする。

この数世紀において私たちの精神の構造をより正式に分類しようとする試みが増えてきているが、実際にはそれはヒンズー教、マヤ文明や道教によってすでに何千年も行われてきたことである。

創始者

フロイトは1905年に初めて「精神分析」という用語を使った今日の西洋の心級理学の創始者である。彼のは、ユダヤ教が強調した20世紀の西洋との対話を実現した。確かに彼の観察は高度に形式化されたものだったが、その時代に相応しかった。

20世紀初頭のもう一人の偉大な精神分析家はカール・ユングだった。彼はフロイトの思想をさらに発展させた上、他の世界的文化の知恵や考えを統合した。彼は「元型」という用語を初めて使い、集合的無意識についての私たちの知識をさらにホリスティック及びポジティブなレベルに向上させた。

今日では、精神分析はサイコセラピーより介入が遥かに多いが、両者はフロイトとユングの思想から生まれたものである。現在、カウンセリングは幅広く行われ、職業としての訓練の必要性が少なく介入の仕方もより中立的である。両者は違った流派同士での真っ向からの持続的な論争を繰り広げているが、人間の交流と知識のこの領域は究極的には人と人との対話である。

ユングの性格分類法

カール・ユングの現代心理学への主な貢献の一つは、私たちが一人一人どのように情報を処理して周囲の世界と交流するかの分類だった。ユングが提唱した4種類の特質の組み合せを発展させたものが1980年代に考案されたマイヤーズ・ブリッグズ式性格分析テストである。

- 外向型は周囲で起きている客観的世界に注意を向ける。内向型は自分の思考や感情といった主観的世界に注意を向ける。
- 感覚型は物事をみたまま認識して物事の確固とした現実を好む。直感型は物事の潜在力に注意を向けて歴史的な波の曖昧な現実を楽しむ。
- 思考型は世界の相互作用の構造とパターンに注意を向ける。感情型は感情に従って行動する。
- 知覚型は世界の変化するパターンに刺激を受ける。判断型は変わる世界についての自分の見方に刺激される。

人間の性格を上記の4つの側面に基づいて2つのタイプに分類していくため、人間の性格を全部で16種類に分類できる。例えば、外向型—直感型—感情型—知覚型のタイプかもしれない。ユングの観察によると、どのタイプであっても、その対極は私たちの無意識による機能の特徴で、私たちが時々世界にみせる普段とは反対の自分がみえるという。

交流分析(Transactional analysis)

交流分析は1950年代にエリック・バーンにより開発された。ウィルダー・ペンフィールド博士の研究を引き継いだバーンは、私たちが毎日他の人と交わす「やりとり」を「分析」することを試みた。彼は、私たちの潜在意識には相互に作用して他の人の心理状態とも作用し合っている3層があると示唆した。

まず最初の層であるインナー・ペアレント(内なる親)というのは私たちの権限のテンプレートであり、私たちが受け取った外部からの知恵である。次のインナー・アダルト(内なる大人)は自己決定のテンプレートであり、私たちの道理に基いた自立した介在する知恵である。最後に、インナー・チャイルド(内なる子供)は私たちの世界への直接的でセンサーされていない反応であり、私たちの感情的及び感覚的知恵である。

交流を分析する上で、バーンは、私たちの人との「やりとり」が「交差する」と、他人との人間関係が難しくなることを示した。交流分析に基いた心理学的な治療は、私たちが自分たちとの関係だけではなく他人との関係において交流の土台としている状態を考察する。それによって、私たちは他人との交流の仕方についての自分たちの洞察を放し、新しくてより有効なパターンを誘発する。

マズローの欲求階層説

1940年代に、アメリカの心理学者、アブラハム・マズローは、西洋の考え方と行動と心理学的動機への生物学的な要素の作用との間の格差を埋め始めた。今は有名となった彼が提唱した「欲求階層説」は、注意力を向けるときの階層構造を示したものだ。

この構造は、先生、心理学者や両親だけではなく、私たち一人一人にも適応されることであり、私たちがいかに世界への反応を理解して調節できるかについての自覚をもたらしてくれる。例えば、先生が、教室の中で生徒たちが集中できるように室内の温度を調節することは、温度調節という生理学的な要素が「より高度」の学習を支援するので、賢明なことである。

マズローの最初の考案から他の「階層」も提案されてきた。また、彼が提唱した構造の正確さについての議論も盛んだが、依然、その階層説は私たちが人間の欲求について話し合うときに指標となっている。

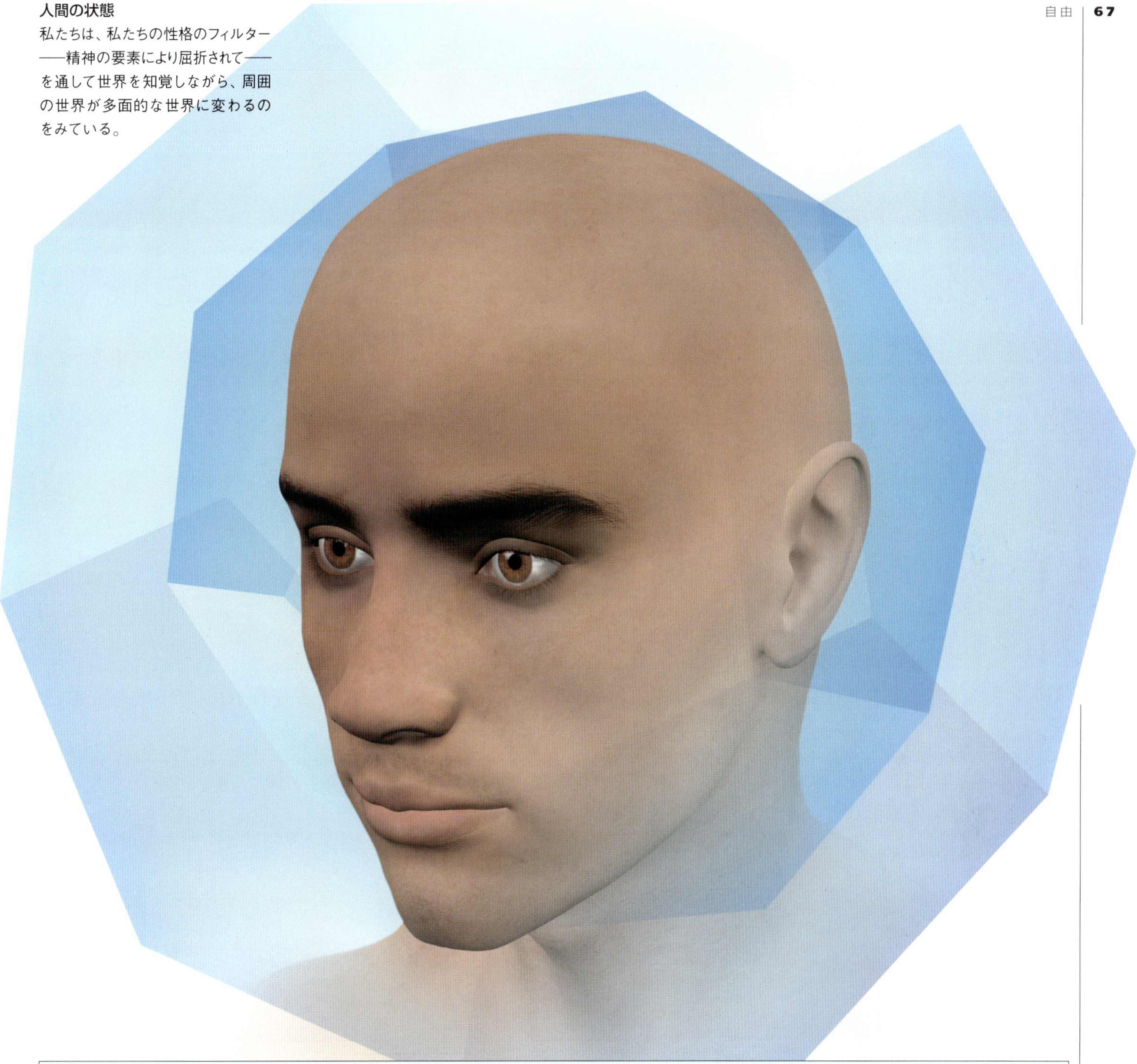

人間の状態
私たちは、私たちの性格のフィルター——精神の要素により屈折されて——を通して世界を知覚しながら、周囲の世界が多面的な世界に変わるのをみている。

心理学的な適応

2002年に、交流分析のセラピスト及び執筆家であるヴァン・ジョインズとイアン・スチュアートは、人格がそれぞれのユニークな育った環境に適応するいくつかの主な方法を取上げた画期的な『Personality Adaptations（人格適応論）』を出版した。同じく交流分析のセラピストであるポール・ウエアは、さらに人格適応論を伝統的精神医学からの病理学的分類と融合させた。彼らの業績からみると、フロイトによる病理学的な分類の一部が導入されたかもしれない。このようにして、それぞれの適応の説明に使われている言葉は、私たちが慣れ親しんでいるものではなく、精神についての病理学を感じさせる。しかし、これは精神医学と心理学との橋渡しだったため、重要かつ影響力のあるものとして扱われてきた。西洋の精神医学で使われている用語の一部は私たちのほとんどが理解できる単語に置き換えられたおかげで、私たちは、私たちの心理状態を説明するのに病理学の専門用語ばかりを使わなくてもすむようになった。

置き換えられた用語	
ヒステリー性	熱心な過剰反応者
強迫性	責任感のある仕事中毒者
消極的—攻撃的	遊び好きな抵抗者
分裂性	想像豊かな空想家
反社会的	魅力的な操り師
偏執性	最高の懐疑論者

視力
ライトボディのみる能力

私はあなたがみたものをみていない、
またあなたが知っていることを知らない。
ピーター・チェルソムとエイドリアン・ダンバー
（「Hear My Song」より）

視力は最後に発達する感覚である。胎児の目は、6ヵ月目までは子宮の中で目を開かないが、その頃には他の感覚器官はすでに発育している。これにより、網膜が完全に発達することができる。そして実際に発達して目が開くと、胎児は日光を認識できるようになる――実際に多くの赤ちゃんは光の方向へ体を向ける。双子は、目が開くとお互いの顔を触り、手をつなぐことが多い。誕生直後は、視界はぼやけていて、30センチぐらいの距離しかみえない――抱いてくれている人がやっとみえる程度である。奥行き知覚は4ヵ月目に発達する。色知覚は生まれたときからすでに発達しているが、色彩の微妙な識別は6ヵ月まで完全に発達しない。

視機能

「みる」能力には2種類ある。一つは、光による感覚的刺激を体験する能力ともう一つは未来を先見して私たちが歩むべき道を概念的に「みる」能力である。この隠喩的な能力は、私たちの「みる」能力についての深まりつつある理解と絡み合っている。そうした中で、私たちは光波の生の情報を私たちの目に映る形に変換する正確なプロセスとそれらの形の意味を解読しようとしている。

哲学の歴史ではそれらの複雑な仕組みとその「みる」能力についての理解が行き詰まったときにそれらの体験を導く方法を突き止める多くの試みが行われてきた。簡単にいうと、私たちの一般的な理解によると、物をみるとき、瞳孔から入った光を水晶体によって集めて屈折させ、眼球の裏側にある網膜に結像させる。そして網膜の光に敏感な細胞が物体の像を視神経を通して脳に認識される。

脳の視覚野は、そのような情報を受け取って処理し、入ってくる情報の変換される形と動きを監視する役目を果たすが、物体の像を認識して理解するのは頭頂葉と側頭葉である。その認識とともに行われるのが、光による感覚的刺激の生の情報と私たちの記憶に貯蔵されている像との比較である。私たちの視力と関係するデータベースの処理と再編成は夢の役割の一つであり、私たちが常に変わっている環境を管理するための基盤である。

視覚情報処理

私たちがみたくないものをみないという概念は人間の知覚の側面の一つである。私たちは私たちの生活環境を管理するためには――私たちが物をみるとき、それぞれを新しいものとして処理するのではなく様々な物体に一定の類似性がもてるように――視覚刺激を一定のレベルで持続的に認識できなければならない。私たちは見慣れているものに固執する傾向があり、舞台マジシャンは、彼らがみせてくれていることより私たちが期待をしていることをみる私たちの性質を活用しているのだ。一方で、私たちがみせられている画像の情報の流れを認識する能力が柔軟になりすぎると、私たちの心理的状態が不安定になり、入ってくる情報、私たちのマップやその解釈の結果が崩れ始めて、幻覚をみるようになる。そのような精神的状態は様々な文化によりそれぞれの独自の方法により活用され、文化によっては、高潔な地位の土台となる。

日常の現実の境界を緩めることは危険であり極めて不快なことだが、個人及び種としての存続に不可欠な機能である。社会に地位をもちながら、外的刺激と内面フィルターのインターフェースをできるだけパノラマ的ヴィジョンでみることができることがシャーマンの大事な役目である。

今日では、そのようなことができるのは物理学者やサイエンス・フィクションの小説家かもしれない。集合的意識を外的及び内的な環境の両者の中におけるバランスにより傾けさせるのはしばしば難しいことである。これは私たちの知覚が拡大したときに可能になることである。その領域では、私たちは世界の恐怖と美しさ、大虐殺の悲嘆、気の素晴らしさなどに目を向けることができるように自分たちを十分に信用できるようになる。そして、これが不確実さの流動性の中に固定され、知覚と「みる」ことの中心にあるカオスを波乗りしている私たちの時代の知覚であるという謎が常につきまとう。

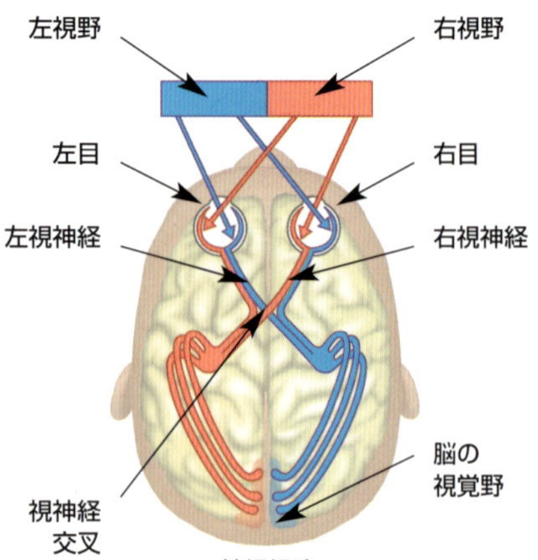

神経経路

船がみえるか？

エリック・エリクソンは優秀なセラピストとフロイトの理論を信じていた哲学者だけではなかった。彼も人間発達の人類学的な複雑さにのめり込んだ一人であり、人間の生涯に渡る発達の段階を慎重に研究して、フロイトによる5段階説を8段階に増やして老年期も追加した。彼はラコタ・スー族と勉強した経験があり、その体験が彼の人間発達についての理論的及び経験に基いた理解を深めるのに役立った。その後、その理解を次の世代に引き継がせた。彼は学生たちに船の模型をみせて彼らに何がみえるかを質問することで彼らに知覚の境界を拡大する体験をさせた。多くの人々はそのような拡大を幻覚剤や瞑想などの手段から得ようとしてきたが、拡大した知覚をもった人間の存在だけで私たちの世界の知覚における流動性を誘発することができる。

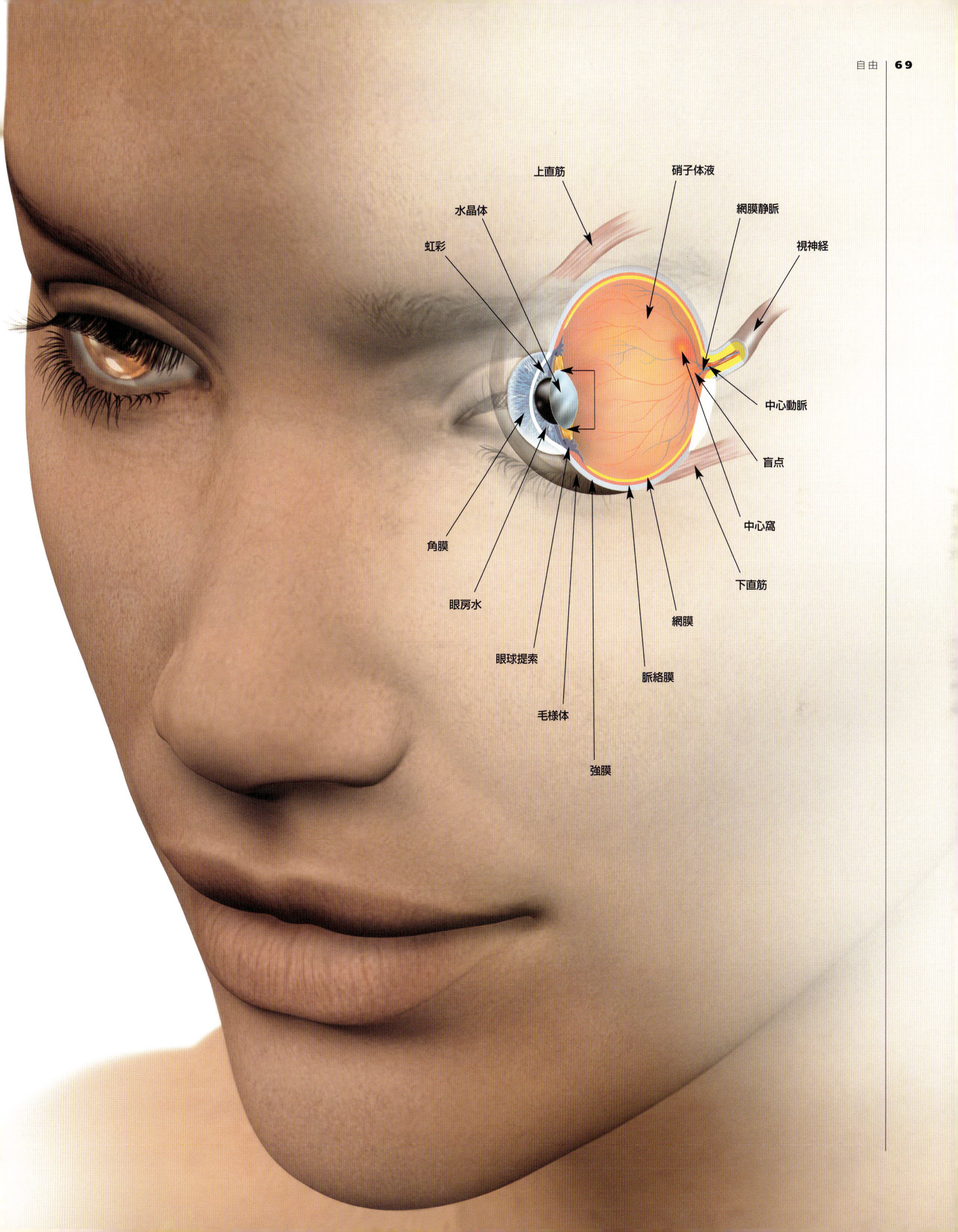
上直筋
硝子体液
水晶体
網膜静脈
虹彩
視神経
中心動脈
盲点
中心窩
角膜
下直筋
眼房水
網膜
眼球提索
脈絡膜
毛様体
強膜

嗅覚と味覚

世界の中を探求する

私たちは身体的感覚の繊細さを見失い、
動物が周囲との生きているものや
そうでないものとのコミュニケーションを
取っている方法を表すきちんとした言葉もない。
また、昼夜私たちの鼻の中でささやき、
私たちを奮い起こし、警告し、駆り立て、
拒絶する繊細な喜びの数々を表現するのに
「におい」という用語しかもたない。
ASバイヤット

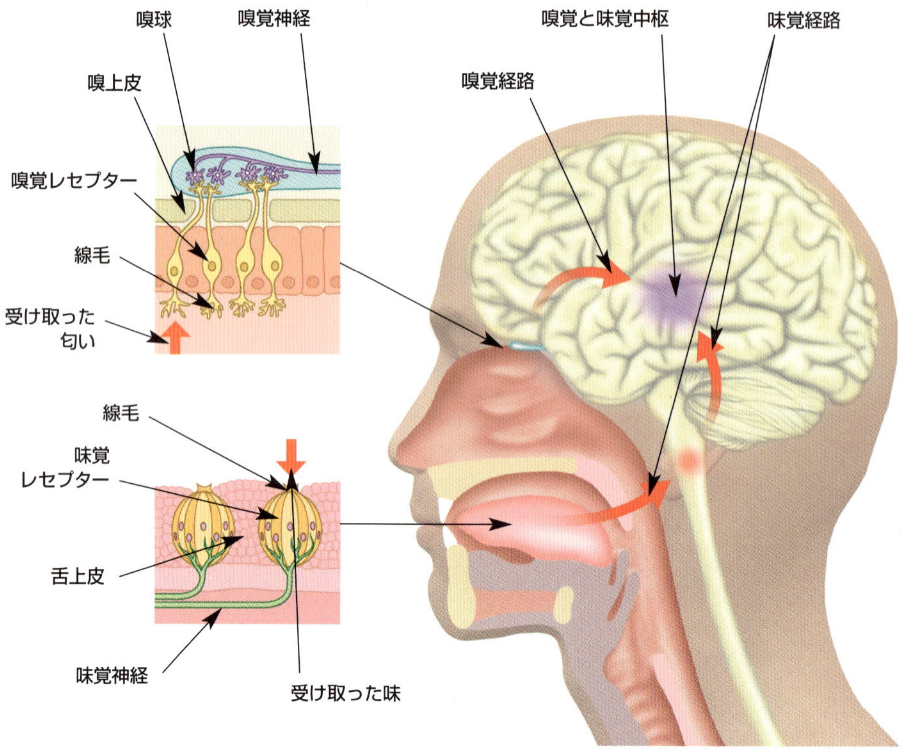

私たちの感覚の中では嗅覚と味覚が最も密接に結びついている。私たちが舌で認識する4つの基本味（甘味、酸味、塩味、苦味）は、その24通りの順列においても、味覚の主観的な体験を網羅しないため、味覚は嗅覚の一部といえる。私たちのレパートリーを拡大する役目を果たすのは常に匂いを感知している鼻梁の中にある嗅球である。

嗅覚は化学的認知（大気中の分子を認識する）のプロセスの一種であり、いくつかの機能を果たす—食べ物の新鮮さを見極める、家族／種族の認識、求愛行動、環境の中を探索するなどである。

嗅覚のプロセスは比較的簡単である。大気中からの分子は嗅球の表面にあるレセプター細胞と結合する。これにより、感情、行動及び記憶を支配する脳の中心部にある辺縁系と意識的思考が起こる大脳皮質に伝達される神経インパルスを誘発する。私たちが匂いを処理して認識する際に、その匂いが私たちを驚かせる記憶や感情を呼び起こすことがある。嗅覚は意識レベル、発達度及び明確さが最も低い感覚である。

嗅覚の能力

人間は、動物と昆虫の一部と比較して嗅覚の能力が極めて制限されている。カイコガは11キロも離れた場所から1：1,017に希釈された分子をもつ化学物質を感知できる。また犬は環境の中を探るのに一番使うのが嗅覚である。しかし、人間の場合は、芸術的及び化学的な専門的なレベルまで嗅覚を発達させるのは調香師やブドウ収穫者ぐらいなのだ。

嗅覚の能力は年齢とともに衰えるが、神経線維が特定の嗅覚レセプターを再生するので、最も蘇生能力をもつ感覚である。

人間の嗅覚の衰える傾向における唯一の例外は、心地良い匂いや不快な匂いのどちらかに強く反応する妊婦である。それらの匂いは非常に食べたくなる食べ物と関連していて完全には理解されていないが、母親と赤ちゃんの両者の必要性を認識した身体の反応を作り出す機能で、命令を送り出す可能性がある。

私たちの身体の生化学的な必要性を判断するこの能力は、もちろんすべての人間に潜在していて培うことができる。ただし特に中毒がある場合は、身体のこの潜在的な感覚と知恵には例外がある。

ところが、身体の必要性を読み取る嗅覚の能力は他の用途のために培うことができる。医師は特定の病気を区別するために日常的に匂いを利用した—壊疽はリンゴの匂い、肝臓はアーモンドの匂い、腸チフスは粒小麦粉のパンの匂いがする。民間医療では、5大要素の鍼治療が患者の全体的な健康状態を把握するために匂いによる診断を取り入れるように、匂いをより本質的に使用する。

そのような能力は、私たちが環境の中を探索する上で警告システムとして機能する。しばしば部族に属している人々は、強力な匂いがする知らせを先に送りつける侵入してくる軍隊との戦争と彼らの環境保護のためにこの能力を養う。

縄張りとの関係における匂いの使用は、購入者を引きつけるために縄張りのマーキングなどの原始的な本能を頼りにしている香水の製造にみられる。交通手段などで様々な匂いが混ざり合うと嗅覚系全体が崩壊しそうなぐらい不快な匂いを作り出すことがある。

フェロモンは性と私たちがどのようにしてパートナーを選ぶかと密接な関係がある。人間は自分とは違った遺伝的免疫をもつ人に惹かれる傾向があるが、それは種として私たちの免疫の多様性を最大限にする。また、近くに住んでいる女性たちの月経周期を主に調節しているのがフェロモンである。本質的なレベルでは、各精子は嗅覚レセプターをもつ一個体の生物学的有機体として前方へ進む旅の方向を導いてくれる潜望鏡である。

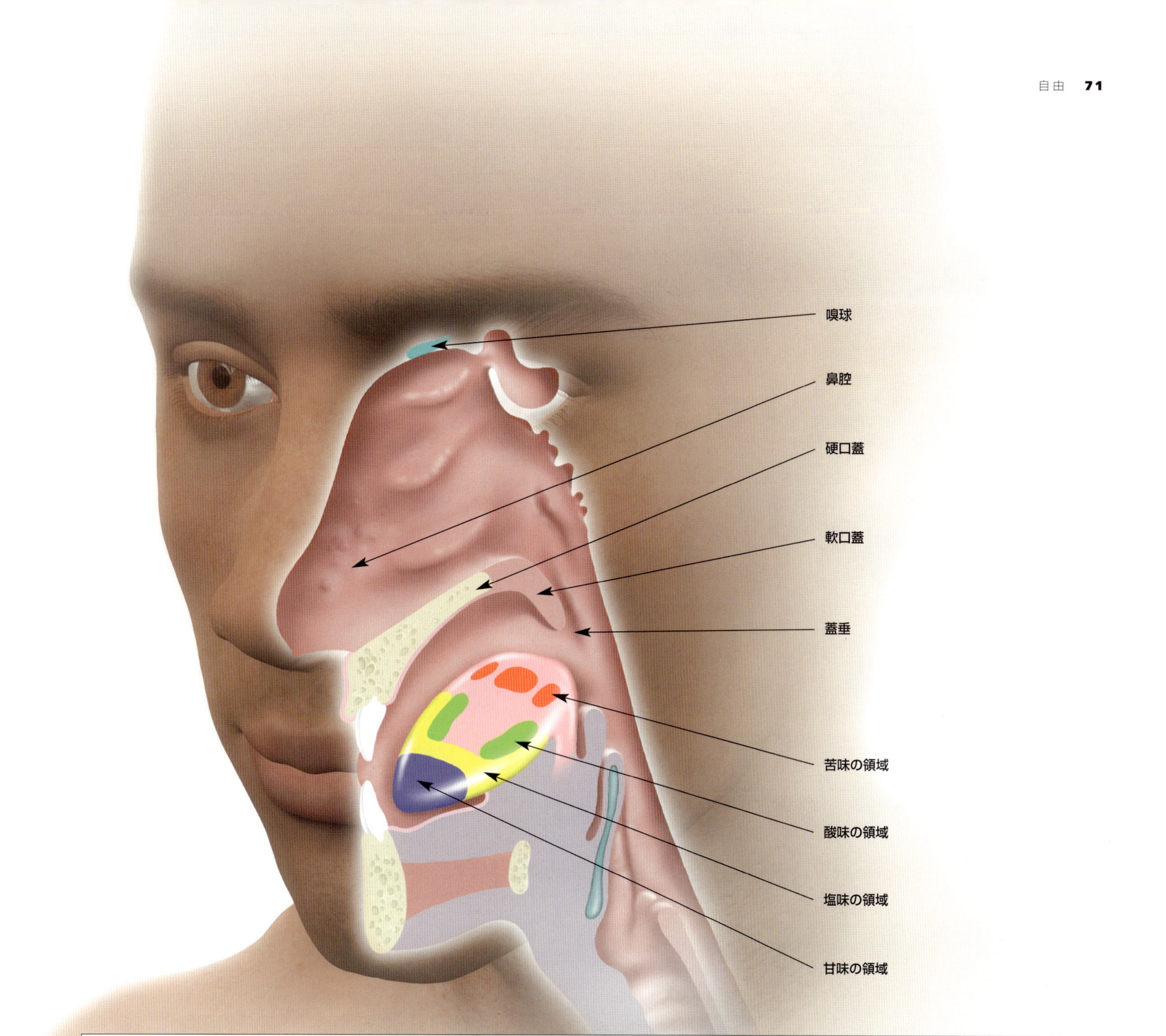

嗅球
鼻腔
硬口蓋
軟口蓋
蓋垂
苦味の領域
酸味の領域
塩味の領域
甘味の領域

香りのする人間

私たちがこの世界を経験するために道具を使えば使うほど、私たちが正しく使わなくなった感覚が衰えて、人間としての特質である繊細さと潜在力をいくらか失うことになる。私たちの嗅覚は多くの生理学的な機能を中心としているが、嗅覚との関連における私たちの無意識は、私たちの生化学的な土台を二の次にして忘れてしまう可能性がある。それによって経験はさらにデジタル化されるだろう。

人間の体内に複雑で錯綜した化学分析機能があるということは、一貫して機械的な道具を使うために特定の部分を閉鎖するのではなく、人間としての能力を拡大する機会かもしれない。

アロマテラピーは気分を治療する—色々な香りによる刺激を通して人体に影響を与える。これは単なる豪華なマッサージではなく、また、単にラベンダーの香によって落ち着き、そしてライムによって清潔感をもたらす簡単なものでもない。アロマテラピーは感情の科学であり、私たちの気持ちと全体的な健康状態を繋げるものだ。

統合失調症患者は嗅覚刺激に対する反応が低いということ、また、匂いにより生じる気分は、本質的には私たちの気持ちを香りや香水などで意識的にもしくはフェロモンにより直接的に和らげて伝達する能力を表していることはすでに確認されている。私たちの今日の世界的文化をみると、私たちはそれらの能力を発達させないだろう。しかし、もしかしたら、どこかで一部の人で、嗅覚の限界を拡大しようと実験して、体内に備わっている嗅覚の機能を再度プログラムし直すかもしれない。そうすると嗅覚における自覚と意図が融合して人間の経験を新しい違った方向へ回転させ始めるかもしれない。

聴覚と触覚

世界を聴く

この新しい音響空間は世界的規模のものである。
それがたいへんなスピードで、言語、
イデオロギー、国境、民族を越えて
ひたひたと波を拡げている。
この音楽・エスペラントには驚嘆すべき
経済学がある。今は、エデンの楽園の政策が
ごうごうたる騒音で述べたてられている。
ジョージ・スタイナー
『青ひげの城にて―文化の再定義への覚書』
みすず書房　桂田 重利訳

聴覚と触覚は、私たちの環境の特色や質における変化を感知するのに役立つ感覚として密接に結びついている。耳が不自由な人が音を足に伝わる振動として「聴こえる」のと同じように、私たちも音と振動が絶え間なく変化している世界に存在している。

音の性質

音は、根本的には空気や水などの媒体を通して伝達される波動である。1979年の映画「エイリアン」のキャッチコピー「宇宙では、あなたの悲鳴は誰にも聞こえない」は、音は真空状態では伝わらないという事実に基いている。

それぞれの媒体は音を伝達する方法が違う。例えば、私たちは、水の中より空気での方がよく聞こえるのは、空気伝播音を感知してその周波数を解読する機能をもっているからである（クジラの場合は違う）。私たちが自分の声を他人が私たちの声が聞こえるのとは違うように聞こえるのは、あまり共鳴しない空気ではなく、頭蓋を媒体として聞いているからだ。

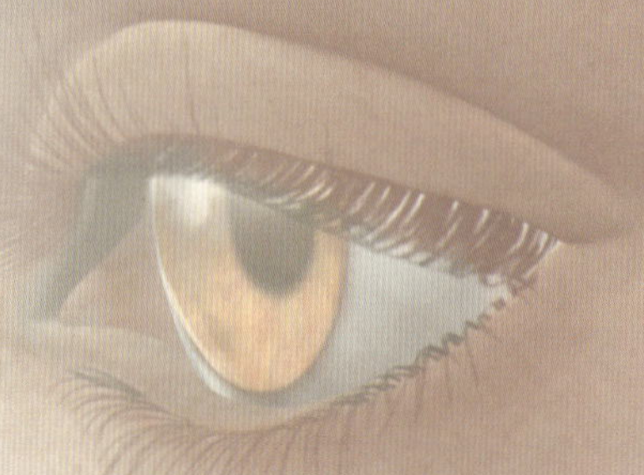

また、私たちが音波をどのようにして受信するかも音自体の性質に影響を与える。外耳の構造は、音波が入ってくると、最も効果的な方法で受信されて鼓膜に伝達されるように、その音波を形作る。上記は、どの構造物の形と密度も音、つまり作り出されて聞える音の性質に大きく影響するように、音響建築物を決定する要素である。また、弦楽器、木管楽器やドラムなどのアコースティック楽器が作り出す音というのは、その形に基いている。

音の受信

太鼓を叩いたときに起こる共鳴は、私たちの聴覚のプロセスの始まりの部分とまったく同じである。人間の鼓膜は私たちが聞える周波数を受信できるように繊細な構造をもつ。鼓膜の振動は、徐々に繊細な動きに変換される。それらの動きは、正確なギアシステムにより洗練されて蝸牛の中にある毛に到達すると、受信した音波を脳の側頭葉にある聴覚中枢――生の情報を変換する役目をもつ――に伝播する聴神経自体の中で信号に変わる。

それぞれの動物がもつ聴覚器官によって聞える音の範囲が決まる。イヌは人間より高い音が聞えるということで知られている。象は、

人間の聴覚帯域を越えて

私たちが動物の聴覚の範囲と特色を過小評価していると同じように、そのような聴覚の範囲がもたらす効果と危険性を軽視しがちだ。長年、超音波探知機はクジラの方向感覚を混乱させて大量死やクジラが海岸に打ち上げられる原因とされている。一方で、2004年にインドネシア海域で起きた地震のとき、超低周波を聞き取る聴力をもつ象は無事に避難できたが、その象のもつ能力の恩恵を受けることができたのは象の行動を観察してそれに従った「原始的」な人たちだけだった。

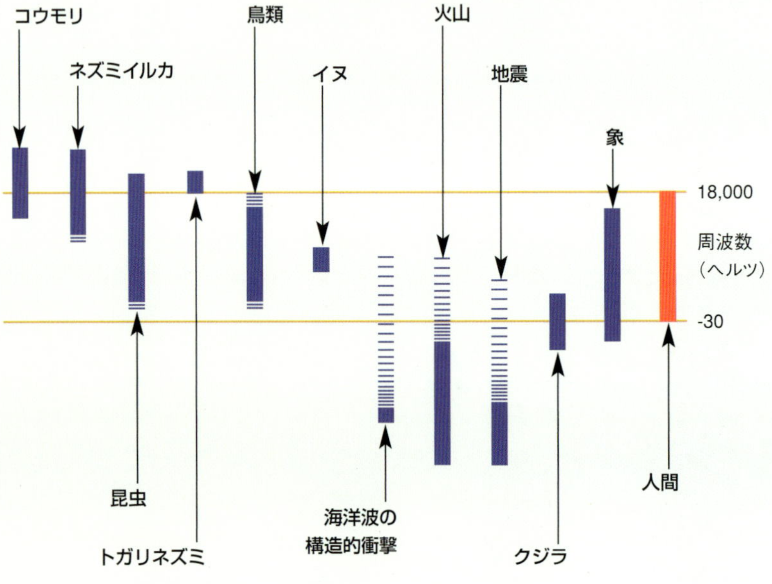

コウモリ
ネズミイルカ
鳥類
イヌ
火山
地震
象
18,000
周波数
（ヘルツ）
-30
昆虫
トガリネズミ
海洋波の
構造的衝撃
クジラ
人間

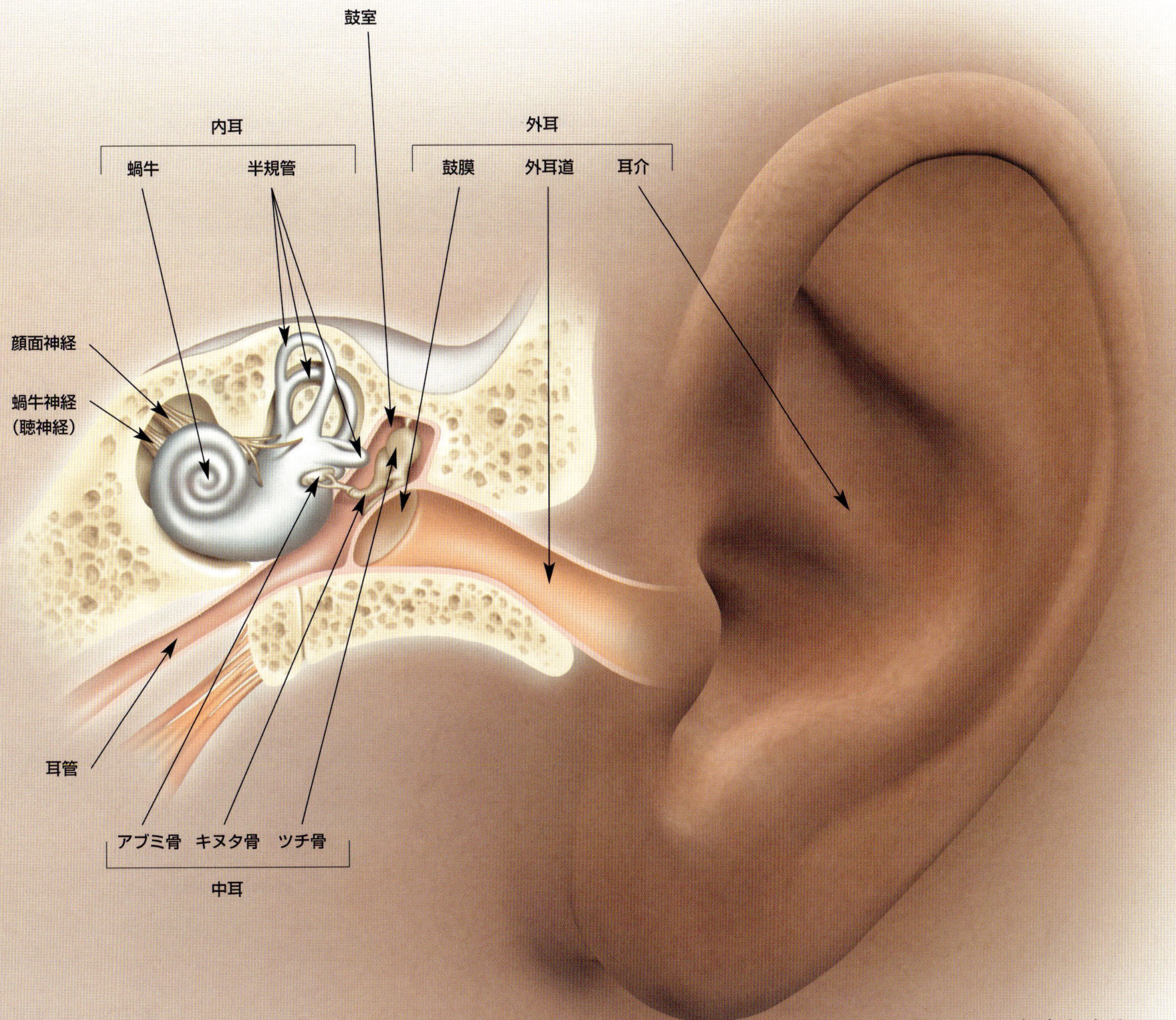
鼓室
内耳
蝸牛
半規管
外耳
鼓膜
外耳道
耳介
顔面神経
蝸牛神経
(聴神経)
耳管
アブミ骨
キヌタ骨
ツチ骨
中耳

100キロも離れている仲間が夜聞き取れる非常に低い(超低周波)音を発することができ、仲間が発した同じような音を聞き取れる。

音の意義

私たちは人とのコミュニケーションや人間関係において、人の声の質によって判断したりする――例えば、相手の声が高い場合は子供っぽく、一定のリズム感や変調がなければ暗い性格と判断する。

音調もサブカルチャーに盛んにみられる。例えば、多くの大都市のギャングや国民文化(私たちの「国歌」など)などにみられる音調の違いなどである。

音は、全身に影響を与えるが、それは心地良く癒し効果がある場合もあれば、不快で悪影響を及ぼす場合もある。それらの悪影響には、頭から離れなくなる非常に苛立たしい曲(ドイツ語でwurmohrというが、これは「耳のミミズ」という意味である)や混乱をさせるような曲や音による疎外する作用などが含まれる。例えば、1980年代後半、サイオプス(Psyops)と呼ばれる米軍の特殊部隊は、パナマ軍司令官マニュエル・ノリエガが逃げ込んだヴァチカン大使館の前で大音量のロックミュージックを毎日24時間かけつづけた結果、彼は我慢できなくなり降伏した。

音は、音波砲などのような明確な兵器の開発にも利用されてきた。クジラは種によって音で餌食を気絶させることで知られているように、上記のような兵器の発明のアイディアも自然に由来する。ジョン・コーディは次のように述べている:「クジラは「銃声」と呼ばれている強烈な爆音で大きなイカやその他の魚を麻痺させて捕まえる。クジラは音調の発信のみによって餌食を破裂させると言われている。」

少量の超低周波は人間にとって刺激的だが、許容範囲内を超えると病気、不機嫌、混乱及び死さえ招く。幸運にも、私たちは歌を歌う能力と発話があるので、ヒーリング効果があるだけではなく神聖な音を作り出すことができる。また、それらは私たちに属している部族を思い出させてくれる。それは店やショッピングモールで私たちに買い物をするように誘おうとする偽りの音ではなく、人々と地球を一つにする本物のリズムやメロディーである。私たちの音の効力についての研究は、兵器の分野にすでに踏み込んでいるように、今後医学と意識の分野へ方向転換するかもしれない。

性

再統合と再生

「男たちが性を強力に神聖にたもち、これが世界に満ちわたるとき、性はどんなに驚異的なものになり得るだろう！　人間の全身にしみ通る日光にも似ている。」

DHローレンス

『翼の蛇』角川文庫　宮西豊逸　訳　（第27章　P327）

オーガズムの爆発の中で、私たちは自己の崩壊、神性の至福、相手に心を開くことの優しさを知ることができる。性──性別から繁殖まで──は、私たちの経験において幅広い範囲を網羅する。性とは、狭い範囲での定義ではそれぞれの性別によって行われる繁殖活動に限定されるかもしれないが、広い意味では、世界とのエネルギー的交流の感覚的及びスピリチュアルな体験も含むだろう。

セクシュアリティ（性の認識）の歴史からも分かるように、性とは単に性行為や求愛だけを意味するわけではない。個人に力を与え、個性を生かし、快楽をもたらしてくれる。セクシュアリティを抑圧して隠そうとしてきた文明も多いが、セクシュアリティを祝福して正常なこととして認めてきた文明も同じぐらいある。私たちが性の理解において世界的な文化的岐路に差し掛かっているのか、またはさらに複雑で錯乱した論争に巻き込まれようとしているのかは、これから判明する。

喚起

人間関係においては、性的な刺激はまず想像や感情によって誘発されることが多い。それから初めて特に性器、耳や乳頭などの部位への直接的な身体的刺激により興奮する。性的な喚起は特定の刺激により起こることが多い。これによって、他人と比べたときに、私たちが同性の人に惹かれるか、異性に惹かれるか、もしくは両方に惹かれるタイプかに分類される。

私たちは一人一人ユニークであり、満足感の得られる性的な関係をもつには、そのような関係の側面または刺激されたときに最も快楽をもたらす身体の部位について分かち合うことが大切だ。刺激の非身体的な感覚的合図の種類はさらに多様である──目でみるもの、音、匂いや味がそうである。

男女によって、男性の方が視覚による刺激で興奮し、女性の方がより質を重視するという傾向があるが、私たちを性的に喚起させる様々な方法は、感情的及び心理的なことを考えると、さらに多様化する。また、男性の性的行動が支配的で女性が反応を示す側だと一般的に考える文化的及び歴史的な傾向があり、ホルモンからみてもそのような傾向が示唆される。しかし、上記の嗜好の行動的及び感覚的な側面は限なく変化する──私たちが男であろうと女であろうと、優しい音楽や花の香り、強いまたは弱い性格、青空や薄暗い夕方などにより性的に喚起するかもしれない。私たちはそれぞれの引き金となる要素を育つ過程において身につける──このようにして深い快楽をもたらしてくれる時間を身体のホルモン回路に繋ぎ合わせているのだ。

性の倫理

同意、選択や尊敬などの倫理的な要素が世界的に取り上げられるようになってきている。同時に、私たちが自由と責任とのバランスを探す中で、セックスの経験からくる恥じらいなどの汚点を払拭するのは時間がかかる。性的なヨーガの多くは、性的エネルギーと心のエネルギーとの結びつき、つまりセックスと愛の融合に焦点をあてる。

私たちがセックスを経験する中で、同意、選択及び尊重などの倫理観を養う過程において、その歴史的な発展は、愛とスピリチュアリティの他に私たちにとって愛、セックスとスピリットとはどういう意味をもつかの探究において貢献する宗教的及び文化的運動と絡み合う。そこで、セックスを聖なるものとして考えることができるかどうかの疑問が続く。ある考え方では、性的エネルギーは霊的な覚醒への道であるが、その対極では、性的エネルギーは本質的には物質世界に属すのであって精神生活とはかけ離れているという考えがある。神秘家ジョセフ・カンプベルは、西洋の歴史における愛の様々な形を区別する。

- エロス──生物学的な性的欲求（非人格的）
- アガペ──他人に心を開く愛（精神的かつ非人格的）
- アモール──他人に対するロマンチックな愛情（人格的で精神的な場合もある）

12世紀に吟遊詩人が追求したアモールはその後荒々しい運命を辿ってきた。各文化と宗教が私たちの世界的な対話において役割を果たしてきた。しかし、カンプベルは、「自然の最も崇高な愛への気づき」を何よりも求めた騎士は、礼儀正しい性格で「住んでいる社会への尊敬」を示した人だったことを指摘する。世界が私たちの性的な生き物としての多様性を受け入れつつある中、私たちが疑問視しているのは、その生物学と運命について成熟した知識をもつ増え続けている種として、一緒に作り上げている倫理観かもしれない。

タオイスト・セクシュアル・ヨーガ（道教の性的ヨーガ）と寿命

人間の身体は性的熟成とその後数年間は最大の体力と健康を維持できるようにDNAにより設計されている。そして繁殖の役目が終わると、「そのあと、追い払われて、見捨てられて劣化していく」。アロバルとクドラは性的な火を非常に熱く燃やし続けたので、DNAは彼らがまだ性的熟成が始まろうとしていると勘違いした。

トム・ロビンズ

今までの私たちの文明はそれぞれセックスに対して大きく異なった態度を示してきて、セックスを不可欠な悪としてみる文明もあれば霊的な覚醒への道として捉える文明もある。最も有名で称賛されている性行為についての手引書としてカルマ・スートラが挙げられるが、その次は中国の古典房中書である。両文献は、セックスについての複雑さ、倫理観、ポジションと手引きが含まれており、どちらも恥ずかしさを感じさせたり自我を自覚させるような内容ではなく、堂々としたアプローチをもつ。

また、両文献はセクシュアリティを霊的修行と長寿と結びつける。その長寿とはオーガズムを洗練させることと意図及び身体的自覚の目的のある発達によって達成できるとする。私たちが身体についての洞察を拡大できるのは主にセックス、スポーツと瞑想を通じてであり、その3つを融合できる。

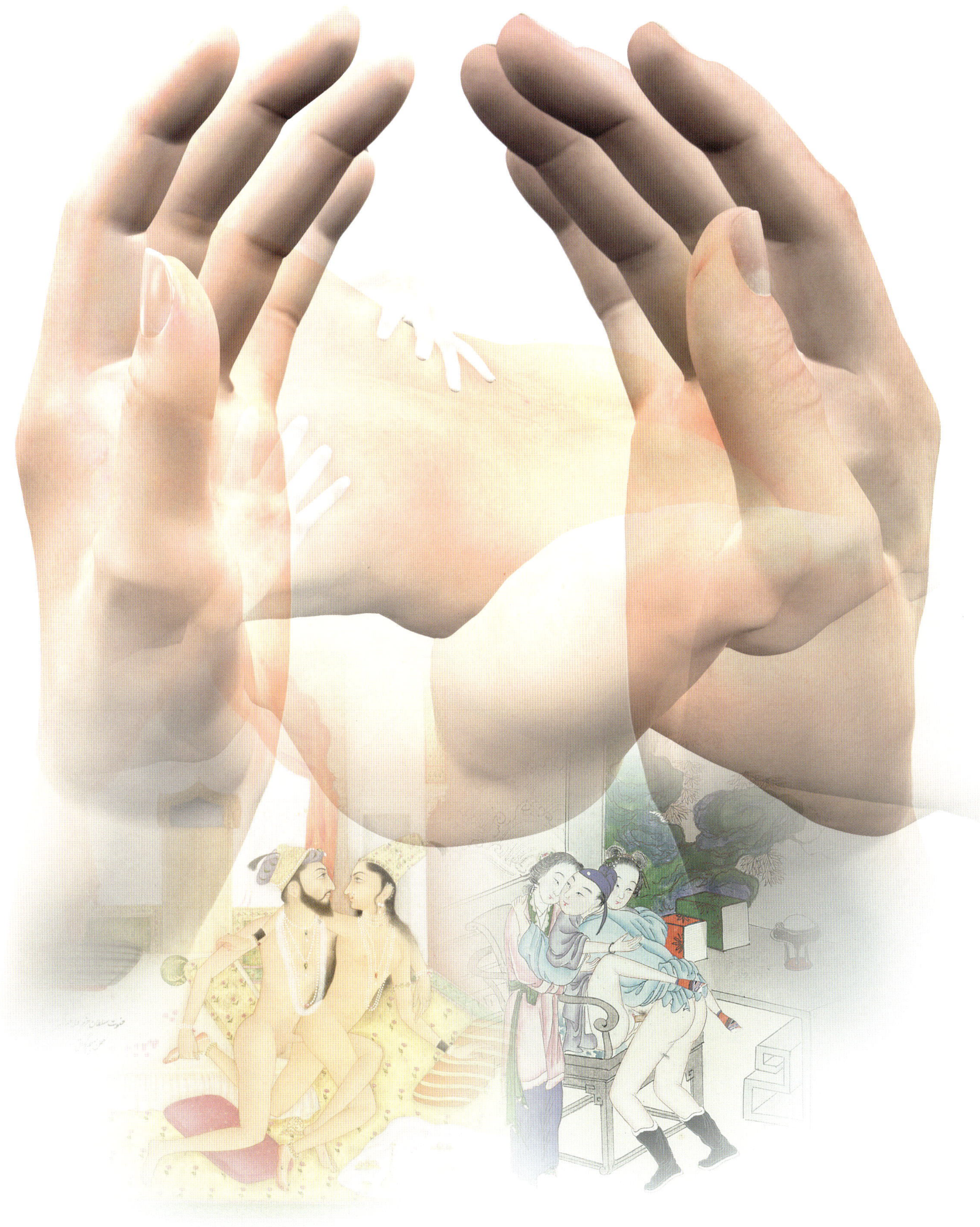

睡眠

意識の体内時計

睡眠はすべての生物にとって不可欠なリラックスする時間をさす。この期間中、私たちの生理的プロセスと外的刺激に対する反応性が劇的に低下する。人間の場合、睡眠は新しい経験を吸収して私たちの人格を再形成する身体の生化学を復旧させる。それには、免疫系のバランス(白血球の形成)と脳の神経ネットワークの絶え間ないアップデートが含まれる。本質的には、睡眠は、新しい活動のための準備をする私たちの代謝の主な同化(建設)段階である。

脳を読み取る

睡眠は一般的には覚醒とレム睡眠との間の6段階に分類される。各段階の睡眠には通常EEG(脳電図)で測定され対応する脳波の活動がある。EEGは頭皮に接続された電極を通じて脳の絶え間ない電気的活動の周波数を記録する。

EEGのチャートでは基本的な脳波が4種類、アルファ、ベータ、シータとデルタが認められる。これらは睡眠サイクルだけではなく覚醒意識の様々な状態にも対応する。ベータ波が最も速く、1秒間に15から40サイクルある。これは最も覚醒している状態で会話しているときなどがそうである。アルファ波は1秒間に9から14サイクルあり、リラックスした瞑想状態を表わす。シータ波は1秒間に5から8サイクルあり、通常の活動から離れた精神状態で時間と場所の感覚をほぼ失い、創造的及び夢のような状態に入ったときの脳波である。デルタ波は1秒間に4サイクル以下しかない領域で眠っている状態である。脳波がゼロになった場合は脳死を示すが、それよりも上の領域の脳波は、深い、夢をみない睡眠状態、もしくは深い瞑想状態にある回復効果のあるトランスのような状態である。

睡眠の働き

睡眠の段階を経ると私たちはますます回復する。目を閉じている最初のいくつかの段階では、私たちの筋肉が緩み始め、意識的思考がリラックスし始めると奇妙なイメージや想念が浮かんでくるかもしれない。もっと深く睡眠状態に入っていくと、心拍数が遅くなり、体温が低下する。深い睡眠が訪れるのは、脳の前部にある前頭前野がスイッチを消して私たちが自分に対する自覚が一時的になくなったときである。

深い睡眠により十分に回復した後、私たちの脳波は再び変化し、レム睡眠に入る。レム睡眠の特徴は、心拍数と呼吸数の上昇及び夢として体験する脳活動の増加である。私たちが夢の内容を眠っている間に実行しないように、ある程度の筋肉麻痺も起きる。

人間の自然な日周期は約25時間だが、私たちの睡眠——覚醒サイクルを調節する視神経に入ってくる日光で時間のチェックを行っている。私たちの睡眠と夢をみるリズムは時間だけによって支配されているわけではない。身体的及び精神的運動も睡眠の必要性を誘発する。また、ストレスと緊張している中枢神経は深い睡眠をもたらす脳波の低下を妨げることがある。老年期に入ると、レム睡眠により入りやすくなり、より長い時間そこに留まる。睡眠によるその他の生理的作用に蛋白質(ニューロンが新しい知識ネットワークを作るのに常に必要)の生成の増加、蛋白質の分解の低下と成長ホルモンの減少が挙げられる。

どんな新しい技能を習得するときでも睡眠による休止期間は不可欠である。私たちは新しい技能を吸収して示すことができるようになるのは、寝てその情報を吸収してからである。

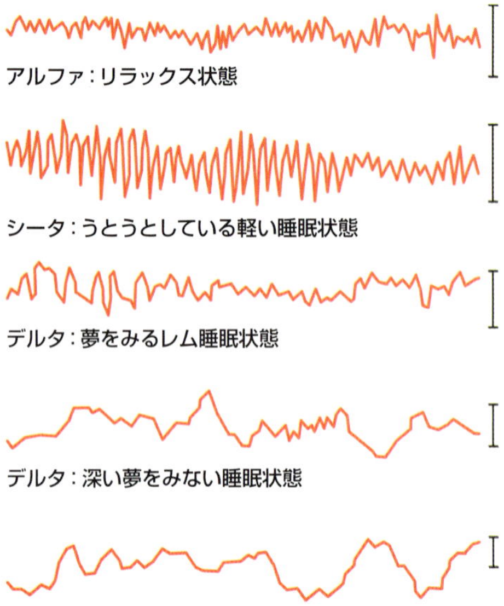
アルファ：リラックス状態
シータ：うとうとしている軽い睡眠状態
デルタ：夢をみるレム睡眠状態
デルタ：深い夢をみない睡眠状態

睡眠の状態

上記のEEGによる脳波の測定は、被験者が体験している睡眠状態またはリラックス度によるユニークな特徴を示す。

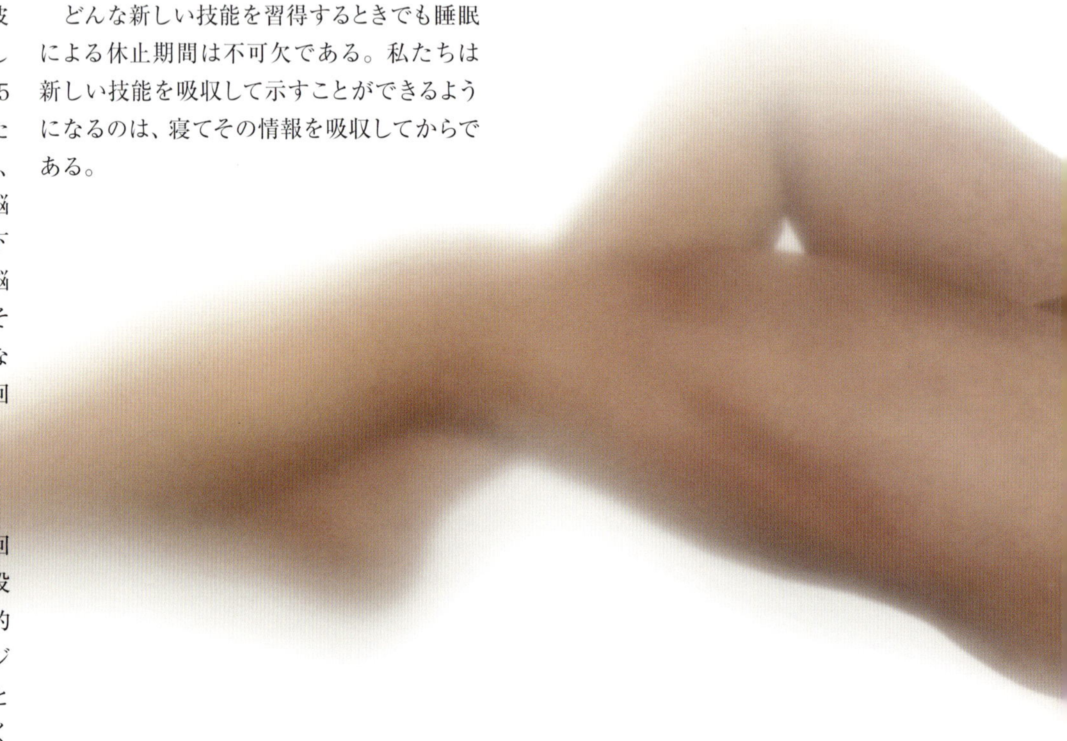

夢の神髄

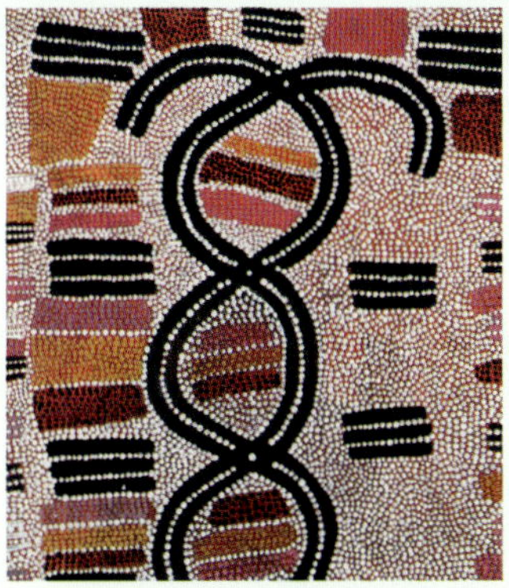

アボリジニーの神話の
「夢の時代（ドリームタイム）」の中で
創造を具現化したものとされたヘビ。

明晰夢は西洋で使われている比較的新しい夢をみる技法である。明晰夢が最初に定義されたのは20世紀初頭でオランダ人精神科医フレデリク・ヴァン・エーデンによるものだった。それ以来、特に心理学が脳波測定をする技術を活用し始めてから、明晰夢は徐々に受け入れられるようになった。

チベットのヨギ（ヨーガ実践者）やスーフィの神秘家は同じように私たちの意識的自己の中で夢を統合する技法を教えてきた。また、それはフロイトとユングが説明してきたテーマでもある。しかし、ユングはメキシコやアメリカ南西部を訪れた経験があり、彼の記述によると部族民は「小さな夢」と「大きな夢」を区別していた。

「小さな夢」は私たちがみんな経験するもので、日常生活における経験を類似させて整理するためである。一方で、「大きな夢」は通常、私たちの集合的意識のリズムにアクセスして、それを解釈して影響を与えることができるメディシンマンやメディシンウーマンが経験するものである。上記は個人による思考をコントロールする技法や睡眠セラピーとはそれほど関係なく、睡眠と覚醒状態に充満してドリームタイムにおいて意識との繋がりの真髄であるシャーマニックな体験をさす。

「ドリームタイム」という用語はしばしば地球の起源だけではなく、オーストラリアのアボリジニーの視点からみたこの世の続きである霊的な世界もさす。このようにして、ドリームタイムは意識の幅広い定義であり、相互に関連し合っているスピリチュアルなコミュニティの一部としての動物、植物、祖先、山、星などの体験を含む。

どんなEEGもお互いに常に存在している数々のリズムより主な脳波を記録するが、同じように、夢を重要視する伝統は、私たちの意識が極限まで複数のことを同時に行い、それにより連続的及びパラレルな存在としての体験ができる意識の拡大を教える。

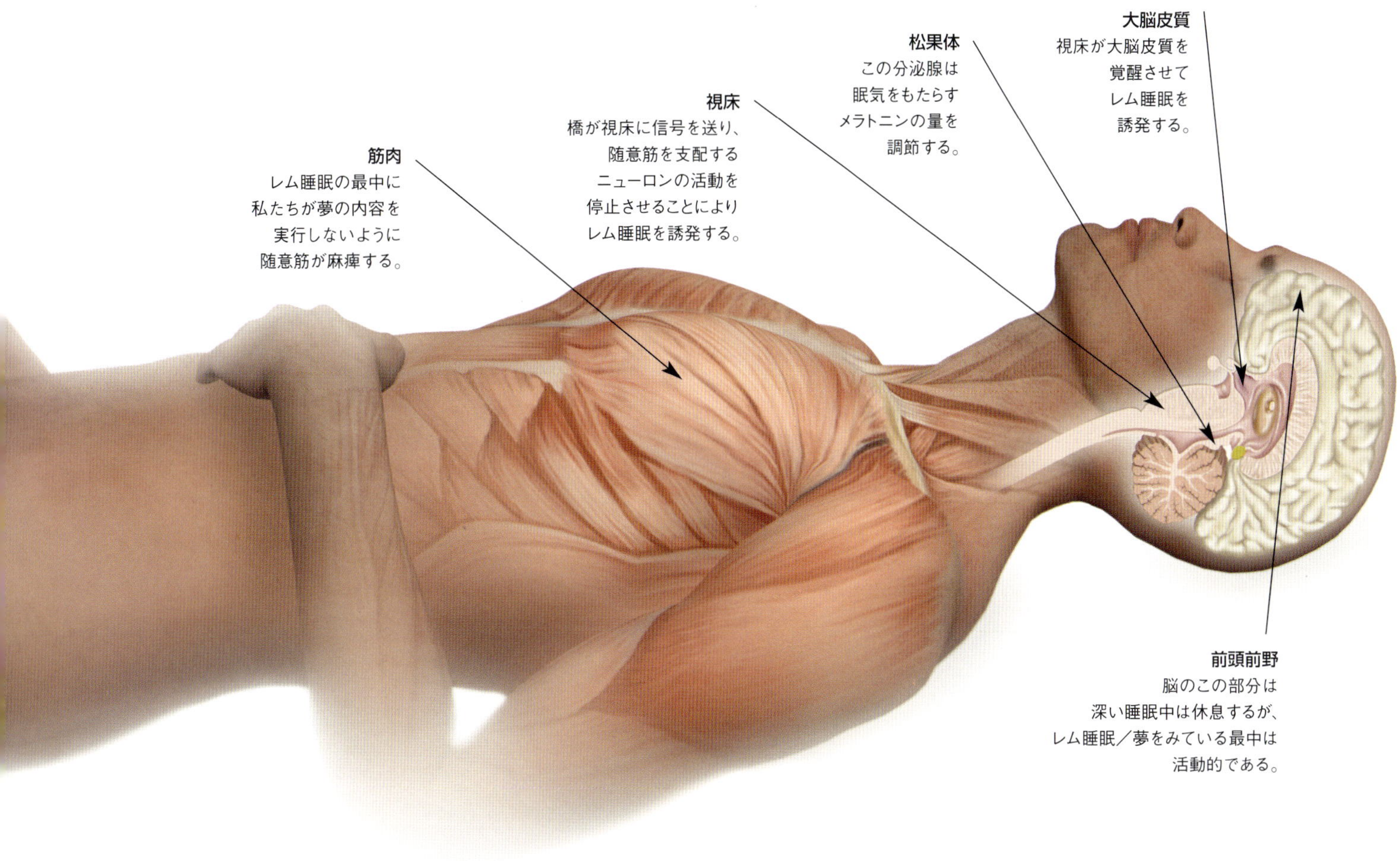
筋肉
レム睡眠の最中に私たちが夢の内容を実行しないように随意筋が麻痺する。
視床
橋が視床に信号を送り、随意筋を支配するニューロンの活動を停止させることによりレム睡眠を誘発する。
松果体
この分泌腺は眠気をもたらすメラトニンの量を調節する。
大脳皮質
視床が大脳皮質を覚醒させてレム睡眠を誘発する。
前頭前野
脳のこの部分は深い睡眠中は休息するが、レム睡眠／夢をみている最中は活動的である。

神話

比喩的な人間

神話学は、学生が本当だと信じることが
できないほど体験したことから
かけ離れているような宗教的または
英雄的な伝説の研究である。
Robert Graves

神話学は、私たちが個人または民族として自分たちのことを語るための物語である。私たちが世界と経験を探究させてくれる「着飾った」歴史である。分かち合える物語は、どんな言葉による定義よりも人々のグループ――家族、部族、国歌、地球――を統合するものである。だが、20世紀に西洋の合理主義による大きな啓蒙主義プロジェクトが揺れ動くと、神話学はあまり魅力を感じさせないテーマになり、時には迷信や原始主義との関連さえ失ったのだ。

神話学はロバート・グレーブスやジェームズ・ヒルマンのような思想家の学識と情熱によって幅広く広まった。帝国主義政治の次第な後退と美化された自然主義への原住民の追放もこの世界での人間の集合的な経験を平等化し始めた。非――西洋文化が科学をもち、西洋文化が神話学をもつようになったのだ。

儀式と神話

この変化は、文化的シンボルの相対性と人間としての世界での経験の神性の様々な側面への深まる洞察により促進された。このようにして、私があなたになり、あなたが私になる。私たちの繋がりによって薄まることもなく同化することもない。それどころか、私たちが誰であるかについてのより深い洞察を得る――それは私たちが属するシンボルと選ぶシンボルの基準点を拡大する。

神話学は人生の重要なイニシエーションを辿り、ほとんどの神話は儀式の真髄と複雑に絡み合っている。誕生、死、冒険、結婚、出産、子供時代、大人時代、愚かさ、知恵、幸運と災難がすべて先祖からの知恵を含む一式の物語になる。それぞれの時代はこれらの不変の話をリサイクルし、心理学と科学による努力を支持する。確かに、物理学がより多くの人々と洞察を分かち合うためには、分析の複雑さが理解されようとされまいと、直接的かつ感情的な反応を呼び起こすイメージへの絶え間ない変換が必要である。このようにして、次元間旅行には「虫食い穴」ができ、宇宙の初めには「ビッグバン」があり、また生命の誕生の「原始スープ」がある。

とりわけ風水の達人ハリソン・キングは、私たちが演じる神話からの役割を慎重に選ぶべきだと述べた。人間の心理は独自の知恵と人間の旅における試練を乗り越える方法をもつことが多いが、神話によってはその道のりが険しいことがある――その神話との関連における個性化が行われないと致命的な場合がある。このようにして、内なる王様と関係をもつようになると、犠牲的で相続と関係のある神話には注意して、イメージや物語との私たちの同一化を緩める必要がある。

サイコセラピーの学校の一部でも似たようなやり方で、複雑な夢の体験を再度形作るために物語りとイメージに戻る方法を教える。それによって、私たちは自分たちの運命と内なる世界を取り決めることができる。そのような技法を身につけるには、神話学的なダブルヴィジョン（複視）が必要かもしれない――それによってその体験の相対性と観点を認識しながらその体験の中に完全に入り込むことができる。私たちの謎の大部分の原因である偉大な存在と慣れ親しむ中で、私たちの内なる世界との関連において私たち自身が罠にかかった場合に解放をしてくれる複視を正常化するのではなく、自分のものとして主張して、神話学の新しい展望を切り開くことが目的である。

神話学は、私たちの世界の発見において重要な一部であり続けている。分かち合った物語や儀式は、私たちの指導者による法律より遥かに私たちを人々として形づける。私たちの科学的な展望は神話上の生き物、景色やイメージから拡がる。そして、個人として、英雄や悪人は私たちの内なる世界に住み続ける。神話学は宇宙のリズムが演じている人間の深い経験の乱闘である。それを「単なる」物語として格下げすると、私たちはその中を上手く切り抜けて終わり方を選ぶことができなくなる。

20世紀のヘルメス

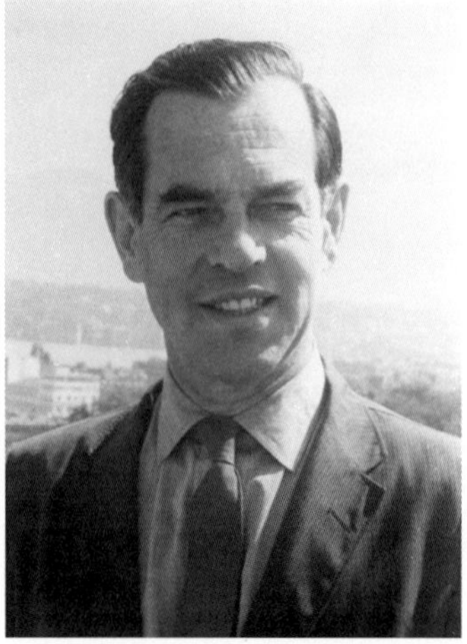

ジョセフ・カンプベル

彼は、たくさんの話の引き出しをもつ人で、次は彼の最も好きな話の一つである。宗教をテーマにした国際会議に出席するために来日していたカンプベルは、アメリカの代表者である社会哲学者がある日本人の神主にこう話しているのを聞いた。「私たちは多くの儀式に出席して数多くの神社をみてきました。しかし、私はあなたたちのイデオロギーが理解できません。またあなたたちの神学も理解できません。」するとその日本人はしばらく沈黙してからゆっくりと頭を振り、答えた。「私たちにはイデオロギーがありません」。「神学もありません。私たちにあるのは、踊りだけです」。そしてジョセフ・カンプベルは天空の音楽に踊ったのである。
ビル・モイヤーズ

ジョセフ・カンプベルはアメリカ人学者で、彼の神話学への興味は20世紀末の世代の世界的な統合への移行を手助けした。彼と神秘家クリシュナムルティ、グレイトフル・デッドのロックミュージシャンやジャーナリストのビル・モイヤーズとの出会いはすべて私たちの生活における神話学の役割が広く受け入れられるようになるのに役立った。カンプベルは儀式と神話が密接に結びついていて、原住民による儀式についての知恵が薄れ、私たちが儀式を行うべき生物であるという真実を否定すると創造的な合理主義ではなく若者の世代を導くことができない精神性の欠如に繋がると信じていた。彼は、『千の顔をもつ英雄』と『神の仮面』を執筆して学識を深め、迷宮から出る方法をたくさん残してくれた。

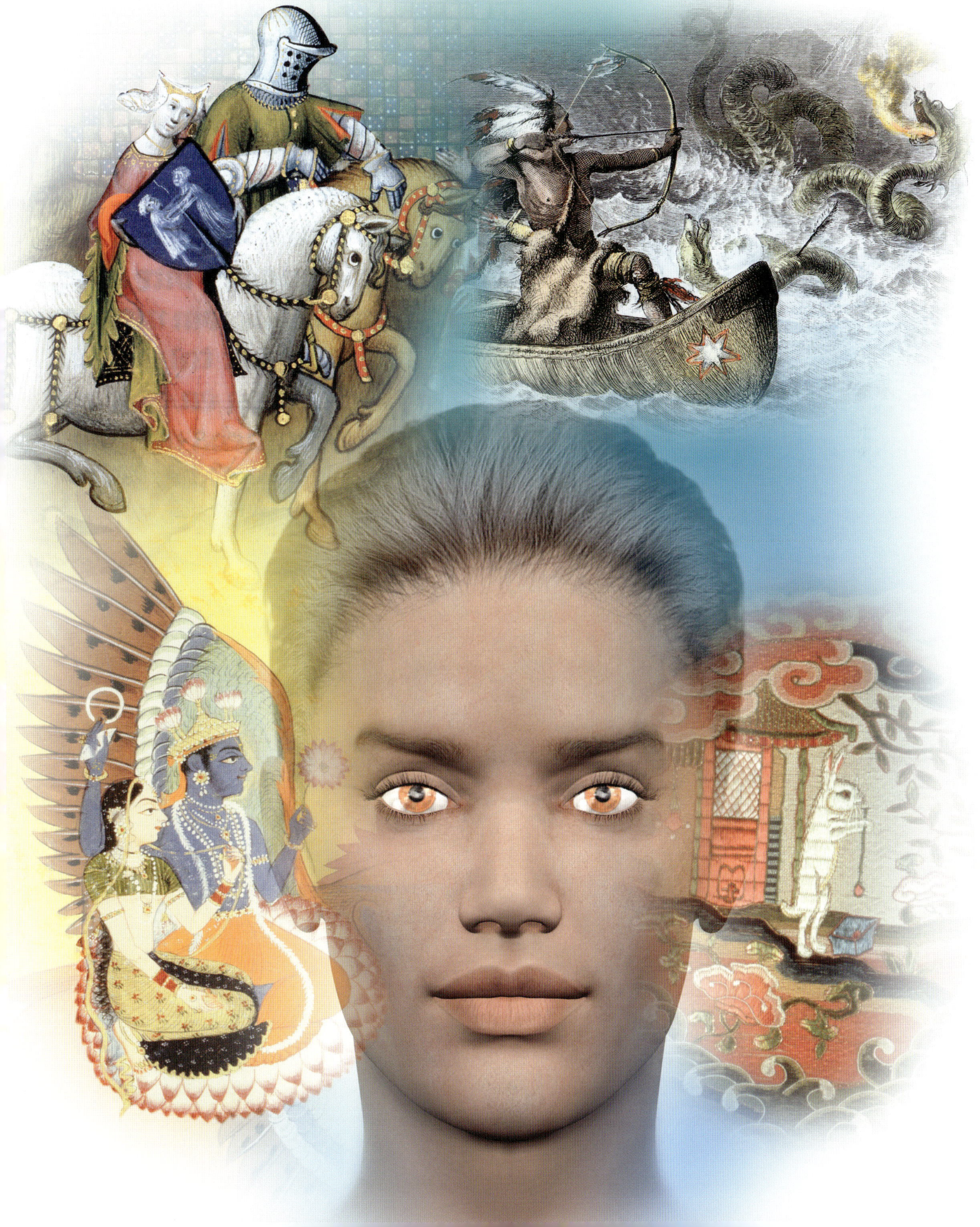

この世界、超越した世界、中間世界

奇跡は自然に反して起こるのではなく、
私たちが自然について
知っていることに反して起こるだけだ。
聖アウグスチノ

通常、私たちは感覚には限界があると思っており、それを越えると超自然的として捉える。これらの限界は感覚、知覚と認識の境界を設定するので、繊細な感覚器官、優れた認知処理、感覚情報の分析及び過去の感覚的印象についての例外的な記憶を含む。

私たちの通常の感覚的限界の先端には、非常に発達した感覚をもつ人たちがいる——ブドウ酒商人、調香師や絶対音感をもつミュージシャンなどがそうである。だが、これらの限界を超えたところには、集合的経験を超越した超自然的な感覚知覚を経験する人たちがいる。

境界を越えて

そのような知覚はしばしば「超感覚知覚(ESP)」または「超感覚」と呼ばれているが、どちらの定義もその現象を正確に捉えていない。基本的に、聞える音(声のことが多い)、みえるヴィジョンや起こる認知には確認できる原因がない。私たちが何かを知覚するときに私たちの大部分にとって不可欠な刺激要因が見当たらない。「超感覚知覚」が私たちの科学を妨害するのはそのためだ——私たちは、感覚を刺激する要因で私たちが自覚しているものがないと考えるより、そのような要因がまったくないという前提をもっている。もっと正確には、「超自然的感覚」といった方がよいだろう。

メンタリズムとは、繊細な手掛かりを観察することで他人の思っていることを読み取ることだ。顎と喉の動作や脳が記憶を探るときに起こる目の小さな動きを観察することで心の中で言っている言葉や音を読み取ったりするのだ。同じように、脳がどのようにして片側で受容した感覚からの手掛かりを最も簡単な方法で出力するかについての知識を利用して他人を特定な思い方、感じ方または行動をするように合図を送ることもできる。「人を庭園の小道に導く(人を騙すという意味合いが隠れている)」は、心理学と認知の基本的な法則を使って他人を段階的に操る方法について正確に表現している。

この行動は倫理面への配慮が必要であり、他人が恩恵を受けることは滅多にない——例外なのは、ヒーリングに使われるときであり、その場合はそのプロセスの本質的な要素である。西洋医学は上記のようなことを主に「医者の患者に接する態度」だとするが、他の伝統は、患者の意志に影響を与えずに内なる治癒力を呼び起こす高度な技法を開発してきた。20世紀末の代替医療の標語は、自分の潜在的ヒーリング能力を刺激するという内容だった。

超感覚の仕組みについてはたくさんの仮説がある。ルパート・シェルドレークが提唱した形態形成場(morphic fields)は非線形体験の基礎となるもので、カール・ユングが提唱した「集合的意識」に近い。これらの用語はまだ主流の生物学の境目に存在するが、私たちがさらなる答えを得るのは私たちが体験の混沌の中に完全に飛び込んでからかもしれない。これは、どこかで私たちに機械的生活への進出——私たちが最初に火を起こし、道具を拾ったとき——から戻ってくることを要求している可能性がある。そうすることで意識自体が私たちがもっている最も発達している道具であることに気づくだろう。

私たちはスムーズで統一性のある真実への執着を緩めて、人間の経験が含まれるようにその科学的探究を再び自分たちのものにしようとするかもしれない。そうしたら、私たちは、人間の生理学の知られていない構成要素と、私たちの体験の知られていない素晴らしさの対極をみるかもしれない。そしてそれらをみることでそれらは収束するかもしれない。私たちが宇宙の法則よりそのパターンを発見し始めると、それらのパターンをどのようにして作っているのかも解明するだろう。

ここで、私たちが身体のスピリチュアル及び経験的な景観について抱いたことのあるヴィジョンを尊重して描写することを目的とした章に突入する。そしてこの中間のインターフェースも上手く探ぐれることを願う。そのようにして、私たちは自分たちのパターンや個人としての私たちと人間であるということの性質についての洞察をみつけることができるかもしれない。

パープル・ヘイズ

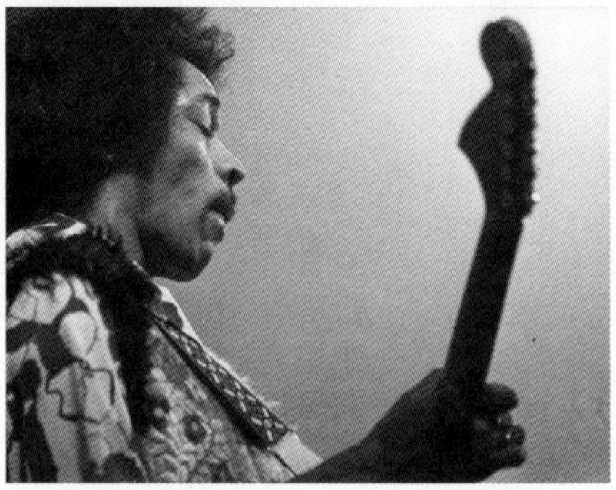

共感覚(synaesthesia)——遺伝的傾向なのか、それとも神経の発達によるものなのか?

ジミー・ヘンドリクスはE7#9のギターコードを「紫色」と言い、パープル・ヘイズという曲の中でそのコードを使う度に「パープル」という単語を歌っている。共感覚は、私たちが音をみたり色を聴いたりする感覚入力と受容が交差する領域をさす。

この原因は完全には理解されていないが、遺伝的傾向と神経の発達——知覚を支配する神経経路が形成されると(すべての赤ちゃんは共感覚をもっている)、その経路がなぜか「交差」する——の組み合せだと考えられている。そのような状態を病気と呼べるかどうかは議論の余地がある——なぜなら共感覚を経験する中では、一般人よりアーティストの方が8倍も多いからである。確かに知覚、そして現象と経験の解釈においてもより柔軟性がもてる状態である——その柔軟性は様々な瞑想法により求められており、私たちの宇宙の境界の裏がみえるように感覚の壁を内側に崩すことを要求される。

これは自覚の三角測量である。三角測量は信頼できる既存の位置を2箇所記すことにより位置が知られていない3箇所目を探し出せるという手段である。共感覚をもつ人たちや自らを比喩に浸すことができるアーティストたちは、自己の経験を集合的意識の外に描くことができる。これは彼らの独自の狂ったヴィジョンと組み合わさると、私たちに知覚の性質を反射してくれる3つ目の位置を生む。

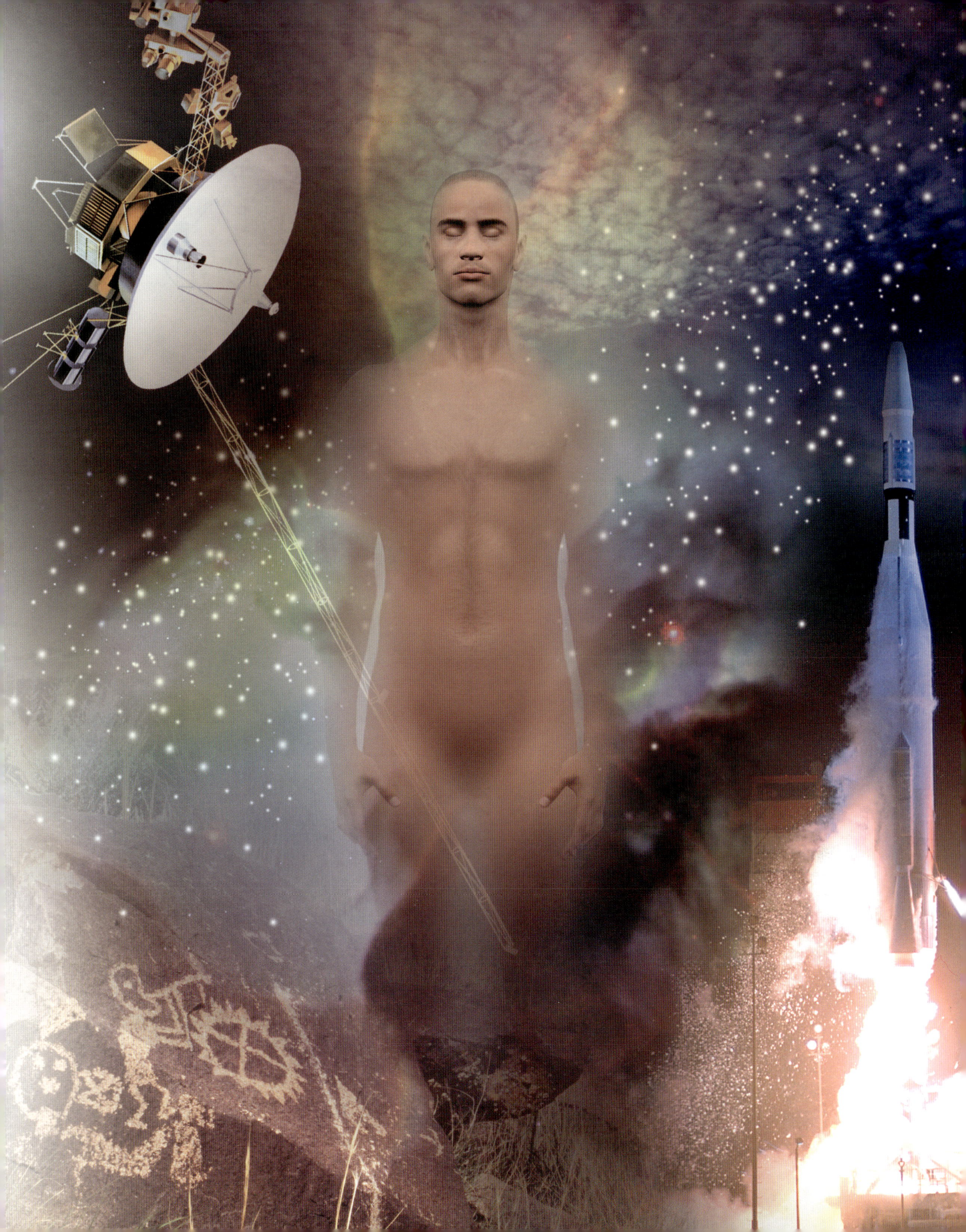

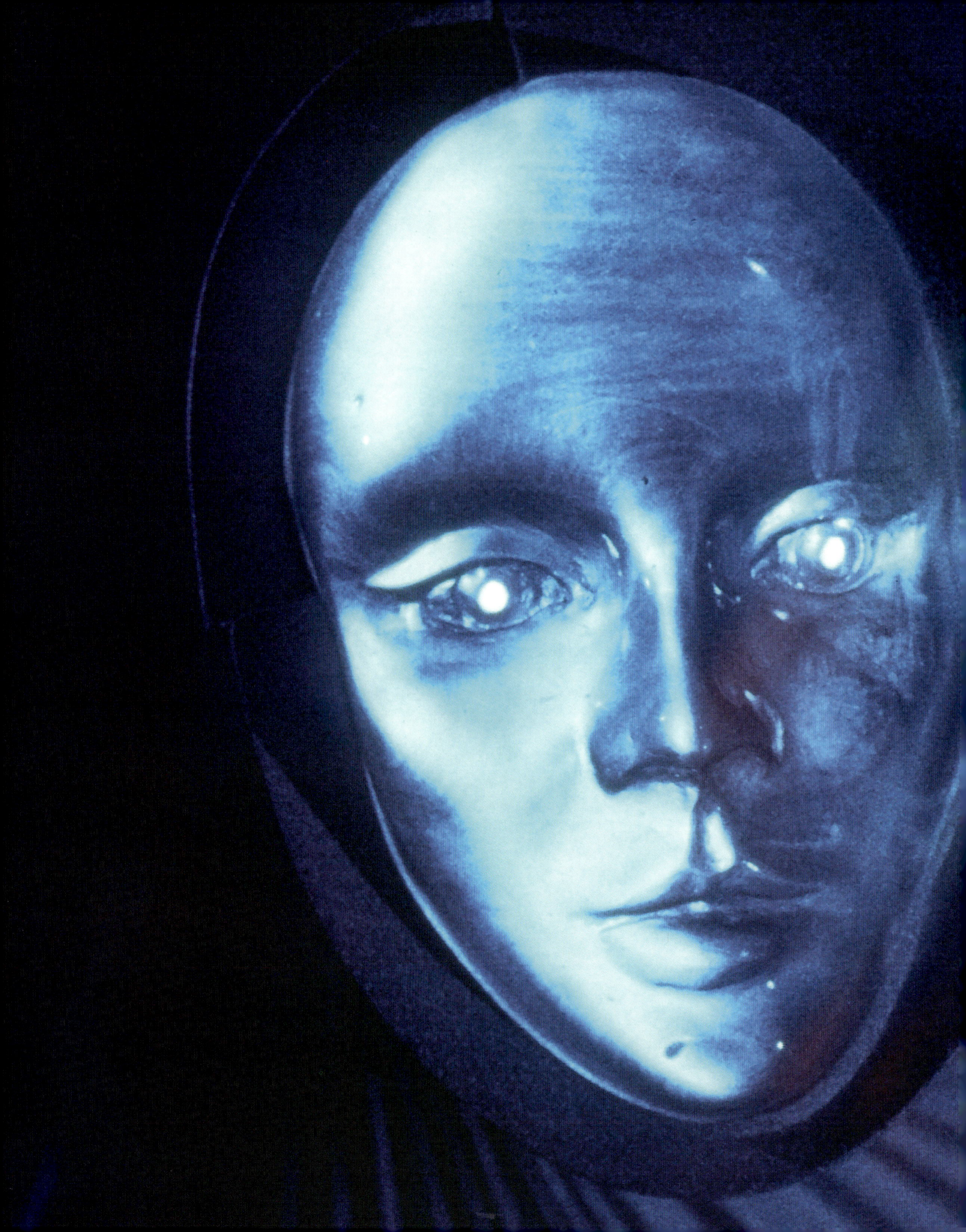

鏡

形のホログラム

一粒の砂にも世界を
一輪の野の花にも天国を見、
君の掌のうちに無限を
一時のうちに永遠を握る。
ウィリアム・ブレーク
（出典：無垢の予兆
『対訳　ブレイク詩集　イギリス詩人選(4)』岩波文庫）

神秘家は、創造の全体性（全体論の基本的な美徳）を知覚するために創造の明確で些細な一部を活用するが、それはブレイクの相互関連性にもみられる。神秘家がもつこの能力は、最近まで主流の科学にとって偽りの空想にすぎず、全体論の原理が虹彩学（イリドロジー）や耳介療法（オリキュロセラピー）などの治療法に適応されてきた事実も同様に無視されてきた。しかし、身体（または世界）の全体にアクセスして影響を与える方法が、ホログラフィー——科学の他のどの分野より私たちを空想的な世界へ導く体系——によって説明がされ始めている。ホログラムは、（少なくとも）3次元の光の芸術的な像である。これらの像を記録するには、レーザー光を記録したい物体にあて、物体の各点から生じた反射光をとらえる。そしてそれらの反射光が干渉してできるインターフェランスを記録するのである。またそれを使って空間にその物体とそっくりな像を映し出すことができる。

これらのことを土台にホログラフィーがもつさらに素晴らしい側面によって量子論の世界への扉が開いたのである。ホログラムの干渉縞の記録をもつ写真乾板が粉々に割れると、その乾板の一つ一つの小さな欠片にはその干渉縞全体の記録が刻まれている。これはホログラフィーによるマルチイメージングで、私たちの今日の世界についての直感的理解に反する。それは、光波が情報を貯蔵する方法が線形でも有限でもなく、遍在して無限だからである。

アラン・アスペクトが1980年代に監督した実験は、素粒子が光よりも速い速度で情報を分かち合う（非局所性の）性質をもつことを示した。これはアインシュタインの相対性理論によると不可能だが、ロンドンを中心に活躍していた今は亡き医師、デイヴィッド・ボームはある解決策を提案した。彼の考えでは、情報は移動も伝達もされない。なぜなら、2つの分子は分離されていないからだ——一つの根本的な現実がもつ二つの観点であり、それらの間には「局所性」が存在しない。光波は、空間と時間を超えたゼロポイントという距離がない領域を共有する。

本章ではホログラフィーによるマップを活用する治療法をいくつか紹介する。これらは、一部分から全体をみるホログラムがもつ性質から誕生したものだ。多くの治療法はホログラフィーの科学が登場する遥か昔から存在しているが、それらのホリスティックな体系にはホログラフィーの一般的な原理が埋め込まれている。それぞれのホリスティックな鏡には、独自の歴史と関連する治療法があるが、身体のどの部分が鏡として使われるかによって、その部位の特定の機能から生まれるユニークな観点もある。

虹彩学

光の円筒

私たちは光の存在である。光から栄養をもらい、
光の円筒によって作動する。
この細胞がもつ「ヴィジョン」は医学の発展に
おける次の飛躍的進歩への扉かもしれない。
明らかに、私たちは医学をそのレベルまで
発展させたければ細胞の言語を習う必要がある。
Guenter Albrecht-Buehler

虹彩学（イリドロジー）は、ボディ・マインド・スピリットの全体をホリスティック（全体的）に映し出す鏡として、目、特に虹彩を使う診断技法である。この技法では、目を体系的に地図化することで、体質、生理学的機能、心理的状態における微妙な変化を見極めることが可能だ。

魂の窓

目の中の情報は豊富だが、私たちが他人の目にみえるものはしばしば意識的には処理されない。一般的にはこれは社会的慣習のレベルでのことで、私たちが地位と尊敬、愛情と親密さを相手に伝える方法である。それはつまり、群れで行動する動物と類似した行動的特徴であり、私たちが相手をみつめるときのその長さと激しさにおいて社会的地位が示されている。目が「魂の窓」と呼ばれ、中医学では意識の「精神性の輝き」とされている理由の一部は、相手の目をみることでその人の性格や意図していることが本能的に読み取れるからだ。

虹彩

目の色のついた部分——虹彩——は、網膜に入る光の量を調節する役目を果たす。虹彩の線維は指の指紋と同じぐらい人によって違いがあり、現代のセキュリティシステムにとって貴重である。虹彩分析士（虹彩学の専門家）にとっては、虹彩は光に基いた膨大な情報をもつ「光の円筒」である。

目から情報を読み取るという技法の起源は中国、ネイティブアメリカ、バビロンやエジプトに遡る。1920年代にツタンカーメンの墓が開けられたとき、虹彩の画像が詳細に記録されていた銀製平板が発見された。フィリプス・メイエンズは、1670年代に刊行されたChiromatic Medicaの中で虹彩による診断法について記述した。実際、現代虹彩学の父とされているのは、ハンガリー出身の医師、イグナッツ・フォン・ペーズリーである。

今日のプロの虹彩分析士は、通常、虹彩学による診断をハーブ療法、栄養面を重視した療法、ホメオパシーや生活様式についてのアドバイスと組み合わせる。虹彩学のユニークな側面の一つは、今後どの器官に負担がかかりやすいかを推測することができるということだ。これは、虹彩の線維の「織り方」にみられる基本的体質と、虹彩自体にあるマークに示されるストレスが表れている箇所を記録することで可能である。虹彩分析士は、身体に溜まっている毒素や欠如している栄養素を見極めるために虹彩学の技法を使う。虹彩分析士によって身体、精神、霊性のどれに焦点をおくかが違ってくる。一般的には、虹彩の構造は、その線維の織り方から私たちの体質についての基本的な情報が得られる。

- **シルク（絹）・アイリス**：ぎっしり織られた繊維は生産性のある活発な体質を表すが、ガスが溜まりやすく、意識を失いやすい。
- **リネン（亜麻）・アイリス**：これが最も一般的である。織り方が均一で、落ち着いたエネルギーを表すが、人格もより軟らかい。
- **ヘシアン（麻）・アイリス**：クモの巣のようで、健康維持をされた方がよいと思われる弱い体質を表す。

虹彩学の診断法の有効性について、二重盲式を用いた実験では成功率が低く、その研究結果は否定的なものだが、その診断法を実際に用いた治療家を調査した結果、体質のタイプと病気への傾向と高い関連性が示される。

虹彩学には一つ問題があり、それは、虹彩の特徴と身体の様々な部位を関連づける体系が12もしくはそれ以上あるということだ。これを理由に科学者は虹彩学を疑似科学と考える。しかし、イタリア人医師ヴィンセンツォ・ディ・スパツィオは、虹彩は身体の状態を表わす（したがってホログラフィーの鏡の役目を果たす）だけではなく、受容体でもあり、特定の光は体内の機能と時間のバランスに影響を与えることを示唆した。このようにして、目の鏡は光、意識と身体の関係性のインターフェース及び表現方法となる。

光の言語

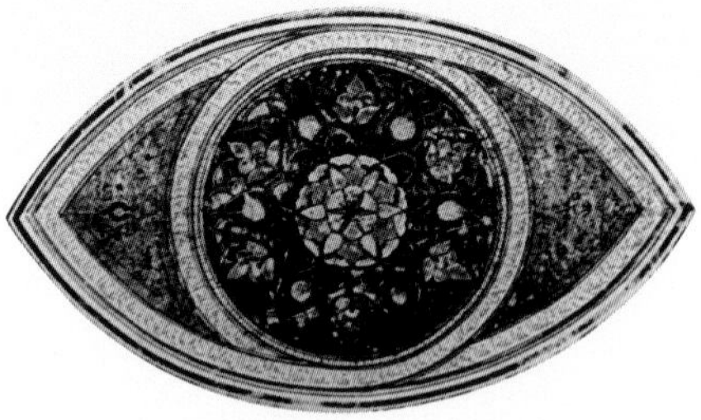

アラブの魔除け効果をもつとされる目のモチーフ

虹彩学についての最先端の研究では、虹彩と身体の他の部位の間を繋いでいるとされる光について研究が進められているが、内臓が目から入ってくる光の質、量と色によって直接的に影響を与えていると考えられている。これは、やがてタントラ、マンダラ、カリグラフィー、シンボル、イコンやフラクタルをみつめることでボディ・マインド・スピリットがどのように影響を受けるか、そしてそれらがどのようにして健康と意識を左右できるかについて解明するかもしれない。スピリチュアルな伝統が使う方法もまさにこの方法である。つまり、そのようなイメージ——それらがどんなに飾り立てられたもしくは質素なイメージであっても——などがエネルギーボディーへ与える直接的な影響を精神の制限的及び解釈的なフィルターを通すことである。これが意識に変化をもたらすために視的刺激を意図的に使用する方法である。

これらの性質をもった視的触媒は、エネルギーボディーの中に存在する様々な意識レベルを活性化し、開花する。それにより、スピリチュアルな道で達成したことをしっかりと身につけて、さらなる拡大の領域への新しい門を開く。シンクロニシティによって得られた意識の技術を活用していく中でホログラムについての秘密が解明されるようになるが、同じように、私たちが身体の全体が範囲の広い光のスペクトルの中にある情報と次元を受け取りそれに反応していることに気がつくと、目のホリスティックな鏡も投影されるようになる。身体のすべての組織にはフラビン分子（人間の網膜を作る光受容体）を含むので、ヤントラの伝統的な使用は全身に影響を与えることになる。

小脳、感覚野
生理学的脳
大脳、運動野
生理学的脳
感覚的、運動移動
生気、生命
五感の領域
先天的、精神的
性的衝動
性的倒錯
延髄
乳突
耳
皮膚
首
肩
肺
上
中
下
精神能力
目
上顎
鼻
口
下顎
扁桃腺
喉頭
咽頭
皮膚
顔
甲状腺
喉
声帯
気管
食道
肩甲骨
背中の上部
上
中
下
気管支
横行結腸
上行結腸
胃
胃
小腸
盲腸
大腿部
気管支炎
肋膜
胸郭
胸郭
肋骨
胆嚢
手、腕
肝臓
横隔膜
上腹部
上腹部
卵巣、精巣
膝
骨盤
腹膜
股間
足
腎臓
会陰、恥骨
膣
膀胱
背中の下部
下腹部
骨盤

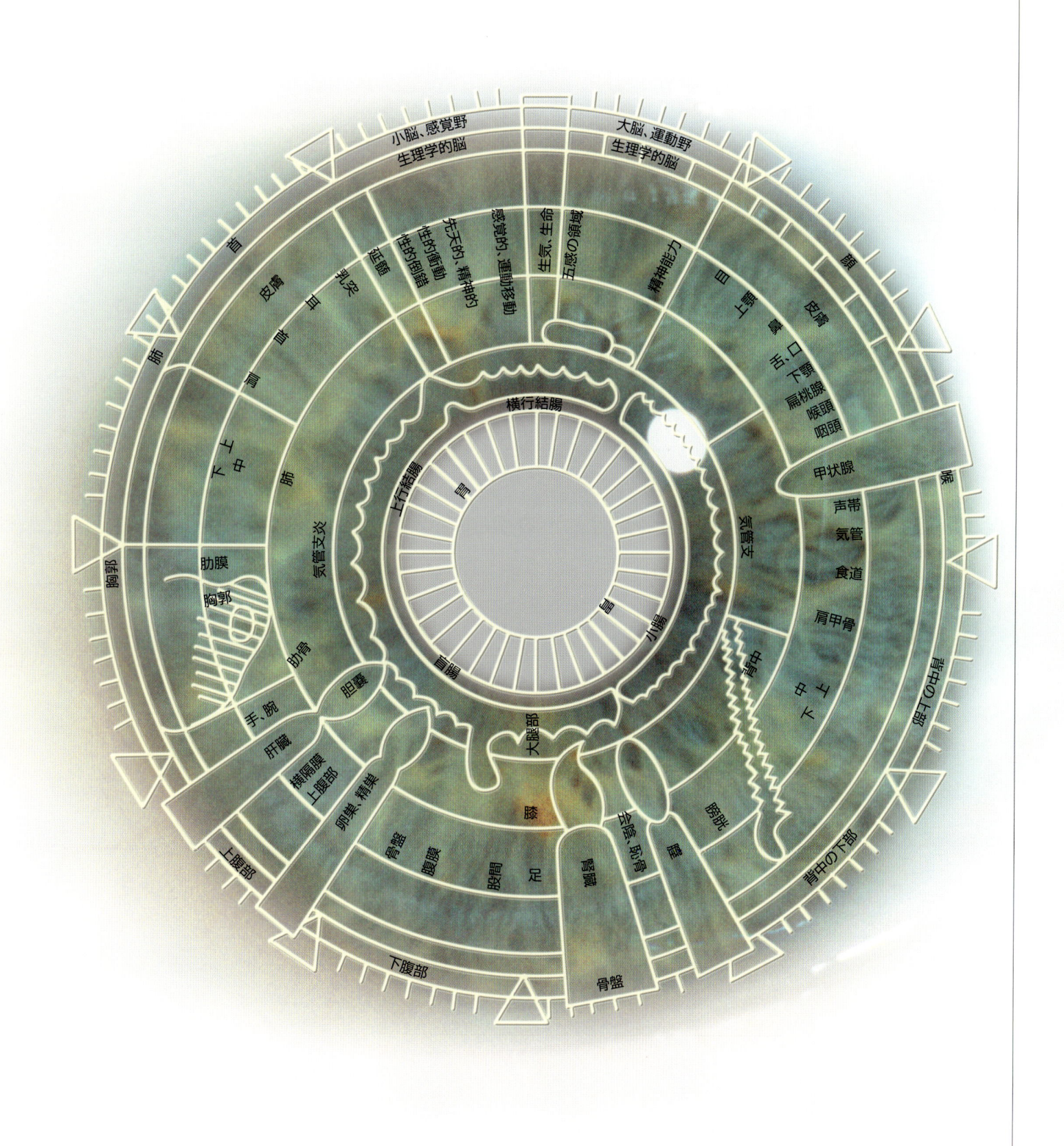

リフレクソロジー

足のホリスティックな鏡

私はそれ以上地面を覆っていた
岩石の間を通り抜けることができなかった。
日がとっぷり暮れてしまっていたのだ。
しかし、私は裸足の足に薄いサンダルしか
履いていなかったにも関わらず、
岩から岩へ足元を滑らずに飛び移った。
私はlung-gom-pa、
つまりトランスウォーカーになったのだ。
そしてすべての妨害物や疲れを忘れ、
もくろんでいた目的に向かって、
地面にほとんど足をつけずに、
ただ地球の表面をかすみながら
飛んでいたのである。
ラマ・ゴビンダ

リフレクソロジーは足をマッサージすることで全身を癒す補完医療の一つだ。ボディ・マンド・スピリットの全体を反映している足のホリスティックな鏡を通して、リフレクソロジスト(リフレクソロジーの治療家)は身体にあるエネルギーの停滞を感知する。

リフレクソロジーの起源

リフレクソロジーが明白な治療法として確立されたのは、20世紀になってからだが、その起源はそれより遥かに古い。足を揉む行為は本能的であり快楽をもたらすため、多分、人間は2足歩行を始めた頃から足をマッサージしてきた。

中国の若石健康法の起源も同じように古代に遡るが、西洋にリフレクソロジーの体系とは異なる。若石健康法では様々な圧痛点を石または木製の圧棒で押す方法で、強い刺激を加えることがある。また、リフレクソロジーとは異なる様々なマッサージの動作(親指を滑らせる動きなど)を使う。

文化的伝統

世界中の多くの文化では、足には、神聖及び性的な意味合いがある。習慣や治療法は様々で、例えば、中近東では足にオイルを垂らしたり、東洋ではグル、マスターや年長者の足に接吻をしたり、古代ギリシャでは未婚女性の足をみることがタブーとされたり、ヒンズー教及びイスラム教では神聖な場所では靴を脱ぐ習慣がある。

足が神聖かつ性的な二重の側面をもつ理由は、脳内の感覚野にある足と生殖器に対応する部分がそれぞれ近いことから、神経と関係があることかもしれない(P64参照)。足は、神聖かつ性的なシンボルとして人類の歴史上何度も使われてきたが、その表現方法は表現豊かだったり抑圧的だったり様々だ。

10〜19世紀の中国では、高い階級の女性は、足を骨折されて「黄金の蓮」のように小さくなるように再び形成された。歴史上の様々な時代では、ハイヒールの靴が男女のファッションの流行とされてきた。20世紀末では、靴が合成材料で作られるようになったため、足が必要に応じて呼吸できなくなり、足の匂いが増し、さらに地球のエネルギーが身体に入っていくのを遮断してしまった。このような靴の作り方は、間違いなく、世界中のシャーマンが披露してきたようなレイライン上をトランスウォーキングをする能力を私たちから奪ってしまった。

上記のよなファッションや習慣は、足の健康だけではなく、ボディ・マインド・スピリットの全体に影響する。その影響の度合いは大きく、私たちの足の裏の状態によって、私たちの地球とのエネルギー的な相互作用が促進されて発展されるか、抑圧されて遮断されるか、のどちらかである。サンダルは世界中の多くの文化にとって象徴をもつものだが、それは、地球の等高線やエネルギーを足で感じて、儀式的及び実用的な保護の役目を果たすためだ。

靴を買うときに、望ましい元型やエネルギー作用、そしてそれがいかに私たちの地球上の生き方を形作るかを考える人は少ない。

アンクマホールの医学

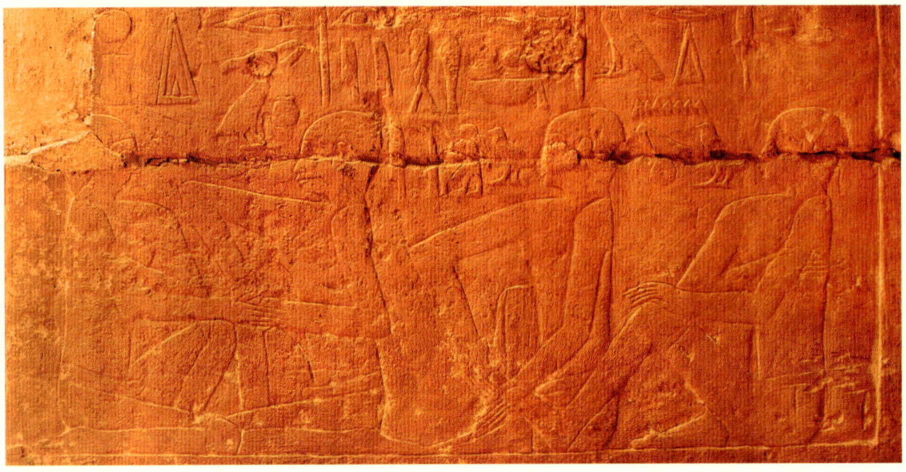

サッカーラ(ギザのすぐ南)で発掘された5000年前のエジプトの絵文字には、足のマッサージがされている絵が描かれており、高度な倫理観を示す。刻まれた絵に書かれている文の中では、患者が治療家に痛くないように治療を行って欲しいと頼んでいる。それに対してその治療家は、「私はあなたが私を褒め称えるように治療を行います」と回答している。これが単なる遊びで描かれた絵ではなく、ある治療法を示していることは、この絵文字が当時の尊敬されていた医師アンクマホールの墓の中で発見されたことから明確である。

ナイルデルタの足の治療家

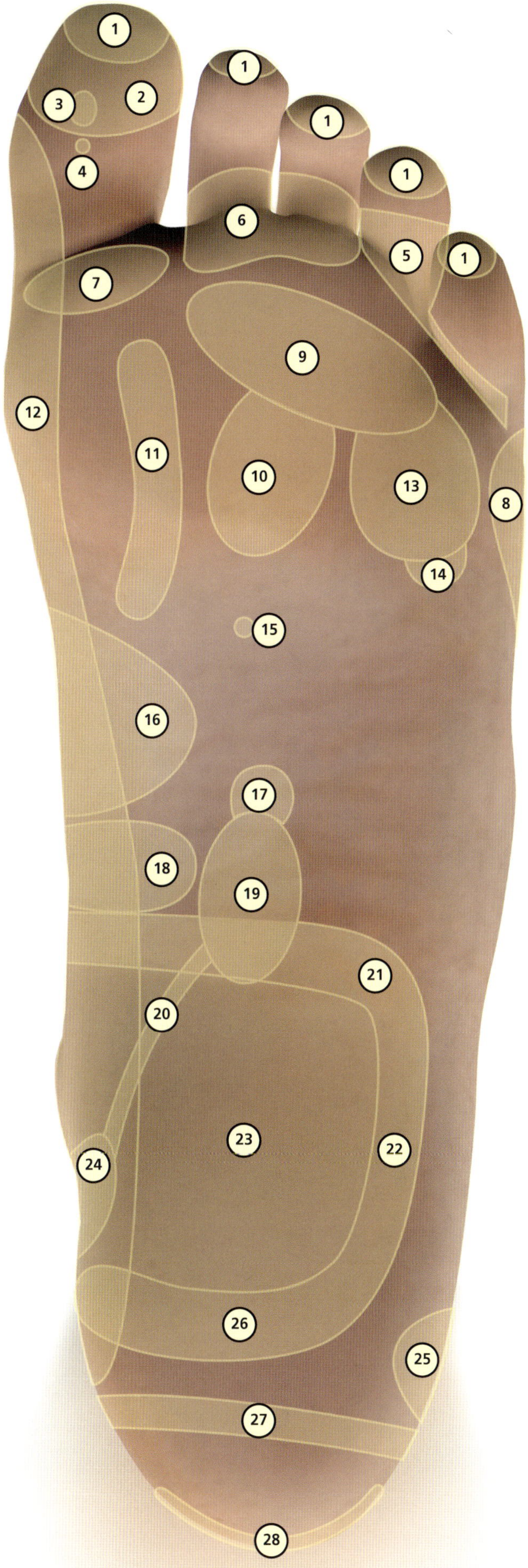

左足
1 鼻
2 脳
3 下垂体
4 松果体
5 耳
6 目
7 副甲状腺／首と喉
8 肩
9 肺と気管支
10 胸腺
11 甲状腺
12 脊柱
13 心臓、動脈と静脈
14 脾臓
15 太陽神経叢
16 胃
17 副腎
18 膵臓
19 腎臓
20 輸尿管
21 尿管
22 横行結腸
23 小腸
24 膀胱
25 腰
26 S状結腸
27 坐骨神経
28 痔核

現代リフレクソロジーの先駆者

リフレクソロジーの起源は足をマッサージするという民間伝承で受け継がれてきたセルフヒーリングの伝統である。それは、16世紀にヨーロッパで湧き上がりつつあったゾーン療法とやがて組み合わさって今日私たちが知っているリフレクソロジーに発展した。リフレクソロジーは、皮膚の表面と内臓を複雑に結びつけている神経の体系的な探究であり、その研究者は世界中の様々な国の出身である。

- 1870年代にロシア出身のイワン・パヴロフは、条件つきの反応について他のロシア人心理学者の功績を発展させた。

- 1890年代にイギリス出身のヘンリー・ヘッドは、皮膚の過剰に敏感な部位を病んでいる臓器と関連づけた。

- 1890年代にドイツ出身のアルフォンス・コーネリウスは、反射区のマッサージによる治療法を発展させて圧痛点を長く揉むことに重点をおいた。

- 1917に、ウィリアム・フィッツジェラルドは、ウィーンで『Zone Therapy（ゾーン・セラピー）』というタイトルの本を執筆し、その中で身体の10つの縦方向の反射区を説明した。

- 1919年にアメリカ出身のジョセフ・ライリーは、『Zone Therapy Simplified（簡単にしたゾーン・セラピー）』を出版した。この本には足の反射区とそれらが対応する臓器について詳しい図が含まれている。

- 1930年代にアメリカ出身のユニス・インガムは、足のマッサージに身体の反射区についての知識を導入してリフレクソロジーの治療法を体系化した。

以来、リフレクソロジーは補完医療として確立され、そのアプローチには東洋医学の様々な経絡の構造が統合されている。

スジチム

韓国の手指鍼治療

身体の他の部位は話し手を手助けするが、
手は自分で話す。
私たちは手を使って、尋ねたり、約束したり、
祈願したり、追放したり、脅かしたり、
懇願したり、非難したりする。
また、手を使って、恐怖、喜び、悲嘆、疑い、
同意または後悔、中庸または豊富を表現する。
そして時間と数字を記す。
マルクス・ファビウス・クインティリアヌス
（1世紀ローマでの演説者）

スジチムと呼ばれる韓国の指手鍼治療法は、最も詳細かつ精巧に手の地図を描いた療法である。東洋医学でも何千年も前から経絡の位置を人体図で描いてきたが、耳や手を使った鍼治療が診断と治療を目的とした確立した体系として登場したのはここ50年間である。

経絡のマッピング（位置づけること）は何世紀も行われてきたが、手は、身体の経絡のほぼ半分と繋がっていたが、単独のホログラフィーの地図として描かれることはなかった。経絡の極性が陰から陽へ、そして陽から陰へと変わるのも手と足においてだ。各経絡は指先もしくは足先でどちらかの極性が優勢になり（例えば、身体の前面では陰）、手または足の反対側を上っていくと反対側の極性に変わる。伝統的な鍼治療で使われている手足のツボの方が、通常、腕、脚や胴体のツボよりも痛いのはそのためである。それでも、韓国の手指鍼治療は他の鍼治療よりも痛みが少ないとして知られている。

マッピングと治療

韓国の手指鍼治療では、手の身体とのホログラフィー的な対応は、身体的及びエネルギー的な要素に基いて位置づけられている。この方法では、中指には胴体の中央部分、首と頭部が配置されている他、腎臓、胃と任脈という経絡のそれぞれの全体が縮小されて含まれている。掌は身体の前面、そして手の甲は身体の後面に対応する。

この体系自体は、1970年代に韓国人医師、ウー・タエ・ユーにより発見されて開発された。それ以来、この治療法は広く普及して、今日では韓国では家庭で行う療法として使用されている他、患者は訓練された鍼治療師のセッションを受けることでより高度な診断、治療と家庭でできる治療の仕方を教わる。家庭での治療には、鍼を使わずに身体のバランスを整えることができる小さな粒を皮膚に貼る。

スジチムでは、より伝統的な鍼治療で使われている様々な治療方法を導入してそれを単に手にある身体の縮小図に当てはめて行う。「龍を囲む」アプローチは伝統的で、スジチムに相応しいとされている。この方法では、身体の病んでいる部分の周辺にあるツボをすべて刺激する。

スジチムは手の最も詳細な地図を作り上げたが、身体のエネルギーに集中してそのエネルギーを変えるのに手を使う最も古い伝統ではない。耳の不自由な人たちは主に手話を使い、世界中の道路では手で合図する手段が取られている。しかし、これらはあくまでも一種のコミュニケーションの手段であり、自分のエネルギーをコントロールして、変化させて、自分の身体の中に取り込むために手で形を作る方法を実際に教える伝統がある。これは主に、流動的なスピードと手の形に焦点をおく詠春（ウィンチュン）などの武術や手を使って身体のエネルギーを取り込んで意識を変えて調節するヒンズー教や仏教の瞑想にみられる。これは手でタリスマンと武器の形を作っている（下記参照）。

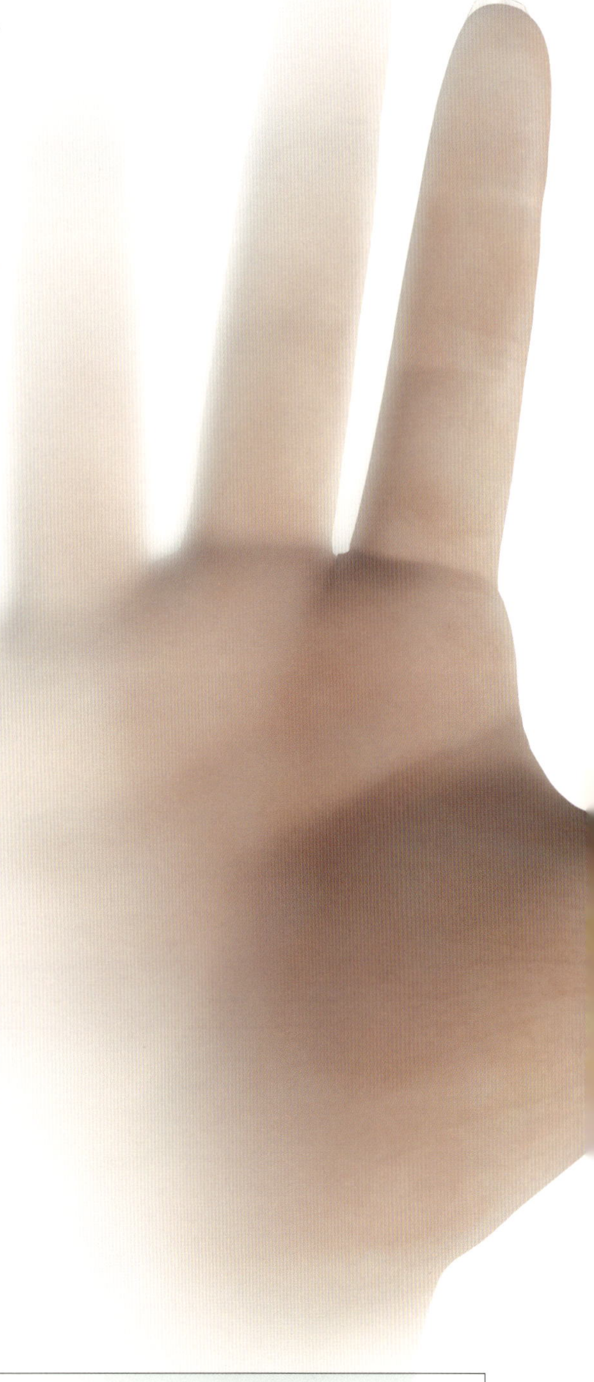

タリスマンの役目を果たす手

ムードラ（P100も参照）は、私たちの手のエネルギーを形作ることで、私たちの意識の焦点を形作る。それぞれの形は各指のエネルギーの他、掌、手首と手の甲の要素を発揮させる。それぞれの伝統では、手の各部分にはそれぞれの使用方法と一致した意味合いをもつ。例えば、掌はもつ、指節は殴る、人差し指は指すという意味合いがある。これらの普遍的なテーマ以外に、手には要素とそれぞれの経絡の他、スジチムと呼ばれているこの韓国の手指鍼治療法で使われる地図の全体も位置づけられている。手で形を作ることでエネルギーを操るが、それは瞑想や私たちの意識を導くときにテンプレートとして使うことができる。

左手
1 肝臓
2 任脈
3 肺
4 胃
5 脾臓
6 心臓
7 腎臓

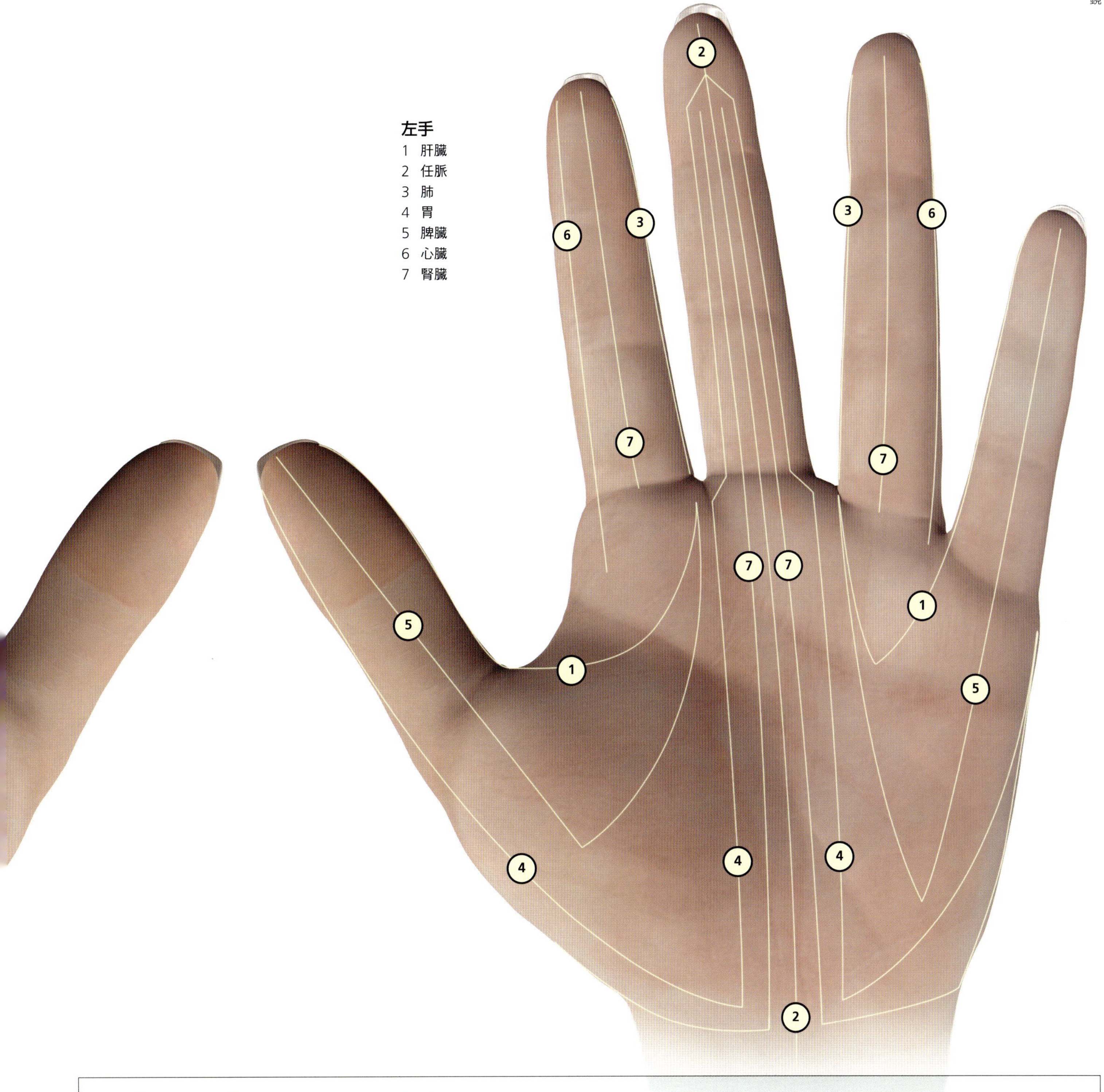

手を武器として使う

手相が世界中で民間伝承によって受け継がれてきた特産物であるように、手は、ヒーリング、瞑想や武術の世界で様々なことを映し出してきた。手で色々な形を作ることによって、私たちの意識を方向づけて、変換させて、さらに保護するために非常に具体的な方法で私たちの意図しているエネルギーを形づくることができる。

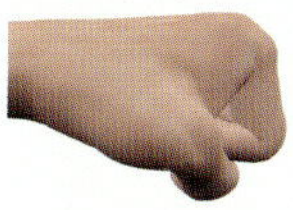
フィスト・ストライク
(拳の技)

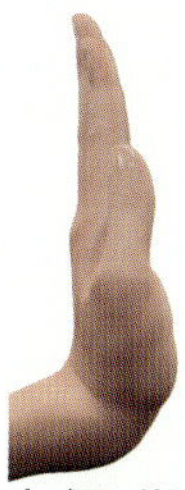
ナイフ・ハンド
(ナイフ形の手)

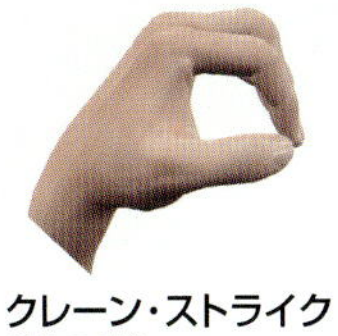
クレーン・ストライク
(鶴の技)

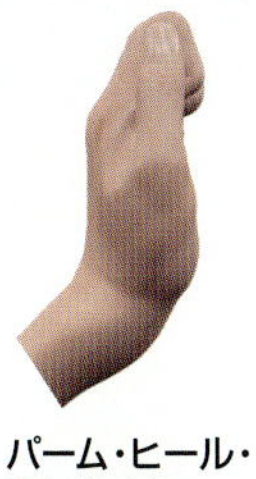
パーム・ヒール・
ストライク
(掌の踵の技)

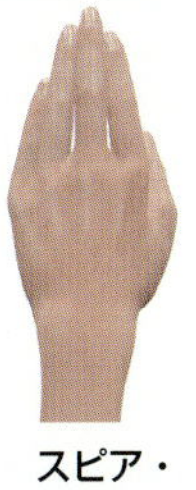
スピア・
ハンド
(槍形の手)

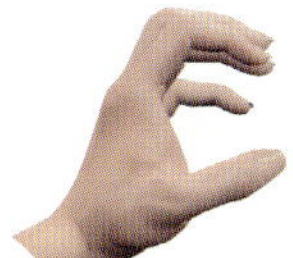
タイガー・
クロー・ハンド
(虎の爪形の手)

顔相

人相と視点

横顔はそのようなことについての知識を
もっている人にカルマを明らかにする。
どの顔でも、よく観察すると
その横顔の中に過去世の物語がみえてくる。
あなたの今の役目は、その横顔を検討して
それが愛とどのような繋がりがあるかを
見極めることだ。
例えば、エジプト人が横顔の絵でも正面を
向いているかのように目の色を塗ったかを
考えてみるとよい。また、聖蛇ウラエウスが、
何故側面からみたときのみ、エネルギーを
放出しているようにみえるのか。
真実の人は、色々な側面からみられ、
どれ一つ同じではない。
デイヴィッド・オヴェイソン

私たちが世界にみせる顔は、私たちの様々な層と真実を含んだ難問と混ぜ物のようなものだ。文化によっては、真実は一次元的で、法律や価値観などに基いているが、他の文化は、その文化がもつ言語にある嘘をつくための言葉の豊富さを誇りと、それはそのような「ほら話」には色々な意図があり、結果を生むということを強調する。

人相学

現代の人相学は、西洋の歴史上では骨相学(頭部をみて判断する方法。P94〜95参照)から発展した。1930年代に、ロサンゼルスで判事を務めていたエドワード・ヴィンセント・ジョーンズは、裁判所で彼の前に現れた悪人の性格と行動を顔の特徴から「読み取る」ことができると考え、その記録を取り始めた。彼が発見したことについての研究もいくらかされたようだが、その結果は今日残っていない。完全に確立した方法論がインドと中国で登場し、それらは、アーユルヴェーダにおける人体の地図と経絡が同じような発展を遂げて実践されてきたように、多くの共通のテーマをもつ。

インドの人相学はサムドリカ・ラクシャナと呼ばれ、ヴェーダに基いた占星術と関連があり、十二宮図との関連から顔を診断する。相面と呼ばれている中国の人相学は3000年の歴史があり、占星術、シャーマニズムと東洋医学にも浸透している。相面は五大要素と強く結びつけられており、顔の形によって、木(面長)、火(三角形)、土(厚みがある)、金(四角)または水(丸顔)などに属する。顔の各部分には、反対側のページのように、各内臓器官の活力とバランスが表れる。

意味を解読する

私たちは、神経心理学の観点からみて、皮肉や修辞的なユーモアを理解するために必要な神経的なプロセスを突き止めた。脳の左半球にある言語皮質は文字通りの意味を処理する一方で、右半球は感情的な合図、ボディーランゲージや社会的要素を読み取る。これらの情報は、今までの同じような状況の記憶と比較され、話されている言葉の本当の意味を判断する。

そのような社会的認知は対人関係におけるスキルでも使われており、真実を話すことの神話的な恩恵がみられる。欺瞞は、進化によって微生物から哺乳類までのすべての生物との関係において生まれ、根本的には、私たちの変化する環境との適応や出来事への身体的及び感情的な反応を編成することを可能にする。

インタービューを行う人や取調官の他、舞台マジシャンや読心術師は、顔の表情を解読するための基本的な技法を使う。その多くは、人の顔の表情と喋っていることが矛盾しているときに徹底的に「探るべき事項」を見分ける。進化的な観点からみると、私たちの顔の表情は環境に対する様々な反応から生まれる。このようにして、楽しい経験は私たちの顔の表情を豊かにして感覚器官を活気づける。一方で不快な経験は顔の表情を暗くして感覚器官の活動を低下させる。

この好き嫌いを表した表情の極性は、私たちの信頼と欺瞞の極性と同じである。私たちの知覚する能力と信頼を伝える能力は、時々作られる「ポーカーフェース」の必要性と匹敵するぐらい肝心だ。シンクロニシティは一つのホログラムであるこの宇宙で人生を送るための手段だが、それを起こさせるためには、感情と思考を形作る高度な能力が必要だ。真実か真実ではないか、という視点を超越することができるようになると、私たちは、私たちを締め付けているものではなく、私たちの選択をより強いものにすることができる。

顔を直す
カルマが映し出される横顔と新たな発覚

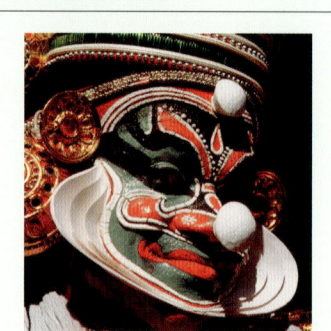

インドの古典舞踊カタカリのお面

「顔を直す」という表現は顔に傷をつけるという俗語だが、そこには、顔の筋肉、経絡や相に閉じ込められた痛みのパターンが放たれて、私たちのより深い性質が表れたときに達成されるヒーリングの深さも示されている。私たちの内なる人生がもつ輝きと外側の外見との間に関連性があることは事実だが、私たちが否定しようとすることでもある。

私たちが現代的な美容整形、ボトックスまたは化粧品のどれを利用しようと、私たちは自分たちと世界にみせている顔に仮面をして、より美しくして、変えようとしていることには変わりない。

上記のことは、カルマを浄化すると考える伝統もあるが、最も一般的な考えでは、顔にあるエネルギーは私たちの内なる輝きを表す。このようにして、私たちの皮膚にある老廃物、身体の循環の活気と髪の状態がすべて私たちの外見に影響するが、それらは私たちの存在を表現することはできない。私たちは大体顔の表情から他人の感情を直感的に感じることはできて、カリスマがまったく感じられない見本となるような美貌をもった人と朝日のような笑顔をみせる壁に生育するような質素で引っ込み思案な人の違いは分かる。

相面などのような人相学の体系がもつ基盤は一部の科学者に見逃されるかもしれないが、それらは確かに私たちの顔に映し出されるカルマのやり直しを読み取る深い分析方法だ。

顔

1 腎臓
2 胆嚢
3 膀胱
4 肝臓
5 胃
6 三焦、肝臓、腎臓
7 胃、腎臓、肝臓の経絡
8 腎臓
9 心臓
10 結腸
11 肺
12 脾臓
13 胃
14 結腸
15 胃
16 腸
17 腎臓、膀胱

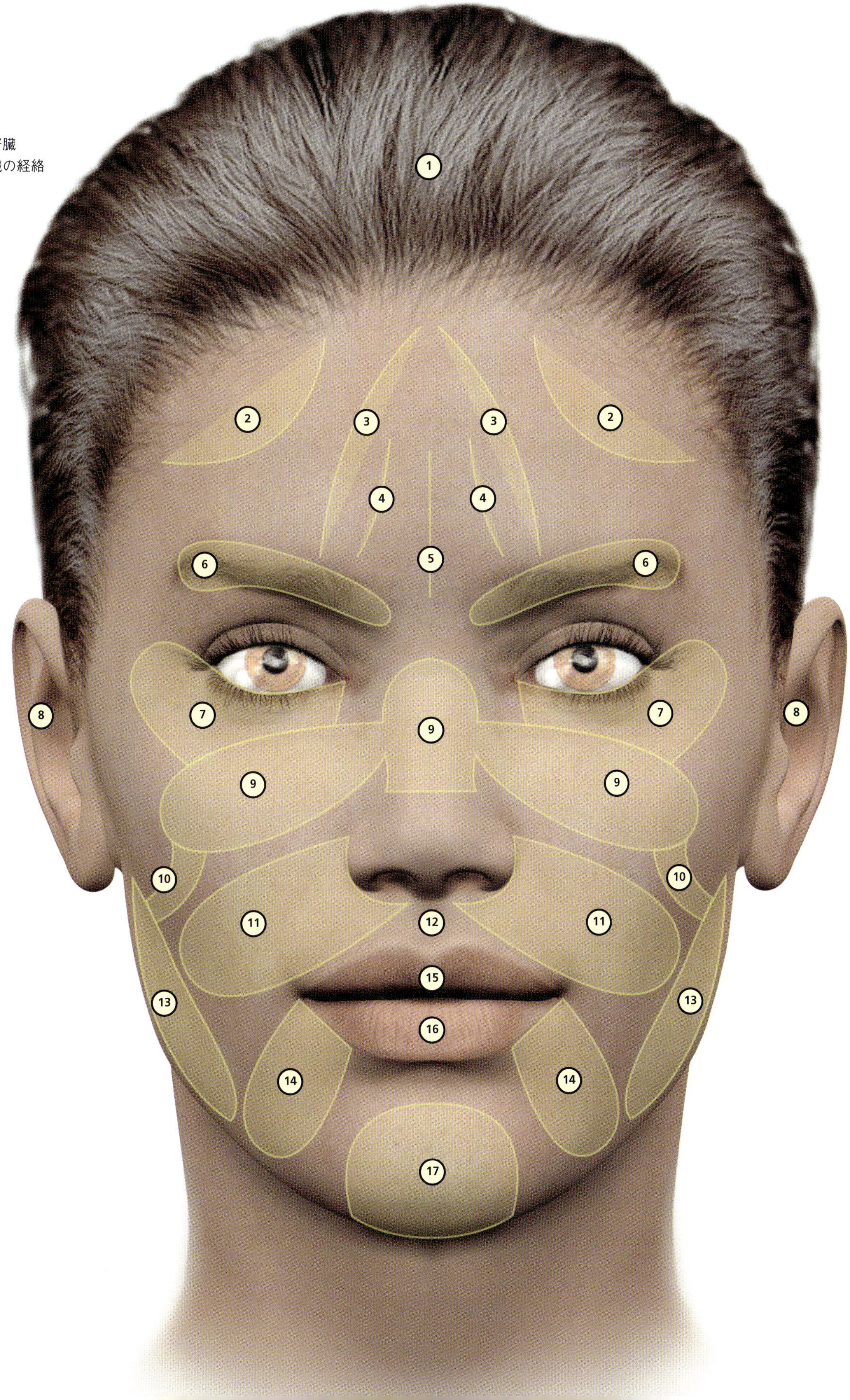

オリキュロセラピー(耳介療法)

耳からのデトックス

あなたは何か新奇なことを
私たちの耳に入れているのだから。
私たちはそれがなんなのか知りたいのだ。
使徒言行録17:20
出典:岩波書店「新約聖書II ルカ文書」
新約聖書翻訳委員会訳

伝統的な鍼治療が手に経絡の位置をマッピングしたように、鍼治療の3000年の歴史では、耳にもツボが位置付けられている。だが実際に耳を使った鍼治療が世界的に実践されるようになったのは、1950年代になってからだ。それ以来、中毒を治療する最も有効的な手段の一つとなった。

起源と発展

耳にホログラフィーに基いて人間の身体の全体の縮小図を見出したのは、1950年代のことでフランス人医師ポール・ノジェによるものだった。坐骨神経痛を伝統的な鍼治療で完治させた患者の耳にある跡を調査することで、ノジェは、人間の身体の全体が逆さまの胎児の形として耳に投影されていると理論づけた。

彼の理論が発表された翌年、中国の南京軍が膨大な調査を行い、ノジェの理論を実証した。その理論が立証されたこと、耳が簡単に治療できる部位であるということ、またその方法が比較的簡単であるということから、耳への鍼治療は毛沢東の時代の「裸足の医師」の武器の一つとされた。彼らは、中国の膨大な人口が治療を受けられるように応急処置を訓練されていて初期治療を行っていた医師たちだった。その後、アメリカの貧しい地域で蔓延った中毒の流れを変えようとした人たちが耳介療法を使用したことからもその普及と使いやすさは明らかである。

耳介療法の仕組みと各ツボがどのように身体の様々な器官と対応しているかについての膨大な調査が行われてきた。伝統的な理論とは違った耳介療法は、科学的な理論というより迷信的と捉えがちだった治療法を懐疑的に思っていた医療従事者の間で人気がある。耳のツボの「体部位局在的(somatopic)」(ギリシャ語で身体を意味するsomaと場所を意味するtoposを語源とする)な作用についての研究が行われてきた。研究がされたのは、私たちの神経経路の解剖学と皮膚と脳にある受容体との繋がりである。そのような研究は、耳介療法の基礎となっているホログラフィーによる地図に決して従っていないが、そのヴィジョンはやがて一致するかもしれない。

中毒における使用

耳介療法をその伝統的な起源から切り離そうとする動きがあるが、耳介療法は中毒を簡単かつ直接的に治療する療法として臨床的な効果を発揮した他、提供しやすい治療法だということを示してきた。耳介療法は依然鍼治療における伝統的な診断と治療の不可欠な部分だが、排毒作用をもたらすことで広く知られるようになった。

耳介療法によるデトックス療法(アキュデトックス)が誕生したのは、ニューヨークのサウスブロンクスにあるリンカーン記念病院で、5ポイント・デトックス療法が考案されたときだった。この療法は、肺に対応する耳のツボに与えられた電気刺激はオピオイド依存からの離脱症状を緩和することを発見した神経外科医のウェン医師の功績に基いたものだった。

ウェン医師の功績を発展させたのはマイケル・スミスだったが、彼は落ち着きと平和な気持ちをもたらす神門というツボを追加して、その後、交感神経系、腎臓と肝臓のツボを追加した。この治療法はスミスが創立した団体──National Association of Detoxification Acupuncturists(デトックスの鍼治療師の国立団体)──にちなんでNADAプロトコル(治療法)と呼ばれることが多い。

NADA治療法は、私たちの根本的な落ち着きや平和でいるための能力を司る身体の陰を強める。オピオイド依存からの離脱の主な副作用が、落ち着きの著しい欠如である。アキュデトックスで刺激される5つのツボは身体の陰の臓器と対応している。

ほとんどのデトックスの治療法は、患者が治療を止めた後でも落ち着きを保てるように、何らかの瞑想法または気功術を教える。耳と陰の調整との関係は、耳と腎臓の経絡とネットワーク(P158~159参照)との関係、そして知恵と長寿との関係を認める伝統的な鍼治療の理論においてもみられる。

サウス・ブロンクスの先駆者
リンカーン記念病院

先端医学とは、私たちが文明として知っている限界を広げる中で、新たに発見する環境や病気に応用してきたヒーリングスキルのことである。これらには、戦争がもたらしたユニークな課題(砲弾ショック、手榴弾による負傷、放射能中毒)の他、宇宙への拡大(無重力、免疫低下、骨量の低下)がもたらした課題への取り組みが含まれている。また、私たちの最前線には、精神と資源の貧困という病気がある文明の忘れられた淀みがある。中毒はこれらの淀みの一つであり、経済的及び社会的関心事に紛れて完全に隠されてしまっている。

1969年、アメリカでブラック・パンサー党として知られていた急進的な黒人の政治組織がサウスブロンクスにあるリンカーン記念病院を占拠して、そこの中毒者用デトックスのプログラムを引き継いだ。パンサー党は、麻薬密売や流通に反対する運動を行い、その治療プログラムには主な麻薬のデトックスとして太極拳と鍼治療が導入された。

1977年にパンサー党はその病院から追い出されたが、マイケル・スミス(NADAの5ポイント・デトックス療法の将来の先駆者)は、居残ってそのプログラムを継続させた。そのおかげで、そのプログラムは地域社会との強い繋がりを持ち続けて、中毒者が無料で受けられる代替医療の先駆けとなった。

NADA治療法は、1980年代のクラックコカインの流行のときにある程度の効果を発揮し、今日では世界中に普及して類似プログラムを行っている刑務所も増加している。このプログラムは、主流の医療を受けたくないか、受ける経済力がないような、低費用で効果的な治療プログラムを希望している人たちを対象としている。

耳

1 外性器
2 低血圧
3 痔核
4 尿道
5 子宮
6 踵
7 足首
8 坐骨神経
9 肝炎
10 膝関節
11 指
12 小後頭神経
13 肝臓　陽
14 腰関節
15 膝
16 下腹部
17 肝臓　陽
18 外性器
19 前立腺
20 尿道
21 肛門
22 膀胱
23 大腸
24 腎臓
25 脾臓／胆嚢
26 腹部
27 腰椎
28 十二指腸
29 盲腸
30 外耳
31 横隔膜
32 胃
33 肝臓
34 肘
35 盲腸
36 肩
37 胸郭
38 乳腺
39 （鍼を刺す耳と）同じ側の肺
40 食道
41 心臓
42 喉の渇き
43 口
44 心臓
45 脾臓
46 （鍼を刺す耳と）同じ側の肺
47 下肺
48 上腹部
49 甲状腺
50 神経衰弱症
51 下口蓋
52 額
53 脳幹
54 喉と歯
55 首
56 鎖骨
57 腎炎
58 下顎
59 舌
60 目
61 内耳
62 扁桃腺

耳のツボ

ここで描かれているツボは、数々の耳介療法の機関で教えられているものから選んだものである。

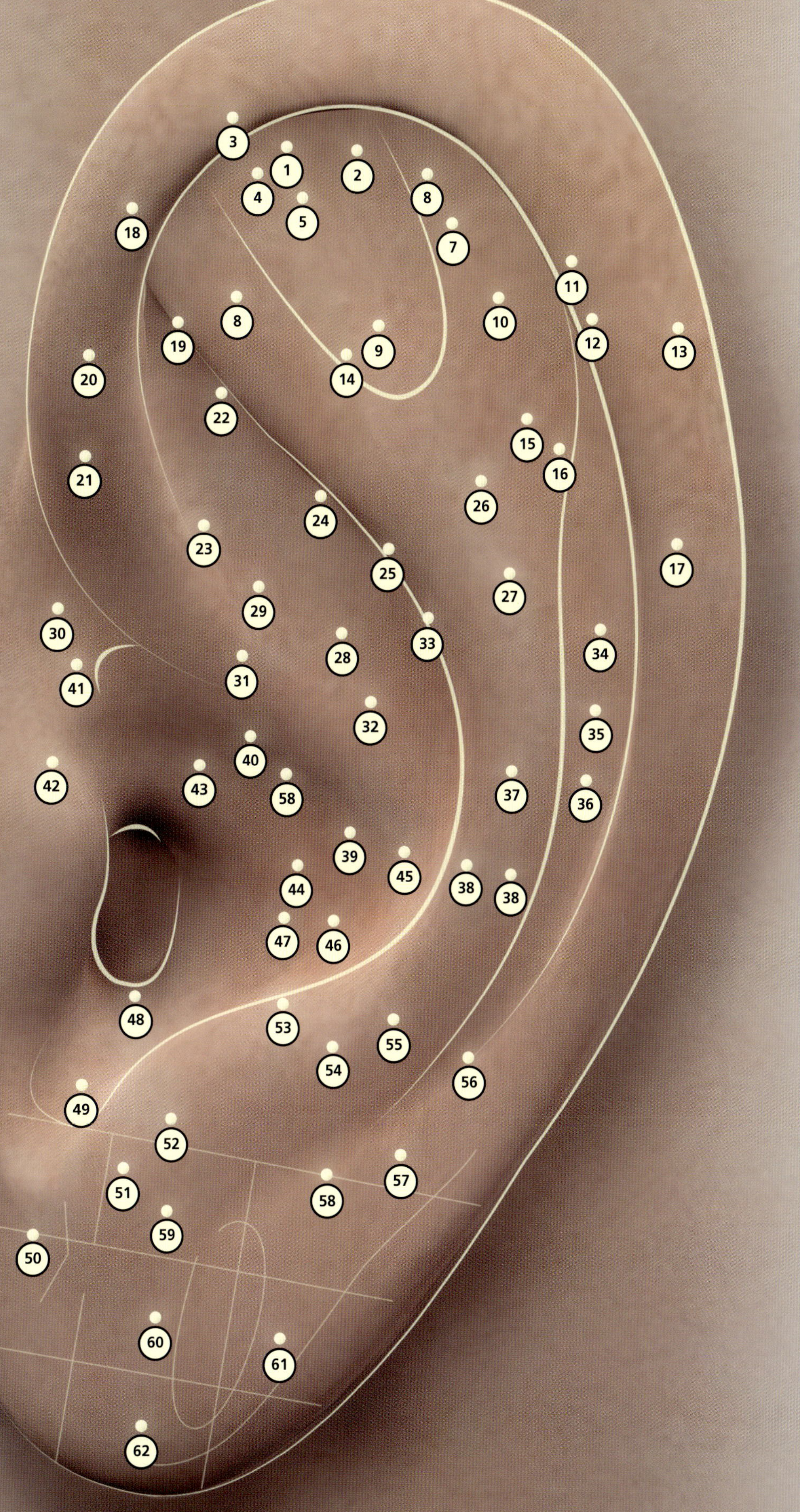

骨相学

頭部に秘められた捨てられた英知

キツネが俳優の家に入って
所有物をあさっていると、
人間の頭部にそっくりな仮面をみつけた。
その上に前足を乗せると、「なんて美しい頭のこと。
でも脳がまったくないから価値がないではないか」
と言った。
イソップ童話、「キツネと仮面」

人間の頭部と頭蓋骨についての理論は、多くの発見をもたらしたが、同じぐらい揶揄されてきた。骨相学そのものは、脳の各部分と認知に関する特定の機能との関係性の発見の土台となった。しかし、骨相学は、人間の性格と人格を読み取ることを目的に頭蓋骨の形の解釈と他の特異性に焦点をおいたことで最も知られている。

起源

骨相学は確立した分野として19世紀に全盛期を迎え、20世紀になると大きく失墜して、単なる「移動遊園地の催し物」となり、Fowler社の頭部（磁器製の頭蓋骨に骨相学に基いた地図が描かれたもの）はアンティークショップでみるような珍しい骨董品と同じぐらいの価値しかなくなった。

ナチス主義などの人種差別的なイデオロギーが骨相学がもつ頭部の形についての考え方を導入したため、骨相学は20世紀に不適切な位置づけをされた。骨相学の提唱者がフランツ・ジョセフ・ガルというドイツ人だったため、上記のような緊張感は、ナポレオンが骨相学に反対していた初期の頃にもみられた。幸運にも、そのような人種と関係する緊張状態は、やがて頭部の形状を改良するという考え方の浸透によって空想的な領域へと発展した。

頭部の改良

これは美容もしくは認知能力の改善の目的に頭部の一部を意図的に改造する習慣である。南米の種族の一部とチベットのグループの一部が行う最も一般的な方法は、穿頭――頭蓋骨の基部に小さな穴を開けることによって脳内の圧力を少なくしてより高い意識レベルを誘発する方法である。穿頭術は、ヒポクラテスにも支持されて1960年代に短い間だけ称賛されて行われていたが、今日では世界中の多くの地域では依然法律で禁じられている。

頭部の改良を行う他の伝統では、幼児の頭蓋骨に木板を締めつけることで頭部の形を形作る慣習などがある。これを虐待として考える文化もあるが、ある原住民族の考え方では、そのようなことを行うことで意識が拡大する。太平洋のマラクラ族は円錐型、コロンビアのある種族は皿のような平らな頭蓋骨を好み、南米のある種族はピラミッド型を選ぶ。

上記の慣習は単一の文化的な視点から見た場合、空想的で虐待的のように思われるかもしれないが、私たちが身体的な経験だけではなく認知の経験及び精神的な経験に影響を与えながら、どのようにして人間として道具を使用して環境に適応しているかについての疑問を浮上させる。

骨相学とオステオパシー

骨相学は認知神経生理学と疑似科学の二つに分類されるようになったが、その知恵は、オステオパシーから派生したクレニオセイクラル・セラピー（頭蓋整骨療法）にもみられる。クレニオセイクラル・セラピーは、脳と脊髄を保護するクッションのような役目を果たす脳脊髄液のリズムに働きかけるというオステオパシーの原理から発展した。

1900年代初頭、オステオパス（オステオパシーの治療家）ウィリアム・サザーランドは、頭蓋骨は考えられているように「固定」されていなくて動いているという理論を立てた。1970年代に他のオステオパス、ジョン・アップレジャーが上記の理論に注目して、それを外科手術中に脳脊髄液が動くときの「脈」や「波」について発見したことと融合した。頭蓋骨の骨は丈夫で連結しているが、「呼吸」をする上、ストレスや筋肉の緊張によって影響を受ける自らのバランスをもつ。

クレニオセイクラル・セラピーは、今日のオステオパシーの重要な構成要素であり、単独の治療法としても発展した。セラピストの手に頭蓋骨が沈むと、頭蓋骨の骨が脳脊髄液のリズムに合わせて調整される。セラピストはこれらのリズムに含まれる「波」を聞き、患者の全体的なエネルギーフィールドにおいて広がりをもたらし、存在感を強める。

クリスタル・スカル（水晶ドクロ）

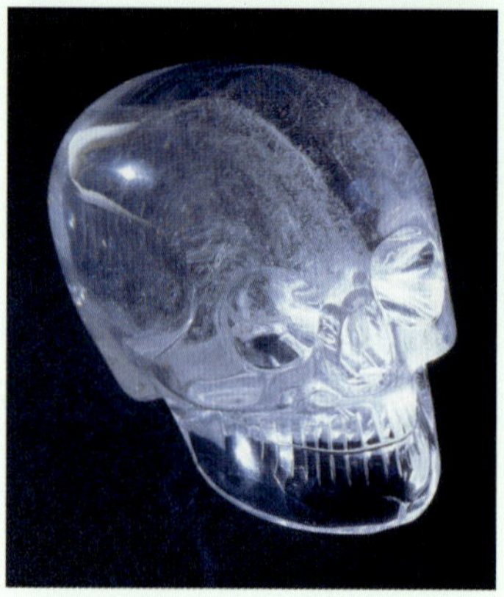

クリスタル・スカルの現象と遍歴

本章で取り上げたそれぞれのホログラフィーの鏡は、一部分から全体を理解するという方法としてホログラフィーに基いているが、クリスタル・スカルにもホログラフィーにある情報を貯蔵する無限の性質がみられる。クリスタル・スカルは、タートル・アイランド（亀の島）の文化に特有な教えである。これらの教えは、人間の頭蓋骨の大きさと形をした、地球外生物がフィクションであるという一般的な意見を問う13つのクオーツクリスタルから作られたドクロの輪が中心である。それらは、進歩した技術と知恵の象徴としてドクロをお土産品としてもってきた現代の人間の前のヒトの到来を物語る。

クリスタル・スカルの予言は、失われた文明に遡り、人類の未来の移行まで先見する。それらの構造は意識がもつホログラフィーの性質との関連を示唆する。クオーツクリスタルはエネルギー――それが電流またはオーラであろうと――を調整して増幅する。その分子構造が規則正しいため、電流または光波に対するクオーツの反応が正確に分かるのだ。

クオーツは情報を命令する。頭蓋骨の形と大きさのクオーツの塊は、クオーツの構成成分がもつ調整する性質の他に、頭蓋骨の形の象徴がもつ共鳴する影響によって私たちのエネルギーフィールドに大きく作用する。それは私たちの各細胞への無言の言葉で、変容としての死もしくは忘却としての死である。

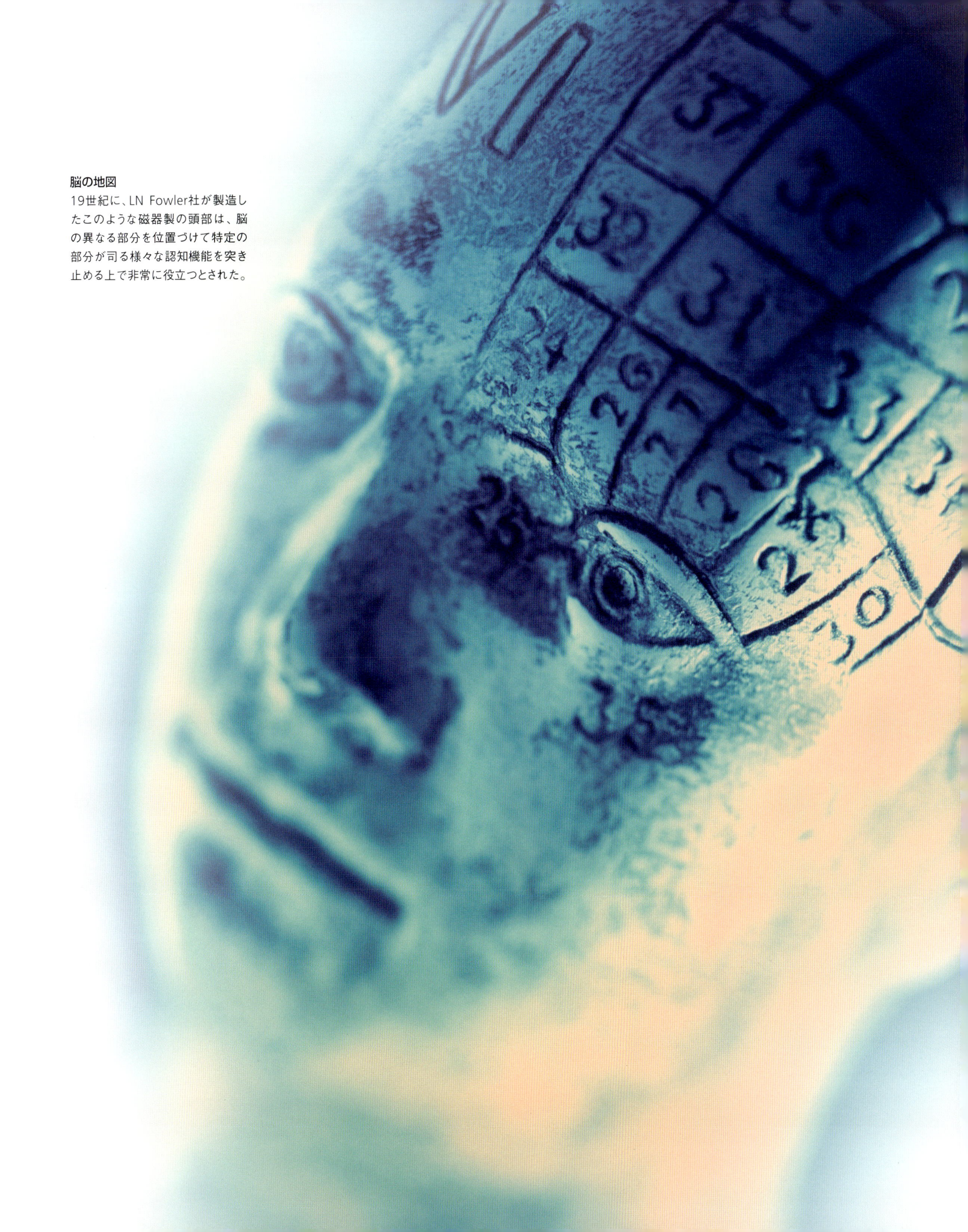

脳の地図

19世紀に、LN Fowler社が製造したこのような磁器製の頭部は、脳の異なる部分を位置づけて特定の部分が司る様々な認知機能を突き止める上で非常に役立つとされた。

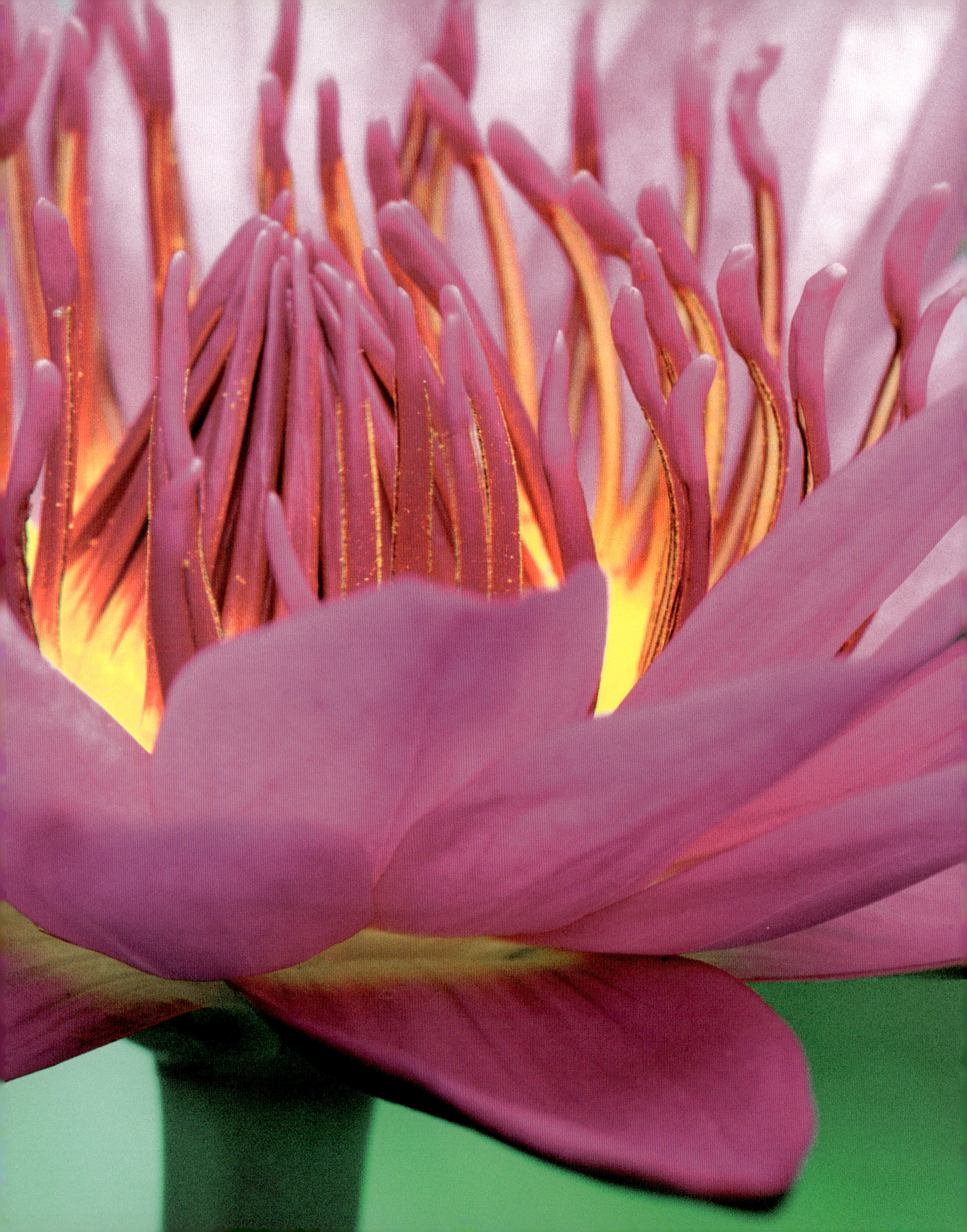

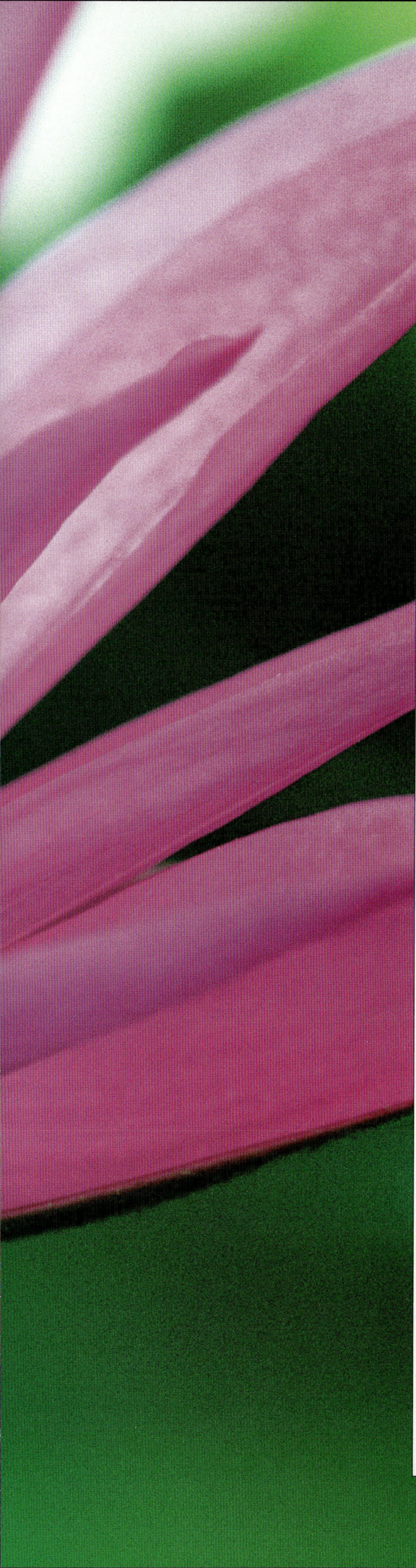

チャクラ

ヨーガのエネルギーセンターのマップ

ヨーガは身体の寸法とそれぞれの
部位の割合を実感できるようになる。
私たちは、私たちの最初の道具である
身体だけになり、それを操ることを学び、
最大の共鳴と調和を得る。
私たちは絶え間ない忍耐で
各細胞を洗練させて生命を吹き込む。
そして一つ一つを解明して解放する。
満たされていない組織と神経、脳または肺は、
私たちの意志と全体性にとって挑戦となるか、
苛立ちと死の原因になる。

イェフディ・メヌヒン

チャクラは、私たちの身体の土台であるサトル・ボディー(微細な身体という意味で物理的身体の周りにあるエネルギー体)にある蓮の形をした花弁からなるエネルギーの輪である。一般的にはチャクラは7つあると言われており、宇宙意識の発達のテンプレートとなる。そのため、明確な身体的構造ではなく存在のレベルの顕著な特徴を示す。その起源はヒンズー教に遡るため、それらの顕現はヒンズー教の文化にある神々やシンボルと関連性をもつ。

「ヒンズー(Hindu)」という単語は、チベット側のヒマラヤからカシミールを通り現代パキスタンの長さに沿って流れる巨大川「インダスの」という意味である。その地域では非常に高度な文明が何千年も栄え、ヒンズー教の歴史は5000年以上にも達し、さらに少なくとも異なる3つの種族を融合させた。

その土地の本来の原住民は、現在その祖先がスリランカと南インドの人口の多くを占めているドラヴィダ族とオーストララシアとの人々と繋がりがあるムンダ語を話す種族である。そしてトーテム文化が栄えていたこの豊富な土地に現在のイランからアーリア人が侵入してきた。彼らは独自の宇宙のパンテオン(万神殿)とともにインドのカースト制度にその後発展する複雑な社会構造をもってきた。インド文化は、何世紀にもわたってその豊かさと多様性によって大変革の時期の真っ只中で適応するとともに持続性を保持してきた。

そのような豊かさの中で、この世界に存在する最も偉大な意識の科学の一つ、ヨーガが発展した。その科学から色々な流派が生まれたり似たような科学が派生した。また、仏教とスーフィズム(イスラム神秘主義)でみられるチャクラの理論は確かにヒンズー教から派生したものであり、20世紀には西洋でも類似したものが登場し始めた。

ここで説明をするチャクラは現代的なヨーガではなくインドのヨーガの解釈に基いている。そのため、私たちのエネルギー体には星の性質があるという古代ローマの概念に由来し、実際はカバラと西洋魔術の領域に属するアストラル・ボディー(astral body)などの用語は使われていない。チャクラは物理的な身体にはないが、神経叢や内分泌腺としての表現は形と意識の両者を支配するチャクラのことか、一つの力のことを表すことがしばしばある。

ヨーガの知恵によると、ベースチャクラに眠っているクンダリーニ(ヘビの形をした聖なるエネルギーのパワー)を活性化することによって、サトル・ボディーの脊柱に沿ってチャクラを下から順番に発達させることができる。そうすると、私たちは非個人化された意識レベルに達することができる。しかし、実践者の身体にある緊張や異常を解消するのに多少時間がかかり、各チャクラが開いていくと生じるサイキック現象やエゴの誘惑に気を取られないようになるにはある程度の自制が必要だ。

ムーラダーラ・チャクラ(Muladhara chakra)

生命力のサポートと凝集

मूलाधार

この蓮の中には8本の輝く槍に囲まれた
地球の四角がある。
それはその中にある種音節Lamのように
光沢のある黄色で美しい稲妻のようだ。
サット・チャクラ・ニルパナ

ムーラダーラはサンスクリット語で「根」または「サポート」を意味する。第一チャクラでサトル・ボディーの中で脊柱の基部に位置する。このチャクラは名前のように私たちの存在の根源であり、物理的知恵と生存を身体に固定するものである。このチャクラの周囲にある意識は、自信喪失からくる「在るべきか、ないべきか」という疑問や生き延びるための環境との戦いがあるとしても、まさに存在に属する。そのような身体性は、このチャクラを支配する要素で微細な領域にある蓮の中心部にある黄色な四角に象徴される「土」に属し、灰色の象の縛られた体に運ばれる。サトル・ボディーにおいて下のチャクラから一つ一つ開かれていくのは、身体の背面を脊柱が伸びている姿において投影され、その脊柱により上記のレベルのグラウンディングと実現化が持続する。

蓮は栄養豊かな泥の中で最もよく育ち、チャクラは全身に巡らされているすべての微細なエネルギーの経路の一番根底で収束する位置から順番に開花する。ナディ(nadi)と呼ばれているこれらの経路は気が経絡を流れるようにバイタルフォース(生命力)を運ぶ。ナディの数は72,000から350,000とされているが、一般的には14の主な経路があるされ、そのうちの3つはチャクラの開花において重要な役割を果たす。

主な経路

スシュムナ・ナディと呼ばれている中央の経路は、チャクラが一つ一つ開いていくときの案内図の役目を果たす。一方で、イダ・ナディとピンガラ・ナディは、太陽と月の流れの螺旋状のリズムを探知する。スシュムナ・ナディを上昇する私たちの意識がクンダリーニと呼ばれているとぐろを巻いたヘビの形をした神聖な意識のパワーであり、ヨーガの練習により達成される。ヨーガでは、意識を内側に集中させて、「土」の要素を超越した自覚の領域を超越するまで広げるためにその意識を「拘束」する。

だが、私たちの大半は、クンダリーニは眠ったままである。この第一チャクラでは、シヴァ(男性パワー)が遮断されるのでシャクティ(女性パワー)の性質をもつクンダリーニが眠っているからである。この眠っている状態はブラフマ結節によるもので、3つの主なナディがこの結節がもつ幻想のパワーにより強くくっついている。クンダリーニが上昇するにはこの結節を解く必要があるが、それを解いてシヴァとシャクティを解放するには、私たちの感覚の注意と欲望の対象は外的な経験ではなく、意識の内なる目覚めに焦点をおかければならない。一般的には各チャクラは反転し、クンダリーニが通過すると垂直になり活性化して、そのチャクラの洞察についての自覚が生じる。物理的な領域を越えた経験の性質を探究しない人やサトル・ボディーが覚醒していない人は、チャクラは上部が下を向いてぶら下がっていると言われている。

ブラフマはこのチャクラに存在するが、象の頭部をした神、ガネーシャもこのチャクラと関連づけられている。その理由は、この領域を守護している象の種マントラ、Lamが広まった他に、パールヴァティーが自分の身体から採取した露からガーネシャが創造されたからだ。ガネーシャは彼女の住居の守護者で、シヴァに立ち向かったために象の頭部を手に入れた(シヴァは彼の頭部を切り落とし、最初に目にした動物の頭部をもらうことで命を助けられるという呪いをかけた)。したがって、ガネーシャはすべての始まりの主であり、ヒンズー教の儀式の始まりでは障害物を乗り越えるための力、パワー及び知恵を与えるとされているガネーシャに祈願する。ガネーシャがムーラダーラ・チャクラの小腸とされているのは決して驚きではない。

転生する3つのボディー

ヨーガの伝統では、人間はチャクラと人間の存在の全体性との繋がりを形成する鞘と関係性がある3つのボディーをもつとされている。

肉体(sthula sarira)は5つの要素に表され、アンナマヤ・コーシャ(食物鞘)とプラーナヤマ・コーシャ(生気鞘)に包まれている。

この肉体に影響をして物質を顕現させているのがチャクラを含むサトル・ボディーである。これは第6チャクラを通じて顕現させ、マノマヤ・コーシャ(意思鞘)とヴィジナナマヤ・コーシャ(理智鞘)から構成される。

最後にコーザル・ボディーは、アナンダマヤ・コーシャ(歓喜鞘)であり、私たちの魂がカルマを刻む層である。

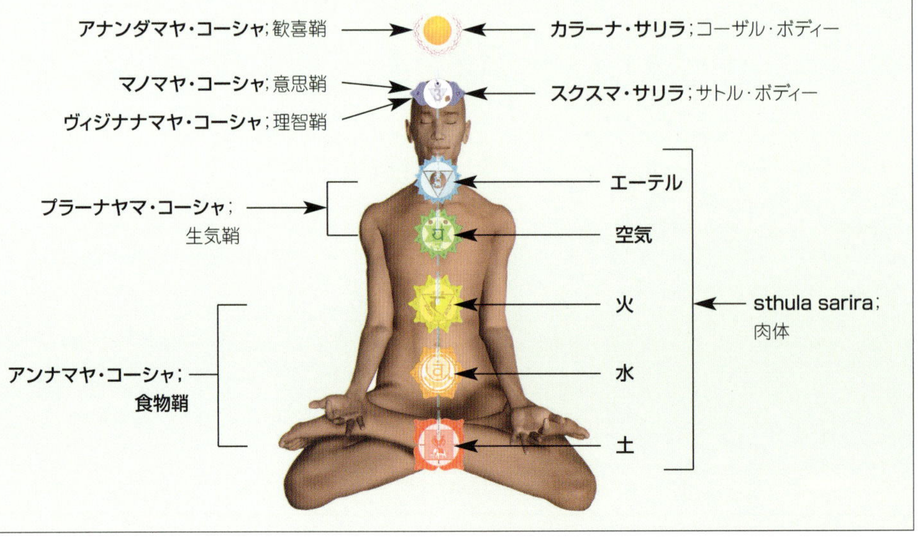

アナンダマヤ・コーシャ;歓喜鞘
カラーナ・サリラ;コーザル・ボディー
マノマヤ・コーシャ;意思鞘
ヴィジナナマヤ・コーシャ;理智鞘
スクスマ・サリラ;サトル・ボディー
プラーナヤマ・コーシャ;生気鞘
エーテル
空気
火
水
土
sthula sarira;肉体
アンナマヤ・コーシャ;食物鞘

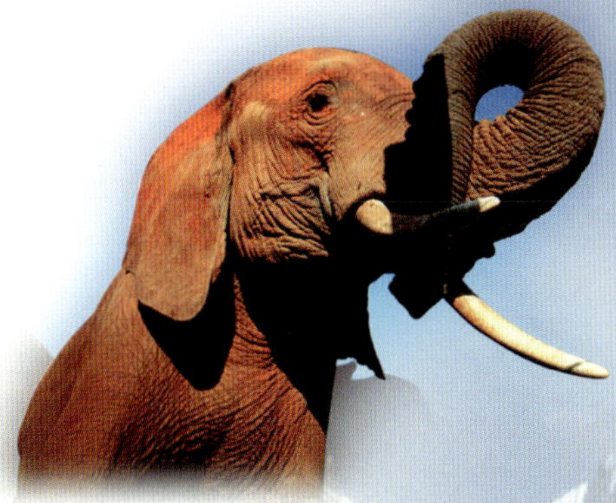

象
これはムーラダーラ・チャクラのパワーの全体の根源である。

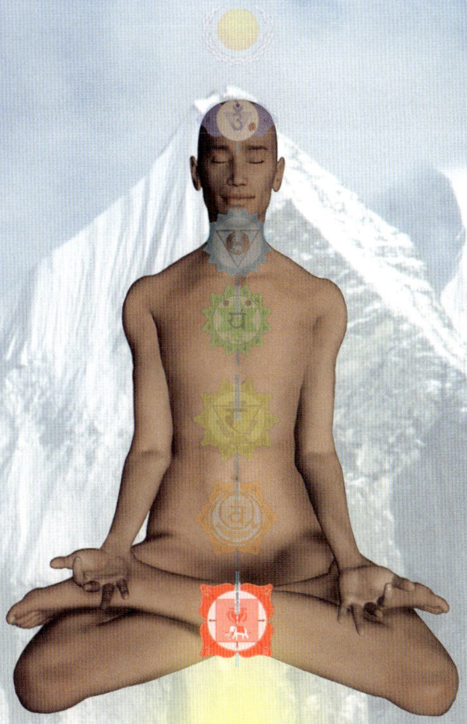

ムーラダーラ・チャクラの起源	
Sthula sarira（肉体の投影）	尾骨神経叢、副腎
ローカ（宇宙領域）	ブールローカ（地球、無生命の物質の領域、植物、動物及び人間）
タットワ（要素の原理）	
ブータ（肉体要素）	Ksiti（土）
タンマートラ（微細要素）	ガンダ（凝集する引力／匂い）
Jnanendriya（感覚器官）	鼻／嗅覚
カルメンドリーヤ（活動器官）	足／歩く

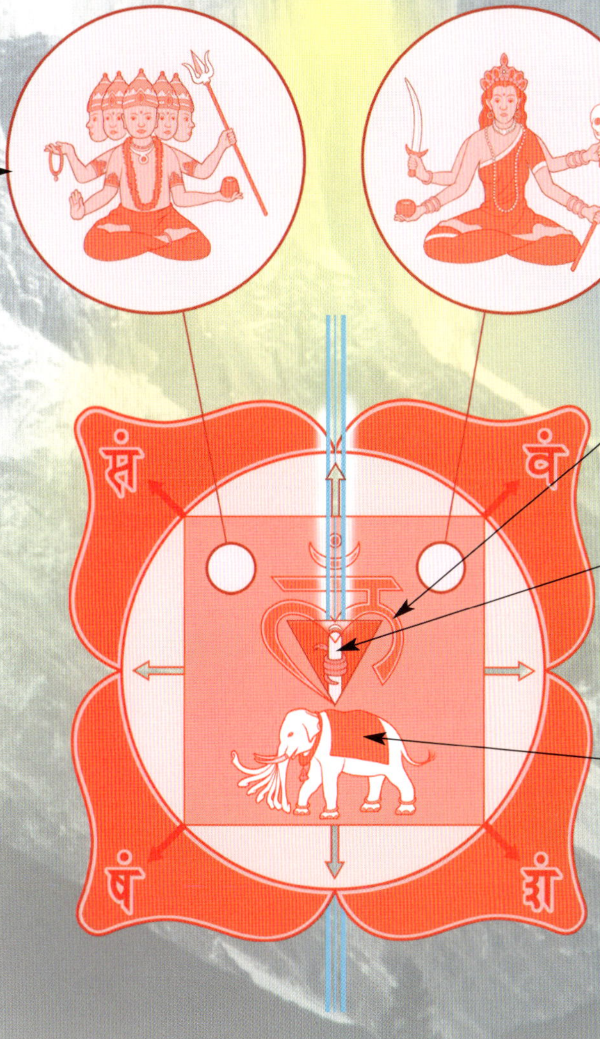

統括する神のエネルギー
ブラフマ、すべての方向を支配する身体的な領域の創造主。

統括する女神のエネルギー
ダキニ、物理的領域の門衛。その名前は「みる者」という意味だ。

第一チャクラ
ムーラダーラ・チャクラは、ナディ──人間の存在の全体にネットワークとして巡らされている微細なエネルギー経路──が収束する位置から生じるヴェーダに基いたエネルギー体の土台である。粘土から形作られ、私たちの存在のグラウンディングとして安定感、サポートと勢いをもたらす他、身体性に繋いで重みで押し下げる錨としての役目を果たす。

ビジャ（Bija）のマントラ
種音節Lamは、発せられると私たちの土台の下に降下して私たちのエネルギーを遮断して集中力を促す。

スヴァヤンブー・リンガム
ブラフマ結節に存在する。このブラフマ結節は、私たちが物質世界との拘束という幻想から目覚めて地球を刑務所ではなく入り口としてみるようになるなら解かなければならない。

動物の守護者
象はマントラの音を運ぶ。私たちが身体的に完全に存在しながら内なる変容をするための勢いをみつけるために私たちのパワーを発揮させる生命のパワーだ。

スヴァディスターナ・チャクラ(Svadhisthana Chakra)

自我と甘さ

स्वाधिष्ठान

スヴァディスターナ・チャクラの中には、
秋のように汚れ一つなく真っ白な半月の形をした
白く、光り輝く、水の領域がある。
この汚れ一つない蓮について瞑想する者は
瞬時にすべての敵(カーマ――肉欲、
クローダ――怒り、ローバ――貪欲、
モーハ――幻惑、マツサーリヤ――嫉妬)
から開放される。
サット・チャクラ・ニルパナ

第2チャクラのスヴァディスターナ(svadhisthana)は、サンスクリット語で「自分の」という意味のsvaを語源とし、ここで私たちの波とリズムから自我が形成される。スクスマ・サリラ(サトル・ボディー)の中からスヴァディスターナ・チャクラは下腹部に作用して特に仙骨神経叢、精巣、卵巣と泌尿生殖系の機能の中で顕現する。このチャクラは水を調節して膀胱へ作用することでボディ・マインド・スピリットをリフレッシュさせて浄化する。

これらの側面は、ムーラダーラ・チャクラの「闘争か逃亡か」の要素による発展を反映する。このチャクラでは、最も重要なのは生存ではなくリズムであり、またそれらの調節と調和が問題となってくる。

ブラフマチャリヤ(Brahmacharya)

このレベルの「くびき」は、ブラフマチャリヤ(節制)の美徳(チャリヤ)に表現されている。三日月をひっくり返した形をしたこのチャクラの水の本質は、液体の象徴的な器と宇宙の中で私たちが入っている容器としてゆりかごの形をした骨盤のボール型を投影する。

私たちは様々な理由で自制できなくなるが、ブラフマチャリヤはヨーガの輪の8本のスポークのうちの1本をなす5つの美徳の1つだ。節制は、本質的には「漏らさない」能力で、禁欲も含むことがあるが、本来は意識を拡大させることができる器を作るために精神と欲望を形作ることをさす。タントラでは、これは神性の目覚めへの絶え間ない献身を必要とする。また、古典的なヴェーダによると、聖典の勉強への献身とブラフマン神をすべての創造物にみることができる能力を意味する。このチャクラでは、統括する神は宇宙を維持する役目をもち、水の滞留と反射を通してブラフマンからの流出をみることができるヴィシュヌである。ブラフマチャリヤの美徳は、牛が一日中牧草を食べるように「生草を食べる」という意味をもつ。ここで示唆されるのは、万物の中にある創造的な神性に人生の焦点を常におく不変さと訓練である。

そうすることで、私たちは、関心ごとや欲望のリズムをどのようにしてクンダリーニをさらに覚醒させることができるかということに向けられる。それは、私たちの欲望とどの欲望を育てるかについての決断をフィルターさせることであり、そのような決断における自己表現と創造性の領域をさす。このようにして、睡眠、食べ物とセックスのリズムがすべてこのチャクラの全体性において役目を担う。

ヒンズー教の3主神

ヴェーダ期インド(紀元前1500〜300)では、スヴァディスターナ・チャクラを統括する神としてヴィシュヌは、宇宙の主な力とされていた。その後の発展により、ヴィシュヌはヒンズー教の3主神の2番目の神とされて、ブラフマが創造主、そしてシヴァが破壊者とされた。ヴィシュヌの吸息と吐息は宇宙のリズミカルな流れで、すべての生命が誕生する巨大な海だけではなく、それらの生物のリズムと神聖な目的を体現する。

ヴィシュヌの化身(アヴァター)は10あるとされ、釈迦も含まれている(しかし、これは仏教の教理をヒンズー教の教えと同化させようとした試みだった)。ヴィシュヌは、人類を大洪水から救おうとした魚の化身マツヤとして地上に現れたり、地球を悪魔から助けようとして野生のイノシシ、ヴァラハヴァターラとして現れた。また、優しいエロチシズムによって人類にすべての生物と関係をもち、私たちの聖なる起源と潜在力に気づくように教える愛の神クリシュナとして現れた。これにより、私たちのリズムは神性へ献身するようになるように順応するのだ。

ムードラ(*Mudra*)
聖なるジェスチャー

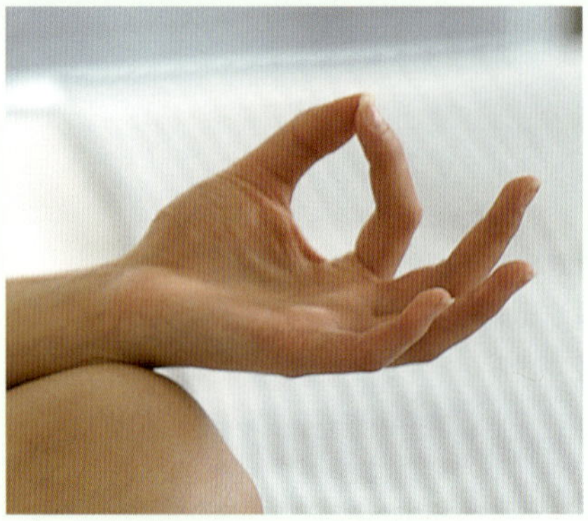

集中をするための指の置き方

ムードラは捧げることと身を任せるための儀式的なボディーランゲージである。肉体は非個人化されて、その純粋な空間に神を誘い入れる。
アジト・ムーカージー

各チャクラは感覚器官と行動を通して具現する。スヴァディスターナ・チャクラは、世界の甘さを経験する私たちの能力である味の感覚と関係がある。ここでは、私たちは、私たちの世界と私たち自身を形作る手を使う。このことはムードラの教えにおいても明白だ。

ムードラは「シンボル」という意味で、儀式や式典で特に手を使って行われる象徴的なジェスチャーだ。古典的には、各チャクラを統括している神は1つもしくは1つ以上のムードラを手で表現していた(神々はしばしば2本以上の腕をもつため、儀式を行いながらムードラを作る)。

ムードラは神々、聖者、神秘主義を熱心に勉強している者などに使われ、インド舞踊において最も多くみられる。各ムードラはエネルギーの祝福であり、聖人や聖者が自分たちの知恵を伝達する方法だ。特定のタントラヨーガの教えでは、チャクラのそれぞれの神々は、身体の色、形、腕の数と表現しているムードラによって描写されている。

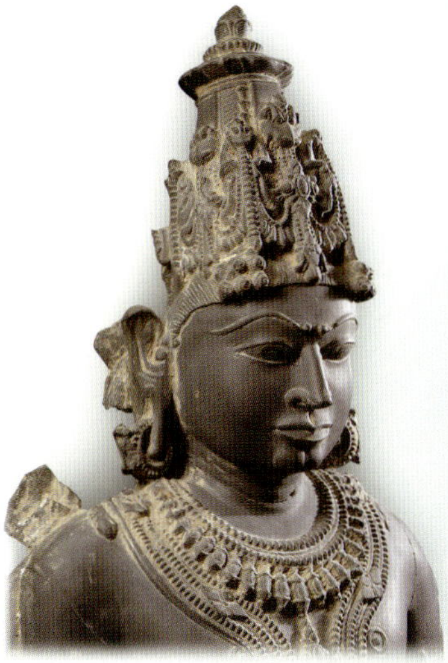

ヴィシュヌ
ヴィシュヌ神は宇宙を永遠に維持させる役目をもつ。

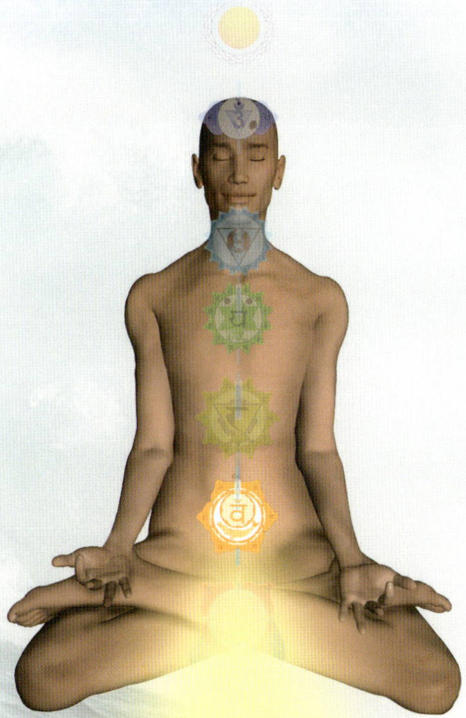

スヴァディスターナ・チャクラの起源	
Sthula sarira（肉体の投影）	仙骨神経叢、卵巣／精巣、腎臓
ローカ（宇宙領域）	ブヴァーローカ（空、地球と太陽の間の空間）
プラーナ（生命の呼吸）	ヴィヤナ、バラ色で血液の循環を司る
タットワ（要素の原理）	
ブータ（肉体要素）	アプ（水）
タンマートラ（微細要素）	ラーサ（粘性引力／味）
Jnanendriya（感覚器官）	舌／味
カルメンドリーヤ（活動器官）	生殖器／性行為

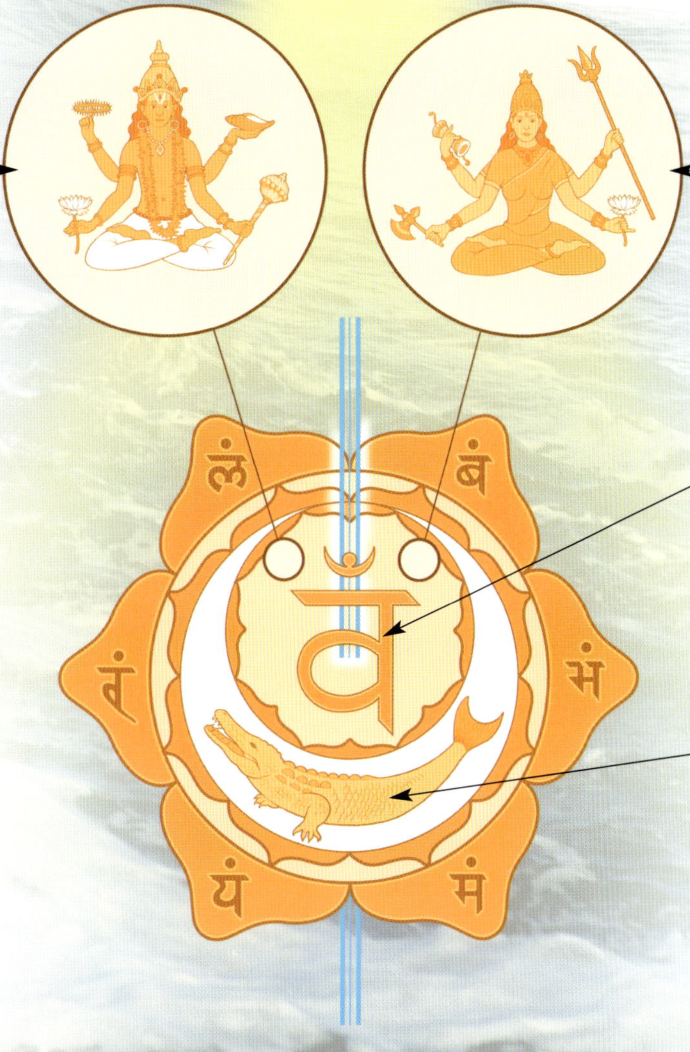

統括する神のエネルギー
宇宙を維持させる役目をもつヴィシュヌ神は、ブラフマによる創造とシヴァによる破壊の調和を取る。

統括する女神のエネルギー
ラキニ・シャクティ、神々しく高貴である。第7チャクラから花蜜を飲む。

第2チャクラ
スヴァディスターナ・チャクラは、私たちのエネルギーが第1チャクラから野心と想像へのレベルに上がる際の自己表現の創造的な流動性をもたらす。このチャクラは活性されると、私たちの情熱と欲望は、リズミカルに流れて完全な状態になり、他のチャクラに用意された発展の過程へ仕向けられる。

ビジャ・マントラ
種音節Vamは、発せられると体液に栄養を与えて浄化する。また水のバランスを取る。

動物の守護者
マカラ（ワニ）はこのチャクラのマントラを運ぶ。水中でほとんど目にしないため、私たちの遊び好きで狡猾な欲望を象徴する。

マニプーラ・チャクラ(Manipura Chakra)

宝石の都市

मणिपूर

中心の根には、重い雨雲の色をした
10枚の花弁をもった輝く蓮がある。
三角形で朝日のように輝いている
その火の領域のことを瞑想しなさい。
その外側には3つのスヴァスティカの印があり、
中にはRamの種音節がある。
そのようにして蓮の中心について瞑想すると
世界を創造して破壊する力を得る。
サット・チャクラ・ニルパナ

Manipuraは「宝石の街」という意味をもつが、このチャクラがそのように名づけられているのは光沢のある宝石のような輝きをもつからだ。これは火の原理テージャスのチャクラで、その各辺に幸運な祝福を象徴するT型のスヴァスティカのシンボルが描かれている真っ赤な正三角形に象徴される。

これは人間の中心であり、5つのタットヴァ(要素)を含む最初の5つのチャクラの旋回軸である。19世紀と20世紀におけるチャクラの神智学的解釈では、このチャクラの太陽と太陽神経叢との関連を言葉どおりに捉えたため、このチャクラの位置を腹部の太陽神経叢としたが、実際にはサトル・ボディーの中で臍の位置にある。それはこのチャクラの別名ナビスターナ(nabhisthana;臍の辺りという意味)からもうかがえる。

精神性と身体性

このチャクラまでクンダリーニが上昇すると火の要素を支配できるようになる。スワミ・シヴァナンダはこれらの才能について「人間を燃え盛る火の中に投げ込んでも、彼は死の恐怖を抱かずに生きたままである」という。作家Mercia Eliadeはそのような能力があるかどうかはシャーマン文化を示す主な要素の一つだと考えた。このようにして、火と光はスピリチュアルなパワーを象徴する。

マニプーラ・チャクラが顕現する身体的な側面は、火の性質をもち、神経系、免疫系と消化器系の他に太陽神経叢と膵臓を含む。これらは、私たちが生命のウェブ上でバランスを保持することを可能とする身体の調節機能だ。宇宙の創造は、ムラダーラ・チャクラで私たちに目撃されて、次にスヴァディスターナ・チャクラに秘められて、今度はマニプーラ・チャクラでネットワークを巡らされているが、この宝石で飾られたチャクラはその宇宙を探索することができる巨大なデータベースである。インドの最も古い哲学的及び宗教的な一連の書物として知られている後期のウパニシャッドの一つ、ディヤナビンドゥは、呼吸をコントロールすることの神聖な側面として「ブラフマは吸息、ヴィシュヌは保息、ルドラは吐息」だとする。人間の身体では、神経系が知覚情報を繋ぐと、免疫系が私たちが知っている物質とそうでないものを区別して、消化系が摂取されたものをすべて取り込んで栄養を吸収する。ここがすべての道が辿りつく生命の街で、警告もすればガイダンスもする山の上に設置されている信号灯のようなものだ。また、私たちは、サトル・ボディーの中でその知恵を発展させて貯蔵し、火が私たちのサトル・ボディーを剥ぎ取って浄化して、さらに火を灯すときに、その洗練する性質を見出すのである。

マニプーラ・チャクラを囲む青い花弁は、火の生成的及び破壊的な側面の微細及び不可解なバランスを象徴する炎の中心の青いちらつきである。この複雑さはマニプーラ・チャクラを統括する神であるルドラにより投影されている。彼はシヴァの顕現の一つで、マニプーラ・チャクラでは死と病気をまねく矢をもち、太陽の戦闘馬車に乗っている姿で現れている。彼は古代のシヴァの顕現で、ヴェーダの教えでは嵐の神の他、動物の主とされている。ルドラは、精神の領域の象徴であり、経験を分類ごとに整理してから火を使って私たちの食べ物と経験を「燃やす」ことで、私たちが経験を浄化している間に消化と熟考を動機づける力となる。

アーユルヴェーダ 生命の科学

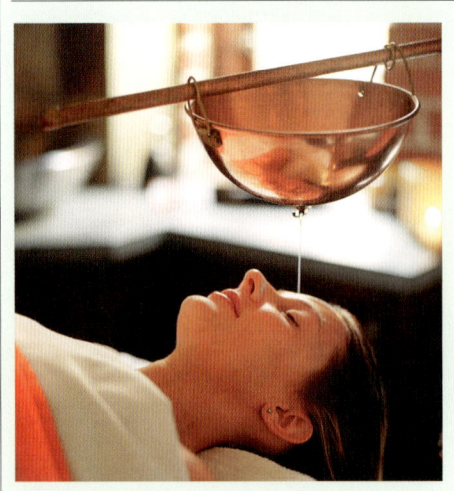

額にオイルを垂らすアーユルヴェーダのトリートメント

アーユルヴェーダはインドの伝統的な医学で、その科学がもつ要素の歴史は7000年以上前に遡る。今日では、アーユルヴェーダは急速に変化しつつある世界の中でその地位を確立しつつある。インドでは、古代の書物についての知識を身につけずにアーユルヴェーダの医学を実践することが可能かどうかという疑問が浮上している。

インド以外では、アーユルヴェーダはインドの単なるハーブ療法または一種のマッサージセラピーだと思われることがある。確かにアーユルヴェーダのマッサージテクニックの複雑さと高度なレベルは他に例をみないほどで、治療法の一部として様々な圧点、オイルや技法が織り込まれている。しかし、伝統的なアーユルヴェーダの範囲は巨大である。その治療法では、患者の第一次のドーシャ(体質)を診断してから、自然界の極性(滑らか/荒い、遅い/速いなど)についての深い知識を生かして患者の体質的反応を回復させて調節する。

今日のアーユルヴェーダの治療家が直面している課題の一部には、アーユルヴェーダが医学として認められていないことが挙げられるが、それはイギリスによるインドの植民地時代に遡る。古代インドでは、アーユルヴェーダは8分野に分かれていた。内科、外科、耳科、眼科、鼻科と喉科、小児科、心理学/悪魔研究、毒性学、繁殖と若返りである。薬学や手術などの知識が必要とされていたが、それと同じぐらいに園芸や料理などのスキルも重要だった。このようにしてアーユルヴェーダは一番最初のホリスティック医学だったともいえるかもしれない。

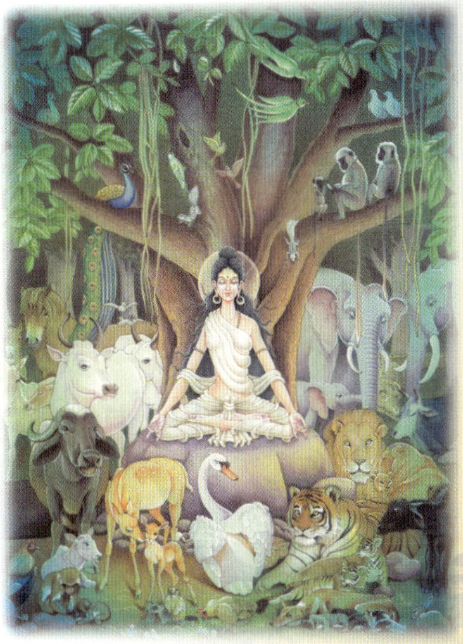

ラキニ・シャクティ
このチャクラを統括している女神である。すべての野生動物を大人しくさせることができるパールヴァティと同一視される。

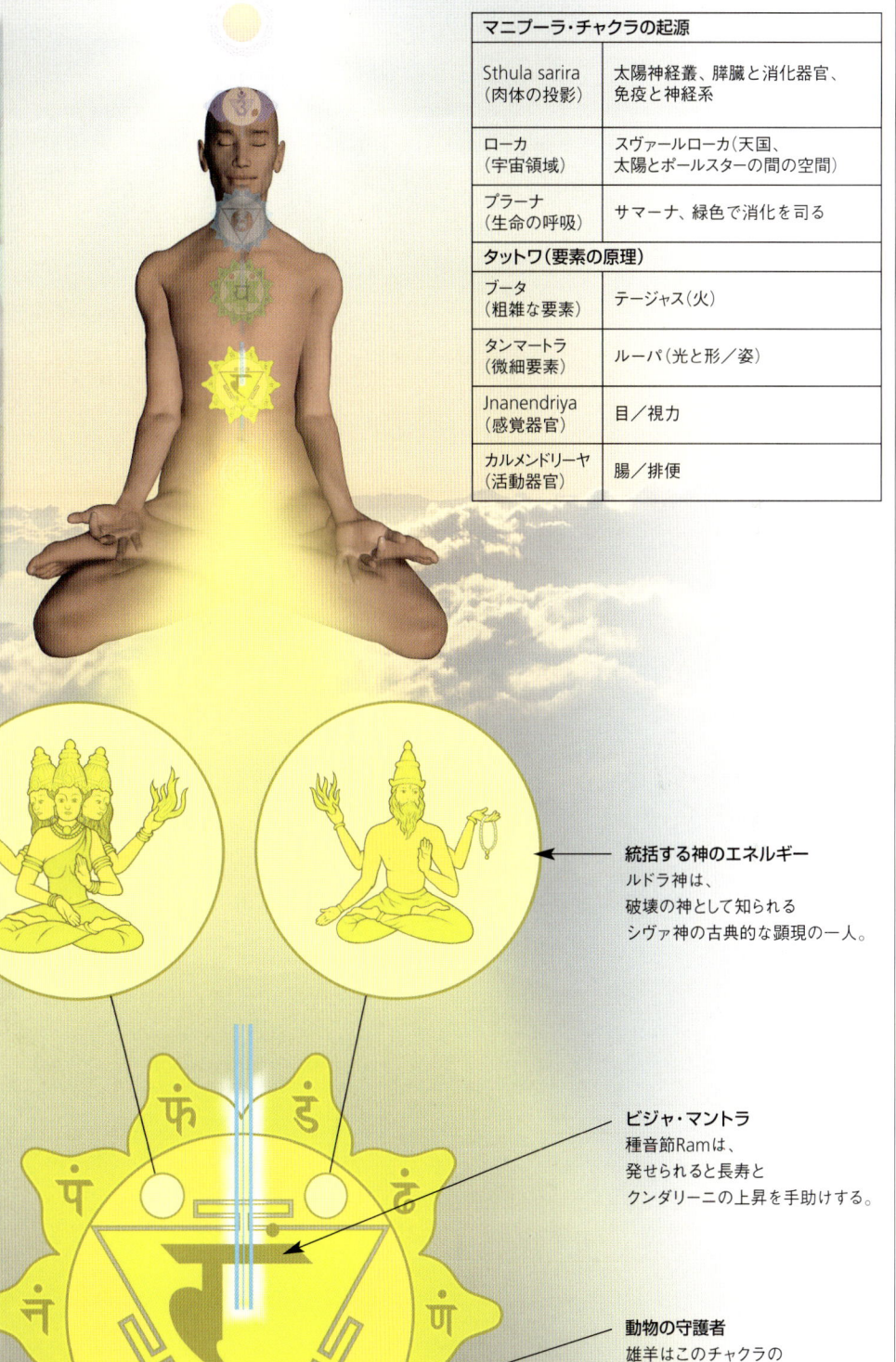

マニプーラ・チャクラの起源	
Sthula sarira（肉体の投影）	太陽神経叢、膵臓と消化器官、免疫と神経系
ローカ（宇宙領域）	スヴァールローカ（天国、太陽とポールスターの間の空間）
プラーナ（生命の呼吸）	サマーナ、緑色で消化を司る
タットワ（要素の原理）	
ブータ（粗雑な要素）	テージャス（火）
タンマートラ（微細要素）	ルーパ（光と形／姿）
Jnanendriya（感覚器官）	目／視力
カルメンドリーヤ（活動器官）	腸／排便

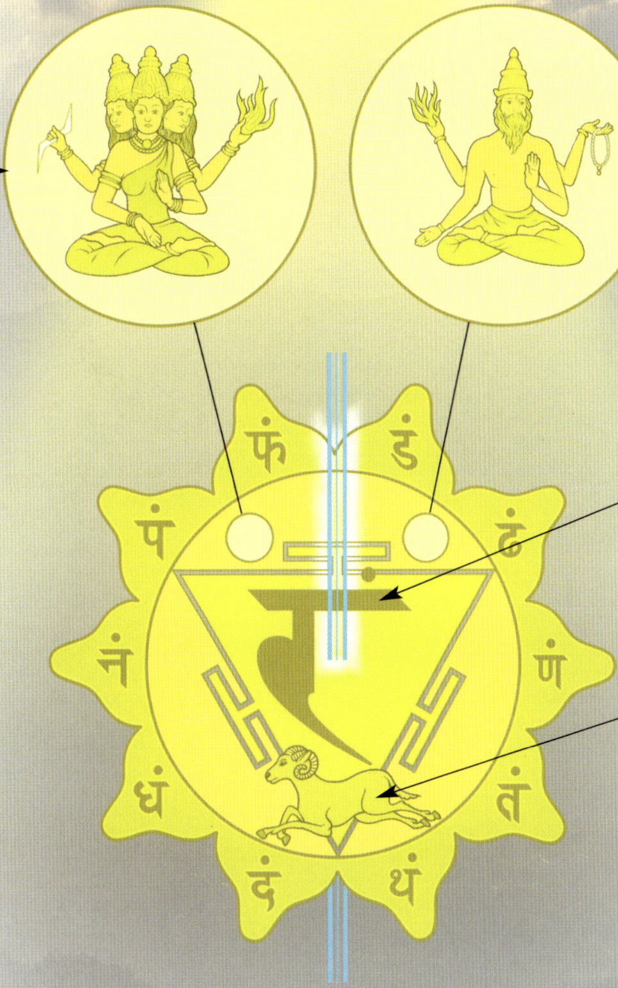

統括する女神のエネルギー
ラキニ・シャクティは、破壊の女神カリの優しい姿で集中と野心を象徴する。

統括する神のエネルギー
ルドラ神は、破壊の神として知られるシヴァ神の古典的な顕現の一人。

第3チャクラ
マニプーラ・チャクラは、重力と実直さの中心であり、個人のパワーと潜在力をバランスよく発展させながら世界で正しい行動と慈善をもつように作用する。このチャクラで、私たちはカルマによる繰り返されるパターンに対応して、ダルマの貯蔵された貴重な宝石を呼び込む。

ビジャ・マントラ
種音節Ramは、発せられると長寿とクンダリーニの上昇を手助けする。

動物の守護者
雄羊はこのチャクラのマントラの音を運ぶ。この世界での私たちの存在がもつ強さと勇気を象徴する。

アナーハタ・チャクラ(Anahata Chakra)

黄金の稲妻

अनाहत

中心には
bandhukaの花の色をした魅力的な蓮がある。
それは天空にある願いを叶える木
Kaloa-taruのようで、願いより多くをもたらす。
太陽(ハムサ)によってさらに美しくなり、
風がない場所に置かれ、先端が細くなって
安定した燃え方をするランプの炎のようだ。
サット・チャクラ・ニルパナ

アナーハタ・チャクラの名前は聖者たちが宇宙の音をこのチャクラで聞くからつけられたものである―「その音は何もぶつかり合わずに作り出される」。それは宇宙における生命の脈だ。その音はサトル・ボディーに聞かれると顕現して、アナーハタ・チャクラは物理的領域において心臓と肺、心臓叢と胸腺のリズムとして自己を表現する。これは私たちの生命の鼓動を維持する脈だが、私たちが私たち自身と経験の世界について知っていることとの絶え間ない行き来を象徴する。

イシュヴァラ

クンダリーニがアナーハタ・チャクラまで上昇すると、ブラフマ、ヴィシュヌとルドラ(シヴァ)の縄張りを越えたことになり、この第4チャクラで出会うのは最も思いがけない神、

イシュヴァラである。「イシュヴァラ(Ishvara)」は、「主」もしくは「名人」という意味で主神ルドラ、つまり彼の義理の兄シヴァと同じく古代からの祖先をもつ。イシュヴァラが違う点は、彼について語られている神話の少なさとヒンズー3主神のいつも歌って踊りふけている魔法的な世界より神秘的な世界に住んでいることが多いということだ。

また、イシュヴァラは、空間と時間が明らかにされる方法の多様性を表現するとされている。イシュヴァラにもたらされるその多様性と統合によって、このチャクラには奇跡的なパワー(シッディ)が秘められている。この魔力は空気と空間をコントロールする能力を極めることで身につき、空中浮遊だけではなく鳥のように空を飛ぶ能力を含む。

このような空想的な概念は確かに可能なことと不可能なことについての集合的総意に挑戦を投げかけるが、ここではそれが主な関心ごとではない。アナーハタ・チャクラの美徳は、精神の拡大と現実の様々な捉え方への尊重だ。そのような柔軟さと軽さはこのチャクラの守護者を務めるカモシカに象徴されている。そのカモシカの足には、空気をコントロールする能力が身につくと感じるようになる浮く感覚が秘められている。そのような普遍性は、存在の他の在り方や他の道の認識において常に響きわたる。

グランティ(granthi)

このチャクラでは2つ目のグランティ(結節)――束縛エネルギーの束で、転生という課題(3つの結節は、ムラダーラ、アナーハタとアージュナーのチャクラにある)をもつ初心者には閉ざされている門――がある。これらは開かれていない神聖な統合への扉――マヤ(幻想)が強く支配しているサトル・ボディーにある――である。

目覚めたクンダリーニは、これらの結節を一つ一つ包んで、それらのパワーを解放させて幻想を解きながら通過する。それらの結節そのものは、神性が分離した部分であり、分離の眠りを永続化する変化のない調和状態にあるリンガ(丸い柱の形に象徴された宇宙のペニス)とトリコナ(反転した三角形の形に象徴された宇宙の膣、ヨニ)として顕現している。1番目の結節はムラダーラ・チャクラの中に存在して、リンガムに巻きついているクンダリーニ自体である。クンダリーニの火がスシュムナ・ナディ(中央の経路)に放されると、比較的妨害されずに胸の中心にあるアナーハタ・チャクラまで到達する。アナーハタ・チャクラの課題は、バナ・リンガのヴィシュヌ結節を解くことだ。

ヒンズー教の3主神、ブラフマ、ヴィシュヌとルドラ(シヴァ)の順番に従って最初の3つのチャクラについてみてきたが、その3主神は、私たちが第1チャクラ、第4チャクラと第6チャクラにある結節の幻想を解こうとするときも、私たちを伴う。ムラダーラ・チャクラを解放するのはブラフマの祝福と洞察で、私たちの心のブロックを解くのはヴィシュヌの祝福と洞察である。ここでは、私たちは、真実においては私たちと私たちがみることと経験することの間には何の分離もないことを認識しなければならない。

ヨーガ　魂の平静

ヨーガは知性、精神、
感情と意思を鍛えることを意味する。
それは人生をすべての側面から
均一にみることを可能にする魂の平静さだ。
マハデヴ・デサイ

ヨーガ(Yoga)は、世界中で一般的に使われる用語になり、一般的には姿勢と呼吸を整える練習法を表すが、それはインドのこの神聖な伝統の巨大な豊かさの小さな一部にすぎない。Yogaという単語は「拘束する」、「活用する」及び「合一」を意味するサンスクリット語に由来する。また、身体的及び神秘的なそれらのすべての練習法にもその意味合いがあり、そのようにして人間は神聖な人生を送るように方向づけられて神性との合一を洗練していく。ヨーガは、しばしばポーズ(アサーナ)だと思われているが、それらはヨーガの輪のたった1派、紀元前2世紀の聖者パタンジャリが提唱したものに基いている。

1 ヤーマ(倫理)
2 ニヤーマ(行為)
3 アサーナ(ポーズ)
4 プラナヤマ(呼吸のコントロール)
5 プラティヤハラ(感覚のコントロール)
6 ダラーナ(集中)
7 ディヤーナ(瞑想)
8 サマーディ(覚醒)

伝統的には、ヨーガの流派はそれぞれが重点をおいていることによって認識されてきた。例えば、ラジャ・ヨーガ(王室のヨーガ)、クンダリーニ・ヨーガ(螺旋状に丸まっている女神のエネルギーを目覚めさせる)やカルマ・ヨーガ(奉仕活動を通して解脱する)。20世紀においてヨーガ文化が世界中へ広まると、ヨーガの流派は、例えば、B.K.S.アイアンガーが創始したアイアンガー・ヨーガやビクラム・チョードリーのビクラム・ヨーガのように、それぞれの先駆者の名前によって呼ばれるようになった。

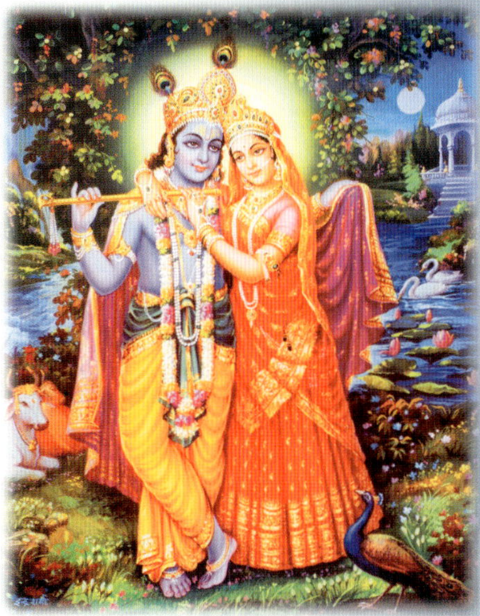

クリシュナ
宇宙を維持する役目をもつヴィシュヌの化身の一人で、心に愛情を抱かせる。

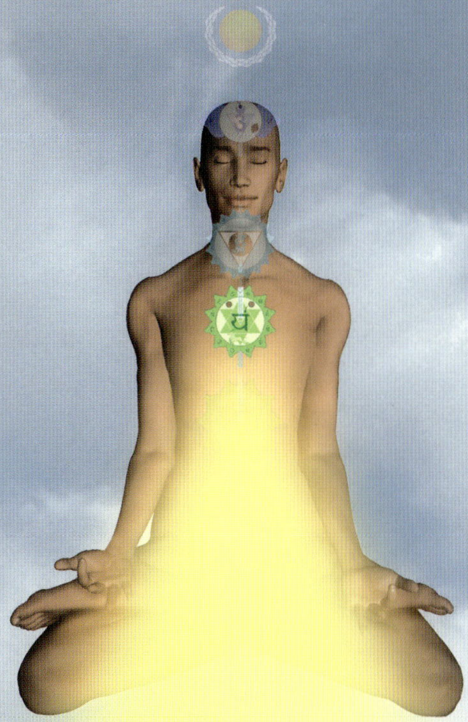

アナーハタ・チャクラの起源	
Sthula sarira（肉体の投影）	心臓神経叢、呼吸系と心臓系、胸腺
ローカ（宇宙領域）	マハールローカ（中間領域、達人や聖人の住居）
プラーナ（生命の呼吸）	プラーナ、黄色で呼吸を司る
タットワ（要素の原理）	
ブータ（粗雑な要素）	マルット（空気）
タンマートラ（微細要素）	スパルサ（衝撃／接触）
Jnanendriya（感覚器官）	皮膚／触覚
カルメンドリーヤ（活動器官）	手／持つこと

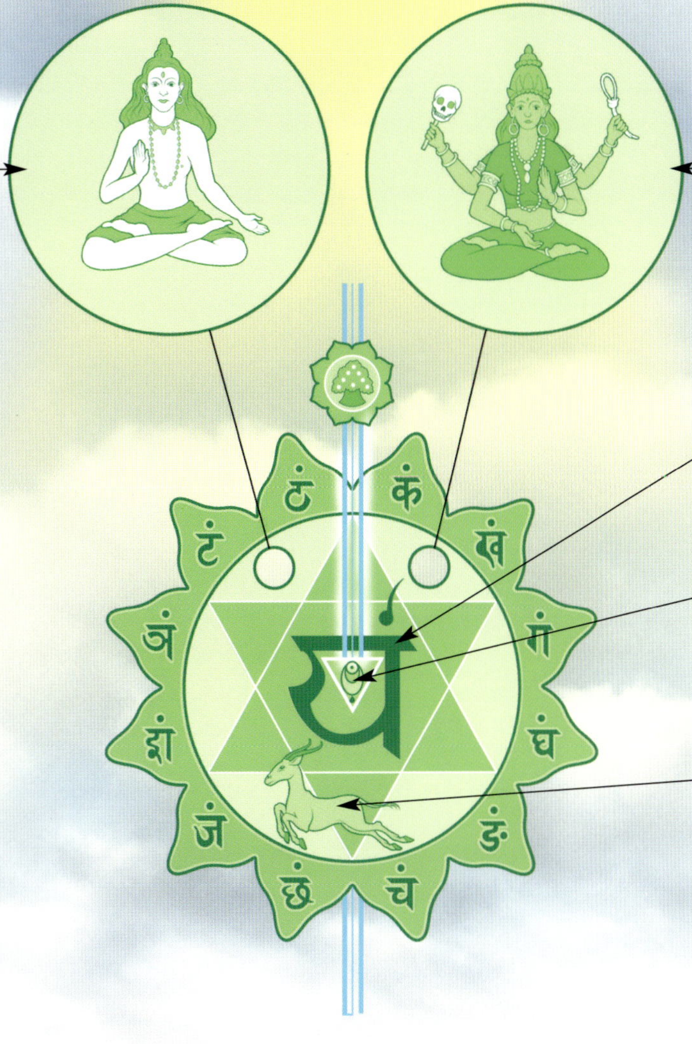

統括する神のエネルギー
イシュヴァラはシヴァの別名で、情熱を吸収することで私たちと世界との分離を取り除く手助けをする。

統括する女神のエネルギー
カキニ・シャクティは、献身の恩恵を施す美しい女神で、私たちの心臓の鼓動と宇宙の鼓動を同調させる。

第4チャクラ
アナーハタ・チャクラは、すべての行為において私たちに慈悲と心の表現力をもたらす。このチャクラでは、自我がスピリチュアルな愛への献身に拡がる。その境地では私たちは自分たちとすべての生物を同一視することで宇宙のより大きな家族との繋がりを見出す。これは風と私たちの息によって運ばれるクリシュナの歌である。

ビジャ・マントラ
種音節Yamは、発せられると呼吸をコントロールできるようになり、真実の知識の曙が顕れる。

バナ・リンガム
ヴィシュヌの結節がある場所で、私たちが私たちとすべての存在との分離の幻覚から目覚めるのなら解消されなければならない。

動物の守護者
カモシカはこのチャクラのマントラの音を運ぶ。
これは私たちの人生への参加の喜び、みたもの、匂いや歌などへの落ち着きのない情熱を象徴する。

ヴィッシュダ・チャクラ(Vishuddha Chakra)

浄化

विशुद्ध

喉の中には
ヴィッシュダと呼ばれる純粋な蓮がある。
これはヨーガの豊かさを希望し、
純粋でコントロールされた感覚を
もつ者にとっての完全な解放への門である。
その者は過去、現在と未来がみえて、
病気や悲しみから自由になって
長生きするすべての保護者となる。
サット・チャクラ・ニルパナ

ヴィッシュダ・チャクラは私たちの人生を形作る要素と共鳴する最後のチャクラである。形を形作るものと、ヴィジョンと意識の領域の間にある準備地点である。その移行は、このチャクラの守護者で、6本の鼻をもち、ムーラダーラ・チャクラの灰色の象がしていた帯を巻いていない天空の象、アイラヴァータに象徴される。アイラヴァータは、すべての象の神及び王で、神を運ぶ乗り物としての役目を果たす天空の象のリーダーである。別名は雲の像という意味のArdh-Matangaだが、天空の象は今でもその領域を支配していると言われている。

このチャクラでは、巨大な空間への広がりが達成されるという概念があるので、このエーテル(アカーシャ)の領域は、「空間」として訳される。このチャクラがヴィッシュダ――「純粋」という意味――と名づけられたのも、宇宙の太陽ハムサの光線を知覚して溢れるほど取り入れる能力をもつからである。

支配している神々

このチャクラが形と意識の中間地点であることは、クンダリーニが覚醒する過程において男女両性として顕れるシヴァとシャクティの聖なる存在にも示唆される。この神の左半身が金色のシャクティで、右半身が白色のシヴァの姿である。それぞれは明白だが、一つなのだ。だが、彼らはまだ混ざり合っていなく元素の最高の形態である完全なバランスを保っている。その最高な形態は、個人の魂の夜と死のプロセスの最中の出入り口として役目を果たすヴィッシュダ・チャクラの機能においてもみられる。

ヴィッシュダ・チャクラは、頸神経叢と甲状腺を介して身体と関わり合う。これは私たちの息の速さに表れて、鼻腔のてっ辺で交差する前に喉と首の周りで層をなすナディの流れが交差するのを促進する。そして、それらのナディがクリアーになった場合には、アジュナー・チャクラで統合する。私たちが外向きに表現しなくてもよくなるには、それらの経路をクリアーにして生命のリズムを同調させなければならない。私たちの声は会話と物事をはっきりさせることを可能として私たちに力を与えて導いてくれるが、クンダリーニが最後の部分を上昇すると超越される。

調和の段階

アナーハタ・チャクラでは生命の「打たれていない」脈を聞いたが、ヴィッシュダ・チャクラは宇宙の無数の音が聞える中心だ。このチャクラでは、それぞれのチャクラの種音節がサトル・ボディーと意識の中の付着物を解かすようにヨーガの実践者を導く。そうすることですべてのチャクラの調和が取れて、ある幻想から他の幻想へとよろめくのを防ぐ。

ヨーガにおいて最も重要な書物の一つであるヨーガ・スワミ・スヴァットマラーマによる『Hatha-yoga-pradipika』の中では、グランティ結節が第1、4と6チャクラで解かれると経験する4つの段階について記述している。最初の段階では、最初の結節が解かれるが、そのときに「心の中のエーテル空間の中で飾りがチリンチリンという甘い音を鳴らすのが聞える」という。その次に2つ目の結節が解かれると「ケトルドラムのような音が聞える」という。第3段階では、アージュナー・チャクラでの結節が解かれると「太鼓のような音」が聞える。最後の段階では、振動が第7チャクラに到達して音が微細になり、その実践者は音のない世界へと導かれる。

マントラ ――音としてのパワー

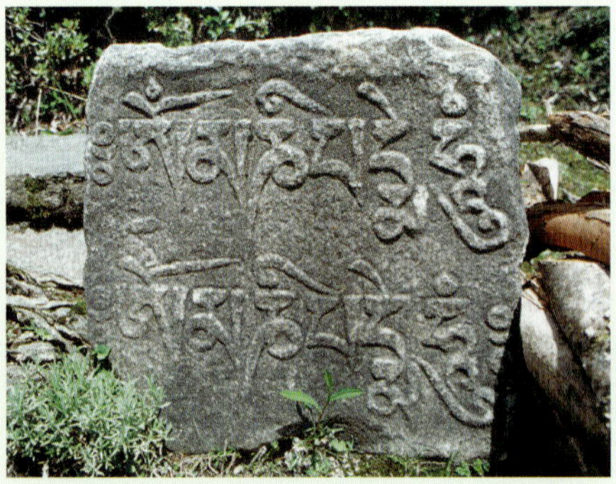

この6音節のマントラ(Om mane padme hum)は、感覚のある生物を解放させる。インド、ティンプー付近。

最も基本的なレベルでは、マントラは人間の各側面を活性化して発達させるために唱える音節や音なのだ。すべての音楽は人間の粗雑及び微細な生理学と共鳴する作用があるが、マントラは意識の特定の層を活性化して覚醒させることを目的に考案されたものだ。

最初の6つのチャクラがサンスクリット語の50文字を含むように、それらのチャクラは創造の全体性をも象徴する。そして私たちが第6チャクラを開花させると初めて統合する作用をもつ振動AUMの恩恵を受ける。ヴィッシュダ・チャクラでは、私たちは呼吸の力によってそのような存在の状態の超越する能力を得る。

音と音楽の刺激的なパワーは、すべての宗教、スピリチュアルな流派や文化的運動にもある程度活用されていることからも分かるように、私たちに対してとても深い影響力をもつ。ヨーガでは、それぞれのチャクラの種音節を唱えるというより、神々や儀式に焦点を当てた特定のチャントやマントラを使う。一部のヨーガの流派では、グルが弟子にエネルギーフィールドを覚醒させるために作られたユニークなマントラを与えて、その弟子はそれを個人的に使うのが一般的なのだ。

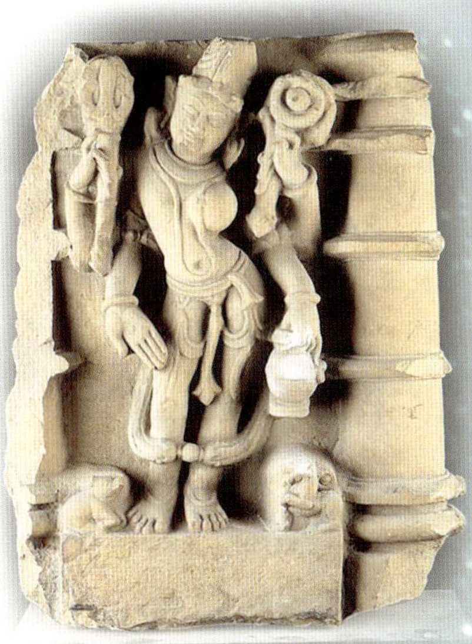

Ardhvanarisvara
半男半女のサダシヴァは、この喉の位置で男性性と女性性の宇宙原理が融合することを象徴する。

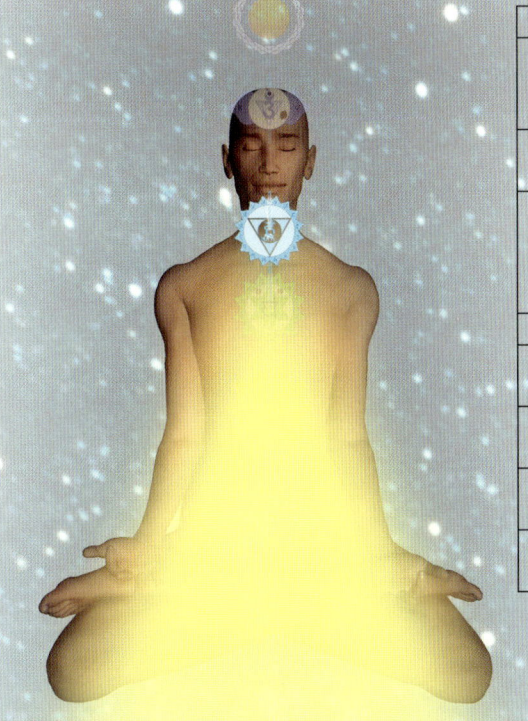

ヴィッシュダ・チャクラの起源	
Sthula sarira（肉体の投影）	喉頭神経叢、声帯、気管と食道、甲状腺と副甲状腺
ローカ（宇宙領域）	ジャナローカ（ブラフマの息子――サナーカ、サーナンダ、サナートクナーラ）
プラーナ（生命の呼吸）	ウダーナ、紫青、嚥下を司る。睡眠中にジヴァ／魂をブラフマの元へ運び、死のときに肉体とサトル・ボディーを離れさせる。
タットワ（要素の原理）	
ブータ（粗雑な要素）	ヴィオーマン（エーテル）
タンマートラ（微細要素）	サブダ（振動／音）
Jnanendriya（感覚器官）	耳／聴力
カルメンドリーヤ（活動器官）	口／発話

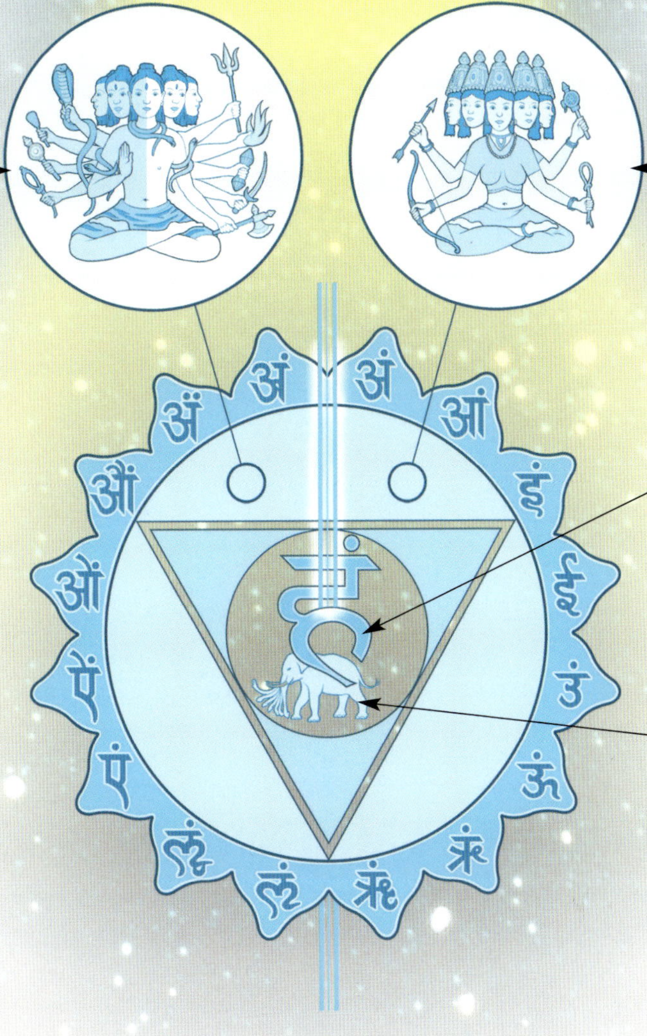

統括する神のエネルギー
Ardhvanarisvaraの5つの要素をコントロールする能力とそれらとの融合を象徴する。

統括している女神のエネルギー
シャキニ・シャクティも要素をコントロールする能力、特に高度な知覚と超感覚知覚をもつことを表す5つの頭部をもつ。

第5チャクラ
ヴィッシュダ・チャクラは、宇宙の音を聞き、私たちが世界において真実を主張するときに心で聞える音を表現する能力を表す。同時に、ここでは4つの要素が融合されたので、空（シュニャ）の中のエーテル（アカーシャ）にある。そして私たちは音を越えたところにあり、また言葉では言い表せない宇宙の表現を発見し始める。

ビジャ・マントラ
種音節Hamは、発せられると振動して脳と喉を強化して声に甘い響きと調和をもたらす。

動物の守護者
白象がこのチャクラのマントラの音を運ぶ。この象は、各要素と調和が取れていて自然界にしとやかさと調和をもたらす。

アジュナー・チャクラ(Ajna Chakra)

自己命令

आज्ञा

アジュナーは月にように美しい白色だ。
瞑想の栄光で光り輝く。
この蓮の中には微細な精神が住んでいる。
ヨギが・・・終わりなき至福の住処である
この場所で自己が溶けると、
彼は火の火花がはっきりと輝くのをみる。
サット・チャクラ・ニルパナ

アジュナー・チャクラは命令の中心で、第3の目としても知られている。ここでは、私たちは最初の5つのチャクラがもつ要素の領域を超越して意識によってより深くみる能力がつく。喉のチャクラでもある程度要素が融合していたが、アジュナー・チャクラでは分離がもはやないので再統合の概念を超越した意識がある。

神聖な3つの性別

私たちがアジュナー・チャクラで試されるのは非二元性の状態だ。ここでは3つ目と最後のグランティ(結節)が上昇するクンダリーニと出会う。これが自己と他者の幻想(マヤ)を詰めて含んでいる光り輝く白い稲妻を放射するイターラ・リンガムのルドラ結節である。ここでは、私たちの宇宙の中で男女、シヴァとシャクティとして主にはっきり顕れている二元性を超越して、すべてをありのままに永遠で聖なるものとしてみる第3の目の視界を得られるかどうかの挑戦なのだ。

アジュナー・チャクラは、世界の光と闇を中性の領域へ戻すのである。そこは、ヴィッシュダでみる結合された二元性の男女両性の側面(神が半分男性、半分女性)でもなくサハスラーラ・チャクラの中にある転生を超越した形がない領域でもない。これがワンネス(一体性)の融合した統合で、第3の性別なのだ。その境地が達成されたことを伝えるのが神聖な種音AUMである。

グル

ヨギは、転生を超越した領域に再び入るために、死の瞬間、生命エネルギーをアジュナー・チャクラまで上げる。生前クンダリーニがこのチャクラまで上昇していると、すべてのカルマが解消されてヨギの意識は魔力をもてるレベルまで持ち上げられる。しかし、そのような覚醒が起きるのは、要素についての知識を通してではない。それは、アジュナー・チャクラでは、分離と二元性の世界の禁じられた賢さからではなく私たちのグルからの教えや知恵を受け取る場所だからだ。

Guという音節は「暗闇」、ruは「光」を意味する。つまり、グルはエンライテンメント(明るくすること;覚醒)で暗闇を追い払う。B.K.S.アイアンガーの言葉を借りると「グルの構想は深く意義深い・・・スピリットの知識を伝える。」今日では多くの人々はそのような人間関係をよく思わない。グルの概念が独裁的な権力の悪用として誤解されていることが多く、実際にそうであることもある。しかし、「upaguru」と遭遇することもある。彼らは、どこで、いつ、どのようして、などは関係なく、私たちに日常の世界を超越した領域から何かを教えてくれる。これらの教えへの受容性はアジュナー・チャクラで生じる。

日常的な経験を超えて

肉体の中でアジュナー・チャクラが顕現するのは、感覚機能と認知プロセスにおいてである。それは、アジュナー・チャクラが日常的な経験を超えたことを概念化するために、精神と抽象を作る能力と密接に関係しているからだ。アジュナー・チャクラがクンダリーニの上昇によって活性化されると、イターラ・リンガムの結節が解かれて、私たちは粗雑な物理的領域を超越してみることができる。

アジュナー・チャクラの目的は、サトル・ボディーの活性化と自覚を持てるように意識を拡大することだ。この第6チャクラはサトル・ボディー(スクスマ・サリラ)の全体を形成する2枚の鞘を支配する。これらの鞘(P98参照)は、マノマヤ・コーシャ(意思鞘)とヴィジナナマヤ・コーシャ(理智鞘)である。このサトル・ボディーの中にチャクラの神秘的な生理学が秘められており、粗雑な肉体に影響を与えたり、与えられたりする。ここはより広い知覚と意識の展望がもてる。眉の間に位置するアジュナー・チャクラは、本当の自己への道であり、私たちの日常生活に存在する二元性の幻想を超越してみる能力を与える。私たち自身が、暗闇を追い払うグルになる可能性を与えてくれるのがこの道なのだ。

マンダラ

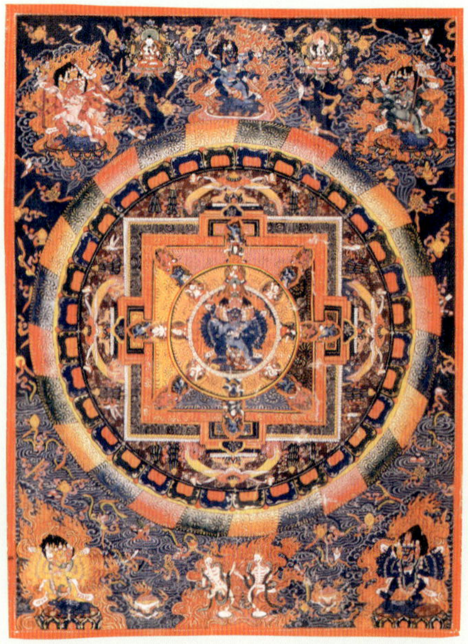
空間の4人の守護者とヴェーダに登場する悪魔

マンダラとヤントラは多くの次元で作用するシンボルや絵である。最初のレベルでは空想上の寺院の空間を作ると、弟子が拡がりのある洞察力を身につけるためにその中を旅をしながら守護者や標識に遭遇する。マントラが音の形態でのエネルギーの顕現であるように、ヤントラとマントラは形作られたシンボル、文字、形や色として現れる同じエネルギーの様相である。

ヨーガの伝統では、ヤントラは種音節の視的な形態だが、同じように、ビジャ・マントラAUMのカリグラフィーは、唱えたりもしくは話すマントラのように、瞑想のときに集中するものとして使われている。マントラやヤントラは、サトル・ボディーの中のブロックを解消する作用があるので、クンダリーニを目覚めさせる要因となることがあり、色々な文化や伝統で使われている。特にネイティブ・アメリカンの芸術やチベット仏教において高度に発展している。

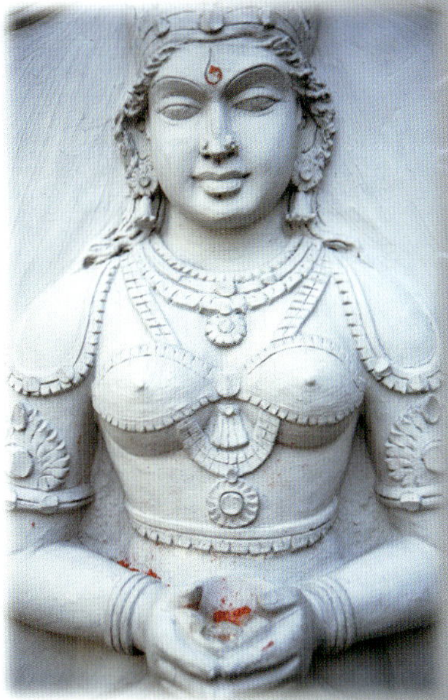

シヴァ
破壊の主神と神聖な宇宙のダンサーである——クンダリーニの女性性のパワーがハキニ・シャクティの姿で統括し始めると、各チャクラの神々が退く。

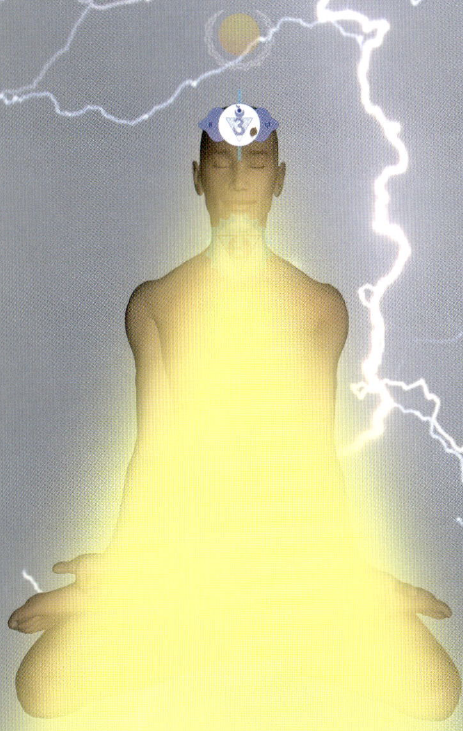

アージュニャー・チャクラの起源	
Sthula sarira（肉体の投影）	下垂体
ローカ（宇宙領域）	タパローカ（祝福された者の屋敷）
統括している神	パラマシヴァ（太陽として顕れる分離することのできないシヴァ——シャクティ）
動物の守護者	黒色のカモシカまたはガゼル、風の神、ヴァユの乗り物タットワ（要素の原理）
タットワ（要素の原理）	
アジュニャー・チャクラは、5つのカンチュカ（ベール）とタットワ（要素）を超越している	

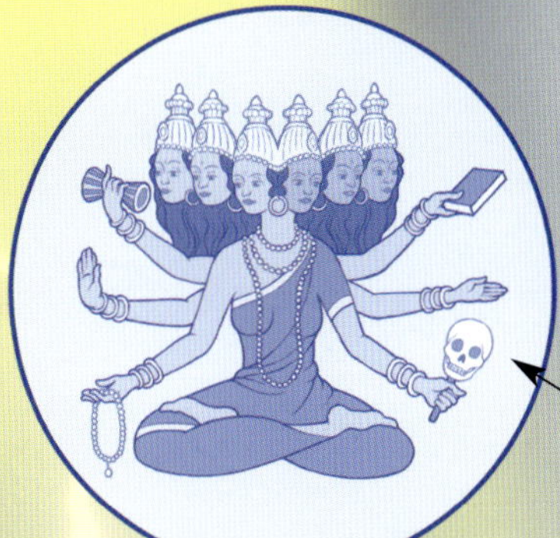

統括している女神のエネルギー
ハキニ・シャクティの6つの頭部は、それぞれ完璧な瞑想に必要な要素（覚醒、思考コントロール）、注意、集中、黙想と超意識による集中）を象徴する。

ビジャ・マントラ
種音節AUMは、太陽（A）、月（U）と火（M）の組み合せで、発せられると私たちを宇宙の最初の音そのものと繋ぐ。

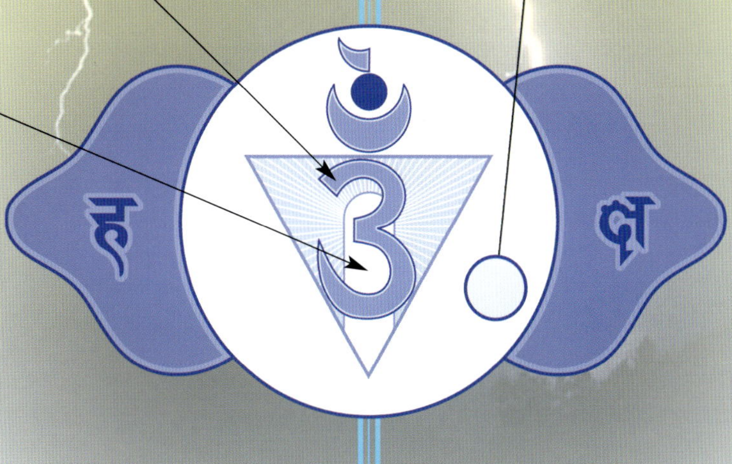

イターラ・リンガム
ルドラのグランティに存在して、クンダリーニの上昇によってもたらされた洞察を保持するためには解かなければならない。

第6チャクラ
アジュニャー・チャクラは、二元性を見通して永遠な音節AUMがもつすべてを浸透する統合をみる私たちの第3の目である。このチャクラでは、私たちの自己がその神聖な性質の中で溶き始めると、私たちの内なる目が開いて宇宙と自己の深い本質をみるようになる。

サハスラーラ・チャクラ(Sahasrara Chakra)

解脱

सहस्रार

満月より光り輝く白い、千枚の花弁の蓮は、
頭部が下を向いている。うっとりさせる。
その輝きをたくさん放射し、
花蜜のように水気がありひんやりしている。
精神をコントロールすることを学び
この地を知っている者は、
3つの世界には彼を束縛するものが
もはやないので再び彷徨って
生まれ変わることはない。
サット・チャクラ・ニルパナ

サハスラーラ・チャクラは、頭頂から4本の指の幅分上に位置していて、1000枚の花弁をもつ蓮である。これまでクンダリーニの上昇に伴ってそれぞれのチャクラの蓮が上向きになったが、ここではサハスラーラ・チャクラは下を向いている。このチャクラで、ヨギは進化による作業から自由になり、その花弁一枚一枚から垂れ落ちる神聖な雨の水滴を経験する。

聖なる恩恵と調和

ガンジス川についての物語の一つは、どのようにしてガンジス川が地球に降りて来たについて物語っている。ガンジス川ほど大量の水が地球に降りて来ると地球が破壊されて流されてしまうことから、シヴァが介入した。そして、まずその激流が彼の頭部に落とさせて頭髪と絡まさせることでたくさんの支流に分けて、その過程においてガンジス川を神聖なものに変えた。シヴァの頭髪を通り抜けるガンジス川の水は、サハスラーラ・チャクラの宇宙なる光線のひんやりした水気のある花蜜を投影する。

天空の花蜜は、ユダヤ人のマナや古代ギリシャ人の神々の食物などのように、多くの伝統に浸透しているテーマである。それぞれのチャクラは、一つ一つ蓮であるので、ある段階では花蜜を含むようになるが、サハスラーラ・チャクラではその花蜜は単に花弁の中に含まれているのではなく、全身の中を雨のように流れる。

シヴァとシャクティの旅からみると、この花蜜は彼らの合一から生じた液状果物で、頻繁に性的なイメージで描かれているのは偶然ではない。

最初の6つのチャクラの花弁は全部で50枚あり、このサハスラーラ・チャクラでは全部で1000枚あるが、その数はサンスクリット語のアルファベットの50文字を20通りある語形変化と掛けた数字で、つまり存在の様々な変化の状態を象徴する。サハスラーラ・チャクラは、アルファベットに象徴される1000通りの変化ですべてを包含することで他のチャクラを調節して調和を保つ。

ここもまたアセンションへ導いてくれるグルについて瞑想するチャクラである。ここではもはやグルも私たちも1000枚の花弁をもつ蓮の無限に到達しているかもしれない。そして時空の相対性を超えたすべての教えの絶対性を達成するかもしれない。

転生の要素

サハスラーラ・チャクラは身体にはチャクラが6つあるとする古典的な分類には含まれていない。それはサハスラーラ・チャクラが身体の外に位置しているからだけではなく、肉体またはサトル・ボディーの働きには関与していないからだ。サハスラーラ・チャクラは、人間の5つ目のコーシャ(P98参照)、カラーナ・サリラ(コーザル・ボディー)であるアナンダマヤ・コーシャ(歓喜鞘)を構成する。この意識の諸相が、魂がまとう私たちを転生を繰り返させる人生への執着である。これは二方向の道である——私たちは一つ一つの人生で持ち込まれて受け取られるパターンがあれば、また次へと持ち出されるパターンもある。そのようにしてこれは私たちの魂のカルマの乗り物の役目を果たす。

そのようなコーザル・ボディーから解放されると、より高いレベルの3つの宇宙の領域(ローカ)のどれかに住むようになる。サハスラーラ・チャクラと特別な関係があるのはがサティヤローカである。これは「真実の住処」であり、輪廻転生の輪からの解脱なのだ。これはヨギの最終的な目標であり、7つのチャクラと7つの世界からの最終的な解放である。

サハスラーラ・チャクラの中心にある無限の1000枚の花弁の下には、トリコーナの小さな三角形があり、その中心には光り輝く空のビンドゥ(点)がある。サハスラーラ・チャクラの中心にあるこのビンドゥは、一つである、無限の完全な投影への扉で、複数の中にある相対的な豊富さに含まれる(P112〜113)

サマーディ エンライテンメント(覚醒)と至福

サマーディとは、「存在していることの状態に在ること」、「無想」または「集中」を意味する。また、超越をさす言葉として仏教またはヒンズー教によって意味合いが異なる。

仏教の観点からみると、区別がなくなり純粋な、集中しているまたは存在している状態になる涅槃の境地をさす。ここでは、釈迦の三法の教えの戒・定・慧の一部をなす。ヒンズー教の観点からみると、バガヴァード・ギタにおけるクリシュナの教えではより献身的な要素として描かれており、敬愛と崇拝(バクティ・ヨーガ)への没頭によりサマーディの境地に到達することができる。サマーディは、紀元前2世紀のパタンジャリによるヨーガの分類において第8段階目である。

Samadhiというサンスクリット語は仏教とヒンズー教の「在ること」や「無想」という意味合いをもつ。また、墓及びヨギが意識的に生から解脱することをさす言葉としても使われる。

人間のより高いレベルでの意識の発展をみているが、アセンション(次元上昇)にも段階がある。ヨーガの様々な流派はサマーディに複数の層があると考えるが、一般的には2つの要素をもつとされている。一つ目はサヴィカルパ・サマーディ(savikalpa samadhi)で、ここでは無想の境地を一瞬みることができるが、まだ世俗的な現象に執着をしている。2つ目はニルヴィカルパ・サマーディ(nirvikalpa samadhi)で、これは、私たちの認識が存在していること自体の状態に移行する境地だ。ここでは最後のカルマが解消されて、すべてのサリラ——身体、エーテル体とコーザル・ボディー——が浄化されて、神聖な愛が存在のすべてのレベルを流れる。この状態は意識的な死または日常的な(しかし勿論永遠に変わった)意識への戻りの前兆なのだ。

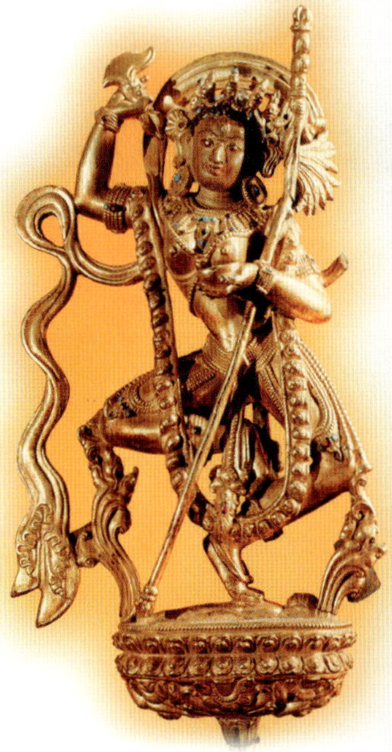

シヴァとシャクティの間で
このチャクラはシヴァとシャクティを隔てる境がなくなる領域である。この第7チャクラでの覚醒は、第1チャクラで眠っていた時点から始まったダキニ女神の旅の目的である。

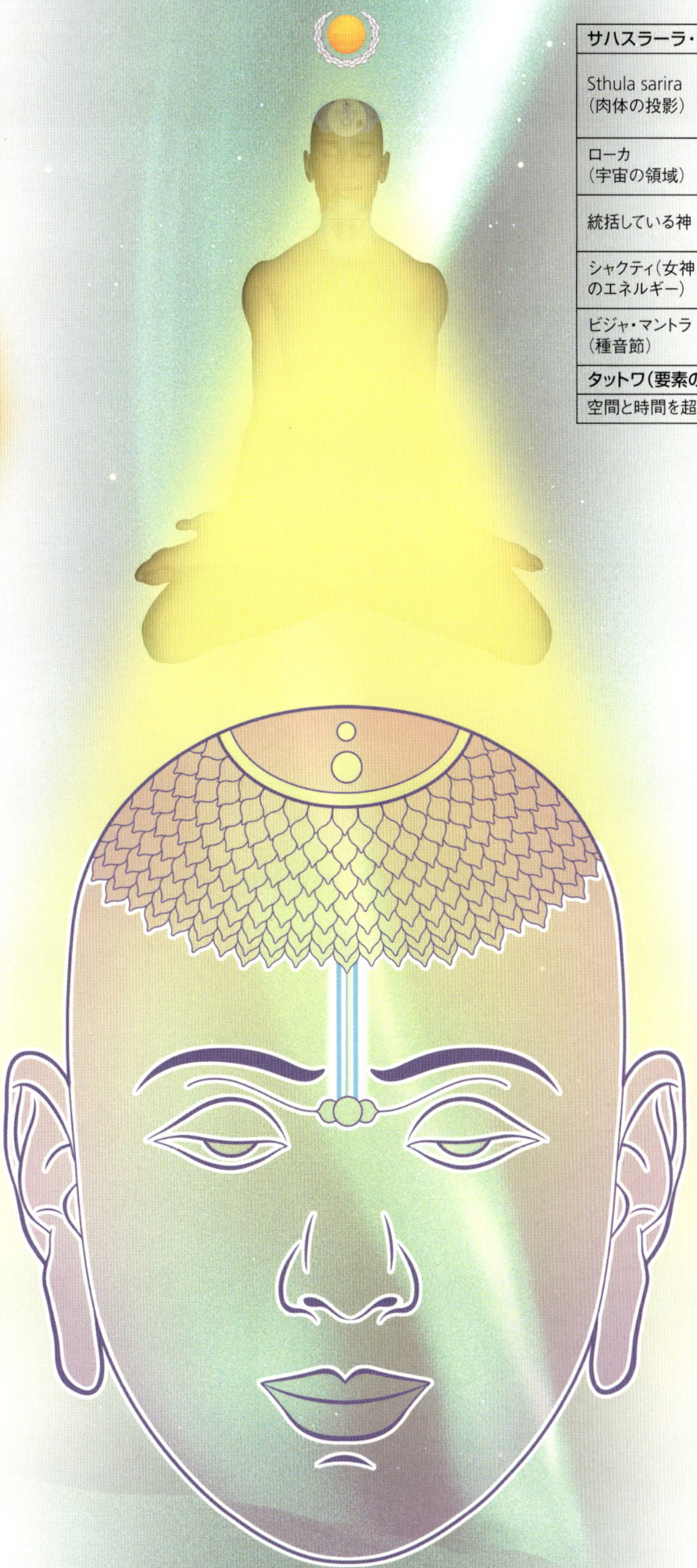

サハスラーラ・チャクラの起源	
Sthula sarira（肉体の投影）	松果体
ローカ（宇宙の領域）	サティヤローカ（真実の住処）
統括している神	これがブラフマ・ランドラ、シヴァとシャクティの超越的な出会いだ。
シャクティ（女神のエネルギー）	
ビジャ・マントラ（種音節）	すべての音、すべての音節
タットワ（要素の原理）	
空間と時間を超越した領域	

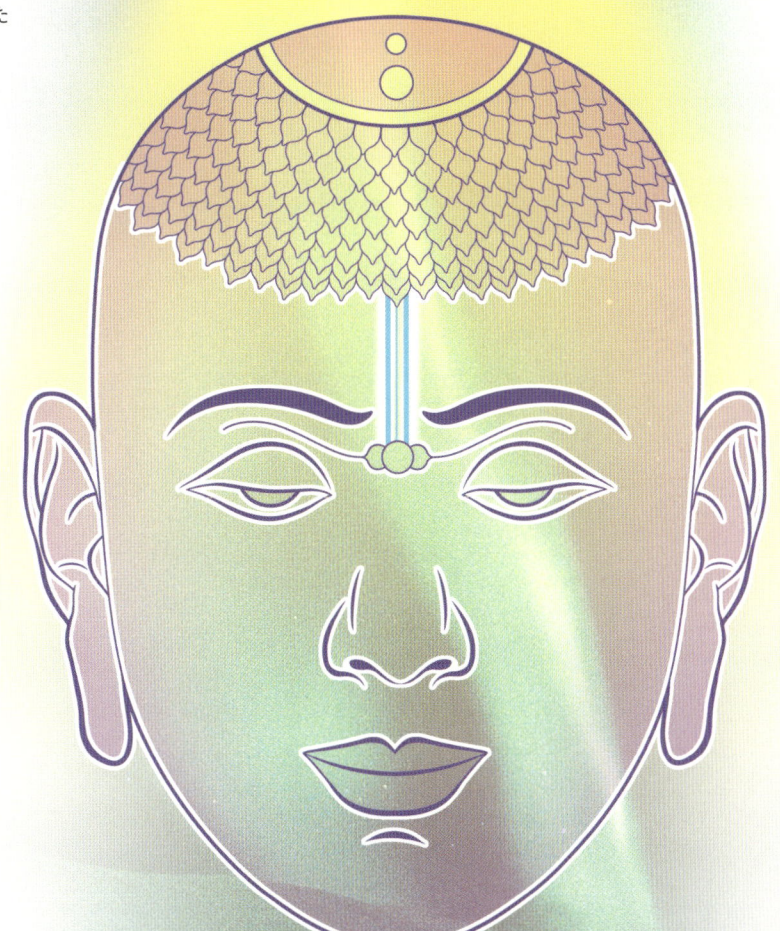

第7チャクラ
サハスラーラは、私たちの宇宙における自由を象徴する1000枚の花弁をもつ蓮である。このチャクラでは転生、要素、性別による分離から自由なのだ。しかし、Mercia Eliadeの言葉のように「すべては自由の定義による」ので、このチャクラでは、純粋な意識の謎に残された自由そのものの最後の幻想がある。

マハビンドゥ(Mahabindu)

無限を超越した領域

サハスラーラの中には
澄みわたった空にあるような満月がある。
その中には、稲妻のように
絶え間なく光る三角形がある。
そして、その中にはすべてのデヴァが
密かに仕える巨大な空が光り輝いている。
隠されて多大なる努力でしか達成できない
サトル・ビンドゥは、解脱の主な根源なのだ。
サット・チャクラ・ニルパナ

マハビンドゥは、チャクラの輪、クンダリーニ及びナディの経路による顕現のすべてを超越した完全な空である。サハスラーラ・チャクラは無限の中の宇宙を表すが、その中心にはすべての相対性がワンネス(一つ)に戻る偉大な一点であるマハビンドゥがある。ある意味では、これは単一の無限と呼ぶ以外、サハスラーラ・チャクラの複数の無限と別のものではない。これはまた複数を表すもう一つの表現であり、矛盾と隠喩をもつ意識の限界を描こうとした私たちの永続する試みに充満する。私たちを導いてくれるコーザル・ボディがなくなり、存在が融合した無限の中で作用する、人間の転生を超越した領域の発達を追跡して探し出す様々な方法が使われているのもその理由のためなのだ。

相対性から絶対性

これらの領域は私たちの意識の相対性を超越しており、純粋な自由の中にある絶対的な領域の中にある。それらを私たちの概念的な領域に位置づけようとして、追跡した結果、それらの発達がアジュナーとサハスラーラ・チャクラの間で行われているとする教えもある。しかし、チャクラの歴史的及び文化的な解釈では、身体の微細な生理学には様々な考えがあり、小さなチャクラは私たちの意識のサブルーチンを認識する。

チャクラを象徴しているほぼすべての芸術と私たちの発達している意識を描いている景観においては、相対的な無限から絶対的な無限、つまり、サンスクリット語で「点」または「種」を意味するビンドゥから「絶対的な空」であるマハビンドゥへの移行が行われるのは、サハスラーラ・チャクラの中と越えた領域においてだ。

ビンドゥは、「統合」を意味するヨーガのシンボルで、各チャクラでは2つ横に並んでおり、これらの段階で顕れるシヴァとシャクティの明白な要素を象徴している。したがって、中国の伝統で偉大な究極のシンボルの中に陰陽の共創造が象徴されているように、シャクティには黒色なブロック、そしてシヴァには白色なブロックがある。これらのビンドゥの中で私たちはそれぞれの神々がチャクラを統括しているのを想像することができる。

タントラの流派によって、タントラの実践者を正しい存在の状態に導くのが神々のイコンとの正確な同一化だと考える。この導きによって、私たちはチャクラで経験される課題を超越することが可能だ。そのような流派にとって、イコンは単なる視覚化のためのものではなく、シンボルを使った具体的な視覚的言語を介したサトル・ボディーの明白な活性化を意味する。

この枠組みの中に、タントラの神聖な幾何学の象徴学がある。ビンドゥ(種または点)は、ゼロ及び無限である。直線は発達を意味する。三角形は神聖な囲い込みで創造そのものの描写だ。円はすべての周期の本質である、──特にそれらの投影は始まりも終わりもないため、一般的には時間の乗り物とされる。四角形は空と束縛された現実の概念を象徴し、4方向、要素と守護者に保持されて守護されている。蓮は、光に魅了されて暗闇の住処を変化させる発達途中の意識を象徴する。カシミールのシヴァ教の哲学的な伝統では、相対性から絶対性への発達には10段階あり、そのような神聖な象徴学とは一線を画されている。

ヨーガの謎の中心には、私たちの感覚と執着の日常的な現実の絶え間ない超越と同時に、それらにおける同じように絶え間ない神聖な愛の充満がある。ヒンズー教の叙事詩的な物語マハバーラタ(下記参照)の偉大な歴史が何千年にもわたりながらも日常的な人間の最も小さな詳細をも描写しているように、チャクラも私たちの存在の種(ビンドゥ)の究極な宇宙的な運命を大切にする意識の発達を示す。

マハバーラタ 人類の偉大な歴史

マハバーラタは、ラーマーヤーナ(「ラーマの物語」)とともにインド文学の偉大な古典である。紀元前3世紀には登場したが、西暦4世紀にサンスクリット語で書き下ろされるまで何世紀も口伝や演じることで物語や劇の文化として継承された。世界の中で2番目(チベットの古典であるケサル王叙事詩に次いで)に長い叙事詩である。

マハバーラタの題名は「偉大なインド」または「バーラータ王朝の偉大な叙事詩」と訳される。多くの文化でみられるように、すべての種族や国家と同一視できる要素をもち、その訳は「人類の偉大な歴史」とされるようになった。

マハバーラタの中には、その宗教的な意味合いのために抜粋された箇所がある。したがって、バガヴァッド・ギータは戦場でアルジュナの解決策が失敗して、世界によって示される幻想の中で取るべき正しい行為を尋ねたときにクリシュナが彼に話した説法である。もう一つの抜粋箇所はヴィシュヌ・サハスラナーで、これはヴィシュヌへの献身的な賛歌で彼の1000通りの名前を説明している。マハバーラタは、神性とヨーガについての詳細かつ複雑な要素を取り上げているが、同時に偉大な文学作品で素晴らしい脚本であり、今日でもインド中で人々を魅了続けている。1980年代に、インド人の生活(政府の閣僚会議を含む)は、テレビで長期間にわたって上映されたマハバーラタを中心にスケジュールが立てられて、国際的にも舞台と映画版が製作されている。

話の中で英雄のユディシュトラは亡命する。彼は湖の中から聞える声と会話をするが、その中で彼は私たちの日常生活の中の矛盾を示し、絶対の存在が私たちの存在を浸透していることを示す。

サハスラーラの輝かしさの中心には、
小さなうっとりさせるような美しい光、つまり青い真珠がある。
その青い真珠は最も微細なものより微細で宇宙の全体を含む。
瞑想して、さらに瞑想すると、
ある日その青い真珠は爆発してその光は宇宙を満たすだろう。
スワミ・ムクタナンダ

ブラフマ・ランドラ——ブラフマの穴	
Sthula sarira（肉体の投影）	大泉門

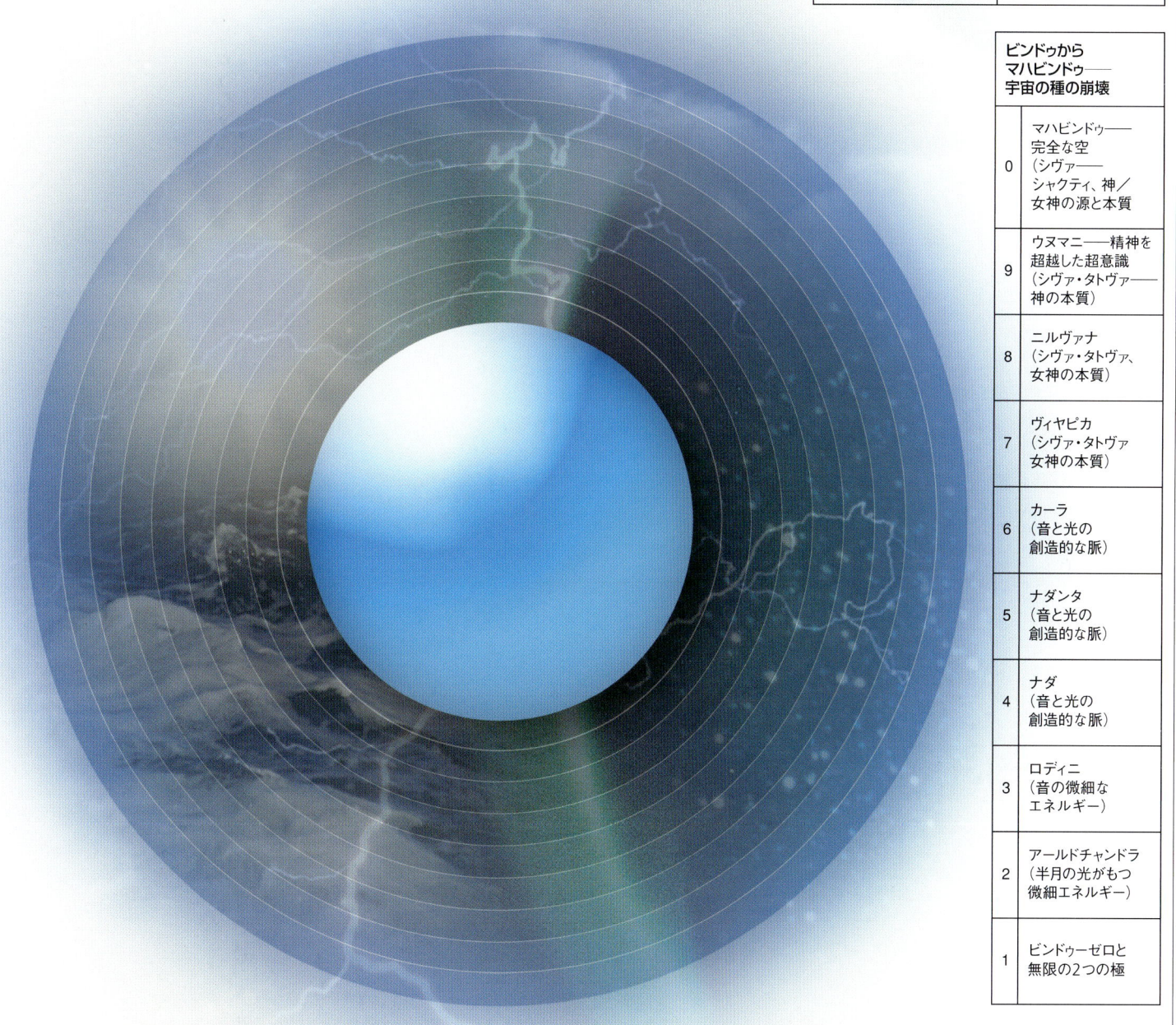

ビンドゥから マハビンドゥ—— 宇宙の種の崩壊	
0	マハビンドゥ—— 完全な空（シヴァ—— シャクティ、神／女神の源と本質
9	ウヌマニ——精神を超越した超意識（シヴァ・タトヴァ—— 神の本質）
8	ニルヴァナ（シヴァ・タトヴァ、女神の本質）
7	ヴィヤピカ（シヴァ・タトヴァ 女神の本質）
6	カーラ（音と光の創造的な脈）
5	ナダンタ（音と光の創造的な脈）
4	ナダ（音と光の創造的な脈）
3	ロディニ（音の微細なエネルギー）
2	アールドチャンドラ（半月の光がもつ微細エネルギー）
1	ビンドゥーゼロと無限の2つの極

青い真珠

ビンドゥは、宇宙が乗っかっている点で、ヒンズー教では巡礼者が額に塗る祝福と保護の印である。これは、単一の無限から全体的な無限への発展であり、宇宙の中心に向かって数えて10段階ある。1)ビンドゥ(外側の円)；2)アールダチャンドラ；3)ロディニ；4)ナダ；5)ナダンタ；6)カーラ；7)ヴィヤピカ；8)ニルヴァナ；9)ウンマニ；最後に0)マハビンドゥ(青い真珠)が中心にある。

クンダリーニ

覚醒をもたらすヘビのパワーを呼び起こす

稲妻の鎖のように美しく、蓮の繊維のように細く、
聖者の精神の中で光り輝く。
彼女はとても繊細で、純粋な知識を目覚めさせる。
すべての至福を体現する彼女の本当の性質は
純粋な意識である。
彼女の口の中にはブラフマ──ディヴァラ
(シヴァへの、そしてシヴァからの道の
クンダリーニの出入り口がある)。
その領域への入り口には
神々の食べ物が撒かれている。
サット・チャクラ・ニルパナ

チャクラについての教えは、実際は、膨大なインドの科学の他の支流よりクンダリーニ・ヨーガに帰する。チャクラの本当の潜在力が発揮されるのはクンダリーニのエネルギーを覚醒させるときなのだ。

クンダリーニは、「とぐろを巻くもの」という意味で一人一人の人間の中に眠っている聖なる覚醒をもたらす潜在的なパワーだ。人間の脊柱の基部にあるムーラダーラ・チャクラの中心部にあるブラフマ結節として存在し、また創造のすべての側面にも存在する。なぜなら、男女、神と女神の極性はすべてのものに内在していると考えられ、光と闇、静止と動作、エネルギーと意識などの極性も生じるからだ。人間にとっては、クンダリーニの上昇は、その人の(シヴァに象徴される)意識の各側面と統合している(シャクティに象徴される)エネルギーの各側面の活性化である。

タントラ

19世紀と20世紀にヨーガが世界中に広がり、時折クンダリーニ・ヨーガとタントラ・ヨーガはそれらの本来の意義──儀式化されたセックスを含む崇拝の教え──の一部としか関連づけられなくなった。クンダリーニ・ヨーガのこの部分の深い意味がほとんど伝わっていないのは決して驚きではない。それは、その解釈が正しくはタントラの左道と呼ばれるもののパワーと神聖さより覗き見的な空想の領域に留まりがちだからだ。

タントラは「技法」という意味で、ヨーガの歴史と実践において幅広い関係性がある。タントラ・ヨーガの実践者はクンダリーニの覚醒と、エネルギーと意識、女神と神との統合を目指す。だが、技法は2つの流派に分かれる──ダクシーナ・マルガとヴァーマ・マルガ──右道と左道である。主な違いは、ヴァーマ・マルガ(左道)の実践者はパンチャ・マカーラの儀式を実践することだ。パンチャ・マカーラでは、5つのm──マディヤ(ワイン)、マムサ(肉)、マツヤ(魚)、ムードラ(シリアル)とマイトゥナ(セックス)──を右道のようにスピリチュアルな成長を妨げるものとして捉えるのではなく秘跡として楽しむ。

しかし、クンダリーニを覚醒させる鍵は、左道か右道のどちらの道を選択するかではない。それより選んだ道が覚醒の道かどうかなのだ。それぞれに障害物があり、ムーラダーラ・チャクラ、アナーハタ・チャクラとアジュナー・チャクラに結節がある。したがって、最終的に修行者を手助けするのは、どちらの道が適切でどちらが不適切かを判断することより、グルによる導きとその人のスピリチュアルなコミュニティの比重である。それには、聖なる書物、神々や各領域を上昇するときに残されるメッセージが含まれる。

ヨーガの歴史上で、西暦3世紀から6世紀にタントラが繁栄したのは、ヴェーダの教えの厳格さに対する反発としてだけではなくヒンズー教の新しい分岐とされたからだ。確かに仏教においてよく応用されるようになり、クンダリーニのパワーは、釈迦とヴィシュヌの象徴としてコブラの頭部として表現され、インドのスピリチュアリティに浸透していった。

歴史的な観点からすると、インドーアジアのスピリチュアルな世界の女神の役目の復活だった。その復活により、ディヴァイン・マザー(聖母)が今日まで特別な方法で崇拝されたり、ミーラとアンマのような現代インドの聖者に女神の祝福が顕現されている系統が誕生した。実際に、女性グルが存在するのはタントラの伝統においてだけだ。だが、私たちが男性であろうと女性であろうと、また左道または右道を歩んでいようと、タントラとは、私たちの中のシヴァとシャクティの共感性の踊り、つまりバランスを意味する。

カジュラホの寺院
聖なる統合への敬意

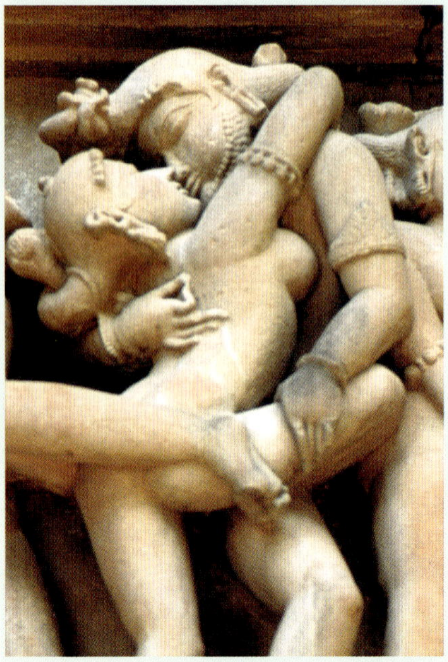

カジュラホの寺院にある数多くの像のうちの一つで、神聖なエロチズムを祝う。

北インドにあるカジュラホの寺院群は、10世紀にチャンデッラ朝の王に建立された。それらの寺院では様々な光景が描かれているが、性的な合一を描いていることで最もよく知られている。インドの寺院ではそのような画像や彫刻は珍しくないが、カジュラホが最も多いかもしれない。

タントラの左道で実践されるたくさんの手法には、ラニプール・ジャリアルにある偉大なヨギニの寺院で行われた集合的儀式が含まれる。その寺院の中心にはシヴァの像があり、壁にある64ヶ所の隙間には様々なポーズをしたヨギニの像があった。

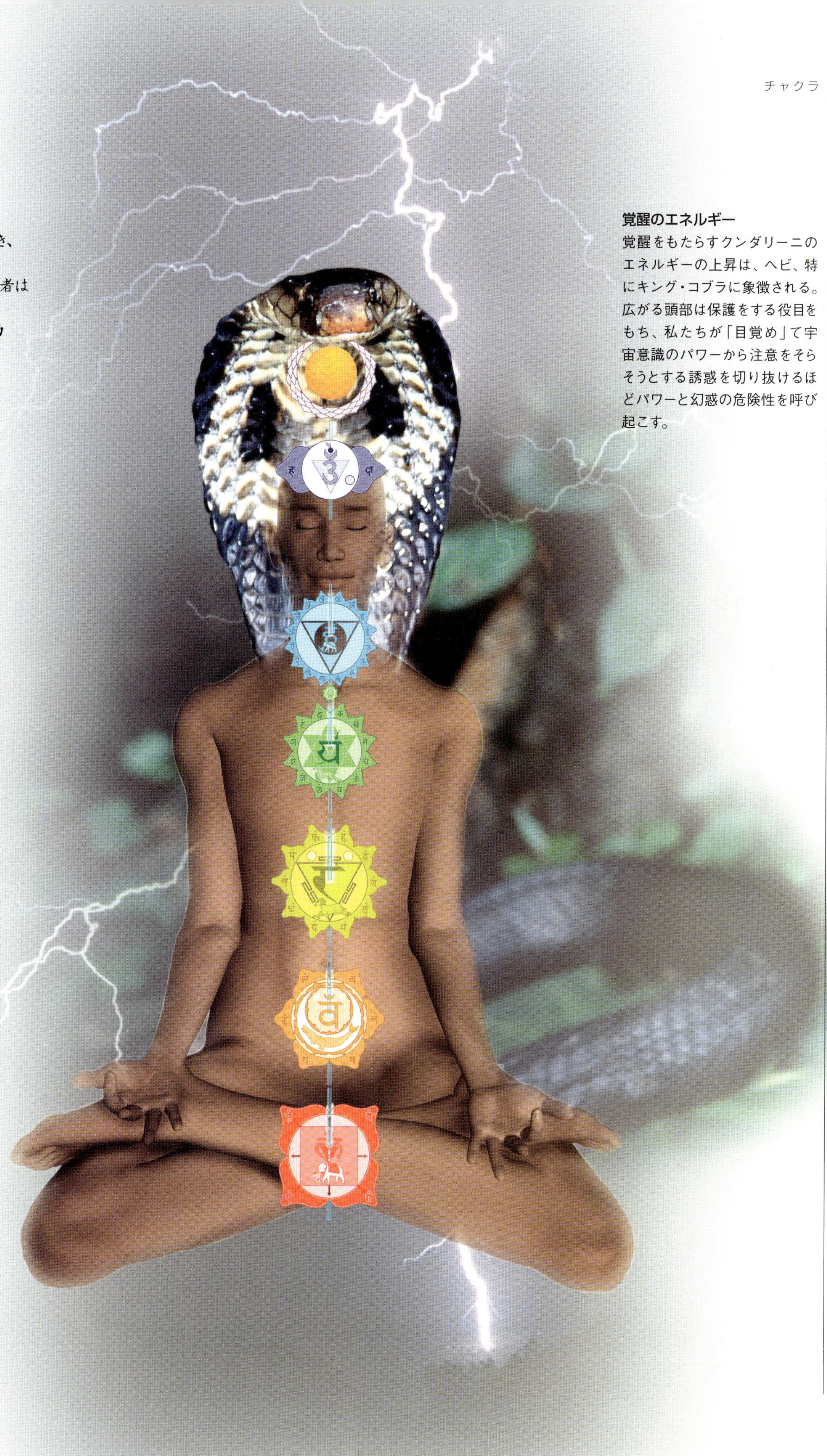

クンダリーニは、
ヘビのようにとぐろを巻き、
眠っている。
この女神を動かそうとする者は
解脱する。
ハタヨーガ・プラドピカ

覚醒のエネルギー
覚醒をもたらすクンダリーニのエネルギーの上昇は、ヘビ、特にキング・コブラに象徴される。広がる頭部は保護をする役目をもち、私たちが「目覚め」て宇宙意識のパワーから注意をそらそうとする誘惑を切り抜けるほどパワーと幻惑の危険性を呼び起こす。

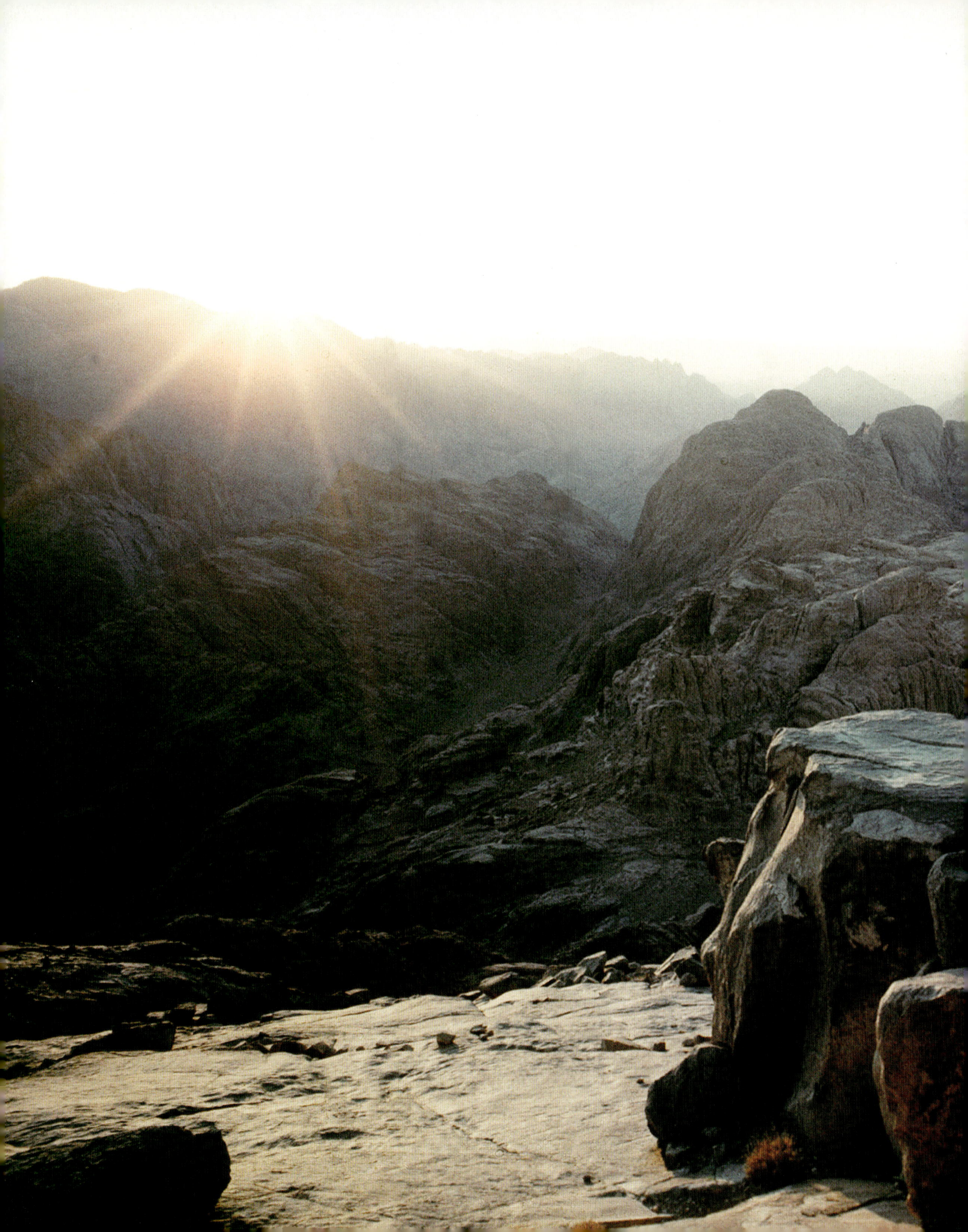

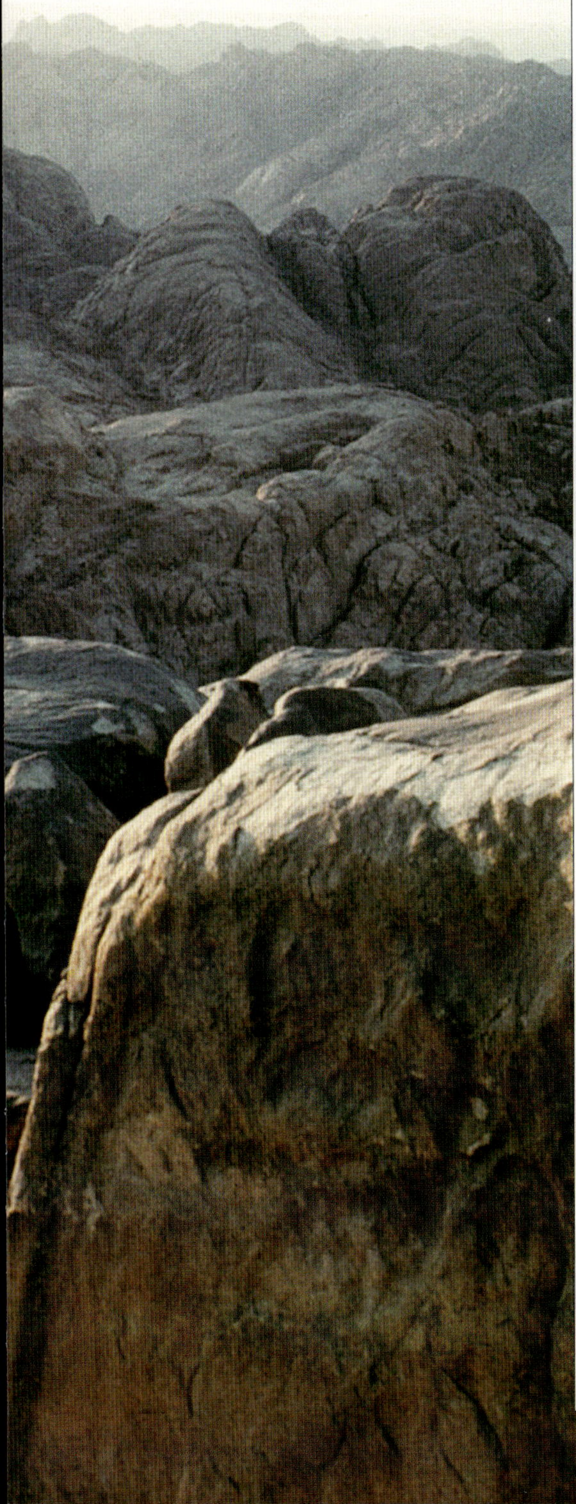

セフィロト

カバラの生命の樹が描く宇宙観

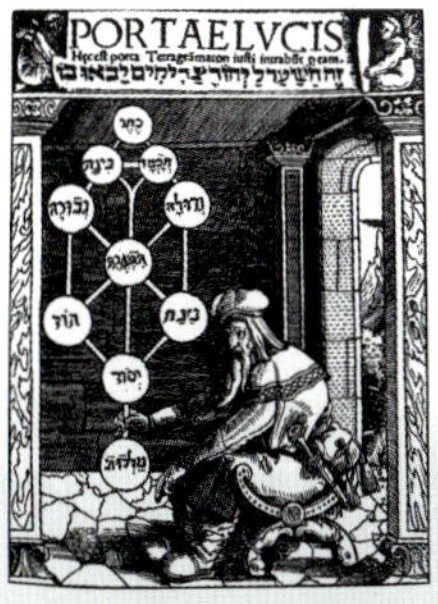

生命の樹を描いた16世紀の木版

セフィロトは身体とオーラの中にあるエネルギーの球体で複数のレベルで働く。球体は10あり、合わせてEts Chayim、つまり生命の樹を構成する。これは、宇宙、人間とすべてのエネルギープロセスの周期を概念的に位置づけたマップ(地図)である。このマップは、2,000年以上も前にレバントのナイルデルタに登場したカバラと呼ばれるユダヤ教の神秘主義の学校の教えを中心としている。最も古い探究はMaaseh Merkabah、つまりエゼキエルが偉大なヴィジョンの中でみた「Workings of the chariot」という天国と地球の繊細で超越的な仕組みについてである。ここで説明されているセフィロトは、ヨーロッパ神秘主義において登場したユダヤ教の系統による秘教的カバラに基いたもので、ギリシャの万有在神論、数秘術、キリスト教、グノーシス主義ヤエジプト魔術と様々な共通点をもつ。

セフィラ(複数形がsephiroth;セフィロト)は、ヘブライ語で「流出」を意味する。各セフィラは、「ビッグ・バン」から誕生した宇宙から飛び散る創造の聖なる火花の段階を象徴する。それは創造的な力から発せられる稲妻の光として描写され、無限が自己の体現した投影を探そうとしている試みなのだ。

生命の樹は、人間のかたちと意識のマップとして聖なる人間の青図である。この青図は、私たちが、私たちの起源について意識的かつ持続的な感覚を取り戻せるように、その稲妻の光を辿って生命の樹を上って帰っていく小径を示す。その帰路は「ヘビの小径」である。この呼び方は、知識と自覚だけではなく、パワーとエネルギーとも関連づけられる恐怖と危険を反映する。その樹を横断する3つ目の方法は、「矢の小径」で、均衡を象徴する中央の柱をまっすぐ上る方法である。大天使、ユダヤ教の文字、エジプトの神々はすべてセフィロトの領域の英知をもつ。

セフィラそのものは、光の球体に似ていて、一つ一つが私たちのオーラの中に現れ、私たちの意識の中に埋め込まれて体現される。創造のどの部分から誕生したか、また何と対応しているかによって色と質が異なる。この惑星、ハーブ、香りや神々などとの関連は、私たちの身体の中でのセフィラの体現を形作る。

生命の樹は、身体の中に霊性を位置づける他の世界観より概念的である。究極的な根源の無限との関連における生命の捉え方なのだ。それによって、私たちは、再生の道を理解して進むとともに、私たちの一人一人の中にある聖なる火花を新しくする。

マルクト(Malkuth)

王国と「要素」の球体

מלכות

魂と分離した肉体は存在しない。
肉体というものは五感によって認識され、
この時代の主な入口であり、
魂の一部分だからである。
ウィリアム・ブレーク、天国と地獄の結婚

マルクトは、私たちの感覚的経験で、身体と外部の世界との境界である。私たちが見たり、身体で経験する音、味や肌触りは天国で足を通して最も強く感じられる。これは主観的な認知でもなければ客観的な現実でもなく、五感によって生命が自己を経験している相互主観的な領域なのだ。

マルクトは、体現された世界と「要素」の球体だ。物質が他の意識の領域への門となっている創造の段階である。頂点の球体ケテルが全宇宙の聖なる青図を含んでいるように、マルクトは領域の体現を含む。創造の稲妻の光に沿った最後の球体だが、ヘビの小径で戻るときは、第一番目の球体となる。カバラの格言の一つに、「ケテルはマルクトで、マルクトはケテルなのだ」というのがある。ケテルは樹の頂上にある最初(または最後)のセフィラである――「天国は地球で、地球は天国である」と言われているように生命の樹にはスピリチュアルな階層はない。

ヴィジョンと取り組み

マルクトのヴィジョンは、中央にあるバランスの球体ティファエスに配属されている聖なる保護天使によるものなのだ。ここでは、ハイヤーセルフが天と地、霊性と物質の仲介役となり、私たちと宇宙の本質の中心的な現実を思い出させる。したがってマルクトでのスピリチュアルな試練は、感覚世界にある最悪かつ最高な豊富さがありながらも、人生に完全に取り組むことへの躊躇から生まれる深刻な不活発さである。このような不活発さは、人間の肉体的な死亡もしくは感覚世界における執着を手放すという日常的な小さな死への恐怖へ変わっていく。

これらの試練の肉体的な体現は、しばしば人生への躊躇からくる身体的及び精神的な状態を引き起こす。人間の肉体では、マルクトは足元にある球体であるとともに全身と五感としての表現なのだ。

マルクトの主な罠は、どの意識レベルにおいても一つ一つの経験を判断するのではなく、天と地、霊性と物質に象徴されているように経験を横に水平に分けることだ。マルクトの美徳は、世界を神聖と神聖を汚すものに分離することではなく、天と地の融合した知識に役立つ区別をすることができる能力である。サンダルフォンとゲブはこの知恵の守護者として立ち、マルクトの生命の祝福の特徴を体現する。

セフィロトの神と守護者

ほとんどの伝統では、ある程度、宇宙の様々な領域に存在している存在について描写している。「天使」は、5000年も前にチグリス-ユウフラテス川沿いの盆地で繁栄したスメリア文明から派生したユダヤ教――イスラム教――キリスト教の系統の人々が特に信じている存在である。この砂漠文化は天国の精霊をigigiと呼び、神々の「息子」や「使者」だと考えた。

そのような天使が存在するような神聖な次元の性質については意見が分かれ、人間の想像だとする意見と人間と交流して手助けをする単独の存在だとする意見がある。スメリア文明とエジプトの神聖なパンテオンでは、そのような領域は特別な存在が住んで護衛をしていると考えた。また、何世紀にもわたってカバラが発展すると、一つ一つのセフィラは創造のその側面の本質を体現して進化している人類のために信号灯を照らす天使や神々と関連づけられた。

「要素」の王国

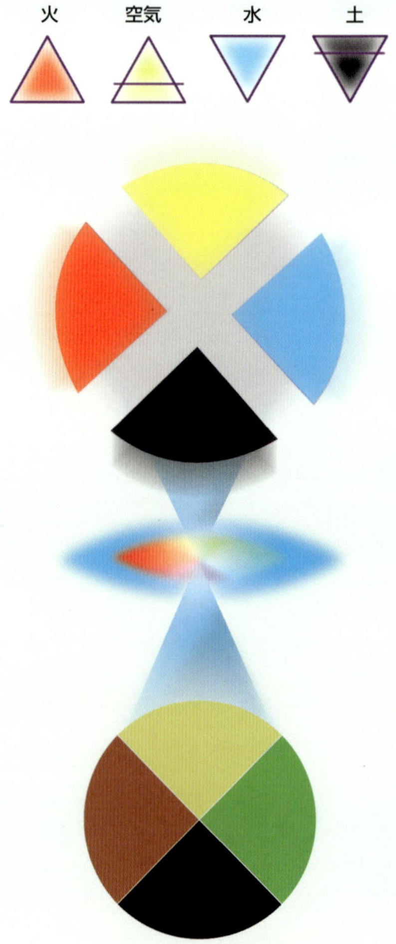

カバラの「要素」はギリシャ、エジプトやキリスト教の伝統を含んだ西洋の文明から誕生した。秘教的カバラ(魔術を実践していた西洋伝統と融合した流派)では、「要素」は原色(例えば、火は真っ赤)及び虹のスペクトルを通過したかたち(ここでは火は深い小豆色)として象徴される。この変容は、それらが分離してなくもっと幅広い全体の様相だということを強調する。王国の「要素」は組み立てられるのを待つ積み木ではなく、生命とかたちの覚醒した祝福に属するものだ。

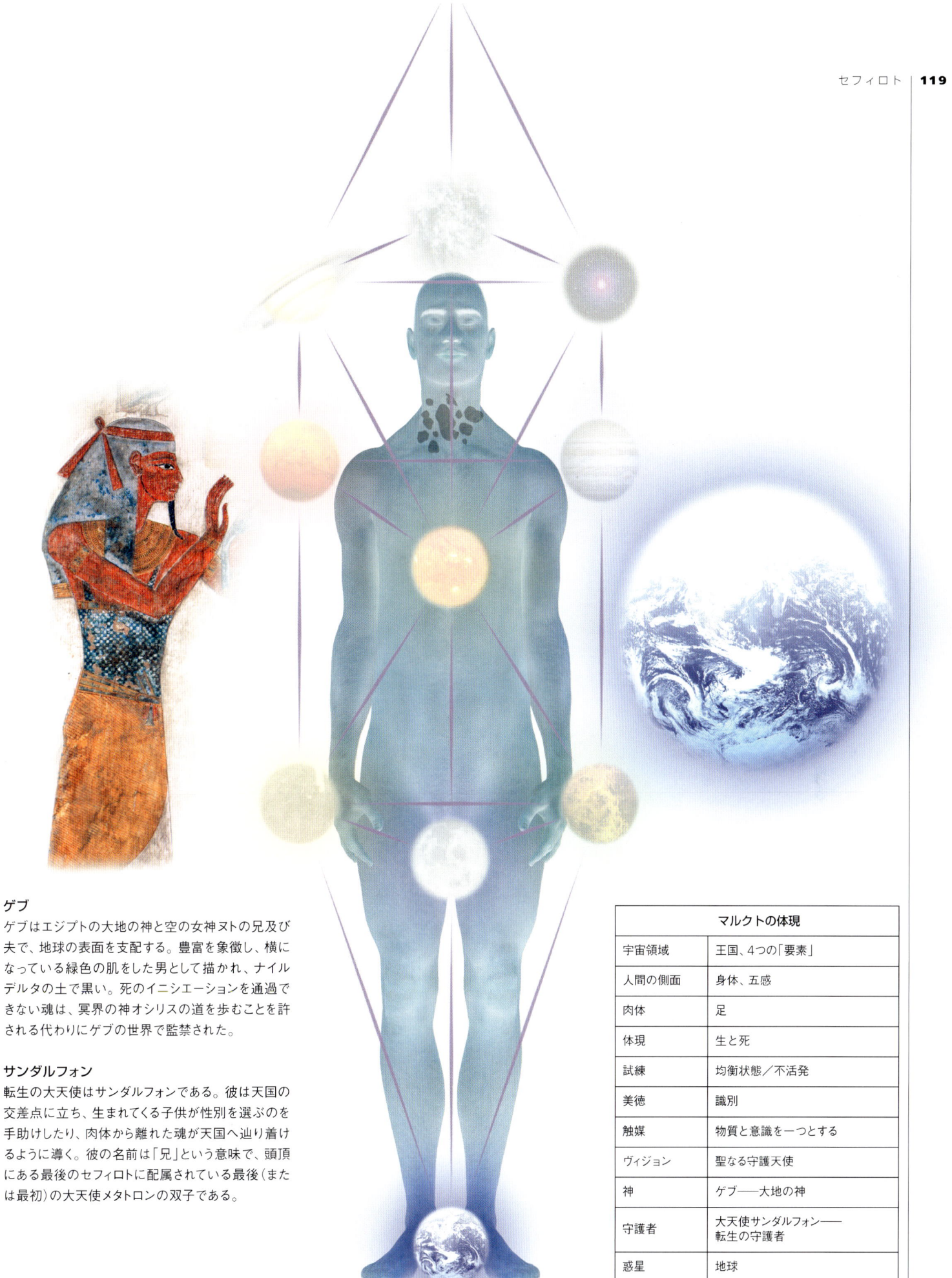

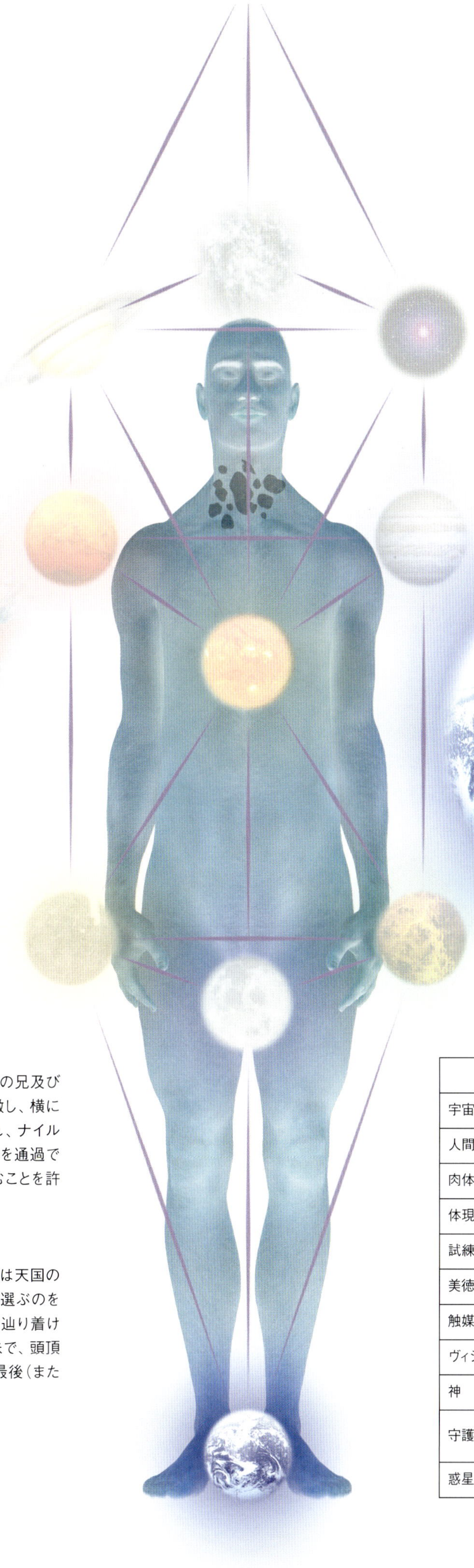

ゲブ

ゲブはエジプトの大地の神と空の女神ヌトの兄及び夫で、地球の表面を支配する。豊富を象徴し、横になっている緑色の肌をした男として描かれ、ナイルデルタの土で黒い。死のイニシエーションを通過できない魂は、冥界の神オシリスの道を歩むことを許される代わりにゲブの世界で監禁された。

サンダルフォン

転生の大天使はサンダルフォンである。彼は天国の交差点に立ち、生まれてくる子供が性別を選ぶのを手助けしたり、肉体から離れた魂が天国へ辿り着けるように導く。彼の名前は「兄」という意味で、頭頂にある最後のセフィロトに配属されている最後（または最初）の大天使メタトロンの双子である。

マルクトの体現	
宇宙領域	王国、4つの「要素」
人間の側面	身体、五感
肉体	足
体現	生と死
試練	均衡状態／不活発
美徳	識別
触媒	物質と意識を一つとする
ヴィジョン	聖なる守護天使
神	ゲブ――大地の神
守護者	大天使サンダルフォン―― 転生の守護者
惑星	地球

イェソド(Yesod)

基礎と本能の球体

יסוד

癒しとは、
慈悲と自覚をもって痛みと憎しみによって
引き出されたものの中に入り込むことだ。
スティーブン・レビン

イェソドは、私たちの豊かで鮮明な潜在意識の球体であり、人格の中心及び本能的な欲望の原動力である。世界の中での創造が最終的に体現する前の段階なのだ。それは私たちの人生の月光の中で転生、パターン、祝福、動機や流れが渦巻く霧の鏡である。すべてが可能である潜在性を受胎したアストラル界の光なのだ。

イェソドは潜在性をもつ月のプラズマで、物質と意識との間の橋で、アカーシャと呼ばれているアストラル界の光である。魔術の基礎であり、対極がダアトにある。生命の樹の中心でマルクトとケテルに体現する天と地の間を繋ぐ避雷針である。その避雷針は意識と現実の両者の基礎に設置されている。また、それらの極性の中でバランスと不和をもつ2つの柱を分けるとともにそれらの極性を知っている。イェソドは生命そのものの隠れたバランスなのだ。そして、人間では最も大きな極性は性別で、イェソドでは男女のエネルギーの元型が空想的にぶつかり合って、再統合して結びつく。セクシュアリティと性行為は、この統合への宇宙的な探究の側面である。大気と地面の間に流れる雷の電流の即時性は、相反するエネルギーの宇宙的な再統合の例えである。

身体的及びスピリチュアルな試練

イェソドのスピリチュアルな試練は怠慢である。人間の本能は、世界の混沌に向き合うことに疲れて意欲がなくなると眠ったままになる。または、認められていない自己を他の状況や人に投影したりする。イェソドは月に監視されて、磁石と夜中の鏡となる月の二重の祝福は、私たちの人格の中心としてのイェソドの役目に投影される。

これらの試練の身体における体現は、しばしば、生殖器系やどの程度の性的な情熱を私たちの中で許すかということと関係してくる。これは性行為や園芸にでも表現されるが、私たちの基礎をよく投影するのは月の周期である(女性の場合は月経、男性の場合は隠れている)。

私たち一人一人の中に、私たちをみえない方法で駆り立てる陰がある。イェソドの小径は、それらの衝動が私たちの人生に有益ではない方法で私たちを乗っ取らないように、それらの衝動のダイナミックを明らかにすることだ。それは抑圧することではない―抑圧された場合は、私たちの存在のサイキックな発電力が鎮圧されて、私たちの本質的な性質が曲げられて抑制されるとエネルギーとかたちが失われる。そうではなく、落胆、悲嘆、抑制や虐待の記憶に閉じ込められた失われた意識の火花を解放できるように、私たちの内なる世界に十分な優しさをもつことである。

したがって、イェソドの美徳は自立であり、私たちの人や場所への強い反応が私たちの無意識なパターンやシンボルに影響されていることを忘れないことが重要なのだ。イェソドの働きは、奇妙な衝動を観察してそれらの役割を認識することだ。それが認識されれば、私たちは、月の影響を受けている人生の波のリズムの中を切り抜くパワーがもてるようになり、それらの波に優雅に反応できるようになる。ガブリエルとバストは、情熱と本能を導くための絶え間ないバランスをもたらし、集合の中の巨大な波の中で私たちが誰であるかという中心をみつける手助けをする。

小五芒星退去式(THE LESSER BANISHING RITUAL OF THE PENTAGRAM)

噂話をしたり
他人の悪口を言いたくなる欲望を抑えなさい!
カバラでは、殺人という罪は
身体的な死を招いた場合だけではなく
人格を殺した場合も含む。
会話を終わらせたり、テーマを変えたりするのは、
誰かの命を救うのと同じなのだ。
イェフダ・バーグ

イェソドからくるスピリチュアルな教えは、他人に私たちの無意識な偏見を投影しないことである。仏教の僧や尼僧が実践する教えに由来するのは、偽った発言をしないように自制することである。他人のことをどのように話すかは魂の光を取り戻すための探究の基礎となるので、上記はスピリチュアルな伝統ではほぼ普遍的な教えである。

このようなことは、西洋の魔術の小五芒星退去式にもみられる。このような形式の儀式は、19世紀末にマクグレゴー・メイタースが設立した黄金の夜明け団によって考案された。これは魔術の複雑な教えと儀式だが、この部分のほとんどはヘブライ語の数字と文字がもつ象徴に焦点をおくセーフェル・イェツィーラーと呼ばれるカバラの古典に由来する。

小五芒星退去式は、神聖な場所を区別して祈りや儀式を行う前にその場所のエネルギーと霊性を浄化するような他の伝統の儀式に類似している。各伝統はそれぞれのスピリチュアルな展望に従って色々な方法を導入するが、それらの中心にはアストラル界の無線周波数と特に自己の中における不要な無意識の影響の浄化がある。五芒星(ペンタグラム)そのものは天と地の間に立っている伸ばされた人間の宇宙的な祝福を包括する。

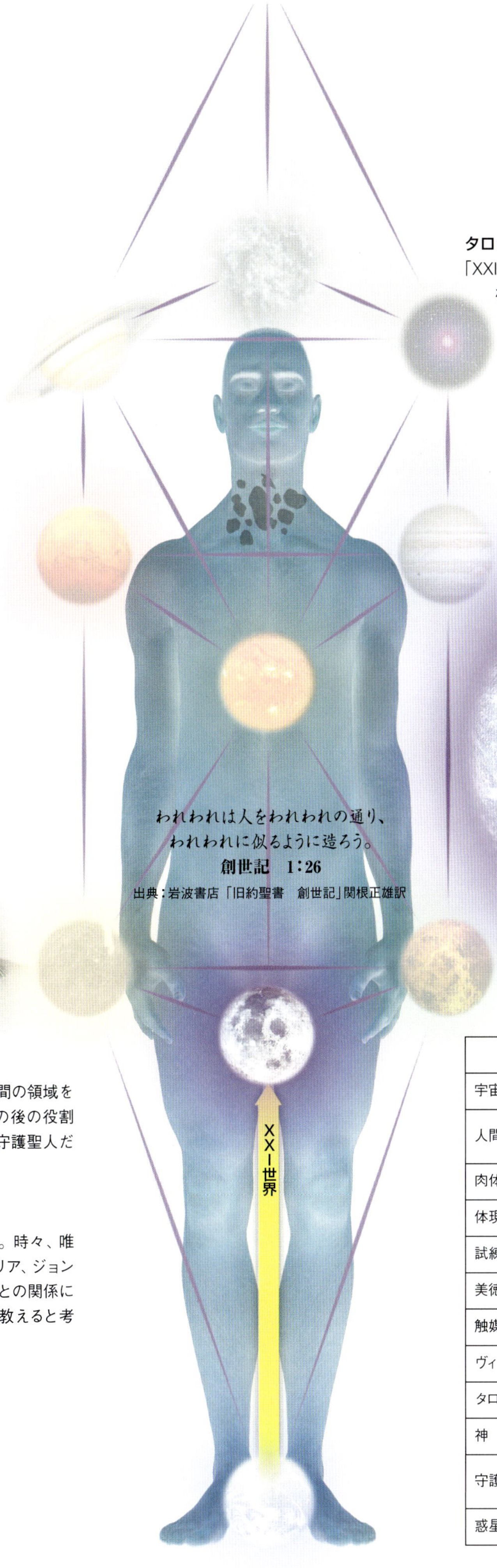

われわれは人をわれわれの通り、
われわれに似るように造ろう。
創世記　1:26
出典:岩波書店「旧約聖書　創世記」関根正雄訳

タロットによる知恵の道

「XXI世界」は、地平線が私たちの意識の限界ではなく、自己の中へ旅することで生命の普遍性についての知識を得られることを教える。

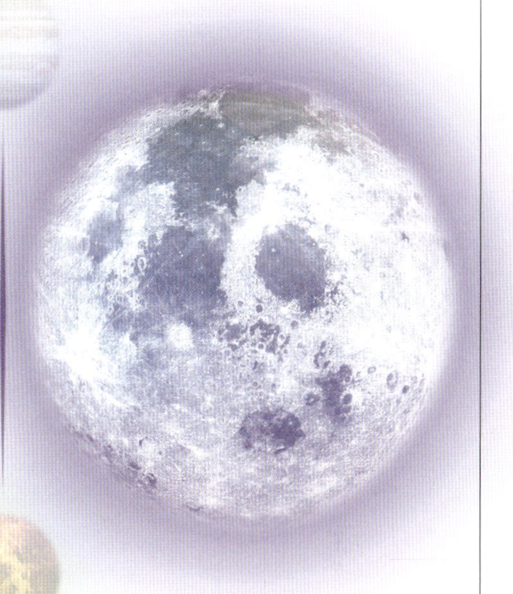

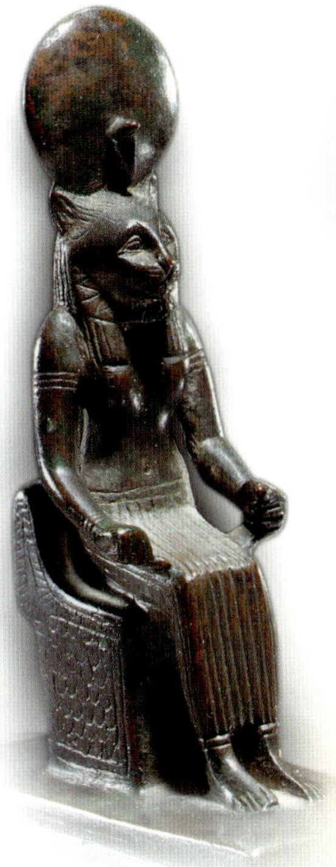

月の神

バストはエジプトの月の神で、空と地の間の領域を支配する。かつては太陽の女神で、その後の役割では子供時代と子育て、情熱と秘密の守護聖人だった。

転生の使者

大天使ガブリエルは転生の使者である。時々、唯一の女性大天使だとされ、サムソン、マリア、ジョンとイエスの誕生の使者とされている。月との関係に手助けされて子宮の中の胎児に知恵を教えると考えられている。

イェソドの基礎	
宇宙領域	基礎
人間の側面	エーテル体、セクシュアリティ、潜在意識
肉体	性器/生殖器系
体現	変化の中の安定
試練	怠慢
美徳	自立
触媒	統合への探究
ヴィジョン	宇宙の仕組み
タロット・ガイド	XXI世界
神	神——情熱の女神
守護者	大天使ガブリエル——転生の使者
惑星	月

ホド（Hod）

栄光と思考の球体

הוד

見事な回答は、
問いをそのものを覆す。
イスラム神秘主義の格言

ホドは、想いや考え、理念や信念、疑いや嘘などの私たちの精神生活の中身と性質である。ここでは、宇宙の巨大さにどのように取り組むか、また、私たちの認知を輝かしいものにするか、あるいは束縛してしまうために精神を使うかを決定する。なぜならホドは人生の調和の素晴らしさが明らかにされる栄光の領域だからだ。宇宙の複雑さと人間一人一人の知性の美しさへの知性的な認識である。

ヴィジョンと試練

ホドのヴィジョンは栄光――調和の取れた宇宙の輝き――である。求めていたものを見つけたときに沸き起こる畏敬と驚嘆を呼び起こす無限による設計の巨大さへの精神的な認識なのだ。科学の歴史には、世界の仕組みの美しさと複雑さのダイナミックの真価が認められる上記のような偉大な発見の瞬間がたくさんある。研究者の頭脳の中でヴィジョンまたは理論の正しさが共鳴して、証拠が該当する箇所に当てはまると、次の洞察または理解が起きるまで待つのだ。そのようなヴィジョンは天文学や量子物理学と同じように数学的神秘主義や数秘術にも当てはまる。また、識者が宇宙のパターンに従うような意識の中にある関連性を探そうとする魔術の伝統の中心となっている。

エジプトのアレクサンドリアでプトレマイオス2世が設立した大図書館は、ホドに体現された知識を得ようとする人間の探究を象徴する。街に持ち込まれたすべての巻き軸は複写されてから所有者に返却されたので、そこには特に複数の文化や教えの知恵へのアプローチの倫理的価値観が含まれる。その図書館はアリストテレスの個人的な書類が側近の弟子にわたされて設立されたものだと言われている。

ホドの栄光は宇宙の自然なリズムから生じた哲学に示される美しさ――天文学の偉大なシンクロニシティやパターン、オウムガイの数学的な正確さや雪片のかたちの多様性――の認識から明らかだ。しかし、そのようなヴィジョンに対抗して、全体主義体制の中で政治的に、または景観が尊重されるのではなく破壊されるなど環境的に支配及び抑制することに知性が使われている。

したがって、ホドのスピリチュアルな試練は、虚偽と支配であり、真っ赤な嘘から秩序の取れた頭脳の中で作られる経験の偏向させられたものや繊細な解釈などを含む。これはしばしば私たちの信念に対する頑固さと正しさへの確信として表れる。これは神についての知識の確信でもなければ魂の道の内なる知識でもなく、標識そのものの正確なかたちに執着する頑固さで、根本主義や過激主義を誕生させる。

これらの試練は身体の右半身、特に右腎臓、右脚、右手と右腕に表れる。これによって、意図、勇敢さとヴィジョンをもって世界の中への「最善の一歩」を踏むのだ。ヘビが生命の樹を上がっていく小径では、ホドは他――ネツァク（感情）――と意識のレベルを分かち合う最初の球体である。それらの影響は太陽神経叢と臍付近で一つになり、腹の底の本能となる。バランスが崩れると、ホドの硬さは全体的な身体的硬直として、特に関節に、または秩序に取りつかれる欲望として現れることがある。また、栄光の真価の認識が生命の樹の他の部分から切り離されて、その結果、その栄光がもたらす関係性が意味のない、情熱、関係性や美しさに欠けた空想や精神的構想の切り離された世界へと転がり込むことがある。

内蔵秩序と神の72通りの名前

ホドは、創造の全体性を捉える能力をもたらし、頭脳の限界を超えさせてくれる。その知性的な教えの中心には詩、パラドックスやナンセンスがあるが、神秘主義と科学にも私たちの限界を明らかにするような頭脳の使い方や無限の境地から物事を考える方法を気づかせる糸口もある。

13世紀のシチリア島出身のカバラ主義者アブラハム・アブラフィアは、『Or HaSeichal（知性の光）』の中で出エジプト記に記述されている神の72通りの名前についての考え方をさらに発展させた。彼は人生の中に光をもたせる瞑想法としてそれらの名前に深い意味を与えた。それぞれの名前はヘブライ語で3文字からなり、意識的な頭脳には意味をもたないが、エネルギーフィールドの全体に作用して、精神全体において反応を誘発して祝福をもたらすことで光り輝かせるのである。これは身体と精神に作用するスピリチュアルな技法で、私たちの日常生活における問題の中に無限の力を呼び込む。

現代においては、人生の中に無限の存在を呼び込むというこの考え方は、『Wholeness and the Implicate Order（全体性と内蔵秩序）』の著者であり量子物理学者でもあるアメリカ出身の故デイヴィッド・ボームが抱いていたヴィジョンにもみられる。ボームは、宇宙の中ではすべてが他のすべてのものと繋がっているという「超ホリスティックな宇宙観」について説明し、本質的には宇宙の中には境界がまったくなく、世界から切り離されている分子、植物も人格は一つもないとした。彼は、広大な距離でも縦一列に動作をした原子内での反応に基いて、複雑な「関係性をもつ」繋がりでしか説明ができないコミュニケーション方法が行われていることについての理論を発展させた。彼は各分子は無限の知識をもち、すべての次元にある他の分子と繋がっていると述べたのである。

根本的には、分子は私たちの五感で知覚できる抽象化されたものだ。「存在しているもの」は必ず宇宙全体の中で混ざり合ってお互いを浸透する組み合わせの全体性である。
デイヴィッド・ボーム

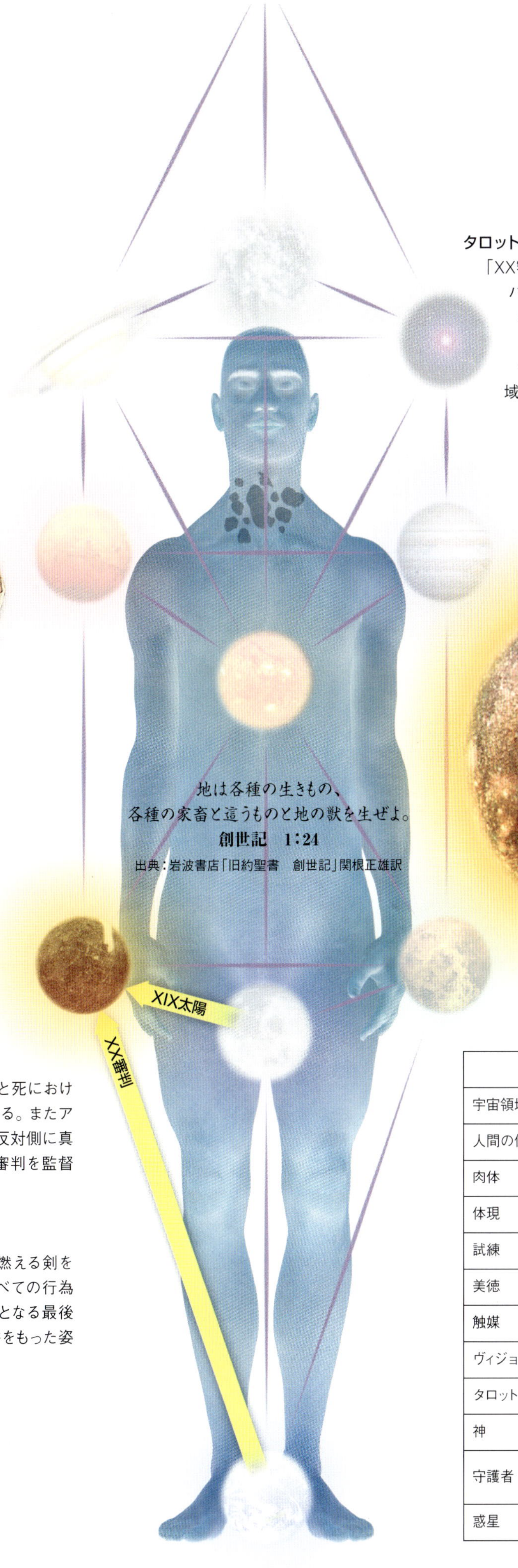
地は各種の生きもの、
各種の家畜と這うものと地の獣を生ぜよ。
創世記 1:24
出典:岩波書店「旧約聖書 創世記」関根正雄訳
XIX太陽
XX審判

タロットによる知恵の道

「XX審判」は日常的な経験の中にある神聖なパターンと、罰したり束縛するのではなく啓発して拡がりをもたせるリズムを示す。「XIX太陽」は無意識の祝福に光を当て、未知の闇を照らして月の神秘を思考の領域に放つ。

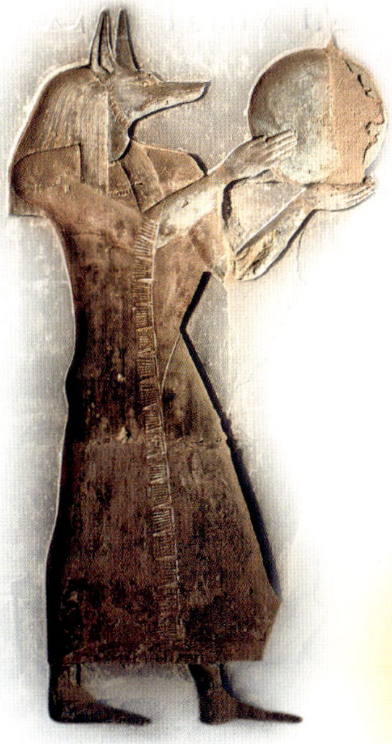

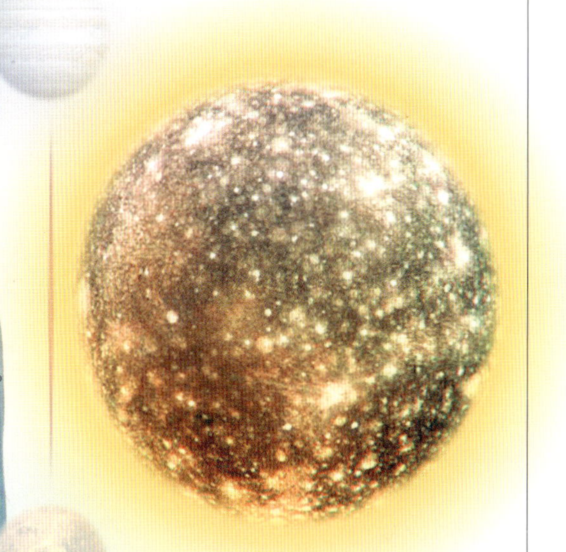

魂の旅の神

アヌビスは、エジプト神話に登場する生と死における魂の旅を導く神で、冥界の門番でもある。またアヌビスは、死者の魂を計るときに天秤の反対側に真理の女神マアトの羽を置いて行われた審判を監督した。

正義の天秤

大天使ミカエルは光と闇の戦いの中で燃える剣をもつ。龍を退治したことで知られる。すべての行為を計り、バランスをもたらす偉大な存在となる最後の審判のときのために用意した正義の秤をもった姿で描かれている。

ホドの栄光	
宇宙領域	栄光
人間の側面	思考
肉体	右腰、右腎臓、右脚
体現	拡大されたしっかり据えられた精神
試練	不誠実
美徳	正直さ
触媒	真理の全体性
ヴィジョン	栄光
タロット・ガイド	XX審判、XIX太陽
神	アヌビス——魂の旅を導く神
守護者	大天使ミカエル——天国の総督
惑星	水星

ネツァク(Netzach)

勝利と感情の球体

נצח

私たちの気持ちは
知識への本当の道なのだ。
オードリー・ロード

ネツァクは喜びと悲しみ、希望と恐怖、平和と怒り、祝いと絶望などを含む感情の流れとかたちである。ここで私たちの感情的生活は文化や家族、そして個人の感情の流れからの影響によって形作られる。このレベルで私たちは一般的にアンバランスを経験して生命の樹の片側に偏りがちになる。

ホド(思考)とネツァク(感情)は人格の主な極性で、それぞれにおいて明るい側もしくは暗い側を好む傾向がある。色々な思考や感情があることを認めることで私たちは丸くなりこれらのセフィラに信憑性を与える。ネツァクを司る惑星、金星は、朝と夕方の星として夜明けと黄昏を導く。

ネツァクは勝利の球体であり、創造による稲妻の光はまず個人の意識の領域に体現する。ここでは、私たちは宇宙の美しさに対して情熱的になり、ホドの哲学と思考がもつ知性的な美しさとは対照的にバランスの取れた創造的な方法でそれを芸術的に表現する。

ヴィジョンと試練

ネツァクのヴィジョンは「勝利を得た美しさ」である。それは周囲の世界との感情的な関係がもつ完全に開放された状態で、エクスタシーと祝福している状態か恐怖と落胆を目撃している状態である。この球体に配属されている女神ハトホルに捧げられていた祝典は他の神々より多い。彼女は生命に対する恍惚を伴う祝福と人間と地上の豊饒を監督した。

ネツァクのスピリチュアルな試練は肉欲に再び浸らないことである。そのような場合は、閉ざされた感情が歪曲して、そのエネルギーが思考、身体性や無意識の中で歪んで表現される。または、感情が生命の樹から切り離されて、私たちの感情的な世界のほとばしりを導く感情、関係性や儀式がなくなるため、抑制がきかない状態になる。

これらの試練は、全体性とかたちのまとまりの欠如として身体に現れる。ホドのアンバランスは硬直を引き起こすが、ネツァクのバランスが崩れると筋肉、腸や体液が緩くなる。関節は硬くなる代わりに弱まり、副腎から分泌されるアドレナリンが減少する。だが、生命の樹における感情と他の球体との関係は自由になり結束が欠如するため、最も知覚されやすいのは感情のアンバランスである。この世界では合理主義が知性の指標とされて感情のなだらかな流れが軽視されるため、そのような極性は私たちが想像しているより頻繁に起こる。

そのような状態は、感情に責任をもたずに私たちの気持ちを他人のせいにする傾向により悪化する。「私はあなたに対して怒っている」と言うのと、「私はあなたのその行為に対して怒っている」と言うのとは大きな違いがある。そのようなことは、仲介する方法と葛藤の解消の仕方と特にマーシャル・ローゼンバーグが考案した「非暴力的なコミュニケーション」の体系において重要である。

感情を分かち合うことから得られる一般的な経験は、結束の球体としてのネツァクの中でさらに発展する。ここで宇宙の結束が家族や社会的構造の中で強くなる人間同士の惹かれ合いとして顕現する。私たちみんなの中にある利他的な傾向を呼び起こす愛の領域なのだ。

ホドは思考の領域として比較的孤独だが、感情は集団の儀式や式典の中で培われる集合的なものなのだ。このようにして、感情は、最初の4つの球体が司る人格の領域からティファレトにある魂の領域(P126~7参照)に跳ぶ力を与えてくれる。ハナエルとハトホルはネツァクの中にある中身と表現のバランス、そして感情的知性の恩恵についての知恵を与えてくれる。

日常生活における生命の樹の応用

創造のサイクルにおいてどの側面がバランスを崩しているかを判断するために、ビジネス、政治的構造、国民的アイデンティティや人間関係をすべて生命の樹に位置づけることができる。この考え方は、恐怖、怒り、歓喜や絶望などの抑制されていない感情的な元型による破壊的な抑圧を鎮静するために役立つ。全体の中のどの部分でも過剰に強くなったり弱くなると、その結果起こるアンバランスは健康を害したり集合の存続を危うくする。

まず、ある状況を思い浮かべてください。そして、次の質問(右側参照)をその状況に当てはめ、最初に直感で感じた答えを書きとめてください。答えにくい質問や答えられない質問もとても大切である。「X」の質問は球体が隠れているダアト(P132-133参照)に属するため、番号がない。

10 現実的に何が起こっているのか?
9 その状況を形作っている習慣や習性は何か?
8 それについてどんな想いや信念があるか?
7 どんな感情があるか?
6 その状況はあなたの魂のヴィジョンに対してどのように役立っているか?
5 どのような神聖な守護を受けているか?
4 無条件な愛はどこに現れているか?
X あなたからどのような知識の宝石が隠されているか?
3 それはどのように始まったか?
2 最初の予定は何だったか?
1 あなたは直感で何を感じるか?

タロットによる知恵の道

「XVIII月」は世界の美しさへの私たちの感情的な反応の繊細な流れを象徴する。「XVII星」は私たちの影の中にある輝くエクスタシーを潜在力の輝く魅力の中へと導く。「XVI塔」は、感情のリズムと精神がもつ誤りに陥りがちな性質がそれらの栄光と勝利を放つときに身をゆだねる必要を示唆する。

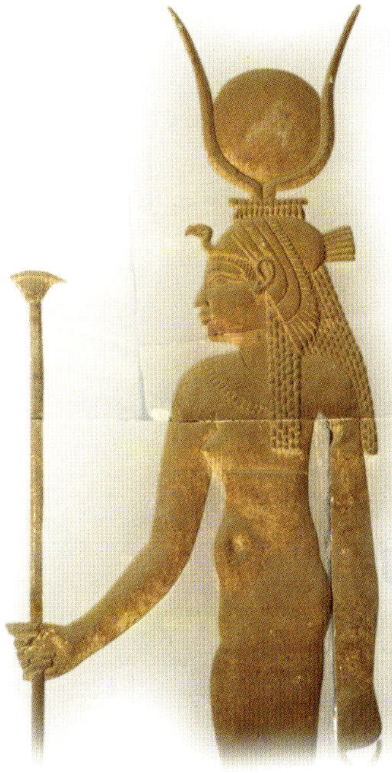

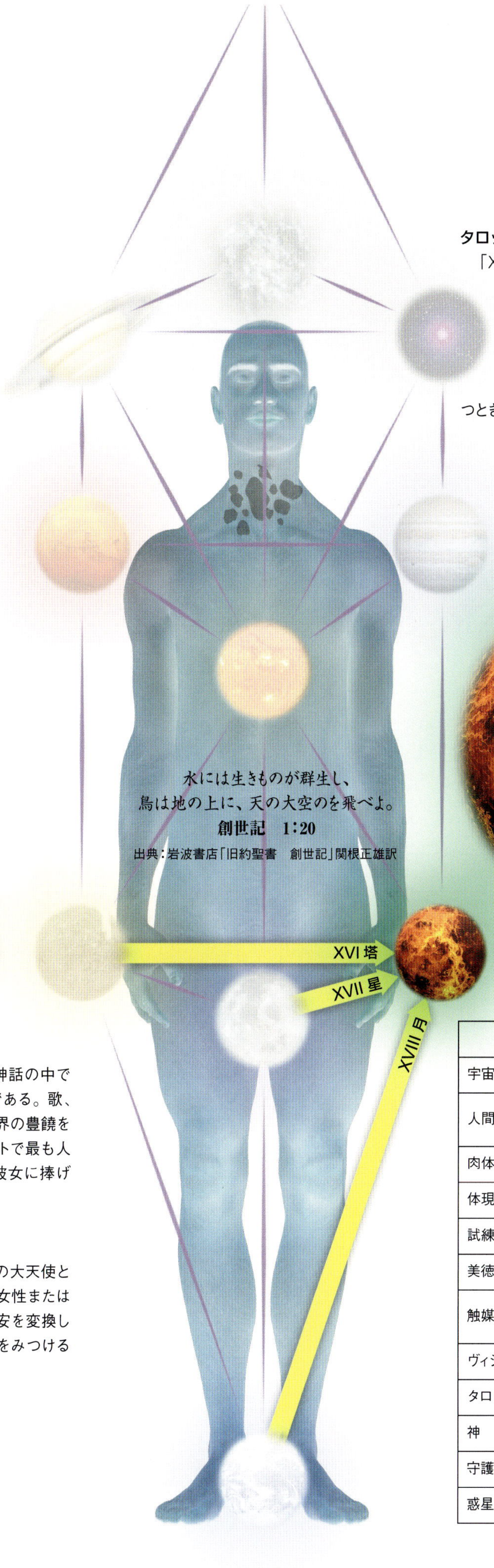
水には生きものが群生し、
鳥は地の上に、天の大空のを飛べよ。
創世記 1:20
出典：岩波書店「旧約聖書 創世記」関根正雄訳
XVI 塔
XVII 星
XVIII 月

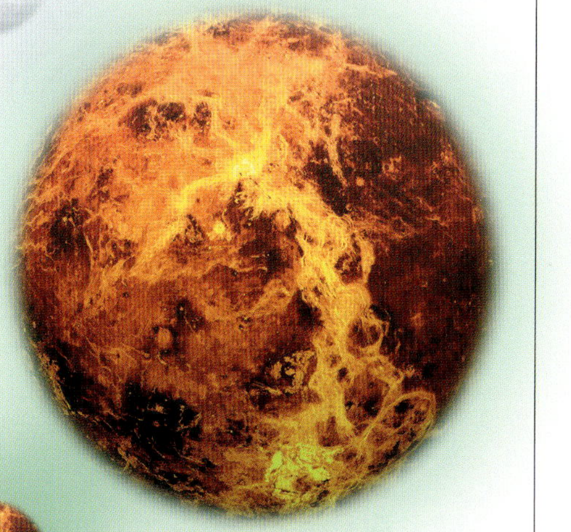

豊饒の女神

ハトホルはネツァクを支配し、エジプト神話の中で角をもつ牛として表された豊饒の女神である。歌、踊り、愛、美術と女性の守護者で、植物界の豊饒を司る。歓喜と踊りの女王で、古代エジプトで最も人気があった神々の一人で多くの儀式は彼女に捧げられていた。

幸福の種子

ハナエル（神の恩寵の栄光）は友情と美の大天使として人類に愛と調和をもたらす。美しい女性またはハンサムな男性として現れ、悲しみと不安を変換して私たちが私たちの内側に幸福の種子をみつけることができるように手助けする。

ネツァクの勝利	
宇宙領域	勝利
人間の側面	感情、肯定的及び否定的なもの
肉体	右腎臓、右脚
体現	感情的知性
試練	肉欲
美徳	無我
触媒	コミュニティの利他主義と祝典
ヴィジョン	勝利を得た美しさ
タロット・ガイド	XVI塔、XVII星、XVIII月
神	ハトホル――豊饒の女神
守護者	大天使ハナエル
惑星	金星

ティファレト(Tiphareth)

調和と復活の球体

תפארת

第6の小径は、宇宙の流出が増えるため
仲介する知性と呼ばれている。
すべての祝福の宝庫の中に
その影響が流れ込み、
その中で統合されるからだ。
セフェル・イェツィラー

ティファレトは「上の如く」と「下も然り」の接点で生命の樹の全体の構造の中心である。ティファレトがもつ仲介する知性は魂を介して霊性と物質の世界の橋渡しをする。これらの世界の調和はソロモンの印の組み合わさった正三角形に象徴される。生命の樹の中心柱は「私とは誰か？」という問いへの回答である。霊性の巨大な無限(ケテル)、無意識の基礎(イェソド)と物理的世界の存在(マルクト)は、魂の輪の中心にあるティファレトで一つとなる。ここでは、私たちは人生の中心に人格のリズムではなく魂を位置づけるようになるため、過去世について自覚をもつようになる。

人間の肉体ではティファレトは心臓、肺及び太陽神経叢、また特に胸骨と胸腺を含んだ胸部に投影される。これは永遠の魂の *Sacré Coeur*(聖なる心臓)、つまり復活したキリストなのだ。ここではすべての太陽神、アムン・ラー、ミトラ、クリシュナやオシリスが完全な魂の象徴として支配する。ティファレトは太陽系の中心で惑星の共鳴をもたらし、私たちの惑星のエネルギー、ヒーリング、高揚及び光などの宇宙的な栄養素の特徴をもつ。

カバラのキリスト教による観点では、これは太陽の輝きとして現れるが、最初は神格の全体性としてみられた犠牲にされた神、クリストス(油を注がれた者、救世主という意味)の球体である。彼の究極的な役目は、献身及び自己を犠牲にする方法を導き、私たちが奉仕の本質を知るように、人格による影響を手放すことで人生を神聖なものにすることである。これが私たちを魂の位置まで上昇するのを手助けする献身的なエクスタシーのことである。最初はクリストス、オシリスまたはミトラなどの太陽神に呼び起こされて、その後、私たち自身の魂と出会い、旅の次の段階を示される。そして私たちの魂と太陽は偉大な根源の王冠で銀河の中心にあるケテルの方向に向かって、深淵の向こう側を眺める。

スピリチュアル及び身体的な試練

ティファレトのスピリチュアルな試練はプライド──それは、人格に役立たせるために今までの旅の中で集められた魂の才能と洞察を発揮したい誘惑──である。ここで人生を何に捧げるかという問題が生じる。修行者のすべての才能とスキルは、ティファレトの仲介と体現によって生命の樹との同調を維持して、人生の集合的な展開に役立ちながら人格による仕事を編成する。

身体的には、これらの試練は呼吸系と循環系に現れる。心臓の鼓動と呼吸のリズムは基本的な焦点と中心となる。中心から外れると、私たちの人生のリズムが崩れて、肺と心臓によりうっ血、衰弱や機能不全などの兆候が現れる。魂は、主な生命維持システムの静かな作動により強化されることから、静止と委ねる必要がある。

ティファレトの美徳は「偉大な仕事」への献身である。すべての知恵を教える伝統の一部分に、目には見えず、知られていないが、より良い目的のために要求や気紛れを引き渡すために、人格が必要だという教えがある。魂を中心とした人生の調和を受け入れることで、私たちは宇宙の巨大さと自然界の豊かさの両者をみることができるようにものの見方が変わる。この意識は私たちの外側にある救済の幻想に立ち向かい、私たちの内なる世界が奉仕への門、すなわちヒーリングと奉仕のマスターであるオシリスとラファエルの変化をさせる力をもつ存在によって維持されている門であることを気づかせてくれる私たちの救世主なのだ。

アイザック・ベン・ソロモン・ルリア(1534〜72)

カバラを形作った多くの学者や神秘家のうち、最もカリスマがあり影響力が強かったのはアイザック・ベン・ソロモン・ルリアかもしれない。ドイツ人の両親にエルサレムで生まれた彼は、ゾーハル──古典的なユダヤ教神秘主義──を深く研究し、ナイル川沿いで家族の香料の事業を切り盛りしながら献身的なカバラ主義者となった。同時代のモーゼ・コルデヴォの影響を強く受けたルリアは、家族と一緒にパレスチナのサフェドに引っ越してそこのカバラのコミュニティの一員となった。彼は口伝によりカバラを教えた。それらの教えは彼の死後、パレスチナに伝染病が流行した1572年に初めて書き下ろされた。

ルリアは、素晴らしいスピリチュアルな洞察と能力で知られていた。彼が彼自身のことを救世主だと思い込んでいたという話も伝えられている。彼の素晴らしい才能には、人の額をみるだけでその人の罪の性質が分かったことである。彼はtazddikimまたは正義の魂と対話をもつ方法を弟子に教えた。

上記の他に、ルリアは日常生活にカバラを応用することと特に世界の中の神の光と意識を実用的な方法で明白にする責任を弟子たちに教えた。

アリは木、鳥や天使の言語が得意だった。
彼はgilgul(転生)の神秘を知っていて、
誰が以前に転生したことがあり、
誰が初めて転生しているのかが分かった。
人をみただけで、その人がより高い
スピリチュアルなレベル及びアダムにある根源と
どのように繋がっているかを伝えることができた。
人の匂いでその人の行為がすべて分かった。
私たちはこのようなことを
私たち自身の目で目撃したのだ。
ユダヤ教司祭ハイム・ヴィタール

タロットによる知恵の道

「XV悪魔」は、私たちを硬いまたは否定的な考え方から解放し、遊び心をもつことを教える。「XIV芸術」は、無意識と性的な性質が創造と調和が取れているように自由に形作る。「XIII死」は、光のボディーの周波数を上げることで私たちの中心的な本質にとって最も愛しい肉体を失う概念に立ち向かう。

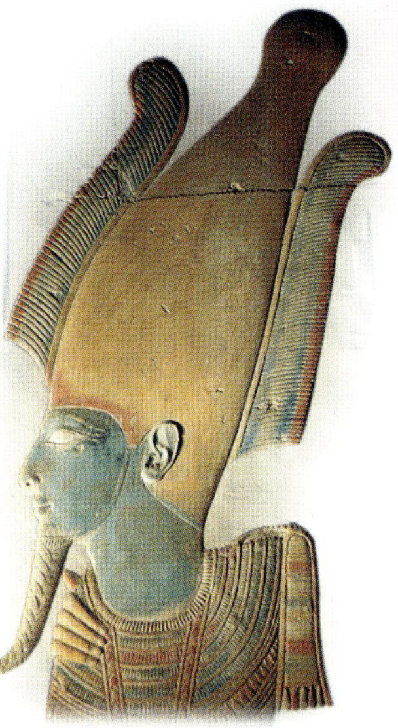

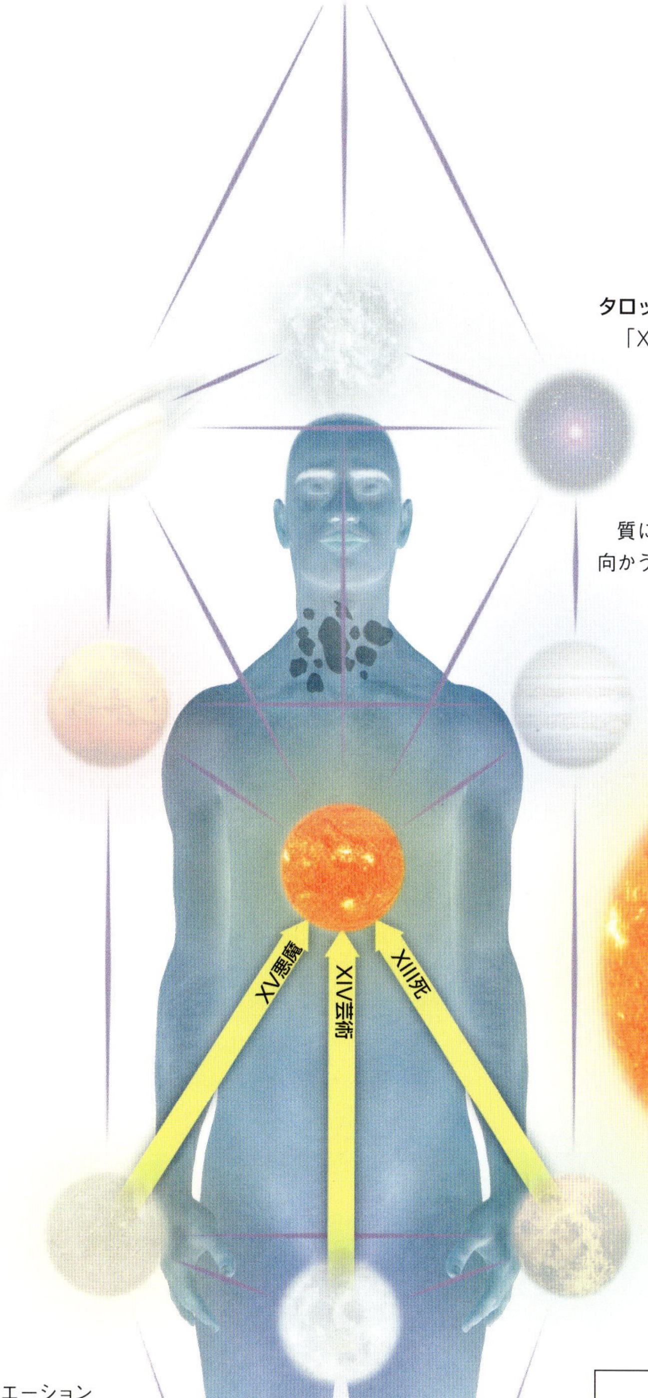

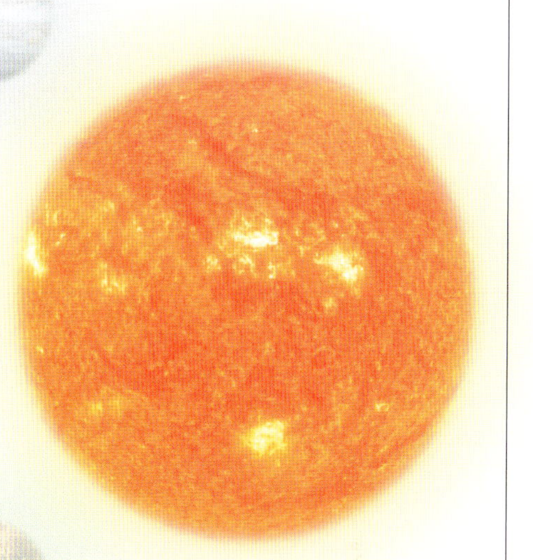

天の大空には明かりが出来て、
昼と夜との間を分けよ。
創世記　1:14
出典:岩波書店「旧約聖書　創世記」関根正雄訳

復活の神

復活の神、オシリスは人間を死とイニシエーションの神秘と試練の中を導く。オシリスは彼の息子セトに殺害されて、その解体された遺体はエジプト全土に撒き散らされた。しかし彼のもう一人の息子ホルスは、その遺体の切断された肉片をすべて集めて蘇生した。そのようにしてオシリスは死を支配するようになった。

ヘビの大天使

ラファエルは「癒す能力をもち光り輝く」ヘビの姿をした大天使で、私たちが生命の樹を上がるのを見守る守護天使である。彼は人類と地上を癒すという神聖な役目をもち、私たちを苦しめるものすべてを癒す。

ティファレトのバランス	
宇宙領域	宇宙的なバランス
人間の側面	太陽系にある自我、魂、永遠の自己
肉体	心臓、胸腺、肺、胸骨
体現	魂の輪
試練	プライド
美徳	偉大な仕事への献身
触媒	自己の救済
ヴィジョン	調和
タロット・ガイド	XIV美術、XV悪魔、XIII死
神	ハトホル——豊饒の女神
守護者	大天使ラファエル
惑星	太陽

ゲブラー(Geburah)

意志と強さの球体

גבורה

第5の小径は、
統合に類似しているため急進的な知性と呼ばれる。
この小径は理解を象徴し、
知恵、コクマーから流出されるビナと統合する。
セフェル・イェツィラー

ゲブラーは、意志の強さでホドの哲学を洗練して魂の領域へ導く。生命の樹では、ゲブラーとケセド(P130〜131参照)はティファレトと同じくこの真ん中のレベルにあり、ティファレトの魂の領域の翼としてみられる。ゲブラーでは、私たちは神聖な真理を守るために私たちの中にある力強い戦士を前に出すのである。

ゲブラーは右肩と右腕を司り、この球体の守護天使である大天使カマエルが燃えている剣を手にしているのも右手である。その炎は信号灯として小径を照らすとともに警告として私たちに危害を加えたり魂の力を強奪しようとする悪意のある勢力を追放する役目を果たす。

すべての伝統では、悪としてみられることが本質的にそうなのかという質問が浮上する。ゲブラーの影は悪は悪いとしてそれを排除しようとする。そこで、ゲブラーの強さは危害を加えるエネルギーの位置のずれを判断するために剣の力を用いる。著名な心理学者、オカルト学者及び作家ディオン・フォーチューン(1890〜1946年)は次のように記した:「・・・私たちは善と悪がそれ自体存在しているものではなく、状況だということを理解している。悪は力が間違った位置づけをされただけで、もし時代が間違っていれば間違った時間に位置づけられ、場所が間違っていれば空間を間違えたことになる。」

強さと弱さ

ゲブラーの敵は、悪を鎮静することを怠けて、生命の樹の全体性と宇宙の神聖な法則を脅かすものに目を向けないことである。ここでも私たちはまたパラドックスに直面する。なぜならゲブラー自体がセフィロトの中で最も悪性で、好戦的で激しいと判断されるからだ。しかし、一つ一つのセフィラの構造と本来の性質は生命の樹の影、つまり各球体の裏にある殻を同じようにもつ。したがって、ゲブラーが戦士がもつ好ましいとされない側面をもつことで知られているが、実際はゲブラーは生命の樹を防護しているのだ。

これは、火星の輝き、葛藤の価値と覚醒を促進するものと苦しみと中毒を永続させるものの決定的な性質である。その抑制されることのない戦士は、神聖なインスピレーションを受け取った狂戦士でなければ意図的な暗殺者でもないので、この球体は居心地の悪い場所かもしれない。この球体の影がある殻の部分は、弱者を抑圧することに悪用される力の残忍性である。そのような騎士の行為は守護者を歪ませるファシズムの本質である。

ゲブラーの本当の戦士は、名誉欲の強い将軍より彷徨う騎士である可能性が高い。なぜなら、この球体で目にするのは、政治制度や「聖戦」などの変わりやすい人間の法則ではなく、天のバランスと結果の法則だからだ。それは子供と地球の永遠な守護であり、独断と影響の保護ではなく周期と再生の法則なのだ。

この場所では暴力は妨害物となる。ガンジーは非暴力的な直接的な行動を支持したため、ゲブラーが強く体現されていたといえる。ここで重要なのは非暴力より直接的な行動なのだ。私たちは選択によって私たちのエネルギーの境界と器を作ることができる。相反する気持ちや後悔があると器が漏れたり、弱い木が育つ。鋭さと決断力によって私たちの中に役に立つ成長を促すが、それには屈折や疑いがあってはならない。そのようにして私たちも内側にある残忍性の守護者となり、意志の力や魂のためにエネルギーを捧げることによってものごとを神聖にする。そのとき、決して他人を犠牲にしてはならず、私たち自身のエネルギーをポジティブに応用しなければならない。それが内なる戦士を祝うことなのだ。

セフェル・イェツィラー 創造の書

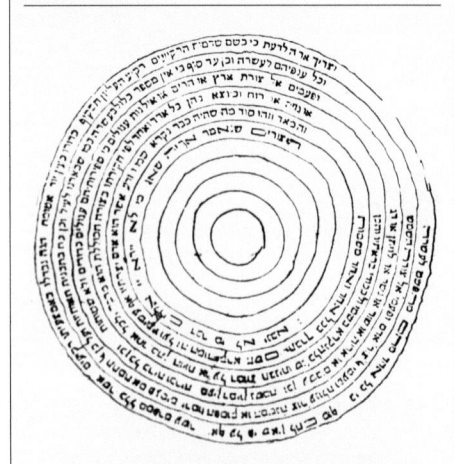

16世紀のセフェル・イェツィラーの図版

セフェル・イェツィラーは10世紀以前からユダヤ教やグノーシスのコミュニティから誕生し、ギリシャやエジプトの哲学からの要素を融合して最初のカバラの書物となった。ヘブライ語の文字や数字がもつ神秘的な象徴と占星術の神秘的な側面と関係する簡潔に書かれた古写本である。セフェル・イェツィラーには複数のバージョンがあり、モーゼ・コルデヴォなどのユダヤ教司祭は彼自身の解説書を書いた。それらのバージョンに関して議論はされているが、最近の研究によってその書物の起源や影響について明らかになってきている。

この書物はカバラの32の「小径　(パス)」を構成する数字と文字の分析に基いて構成されている。これらの小径は火、水と空気に属する3つの文字と惑星と関係のある7つの二重文字と十二宮に属する12文字から誕生する。10通りの(セフィロトと創造の流出と関係のある)数字が32の小径を完成する。

セフェル・イェツィラーは数字の神秘主義の複雑さについて詳しく述べている。また、宇宙の永遠の創造についての説明はゴレム(P141参照)の創造者がマニュアルとしてよく引用する書物である。

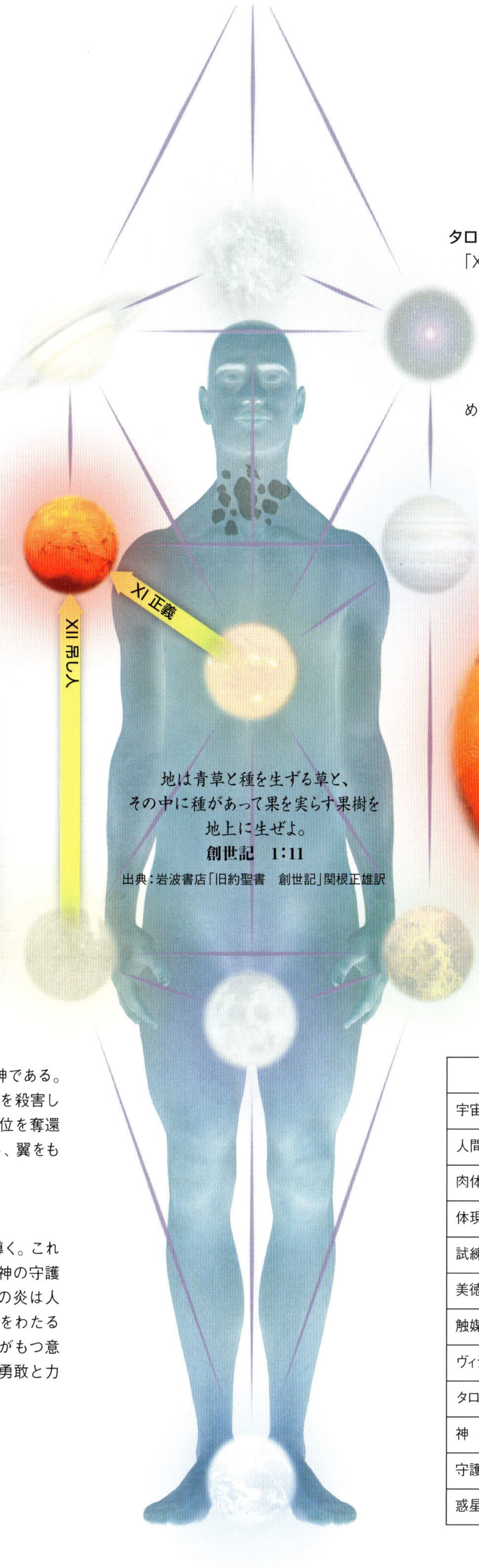
XI 正義
XII 吊し人
地は青草と種を生ずる草と、
その中に種があって果を実らす果樹を
地上に生ぜよ。
創世記　1:11
出典：岩波書店「旧約聖書　創世記」関根正雄訳

タロットによる知恵の道

「XII 吊し人」は、自尊の喪失を象徴し、左手の柱の厳格さによって人格より魂を重視するようになるため私たちの中にある無数の対抗者を目撃することになる。「XI 正義」によって、私たちは原型的な自己の守護戦士になる。その強さは強烈で、それを静めてバランスをもたらすのは心だけである。

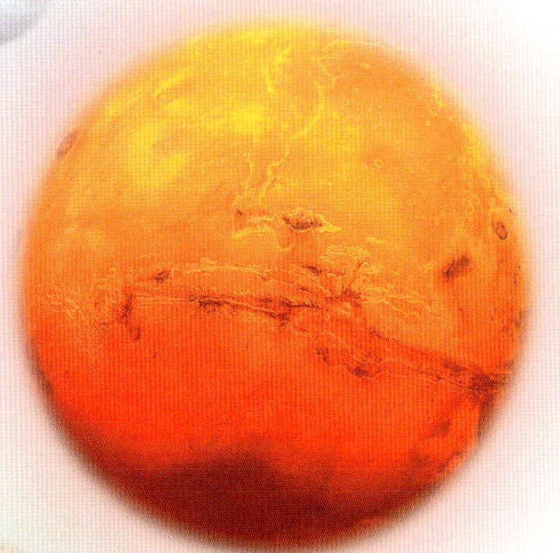

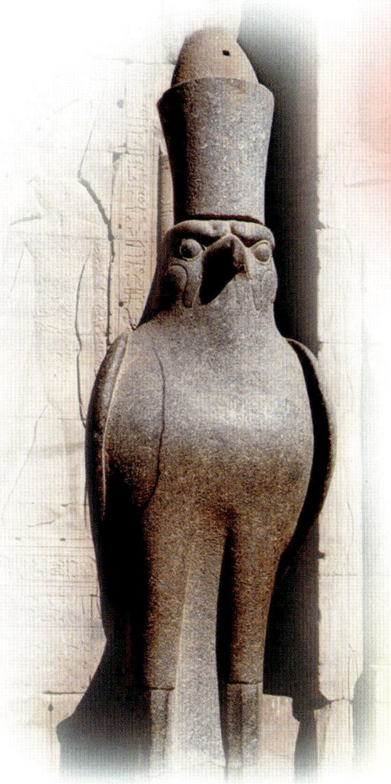

権力の神

ホルスはエジプト神話に登場する権力の神である。ハヤブサの頭部をもち、セトが父オシリスを殺害して統治者となった後、彼はセトと戦って王位を奪還する。決断が強く、高い天空から見下ろし、翼をもった円盤の元型のパワーをもつ。

神をみる者

カマエル（神をみる者）は、セファリムを導く。これらの激しやすいヘビの姿をした天使は、神の守護をもたらす浄化作用のある炎をもつ。その炎は人間の不純物を燃やすだけではなく、深淵をわたるために魂を静める。カマエルは、私たちがもつ意志のヴィジョンを実行できるように能力、勇敢と力を与える。

ゲブラーの強さ	
宇宙領域	強さ
人間の側面	意志、勇気、スピリチュアルな規律
肉体	右肩と右腕
体現	抑制
試練	残忍性
美徳	勇気
触媒	内なる戦場
ヴィジョン	力
タロット・ガイド	XI 正義、XII 吊し人
神	ホルス——権力の神
守護者	大天使カマエル
惑星	火星

ケセド（Chesed）

愛と優雅さの球体

חסד

第4の小径は、すべての神聖な力をもち、
そこからすべてのスピリチュアルな
美徳が放射されるため、
「結合性の、もしくは受容の知性」と呼ばれる。
それらの美徳の本質は最も高貴で、
原始の流出であり、最も高い王冠である
ケテルの力によってお互いから流出する。
セフェル・イェツィラ

ケセドは愛の自覚――他のすべての生物への私たちの存在の宇宙的な拡がりである。創造の稲妻の光に沿って、ケセドは天上のトライアド（三つ組み）と深淵の下にある最初のセフィラである。また、宇宙を一つにまとめている愛のマトリックスで、宇宙の無限の多様性を結合する寛大な慈悲である。

ケセドは左腕と左肩を司る。ゲブラーは燃えている剣を手にもっている一方で、ケセドは王位の球体をもつ。これはマルクトの中心にある統治権ではなく魂がもつ神聖な法則のパターン作りである。ケセドは愛の王であり、その領域の中における各個人への無限の慈悲をもつ。

この心の拡がりは同じように精神の拡がりをもたらし、無限の創造性の中で一つの考えから他の考えが湧いてくる能力はケセドの豊富さを倍増する。木星の巨大な寛大さと磁力も展開と連結性のもう一つの側面である。私たちの精神的な視野と規模は、ケセドでの冒険がもたらす想像性、統合と自由をどの程度まで取り入れることができるかによって決まる。

ケセドによって心に許しと精神に想像性をもたらす拡がりは魂レベルでも同じである。ここでは、ケセドは私たちの夢の中で演じられるイメージと現象をみる能力をもたらす。それらは原型的な性質がもつより深い流れの表面的な外見である。私たちが誰であるかという原型的な側面を認知する謙遜がなければ、集合的な魂のイメージが私たちの魂の中を群がって魂の領域と道を位置づけるため、それらのイメージと自己を過剰に同一視してしまう。ここでは、神の顕現への拡大的な驚嘆が個人的に捉われるため、ケセドの魅惑が試練となる。私たちは、天使の夢をみたり、ビジネスで成功したり、恋に落ちたりする人生の物語では人間として顕現している神聖な力が描く大きな絵の一部なのだ。私たちが自分自身がその天使もしくは愛の本質だと思ったとき、そのようなイメージでうっとりし、しばらくの間私たちの中で生命の樹がさらに展開するのを止めてしまう。

また、それぞれの物語は、すでにシナリオが執筆されて必然的な影響をもつ終わり方と結果があるため、どの元型やガイドを受け入れ、集合的な神話の中のどの役割を演じるかには注意しなければならない。そのような元型のカコフォニーの中で自覚と選択をもった場合、私たちはこの球体のマスターと会話をもち、魂のための探求と顕現の道を共創造することができる。

試練と祝福

ケセドの試練は、精神、心と魂のレベルで拡がりが展開する際の同調である。探求できる道が無限なため、ケセドは無差別の氾濫ではなく発達がみられるように同調をもたらす。

ゲブラーとケセドはティファレトと生命の樹の真ん中のレベルに位置するため、真ん中のセフィラにある魂の翼である。それらの試練は人格に使われるそれぞれの強さと力である。それぞれの祝福はこの領域に配属されているマスターや先生によるガイダンスと力である。それによって私たちは深淵の下にある7つの球体の完全さを学び、影の厳しい現実から守られ、深淵をわたる選択をしてどの方向へ進もうと励ましを受ける。

セーフェル・ハ・ゾーハル
光輝の書

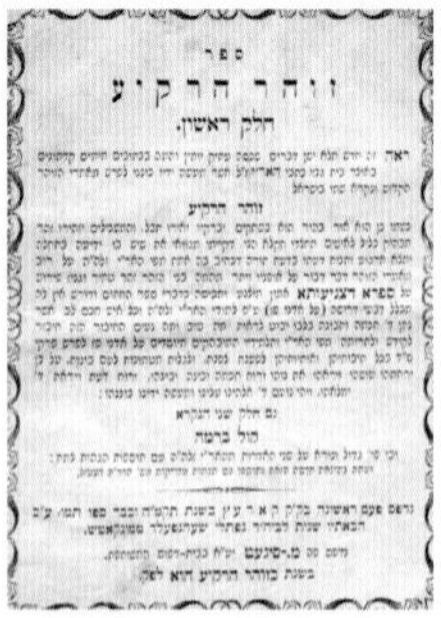

ゾハール・ハラカー――
アリによる『ゾハール』についての説明

『ゾハール』は13世紀にスペインのカバラ主義者らの知恵によって出現し、12世紀にマイモニデスが残した偉大な哲学的著作『Guide to the Perplexed（迷える者への手引書）』の影響を受けながらも宇宙についてのより神秘的な学説を展開したユダヤ教司祭、モーゼ・デ・レオンによって執筆された。『ゾハール』は魂が聖なる根源と交わりをもつレベルについての記述である。創造における男女の親密な踊りは中心的なテーマの一つであり、男女間の愛、神と宇宙の愛を取り上げる。そのような中で生命の樹のセフィロトとその側面や流出が詳説されている。

『ゾハール』は一部のユダヤ教の宗派でトーラーに匹敵するほど重要視されていた。また、セフィロトに関する神秘的な解説を含むことからカバラに関するあらゆる体系において中心的な地位を得るようになった。カバラの宇宙観に関する豊富なパラドックスと詳細な説明は、それらの説明を意識していなくても、それらのイメージが私たちの想像力に直接的な影響をもたらす。著名な学者及び作家ゲルショム・ショーレムは『ゾハール』の翻訳の序文の中で次のように述べている：「神聖な書物かどうかを判断する際に古代から結論づけられていることだが、その書物がもたらす魂への影響はその中身を理解したかどうかとはまったく関係がない。」

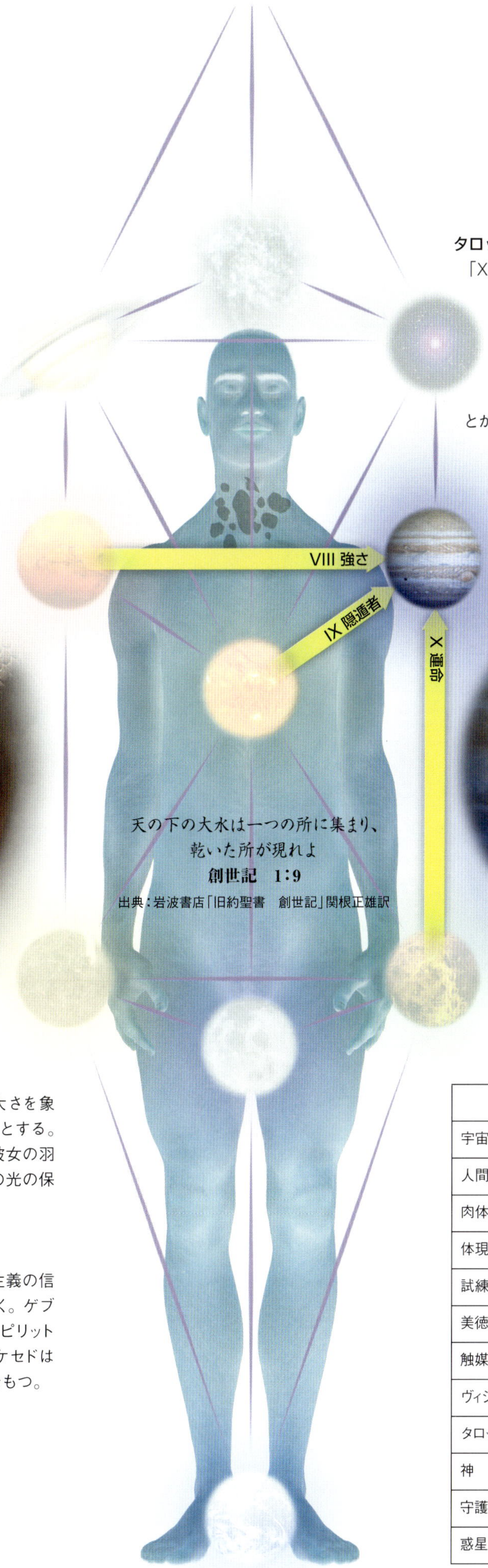

天の下の大水は一つの所に集まり、
乾いた所が現れよ
創世記　1:9
出典：岩波書店「旧約聖書　創世記」関根正雄訳

タロットによる知恵の道

「X運命」は、魂の領域への燃えるように飛び込む冒険であり、周期によって元の位置に戻ることを知っている。「IX 隠遁者」は、内なる孤独で、私たちが宇宙へ拡がる前に経験する自己の性質との親しみである。「VIII 強さ」は、戦士の明確な規律を知ることができる自己支配の領域である。

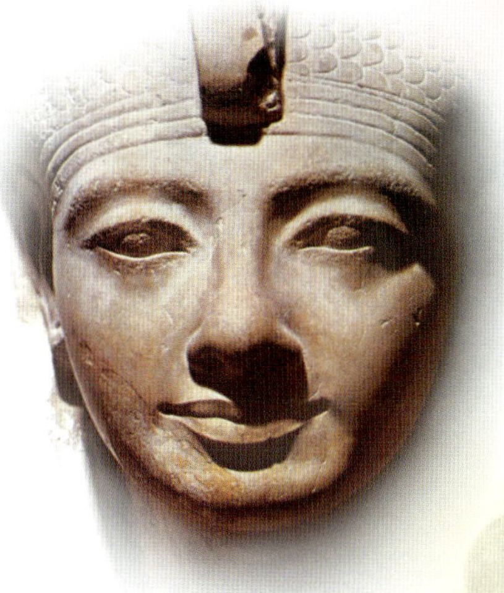

審判する女神

マアトはケセドに配属され、倫理的な偉大さを象徴するまっすぐなダチョウの羽をシンボルとする。彼女は死者の審判とされ、死者の心臓は彼女の羽と釣り合うか計測された。真実と私たちの光の保護者である。

神の正義

ザキエルは世界の豊かさを投影する楽観主義の信号灯をもち光り輝くカシマリムの天使を導く。ゲブラーとケセドは生命の樹の中で慈悲深いスピリットガイドと関連のある領域を占める。また、ケセドは特に私たちの進化を支援する存在の祝福をもつ。

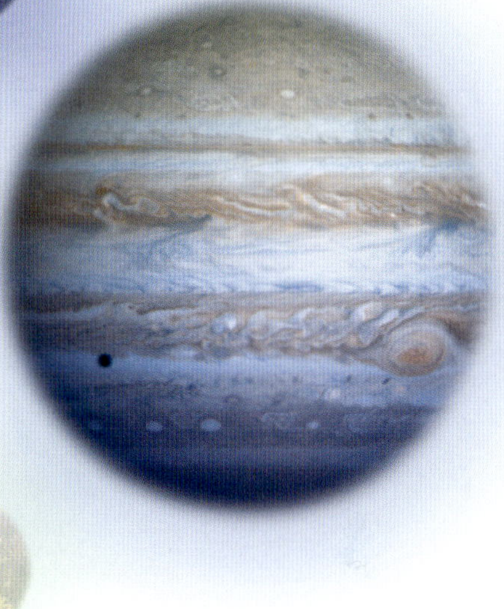

ケセドの豊富さ	
宇宙領域	慈悲
人間の側面	愛、思いやり、拡がり
肉体	左肩と左腕
体現	自由の喜び
試練	好意と偏見
美徳	同調
触媒	愛による統一
ヴィジョン	愛
タロット・ガイド	IX 隠遁者、X 運命、VIII 強さ
神	マアト――正義の女神
守護者	大天使ザキエル
惑星	木星

ダアト(Daath)

知識の隠れた球体

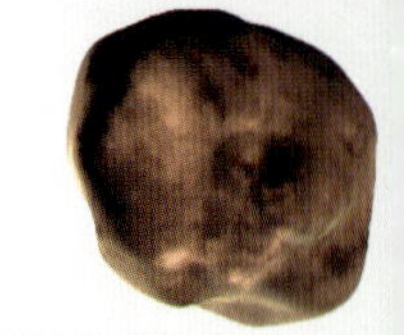

そのような者は神への本当の恐怖と愛に
立ち向かわなければならない。
その後、神の存在を精神と心に入れさせて、
神の存在の前で―― 一対一、
存在対存在――で立つために自覚を
意識的に拡げなければならない。
このカヴァナ(向上する意識)の外側の限界では、
ユダヤ教徒は祈るときに、自己の自覚の中で、
その瞬間において死ぬ準備ができていなければ
ならない。深淵の中に即時に身を投げる
準備ができていなければならないのだ。
デイヴィッド・ブルーメンタル

ダアトは球体ではない。バリアであり、門でもある。深淵(アビス)――下の7つの球体と神性のトライアド(ビナー、コクマーとケテル)を隔てる中間領域なのだ。

上半分にあるこれらのセフィラは、人間がエデンの園から追放されたときから近づけないようにされた。ダアトは私たちが転がり落ちたウサギの穴であり、人間が分かち合うはずではなかったが分かち合ったために、私たちを神との一致から「転落」させた善と悪の知識の「リンゴ」である。これが悲劇だったのか、もしくは宇宙が自己を知る過程における必然的なことだったかは、私たちが一人一人生命の樹のこの地点で直面する問題である。善と悪の知識は、毒の入れられた聖杯にみえるか、私たちが宇宙をどのように共創造するかを尋ねる成熟へのイニシエーションとなる。

ダアトの解釈

ダアトとその宇宙的な性質と人間の意識の進化における投影に関する物語や解釈はたくさんある。中世では、ダアトはクロノゾンという悪魔が守る地獄への門と考えられた。ここでは修行者を守護している神々や大天使、タロットによる洞察などの手助けはほとんどなく、私たち自身の影と人類の認知された限界を決して超えないように警告する悪魔しかない。原型的な聖杯の騎士――パーシヴァル――の旅では、彼が病気の叔父、聖杯の王にその病気の原因と周囲の土地を荒れさせるのは何かを聞き出す人間性を取り戻す勇気をもつかどうかがテーマである。最初はパーシヴァルはこれを行うことができず、あまり質問をしないようにという年長者の忠告に従ってしまう。これが元型にみられ、善と悪の知識の木からの実を食べるアダムとイブが背いた未熟な人間への命令――純真と従順さ――である。食べたリンゴはアダムの喉に詰まり、ダアト、「アダムのリンゴ(のどぼとけ)」となった。

私たち一人一人にとって、知られていない知識との関係は私たちの人格と魂とのユニークな融合を表す生命の樹の上り方によって異なる。この宇宙の領域に関するどの視点――回避、無謀な放棄もしくは委ねられた受動性――を取り入れても、私たちは深い溝の上にかける橋を建設して宝物を探す探求を計画する。なぜならダアトはセフィロトの「クリポト」と呼ばれる暗い側面への直接の門でもあるからだ。

すべての輝きと光は影を落とす――各セフィラも影をもつ。私たちの存在のあらゆる様相において常に経験の連続がある――ホドの輝く精神はホドによるバージョンの真実を展開し、ネツァクの感情は狂暴になることがある。セフィロトの進化する小径はそれらの中における私たち自身の光と影を含んだ連続を知ることである。

それは私たちが自分自身に注意の光を向け、私たちの神性の再統合とアダムとイブの転落からの復活を求めて生命の樹を再び上るヘビの覚醒への道を歩み始めると自然に起こることである。ここで罠となるのは、私たちの現在の自覚を偽りの人格として高めようとしたり、私たちの影を避けようとする魅惑と誘惑なのだ。アブラ・メリムによる魔術を含み、西洋のいくつかの魔術の伝統では、そのような地獄の領域を再び統治するために人間の影の支配権を交換してもらおうと悪魔を呼び出すことを目的とする。

和解したパラドックス

ダアトは本質的には人間の影、すなわち私たち自身の輝きが落とす影をしっかり足元――私たち自身から切り離されていなく、他の人、存在または現象に投影されていない場所――に置こうとする各セフィラの裏側への第一の門である。それは私たちが私たち自身と宇宙について知らない深淵なのだ。

なぜなら、その深淵は「自己」と「他者」の神秘の中にある人格、魂と集合意識のすべての側面を破壊する。そして転生と宇宙的な球体の記憶と知恵をすべてもった魂の輪を含んだすべての個人的なアイデンティティは、私たちの意識の欠片がビナーの巨大な海と再び統合しようとすると消される。

この破壊がもたらす試練は、人格に、私たちの影もしくは集合的な部分、つまり個人または集合の悪魔と不浄な協調関係をもたせる誘惑である。そして、私たちの影がもつ浄化作用のある破壊に委ねて神性の光へと進もうとせず深淵の中から出られなくなることである。

このようにしてダアトは魔術の軸であるイェソドと協調関係になる。ダアトは、口に出してはならない、禁じられたリンゴ、つまり知識の隠れた球体である。イェソドは無意識の領域であり、私たちの内なるエネルギーと世界の根源なのだ。それらは、私たちが人格(イェソド)もしくは宇宙(ダアト)の深奥からの知らないことを不自然に繋げて協調関係を作ろうとし、神性を奪うためではなく知識の限界――知ることのできないことを知ろうとして星と地球の性質を和解しようとする人間としての根本的な欲望のパラドックス――を管理するために隠れたものの魅力を活性化すると、イニシエーションの避雷針の役目をする。

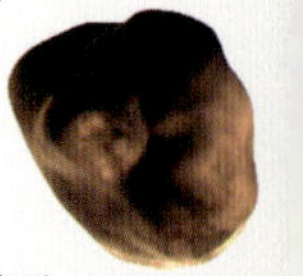

そしてこの不可思議の領域が修行者のエネルギー体に吸収されると、イニシエーションを受けた芸術家――深淵の深奥で禁じられた知識を目撃してその物語を語るために生きて戻ってきた作家、画家や音楽家たち――の領域に入る。ダアトは人間が創造者となって意識を形作り、夢と可能性の領域を創造することを学ぶ領域なのだ。

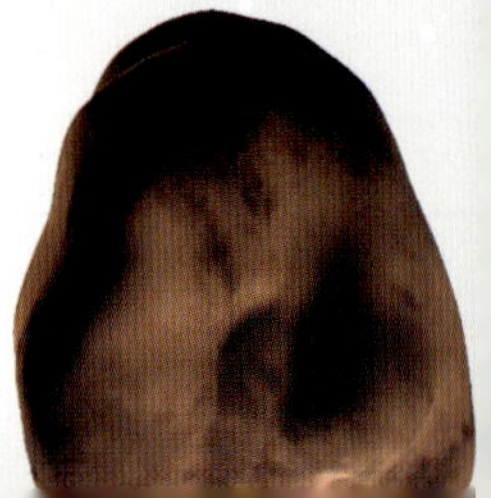

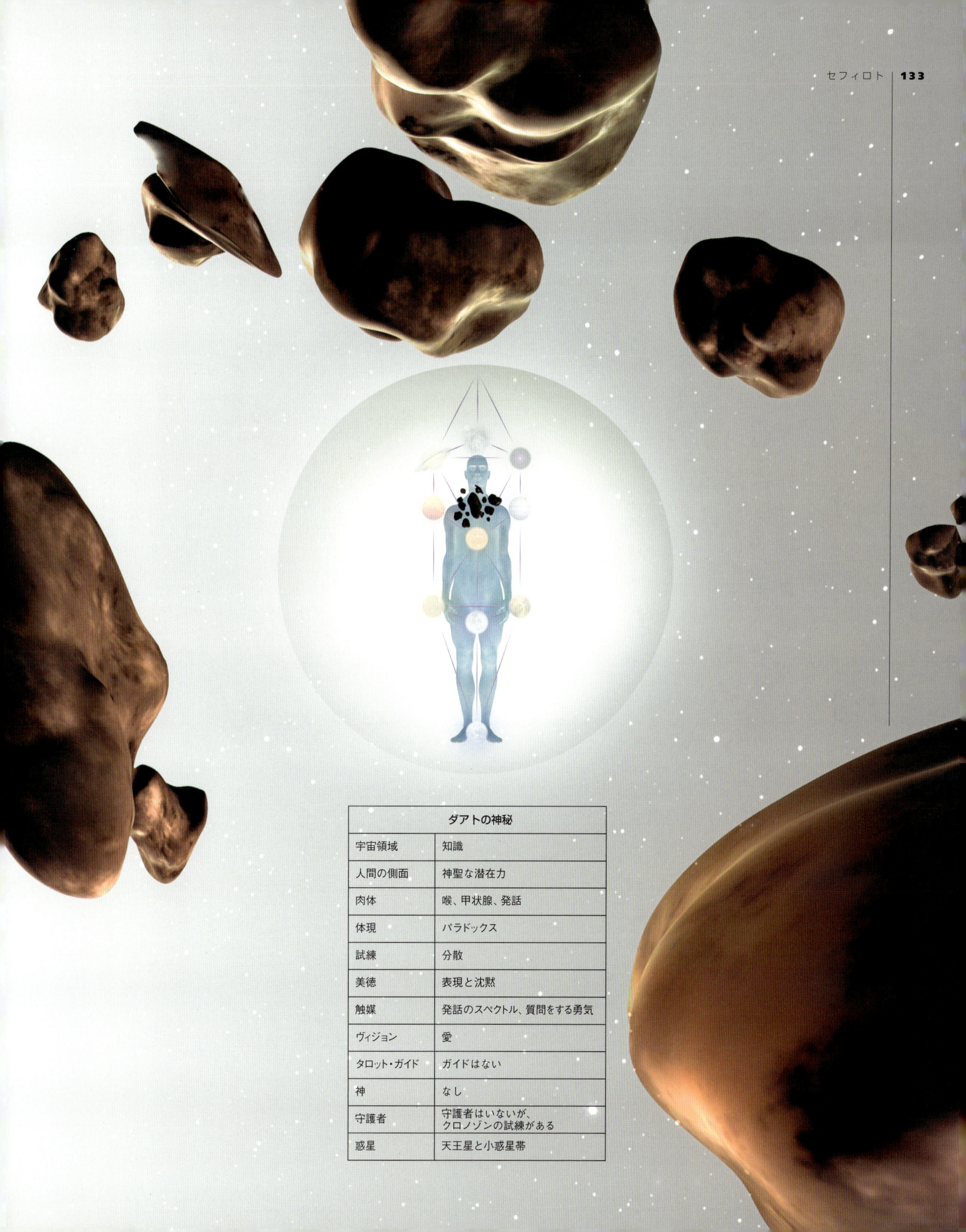

ダアトの神秘	
宇宙領域	知識
人間の側面	神聖な潜在力
肉体	喉、甲状腺、発話
体現	パラドックス
試練	分散
美徳	表現と沈黙
触媒	発話のスペクトル、質問をする勇気
ヴィジョン	愛
タロット・ガイド	ガイドはない
神	なし
守護者	守護者はいないが、 クロノゾンの試練がある
惑星	天王星と小惑星帯

ビナー(Binah)

顕現と理解の球体

בינה

第3の小径は浄化する知性であり、
信念の創造主と呼ばれ、根源がAmeNである、
原始の知恵の基礎である。
また、信念の親であり、
信念はそこから流出する。
セフェル・イェツィラ

ビナーでは意識が物質の巨大な海と融合する場所へ上昇する。ビナーは深淵の上に位置し、すべてのかたちが誕生する巨大な海であり、かたちをも超越している。マルクトがかたちの球体であるのに対して、ビナーはそれが誕生する球体であり、私たちは現象的な存在となる前に天空の母の暗闇から保護されていたが、ここではその母に再び抱擁される場である。ケテルの光とコクマーによる拡がりのある偉大なデザインによって宇宙が創造されると、次の球体は宇宙の仕組みであるビナーなのだ。私たちは、すべての執着を手放して深淵をわたった後、再びビナーへ戻る。そして「ピラミッドの街」に辿り着くと成功した修行者の一人一人の死体が埋められ、彼らはヘビの小径をさらに上っていく。ここで進化している修行者のイメージが剥がれ落ちて、冒険の壮大さと魅惑が放たれる。

二重側面

ビナーのヴィジョンは驚嘆と悲しみという2つの側面をもつ。ビナーの驚嘆というのは、深淵の上に位置する天空の球体に到達したという意識の拡がりに対してであり、そこは二元性を超越し、創造が永続的に展開して誕生している場なのだ。永遠の創造の子宮の巨大な拡がりへの驚嘆である。

ここで生じる悲しみとは、生命の樹での深淵の下に位置する部分にある宝物を経験して魂が自己を知るために死、かたちと物質を纏わなければならないという転生への落胆である。宇宙の素晴らしさは、このスピリット、魂と物質との螺旋状の相互依存を介してのみ明らかになるのだ。

しかし、ビナーの球体では私たちの中で直感を統合させる機会がある。それは女性的な性質の信号灯であり、私たちが私たち自身の宇宙の母として誰であるかに軽視されず、また押し殺されることなく、かたちの神秘の中を理解しながら導いてくれる。そのような踊りはイシスの陰の部分が彼女との抱擁を引き止めるので、時折、試練となる。永遠の創造の子宮として、体現を可能にする属性そのものが抑圧的にみえることがある。ここではビナーをガイドする惑星でしばしば悪い影響──制限的で締め付ける──を及ぼすと考えられている土星が出現する。そのような考え方は下からみた場合は本当である。例えば偉大な母が課す制限と締め付けは子供や修行者によっては度量が狭いと感じられる。だが、このレベルが達成されてそれらの洞察が身につくと、成功できたのはその制限のおかげだということが判明する。

ビナーは受容的な原理であるため、その美徳は沈黙、すなわち創造の波が聞えてかたちを誕生させる静けさなのだ。その創造の中で浮上する試練は貪欲である。物質の蓄積する力は寛容さがないため、子供を食べさせずに宝物を積み上げ続ける。このかたちとの永続的な踊りはイシスの恩恵であり、制限は最終的に解放として、そして創造の子宮は覚醒への門として理解される。

極性の神秘

生命の樹の3本の柱は生命の2つの極性を象徴し、中心にその解決がある。2つの柱は厳格さ(左側、女性の柱)と慈悲(右側、男性の柱)である。それらは伝説の中で登場するソロモンの寺院への入り口で、一般的にはフリーメイソンリーの寺院やその他の西洋の魔術的なロッジでみられる。私たち自身はそれらの間に立ち、性別は関係なく中心にあるバランスの柱になる。そこでは対極のバランスとなり、及び上昇の真ん中の小径を進む。

深淵よりも下の領域では、左側の柱の美徳と女性の美徳との関係は一見矛盾するように思われるかもしれない。天空のトライアド(三つ組み)では、ビナーの巨大な海を女性性、そしてコクマーの偉大なデザインを男性性と関連づけるのが筋が通っている。だが、女性性の柱は戦士と哲学者──伝統的には男性と関連づけられる属性──の領域であるゲブラーとホドまで続く。同じように、男性性の柱は愛人と感情をもつ者──伝統的には女性と関連づけられる属性──の領域であるケセドとネツァクまで続く。

この錬金術では意図的でないもしくは正確でないものはなく、そのような神秘を明らかにする層がたくさんある。最も近いレベルでは、厳格さによって成長を抑えるのは確かに女性性の原理であり、男性性は慈悲と拡がりをもたらす。そのような洞察はほとんどの神秘主義の伝統に浸透している。しかし、深淵をわたると柱の極性が入れ替わるため、この真実には他の層もある。最初は2つの柱の間に斜めのこだまがあるが、身体の左半身の感覚神経が身体の反対側へ交差して右脳に対応する神経の繋がりを司るのは主にダアトである。この神経の交差は色々な伝統において活用されている。カバラにおいては、ユダヤ教のハシディーム派などは、祈りの中で神の聖なる名前の母音を口にするときに頭部や首の動きを加えたりする。

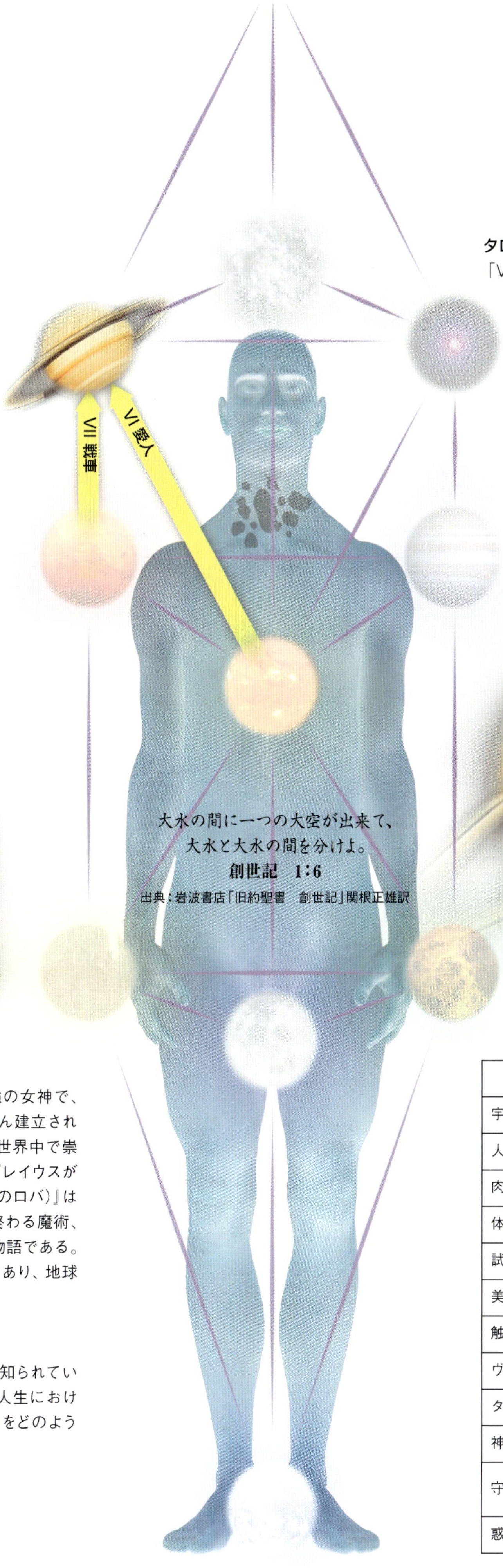

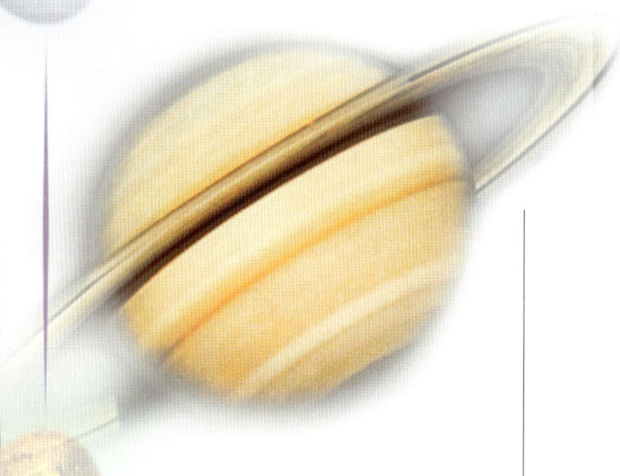

大水の間に一つの大空が出来て、
大水と大水の間を分けよ。
創世記　1:6
出典：岩波書店「旧約聖書　創世記」関根正雄訳

タロットによる知恵の道

「VII 戦車」は、深淵をわたるときの速さと激しさを表し、心をかき乱すことなく目的を達成できる自制を示唆する。「VI 愛人」は、心がもつ統合のヴィジョンであり、物質と霊性の球体を繋ぐ。

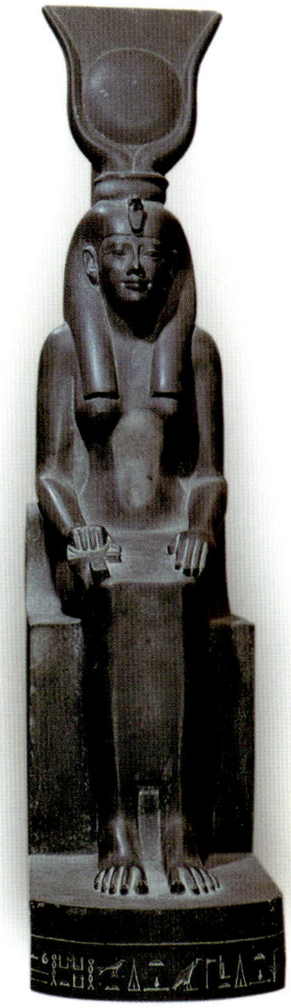

最強の女神

イシスはエジプト神話に登場する最強の女神で、彼女を祀る神殿が地中海付近にたくさん建立された。イシスは様々な姿をもつ女神だが世界中で崇拝されている。2世紀古代ローマでアプレイウスが執筆した古典『The Golden Ass（黄金のロバ）』はイシスの神秘へのイニシエーションで終わる魔術、神秘主義とコメディを合わせた冒険の物語である。イシスは生命そのものの偉大な神秘であり、地球の夢への門である。

王座を造る職人

ツァフキエルは王座を造る職人として知られている大天使である。ここでは、私たちは人生における乗り物を造るビナーの体現させる力をどのようにして支持するかについて検討する。

ビナーの顕現	
宇宙領域	理解
人間の側面	意志、勇敢、スピリチュアルな規律
肉体	右こめかみ
体現	バランスの取れた直感力
試練	貪欲
美徳	沈黙
触媒	かたちの解放
ヴィジョン	驚嘆と悲しみ
タロット・ガイド	VII 戦車、VI 愛人
神	イシス——偉大な母なる女神
守護者	大天使ツァフキエル—— 「みる人」、または神の「目」
惑星	土星

コクマー(Chokmah)

閃光とデザインの球体

חכמה

第2の小径は閃く知性と呼ばれている。
創造の王冠で統合の栄光である。
一人一人の頭上で賛美されて
カバラ主義者には第2の栄光と呼ばれている。
セフェル・イェツィラ

コクマーは自然のままの力と原始の力の裸のエネルギーである。創造のすべてのエネルギーとダイナミズムを絶え間なく流出させる天空の父がもつ開放された巨大さとの出会いである。コクマーはこの宇宙のデザインと青図であり、すべての創造の永遠の存在を包括する知識を超えた英知である。

コクマーが神と対面するレベルであるため、その光と輝きの眩しさに耐えられず身体的な死を招くと考えるカバラの伝統もある。アダム・カドモン――原始の人間、つまりカバラの最初の人間――の投影が人間の左側のこめかみにあり、右半身を司る。この球体と私たちの中にあるその存在へのアプローチに取り組むカバラ主義者もいる。コクマーは人間としての正しい道をもつ集合的な包括であり、悪よりも善を選択し、ポジティブな行動を取ることである。これは受容的な原理である女性性の否定ではない。それより、コクマーのコクマー自体との同調、つまりパターンのないカオスの鏡ではなく、デザインと意識が仕える宇宙の力との抱擁である。

コクマーによる自然のままのエネルギーの裸の爆発は、12星座の十二宮図として知られている宇宙の拡がりを位置づける。20世紀のオカルト学者と作家、イスラエル・レガルディーは、十二宮図を「永遠に拡がる宇宙の起源」として捉えた。『ゾハール』ではそのことについて「この世界の守護者としての役目を果たしているのは天空の星であり、世界におけるすべてのものは面倒をみてくれる恒星が特別に配属されている」と述べている。

宇宙の偉大な計画によると生命とその展開の相互に関連し合う関係は、生命の青図をもつコクマーの英知である。ここでは、トート神(と彼の他の姿――ヘルメス、メルリン、ソロモン)は神聖なパンテオンの書記として知られ、彼の言葉、数学、割合と基礎、動きと季節の能力は宇宙の時計を機能させる。

このデザインの氾濫は宇宙における男性性の頂点であり、動きの本質である。その動きは静けさから切り離されているのではなく、静けさのおかげで存在し、その中に浸っている。深淵を越えた位置にあるこの3つの天空のセフィラは、本質的にパラドックスを含む領域である。宇宙の男根の強さとヴィジョンなのだ。ビナーがすべての暗闇が出現する宇宙の偉大な子宮であるように、コクマーは顕現された存在や部族的な神々がもつ豊饒より男性性の宇宙的な繁殖力を流出させる種子をもつ男根なのだ。

神性を眺める

コクマーでの試練はビナーと同じだ。ここでは家長と男性性の力への恐怖を意識からなくす必要がある。ビナーとコクマーの両者は、性別を超越した祖父母であり、男性性と女性性を両方受け入れる。これは、現代の世界ではほとんどの人々がもたないバランスの古代の部族からの知恵であり、英知を伝承する伝統の中心となっている。また、ケテルには白い光、そしてビナーにはベルベットのような暗黒がある一方で、コクマーは天空の星の光をもつ。

コクマーの究極な道は自己のヴィジョンであり、魂のケテルと融合する準備をする中で自己と神性の両者をみることになる。この旅の各段階では人格のすべての側面が規律正しく放たれ、私たちが自己から身を引くと神聖な存在が私たちを通して話すようになり、神聖な光が私たちの存在の中を満たすようになる。そしてやがて私たちは私たち自身が神聖な存在だということに気がつき、神性の顔を眺めると、私たちはケテルの巨大な顔、つまり私たち自身を眺めるのである。

ジョヴァンニ・ピコ・デラ・ミランドラ

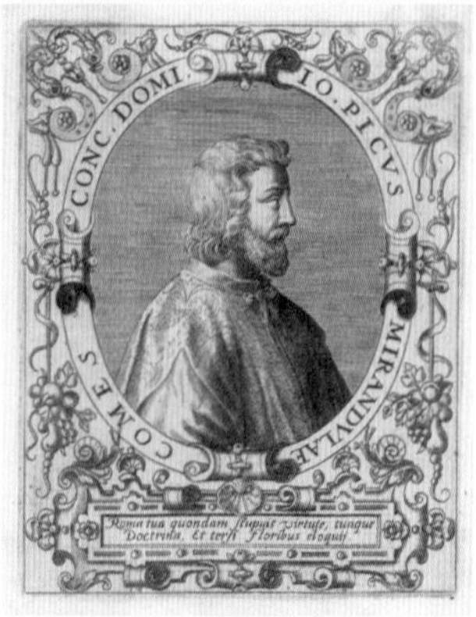

17世紀のピコ・デラ・ミランドラの版画

ピコはヨーロッパのルネッサンス期の優秀な革新者だった。1463年にイタリアで誕生した彼は、哲学と神学の勤勉な学生で、ギリシャ語、ラテン語、カルデア語、アラビア語やヘブライ語を深く勉強していた。熱心なキリスト教徒であり、ヘブライ語の先生らからカバラについて学んだ。ピコは、カバラとキリスト教の神秘主義の啓示との関連を研究した(古代のグノーシスの流派を除き)最初のカバラ主義者の一人だった。そして彼はそのカバラについての研究を当時の科学が展開していた神聖な発見へと拡大した。教会との論争を敬遠し、多くのその後のカバラ主義者は彼がカバラの知恵をキリスト教に応用したことに関して有り難く思わなかった。それでも彼の著作は生命の樹における創造の稲妻の光とヘビの帰路についての本質的な教えを記述したものとされ、今日でも彼はフィレンツェ・ルネサンスの明るい信号灯とされている。

私たちは翼のある足で飛び立ち
祝福されている母に抱擁される
そして願われた平和を楽しみ
調和の取れた友情を通して
すべての急進的な魂は
言葉では表せない方法によって一つとなる
私たちの友と、
この時代のためにこの平和を願おう。
ピコ・デラ・ミランドラ

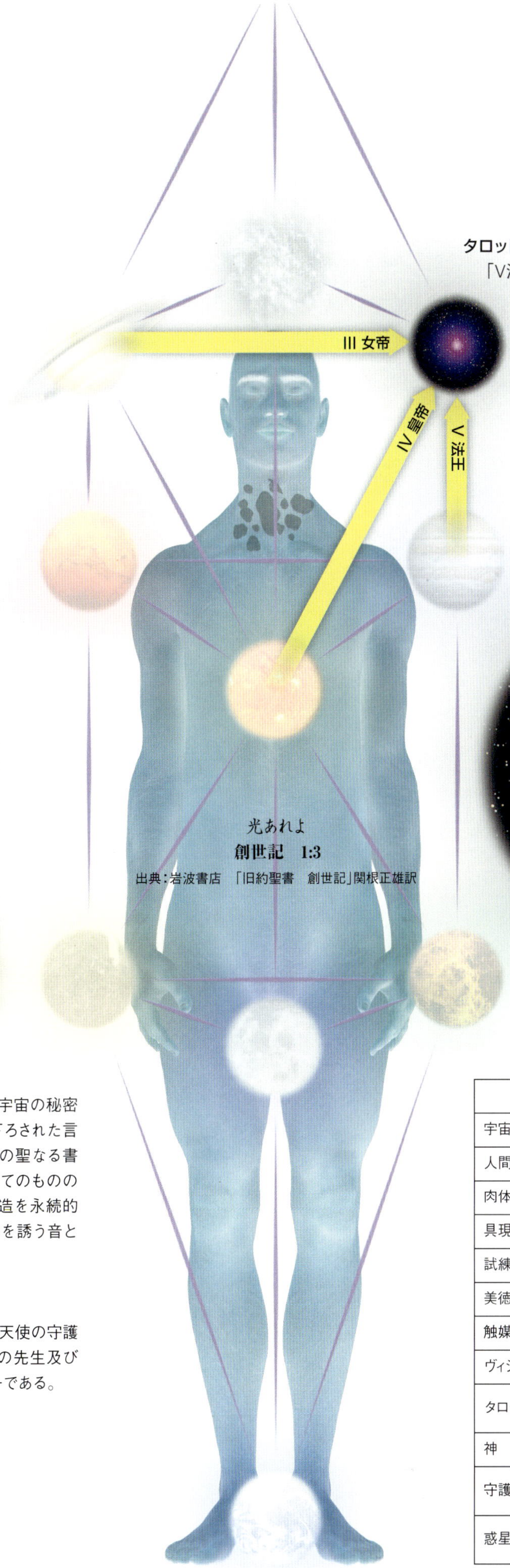

タロットによる知恵の道

「V法王」は、私たちが愛と知恵の中に溶け込むと慈悲の発達を監視する内なる司祭の聖なる光である。「IV皇帝」は偉大な計画を見守るための中心性である。「III女帝」は、木の実、石や葉がそれぞれ聖なる計画の表現の一部であるという深い知識である。

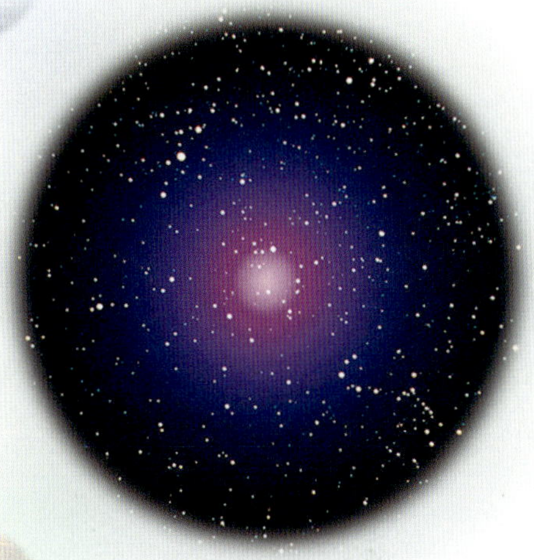

光あれよ

創世記　1:3

出典：岩波書店　「旧約聖書　創世記」関根正雄訳

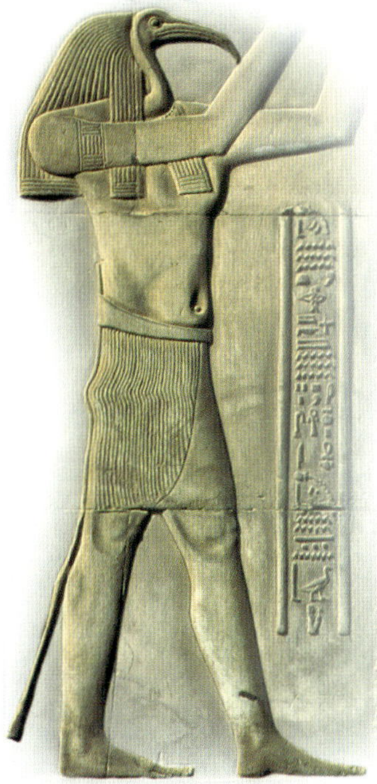

聖なる書記

トートはコクマーの守護者である。また宇宙の秘密を話し、彼の口から発した言葉や書き下ろされた言葉は創造のみえない写本である。神々の聖なる書記として、彼の知恵は存在しているすべてのものの膨大で複雑なデザインを包括する。創造を永続的にもたらし、探求に参加するように人々を誘う音と印の鍵をもつ。

守護者と先生

ラジエルはコクマーに配属されている大天使の守護者であり、黄金の球体の守護者、秘密の先生及び聖なるカバラの人類への伝達のマスターである。

コクマーのデザイン	
宇宙領域	知恵
人間の側面	人生を愛すること
肉体	左こめかみ
具現	永続的な力
試練	幻惑
美徳	目的
触媒	神聖な存在のヴィジョン
ヴィジョン	自己のヴィジョン
タロット・ガイド	V 法王、IV 皇帝、III 女帝
神	トート――知恵の書記
守護者	大天使ラジエル―― 神の使者及び秘密
惑星	星座の十二宮図（及び海王星）

ケテル(Kether)

王冠と根源の球体

כתר

天国における神と悪魔の間で繰り広げられた
善と悪との戦いでは、天使たちは
それぞれ神または悪魔の味方についた。
どちらの味方にもつかなかった天使たちが
真ん中の道から聖杯を地上に降ろしたのだった。
それは恐怖と欲望、善と悪などの対極の
真ん中にあるスピリチュアルな道を象徴する・・・。
聖杯は人間の意識がもつ最も高い
スピリチュアルな潜在力の成就を象徴する。
ジョセフ・カンプベル

ケテル――王冠――は、セフィロトの最初の球体で、宇宙が誕生した永遠である。すべての「根源」及びすべてが流出する発生元であり、白金のような光沢のある眩しい真っ白で神聖な統合と永遠の領域への門である。神聖な人間においては、エネルギーフィールドと意識の両者であり、頭上に現れる王冠のかたちをしたオーラである。生命の樹の構造においては、二元性を超越した最も高い領域である。

根源としてのケテルは言葉では言い表わしにくく――星座の十二宮図が位置づける宇宙の拡がりを越えている――コクマーが包括するすべての周囲である。ケテルを誕生させている惑星的な知性は宇宙が回転する軸である。その軸は宇宙をも誕生させ、地球、ドラコや銀河の軸に巻きついているヘビだと考えられている。ここではそのヘビが覚醒とヒーリングの旅を終えて生命の樹の頂点に現れる。ここはアリと呼ばれていたアイザック・ベン・ソロモン・ルリアが必要だと主張した球体の修復が完成し、宇宙の根源と再び同調して、それらを誕生させた神聖な輝きと繋がれる場所である。

このようにケテルは宇宙の軸と誕生の地点としての役目をもつが、私たちのエネルギー及び身体も同調される。これが人間の進化の基礎と境界となる。私たちは何を人生の軸とするか、私たちが回転する芯は何か、ということなのだ。私たちの中におけるセフィロトの強まる同調は、私たちのエネルギーフィールドの効率に直接的な影響を与える。私たちの存在のすべての側面が同じリズムで機能して、同じメロディーを奏でると、その結果生まれる調和はケテルの中心部にある神性との統合をもたらすエネルギーとエンライテンメント(霊的覚醒)を流出させる。

すべてのものとの統合

したがってケテルの輝きを浴びると、それがどんなかたちであろうと、私たちのこの眩い光をどこまで輝きをもたせるか、また、そのような輝きがどのように調和と真実をみつけることができるのかという問いが浮上してくる。輝きの影響が強すぎると、私たちは政治的、スピリチュアルや心理的なレベルで独裁主義的になる。ケテルの知恵は、生命の本当の繁栄を知るためには創造がもつ引き下がる周期、目立たない輝きをもつことを知ることなのだ。上記のように引き下がるというのは、分離や超越的な隔離を意味するのではなく、日常生活における宇宙による表現の複雑さの中での休息をさす。それには自己に価値がないと感じることを理由に神性の流出から自己を遠ざけないことが重要である。

ケテルでの深い真理は、すべてのものが繋がっているということなのだ。ケテルでは宇宙が「無」ではなく「有」になる。区別されず、分離されない純粋な存在の場所であり、すべての存在の根源である。そのため、ケテルは究極の潜在力と宇宙の光をもつ一人一人の銀の糸をもつのだ。

私たちがその根源のどの側面でも固定させる誘惑に負けると、そのような調和と根本原理は絶対主義を生じさせる危険性がある。ダアトはすべての悪魔に守護されているが、ケテルはそれ以上に恐ろしい正義をもつ。それは私たちだけではなくすべての存在にとっての正しい道を知っている私たちの存在の一部である。すべての伝統における聖杯――すべての本質であり、すべての調和を取り、そして癒すもの――をもつ中立の天使が上記のような絶対性を防止する。

エヘイェーとシェキナー

人間はまだ不完全で、
イブが完全になったとき
人間も完全になった。
セフェル・ハ・ゾハール

生命の樹は、天と地、男性と女性、光と暗闇などの極性の和解を喜ぶ永遠の踊りである。ケテル(王冠)では、左と右側の柱の和解だけではなく、天空のトライアドとされる極性が存在しない上の3つのセフィラの領域がある。ここでは創造の始まりと終わりの究極の和解が行われる。ケテルとマルクトの統合がエヘイェーとシェキナーの神性の男性性と女性性に象徴される。シェキナーは古代カナンの女神、イスラエルの霊性、上の9つの球体と連携しているマルクト及び太陽の栄光を反射させる月と同一視される。本質的には、シェキナーは神性の女性性であり、その名前は「神聖な存在の中に住む」という意味である。創造の静かな段階だが、稲妻の光は流出する衝動と同じ重要性をもつ段階である。また、私たちはシェキナーが居る場所で彼女の王国、すなわち神聖なリンゴの木がもつ象徴に出会う。そのリンゴはダアトがもつ禁じられた果物ではなく、聖杯を探す探求のより深い投影である。

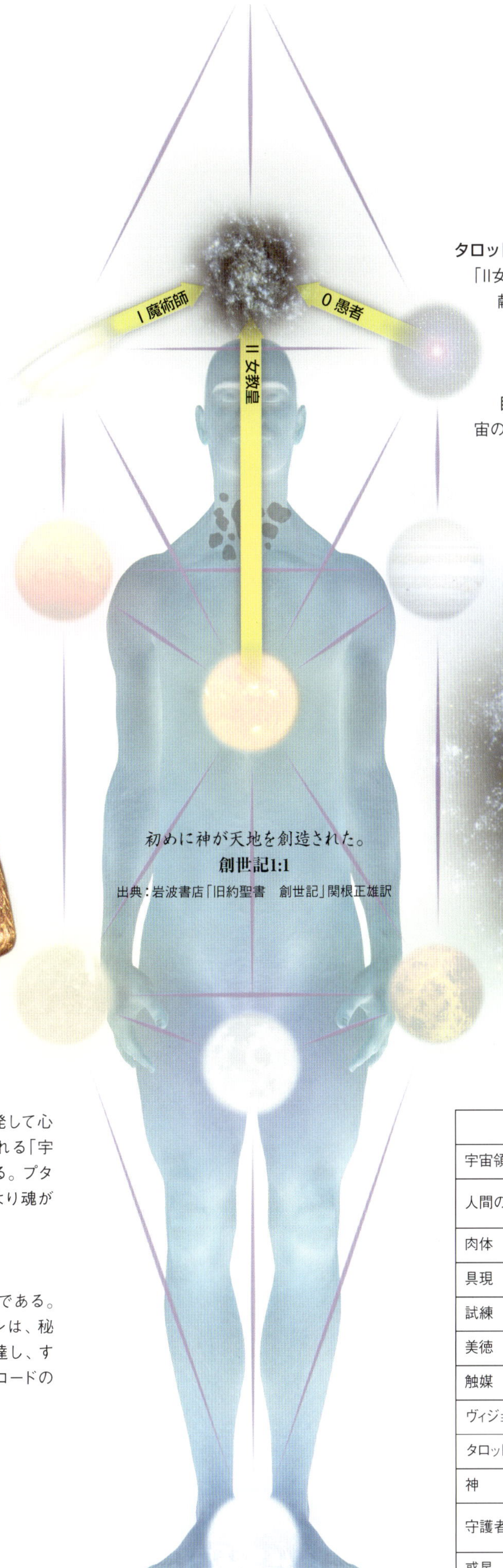

タロットによる知恵の道

「II女教皇」は、すべてのものの根源への心の献身を表す。「I魔術師」は、宇宙の素晴らしいカオスに取り組み、聖なる母の領域の巨大な暗闇をバランスよく制覇する意志を表す。「0愚者」は、偉大な計画のことを目撃し知ることのできた知恵を象徴し、宇宙のデザインを放棄した愚かさである。

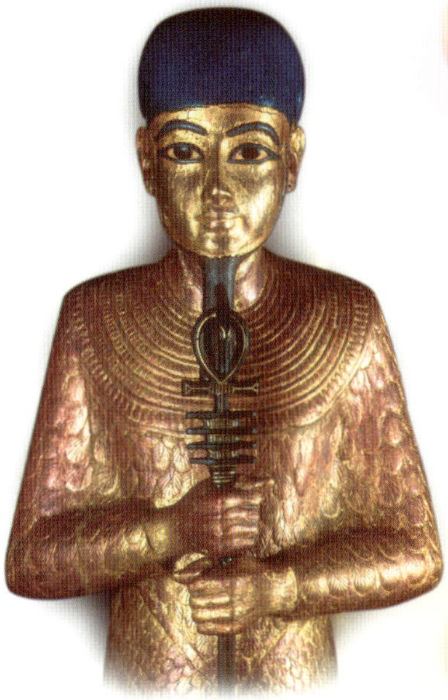

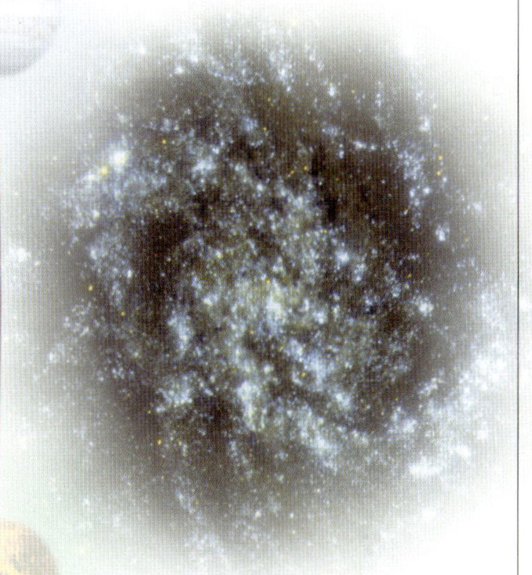

初めに神が天地を創造された。
創世記1:1
出典：岩波書店「旧約聖書　創世記」関根正雄訳

創造の神

死者の書の中ではプタハは、口で言葉を発して心の中で思い描くことで天地を創造したとされる「宇宙の建築者及び構成者」として描かれている。プタハはこの言葉及び思いに秘められた力により魂が生まれ変わるのを監督する。

人生の書の監修者

メタトロンは天使の王であり、契約の天使である。かつては預言者エノクだとされたメタトロンは、秘密を知り、天使と人類との間で神秘を伝達し、すべての人間の書を記録したアカシック・レコードの監修者及び守衛である。

ケテルの根源	
宇宙領域	王冠、根源
人間の側面	究極的な自己、神性の火花
肉体	意識、オーラ全体
具現	創造のパラドックス
試練	分離
美徳	償い
触媒	光明の調和
ヴィジョン	統合
タロット・ガイド	0 愚者、I 魔術師、II 女教皇
神	プタハ――創造主
守護者	大天使メタトロン―― 「神から派遣された者」
惑星	銀河（及び冥王星）

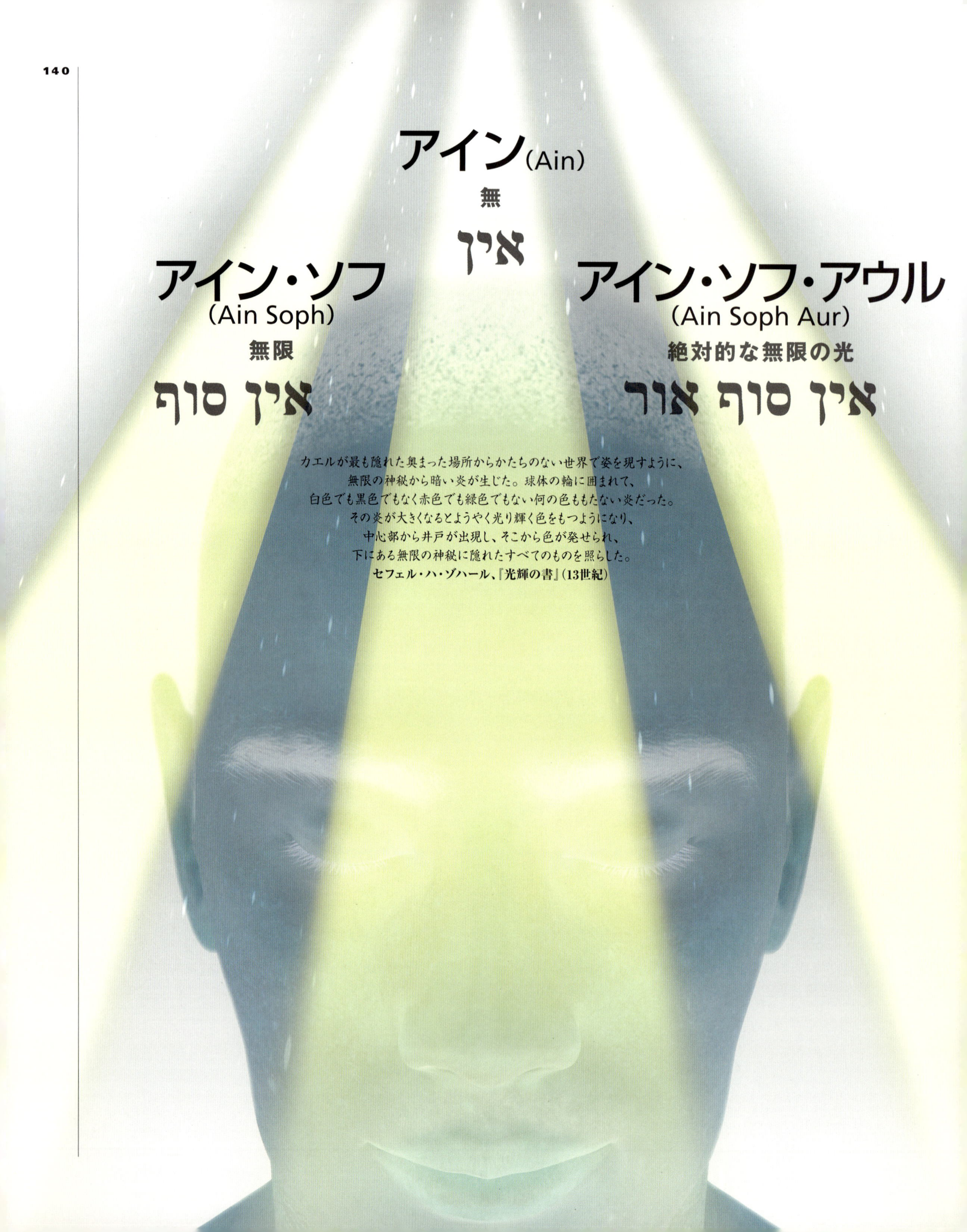

アイン(Ain)

無

אין

アイン・ソフ

(Ain Soph)

無限

אין סוף

アイン・ソフ・アウル

(Ain Soph Aur)

絶対的な無限の光

אין סוף אור

カエルが最も隠れた奥まった場所からかたちのない世界で姿を現すように、
無限の神秘から暗い炎が生じた。球体の輪に囲まれて、
白色でも黒色でもなく赤色でも緑色でもない何の色ももたない炎だった。
その炎が大きくなるとようやく光り輝く色をもつようになり、
中心部から井戸が出現し、そこから色が発せられ、
下にある無限の神秘に隠れたすべてのものを照らした。
セフェル・ハ・ゾハール、『光輝の書』(13世紀)

アイン・ソフはこの宇宙とすべての宇宙の間、中と越えた領域である。セフィロトは反射する鏡に似ていて体現された世界に神聖な宇宙の光の輝きを呼び込んで流出させる一方で、アイン・ソフは存在、時間、空間と次元を超えた領域をもつ。ユダヤ教のカバラでは、創造主と創造物が分離していない領域をさす。

したがってこの領域について説明するのも難しい。善と悪の樹がもつ禁じられた知識、そして深淵への恐怖をも超越している。ここは創造された存在が近づけない場所である。

しかし、ユダヤ教と秘教的カバラの伝統には神の子としての境界を超越しようとするものもある。この秘教の探求には様々な様相があり、ゴレムの神話はカバラの最もエソテリックかつ空想的な側面である。神話の中ではゴレムは粘土から作られた泥人形でゴレムの額には神の名が記されている。その後のフランケンシュタイン、魔法使いの弟子や現代のSF文学に登場する色々な人造人間は、ゴレムの神話を想起させる。

これらの物語は創造された存在の超人間的な強さの限界を設定し、コントロールすることがテーマとなっている。(特にキリスト教にとって)さらに深く浸透しているのは、自己の抱負を高く設定すること、神を真似ること、封印された宇宙の最も偉大な神秘—生命の創造—を開けるという文化的なタブーである。だが、カバラ主義者にとっては、そのような探求は古代のカバラの伝承における最も崇高な神秘の一つであり、召使を探すためではなく神性との共創造を求めるためだった。

樹の頂点では存在を超越し、空間と時間を超越した光の輝きに照らされている。ここでは私たちはすべてを委ねたため、そのような融合を必然的に生じさせる。そして私たちはすでに引かれた道を辿る—神聖な存在が通る度によけることによって、私たちは自分たちを妨げないのである。なぜなら私たち自身が神聖な存在だからだ。

カバラの伝承では、この無限の場所は一般的に3つの側面、つまり3つのネガティブなベールをもつと考えられている。生命の樹のそれぞれの側面は、厳格さ、慈悲と均衡の3本の柱や天空のトライアドなどの3つの側面の錬金術をもつ。無限における3つの別々のベールが存在するという空間的概念は馬鹿げているように聞えるかもしれないが、それらは段階的な連続で展開し、階層をもつ。

ケテルの王冠から後退して無限に足を踏み入れると、まずセフィロトがあいまいとしながらも反射させていた「絶対的な無限の光」、アイン・ソフ・アウルに出会う。ここでは自己の中に限界を持つとその光は眩しすぎてみえなくなる。これはこの宇宙の最初のバリアで、始まりも終わりもない輝きの壁で、色も次元もなく、中にはすべての特色と強さをもつ。

この光の壁を越えたところに次元そのものであり、無限であるアイン・ソフが拡がる。アイン・ソフは、際限がなくアインの「無」から生じた「有」で、無限の最後の段階である。アインは無そのもの——空間、光、時間、次元がない原始の状態で、存在がない究極的な状態——なのだ。このゼロの領域では、私たちは熟成した哲学によってかたちの限界を跳び越えてより深い意識の自覚をもつことができる。その内なる境地では無に包まれて自己の滅却の祝福を受けられる。

これらは無限の3つの側面を覆うベールである。それらのベールは、私たちの意識が捉えることのできない領域を説明しようとする多くの伝統で語り続けられている。しかし、私たちの語彙が増え、私たちの意識レベルで無限の不可能を吸収する人口が増えると、共創造をタブーとする考えがなくなり、宇宙が徐々に明らかになっていく中で私たちも一役を担うことができるようになるかもしれない。

想像することが不可能なことも
可能だということを
想像することは可能だ。
マイク・フラー

アウェン：3つの純粋な光線

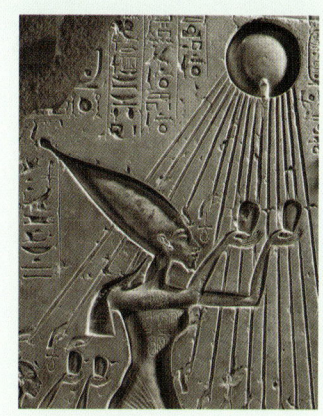

太陽の光線を浴びるアクエンアテン王

無限がもつ3つの性質は多くの伝統にもみられる。キリスト教では父、息子と聖霊の三位一体、古代ペルシアではオフルマズド、ミトラとアーリマンの3神、道教では純粋な3神である。また、知ることのできない無限の中から生じる神聖なエネルギーの輝きも初期のカバラの書物や古代エジプトの聖典などの多岐にわたる教えに登場する。古代エジプトの神秘が秘教的なカバラの系統の一部とされたように、その輝きも古代の王朝の象形文字による美術に描かれている。それらはラーと同一視される太陽神アテンによる祝福を象徴した。

西洋と東洋の神秘主義を融合したブラヴァツキー夫人の神智学の学校は、光線の輝きについての哲学を展開させた。ドルイド教のアウェンの3つの光線は、17世紀の英国で起きたドルイド教の復活により生じたものである。しかし、それにはエジプトの輝きとカバラの3つの側面をもつ無限の両者の本質を包括する。(すべての伝統が宇宙の真理の様相として考える)衰えを知らない哲学は、各国家の魂は他の国家の魂と集合意識の領域を共有し、人間の系図についての真実を明らかにすると示唆する。

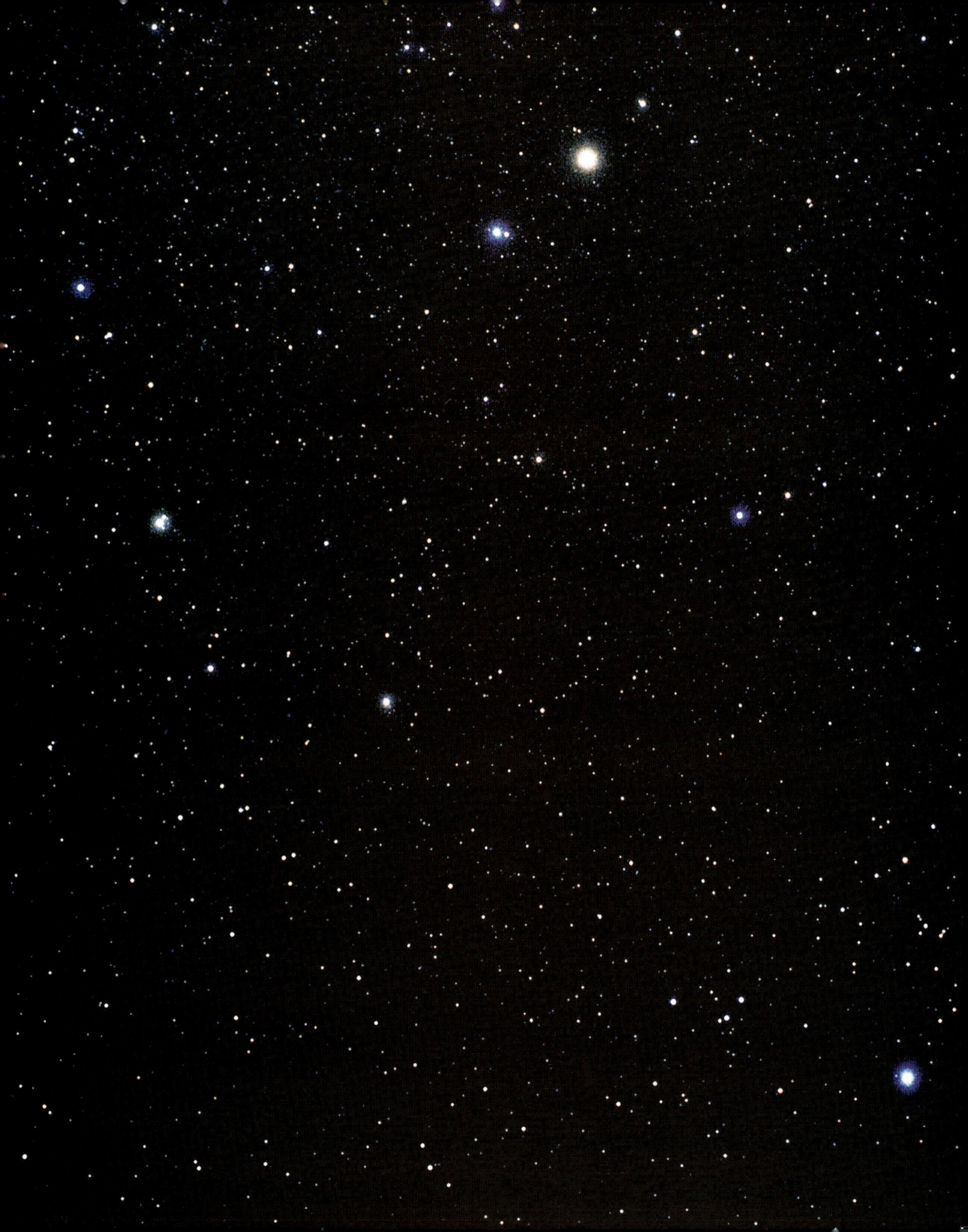

経絡

東洋医学におけるエネルギーのライン

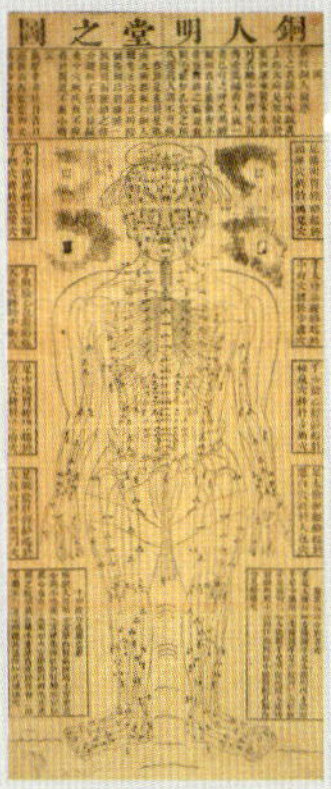

経絡と経穴の図

上では銀河の外形を、
下では地球の進化している等高線をみなさい。
その間では、人間の心を探求し、
その3つを1つとして組み合わせなさい。
参同契
(3世紀の道教における錬金術の法典)

経絡はエネルギーの経路で、そのほとんどは人間の体表の近くに位置する。各経絡は、下記と強い繋がりをもつ：臓器、組織、身体の中の構造及び機能、宇宙の根源、スピリチュアルな体験及び私たちの存在全体の運命、「要素」、精霊、環境の活気と意識。

これらの経路の中を流れるのは、「エネルギー」または「息」と翻訳される「気」である。気は人間の中の生命力であり、様々なかたちで——最も身体的なかたちから極めて繊細で一般的にはみることのできないかたちとして——体現する。東洋医学と命双方の共通の目的は、気の流れを調節してスムースにすることである。

経絡は3000年以上も前に治療家、瞑想や道教の性的な修行を行っていた修行者などによって徐々に発見されていった。経絡の正確とされている位置はほとんど変わっていなく、科学はようやく経絡の身体における配置と治療効果に目を向け始めたばかりである。

経絡に沿った経穴は、身体における位置、他の経絡と内臓の他に東洋の観点からみた人間の身体がもつ壮大な宇宙学における役割—陰陽と五大「要素」(P152参照)による示唆を含む——によって特徴づけられる。すべての経穴はそれぞれの呼び名と性質をもつが、本書では最も重要なものだけ挙げられている。

これらの経絡の神秘を解読して機能を調整できる技法には、気功、鍼治療や推拿などがある(P145,147及び155を参照)。私たちはどれか一つの経絡が特に私たちと強い関係——体質的な弱さや潜在的な才能——があると感じることがある。また、どれかの経絡が私たちの変化と運命と関係しているかを体感することがあるので、これからの説明の中で挙げられている経絡のどれかがあなたの個人的なエネルギーフィールドを特徴づけていると思うかもしれない。

肺経

fei 受容

肺は
大臣兼書記を司る。
生命を与える
ネットワークを
調節する。
『黄帝内経』

肺経は肩の鎖骨の外側から腕の内側を通り、手の親指の先端まで流れる。肺経には経穴が11箇所あり、生命の最初の息が通る経路であることから、最初の経絡とも呼ばれている。肺の主な役目は身体に空気を順調に送り込んで排出することである—したがって肺は私たちのエネルギーレベルに大きく影響する。

機能

きちんと効率よく呼吸できるかどうかは、どれだけ力を奮い起こすことができるかを左右する。だが呼吸には身体のほぼすべての経絡も関係してくる—特に腎臓は肺の時々気紛れなエネルギーを身体に根づかせる効力をもつ。

肺の力は声に現れ、肺のエネルギーが弱い人は声の力も弱まり、文末が次第に聞えなくなり、本人が泣いているかのように聞えてくる。肺のエネルギーが弱いと、自分らしさを発話だけでなく人生においても完全に表現できなくなる。

身体的なレベルでは、肺のバランスが崩れると皮膚の問題、カゼや喉の炎症を起こす。だが肺の影響は、第3の肺とされる皮膚と対応する体毛及び私たちのエネルギーフィールドを守るためのエネルギーを作り出す肺の機能にもみられる。肺が司る衛気(「保護する気」という意味)は、私たちを環境から侵入する様々な要因から守る。これらにはウィルス、感情、カゼ、細菌、湿気、放射能や想いが含まれる。したがって、肺は私たちの免疫系の正常な機能に重要な役目を果たすといえる。

私たちが最初に息を吸う瞬間は私たちが人生を開始する瞬間でもある。そしてその後の呼吸のリズムによって私たちは人生への取り組みと私たちの存在を新しくしている。肺のエネルギーが弱いと、完全に「ここ」にいないようにみえる。

呼吸を観察することに焦点をおく瞑想法は、「存在」感をもたせることで上記にような状態を改善することを目的とする。エネルギー的にその場に存在していない現象は、私たちが存在の中のどこかで天空気の完全な状態を認識しているから起こる。そして、日常生活の中でそれを生かそうとしないためにその美を手に入れることができないと常に嘆くのだ。それは自己の転生、つまり自己の存在に完全に取り組む能力であり、肺が立ち向かう試練を変えて、人生への私たちの「受容」の祝福をもたらす。

魚際(ぎょさい)

LU10(魚際)は、肺経の中の火の本質をもつ。各経絡は五大要素のどれかに属し、それぞれの「要素」は季節に対応する。肺(と大腸)は「金」に属し、秋に対応する。だが、魚際は火の性質をもつ経穴として夏の温かさと本質を肺にもたらす。肺経が弱っている人は放心状態になったり、辛辣になったり、傷つきやすくなったりする。魚際は、温かさが金属を軟らかくするのと同じように辛辣さを和らげる。

「魚際」という名称は、母指の筋肉のかたちが魚のおなかに似ていることに由来する。だが中国の皇帝の衣服を染める紫色の染料にpurpura lapillusという巻貝が使われたため、非常に希少で高額だったというのがいい伝えられている。

この経穴は太陽の温かさで金属の硬結した脆性を和らげるが、金属の繊細なバランスを焼かずに、また蒸発させないように太陽の時間を待つ必要がある。そうすることにより、私たちの内側にある最も大事な部分——生命の呼吸と魂の本当の探求への想い——との神聖なパートナーシップを再びもつことができるようになる。

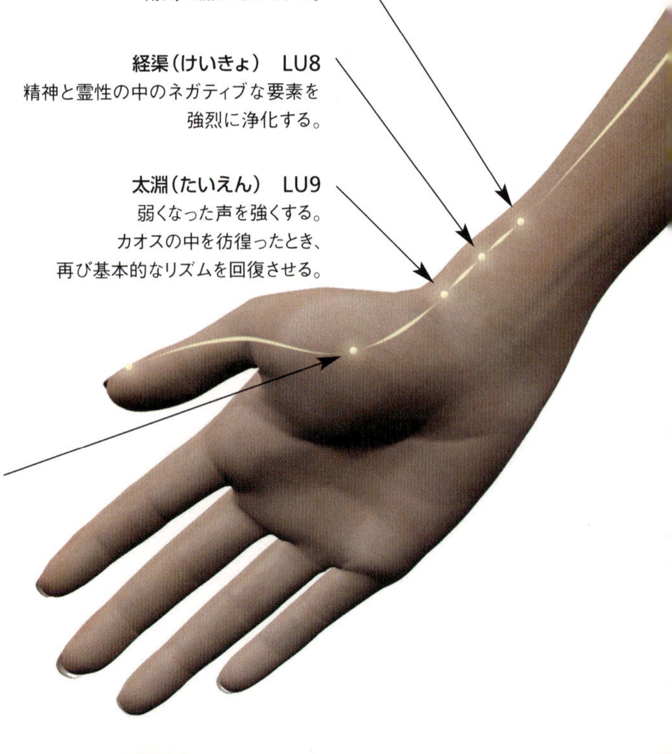
列欠(れっけつ)　LU7
収縮している肺を緩める。
衛気の流れをよくする。
経渠(けいきょ)　LU8
精神と霊性の中のネガティブな要素を
強烈に浄化する。
太淵(たいえん)　LU9
弱くなった声を強くする。
カオスの中を彷徨ったとき、
再び基本的なリズムを回復させる。
魚際(ぎょさい)　LU10
太陽の優しい温かさで
肺の硬結さを和らげる。
熱をもった、喉の炎症を緩和する。

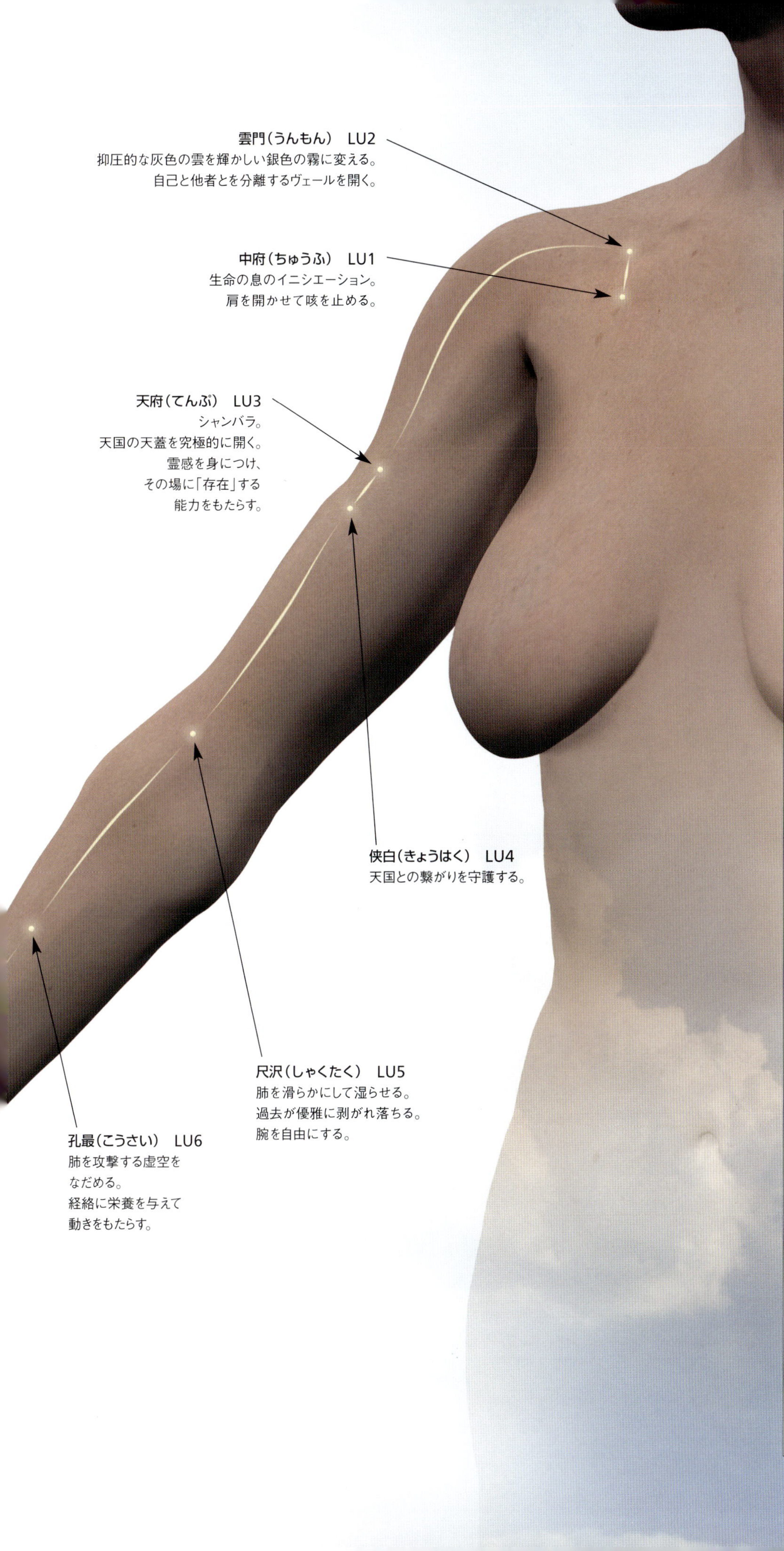
雲門（うんもん）　LU2
抑圧的な灰色の雲を輝かしい銀色の霧に変える。
自己と他者とを分離するヴェールを開く。
中府（ちゅうふ）　LU1
生命の息のイニシエーション。
肩を開かせて咳を止める。
天府（てんぷ）　LU3
シャンバラ。
天国の天蓋を究極的に開く。
霊感を身につけ、
その場に「存在」する
能力をもたらす。
侠白（きょうはく）　LU4
天国との繋がりを守護する。
尺沢（しゃくたく）　LU5
肺を滑らかにして湿らせる。
過去が優雅に剥がれ落ちる。
腕を自由にする。
孔最（こうさい）　LU6
肺を攻撃する虚空を
なだめる。
経絡に栄養を与えて
動きをもたらす。

気功
エネルギーの鍛錬

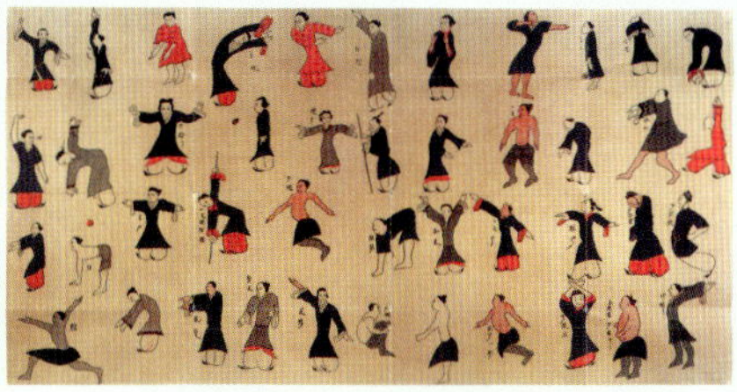

紀元前168年に封印された、
馬王堆の墓から発掘された「導引図」。

気功は、「エネルギーの鍛錬」という意味で、様々な伝統で実践されている。

医療気功――病気を治し、寿命を延ばすために使用される。一般的には、訓練法、視覚化、心の中の意図を形作ることや気を利用したマッサージを含む。

鉄布衫功（てっぷざんこう）――武術における気功で、怪我をしにくくなる。

性気功――霊性と身体において感受性と体力を身につける。自己とパートナーのリズムと必要としていることを理解することで感情的、霊性的そして身体的に完全に裸になれる。

内気功／霊性気功――意識とエネルギー体における意識の拡がりを訓練させることで、些細な執着から解放され覚醒への道を進むことができる。

「気功」という用語は明時代に遡り、3000年以上も前の体操や瞑想法から発展した。シャーマニズムの要素を含む体系もあるが、それらがもたらす様々な領域の守護者やパワースポットとの直接的な繋がりは、私たちの現代世界にとっては鮮明すぎるだろう。だがそのような活力は人々のその土地との強い繋がりを築く。中国では地球のレイラインは龍脈と呼ばれ、「龍に乗る」というのは地球のエネルギーを受けて、守護者として地上で奉仕することである。

大腸経

da chang **洗練**

大腸

大腸は輸送路を司る。
吸収されなかった食べ物は残留物となる。
『黄帝内経』

大腸経は人差し指の末端から始まり、手から腕そして肩まで上行し、首をまわって鼻翼の外側で終わる。

大腸の主な機能は、身体のエネルギーフィールドをクリアーにし、老廃物を出すことに鮮明な美しさを保つ。身体的な臓器として身体の老廃物を排出するとともに、エネルギーフィールド全体の不純物を取り除く。

試練と機能

大腸は私たちの存在の絶え間ないリズミカルな修復において中心的な役割を果たす。私たちは、何を、いつ、どのぐらいの量を老廃物として排出するかのバランスによって効率的な身体を保っている。そのようなバランスによって、私たちのエネルギーフィールドが洗練され、ダイヤモンドのような光のエネルギーを発するようになる。

大腸の試練は、何を、いつ、どのぐらいの量を排出しなければならないという機能が鈍ったときに生じる。最も明確で一般的な機能不全は便秘として現れ、身体がエネルギー、物質や記憶を「放そうとしない」ときに起こる。

または、逆に、必要なものを放すことで下痢を招くことがある。それより問題なのは、

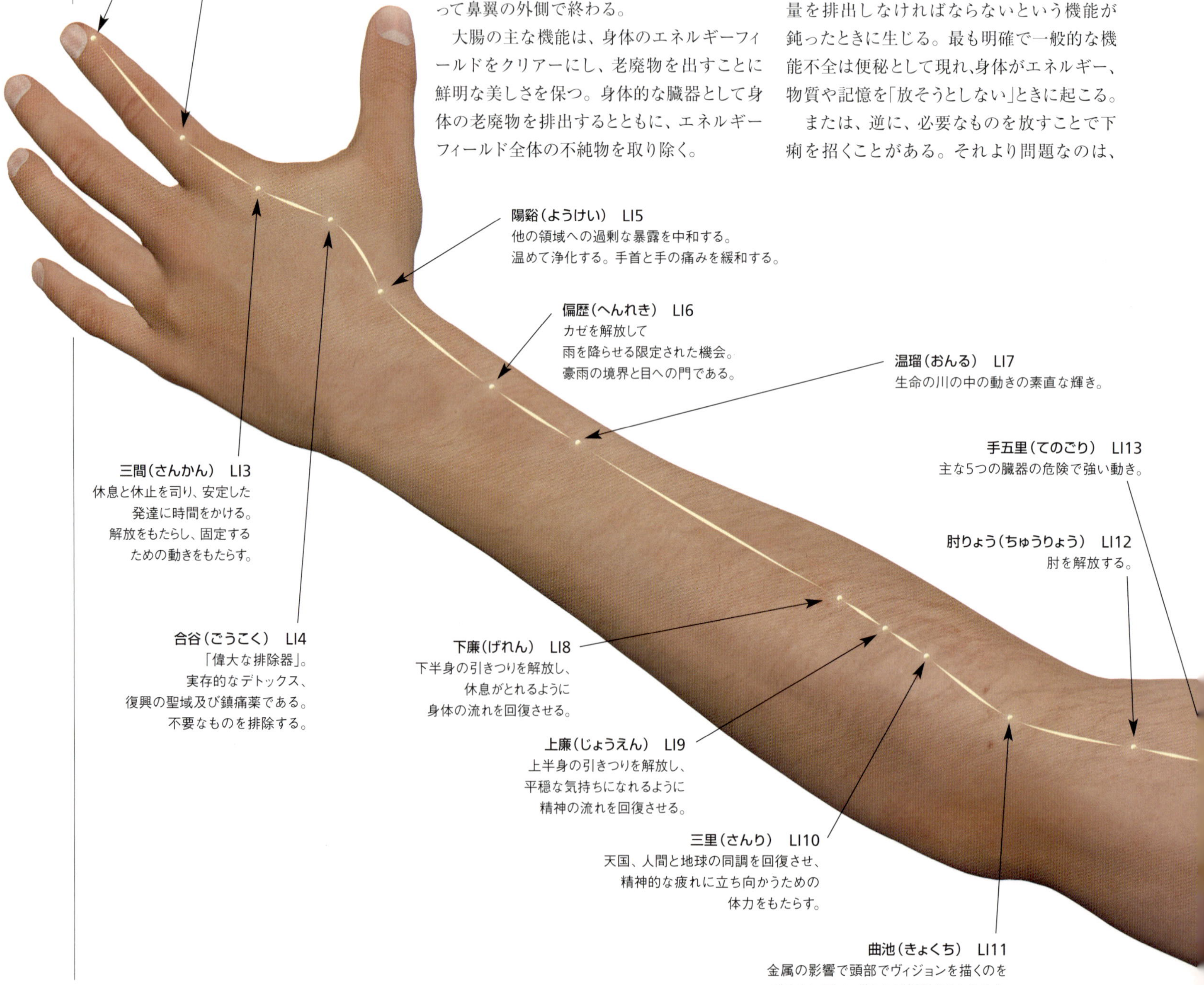

商陽（しょうよう）　LI1
私たちの潜在性がもつ
ダイヤモンドの光を
捕らえようとする。
熱をもった喉を和らげる。
二間（じかん）LI2
うっ血した大
腸系を洗浄する。
優雅に手放す。
三間（さんかん）　LI3
休息と休止を司り、安定した
発達に時間をかける。
解放をもたらし、固定する
ための動きをもたらす。
合谷（ごうこく）　LI4
「偉大な排除器」。
実存的なデトックス、
復興の聖域及び鎮痛薬である。
不要なものを排除する。
陽谿（ようけい）　LI5
他の領域への過剰な暴露を中和する。
温めて浄化する。手首と手の痛みを緩和する。
偏歴（へんれき）　LI6
カゼを解放して
雨を降らせる限定された機会。
豪雨の境界と目への門である。
温瑠（おんる）　LI7
生命の川の中の動きの素直な輝き。
下廉（げれん）　LI8
下半身の引きつりを解放し、
休息がとれるように
身体の流れを回復させる。
上廉（じょうえん）　LI9
上半身の引きつりを解放し、
平穏な気持ちになれるように
精神の流れを回復させる。
三里（さんり）　LI10
天国、人間と地球の同調を回復させ、
精神的な疲れに立ち向かうための
体力をもたらす。
曲池（きょくち）　LI11
金属の影響で頭部でヴィジョンを描くのを
グラウンディングさせて優雅さをもたらす。
排毒し緊張をなくす。湿疹を改善し、腸の動きを落ちつかせる。
肘りょう（ちゅうりょう）　LI12
肘を解放する。
手五里（てのごり）　LI13
主な5つの臓器の危険で強い動き。

老廃物を溜めて栄養分を取り入れない状態である。また、私たちが人生において何を大事にして放そうとしないか、である。そのことに焦点をおくこと自体、人生を維持するための明確な選択ではなく中毒的な貪欲を引き起こす可能性がある。しかし、そのことに焦点をおくことで優れた正確さを可能にする。それは鍼治療で最重要であり、治療家が鍼を刺すときはその人の身体・精神・霊性の全体がその正確さを必要とする。また、彼らの意図だけではなく身体的及びエネルギー的な解剖学についての知識にもいえることだ。

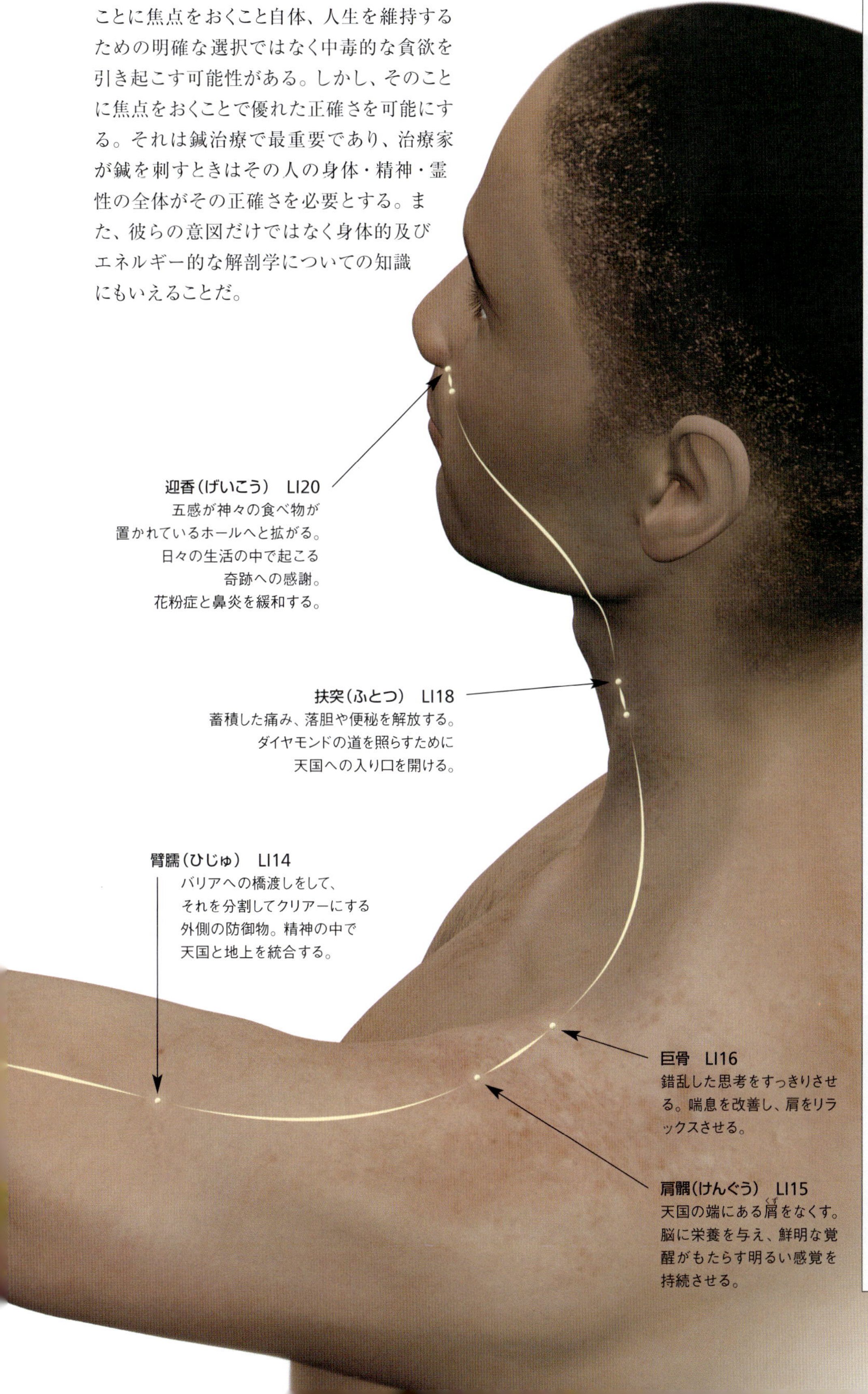
迎香（げいこう） LI20
五感が神々の食べ物が
置かれているホールへと拡がる。
日々の生活の中で起こる
奇跡への感謝。
花粉症と鼻炎を緩和する。
扶突（ふとつ） LI18
蓄積した痛み、落胆や便秘を解放する。
ダイヤモンドの道を照らすために
天国への入り口を開ける。
臂臑（ひじゅ） LI14
バリアへの橋渡しをして、
それを分割してクリアーにする
外側の防御物。精神の中で
天国と地上を統合する。
巨骨 LI16
錯乱した思考をすっきりさせる。喘息を改善し、肩をリラックスさせる。
肩髃（けんぐう） LI15
天国の端にある屑《くず》をなくす。脳に栄養を与え、鮮明な覚醒がもたらす明るい感覚を持続させる。

鍼治療

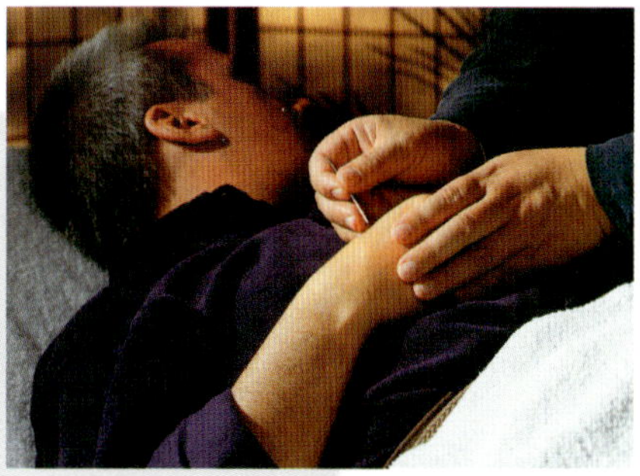

鍼治療で要求される鍛錬と優雅さにより、全体を治療する1点を探す。

鍼治療では細い鍼を使って経絡のバランスと健康を取り戻す。世界中で一般的な治療法として使用されている他、出産、スポーツ医療や中毒などの特定な分野でも用いられている。

鍼治療は現在の中国東部で紀元前300年頃に医療体系として発展した。その地域の多様な気候条件の影響もあった。例えば、モンゴルの乾燥した高台の砂漠では、ベトナムとの国境沿いの湿った土地とは違った治療法を必要とした。

しかし、鍼治療の歴史がそれよりも前に遡ることが示唆されている。1990年代、オトゥツィの町の近くのイタリア山脈の氷河の中に5000年前の男性のミイラが発見された。その身体には背中の下部の関節痛を治療する経穴の位置にタトゥーがみつかり、レントゲンでも「オトゥツィ」と名づけられた男にその症状が確認された。

鍼治療では、患者の現在の症状や潜在的な体質によって経絡上にある経穴の位置に鍼を刺す。針は一般的には皮膚下2～4mm挿入される。痛みは滅多にないが、鈍い感覚を感じることがあり、治療の効果を示唆すると考えられている。ほとんどの患者は具体的な症状のための治療として鍼治療を受けるが、最初の症状が消えてからかなり経ったあとでも健康を維持するために継続して受ける。

今日でも、鍼治療は人々と地球の調和をもたらす「環境的な治療」とされている。

胃経

wei 感謝

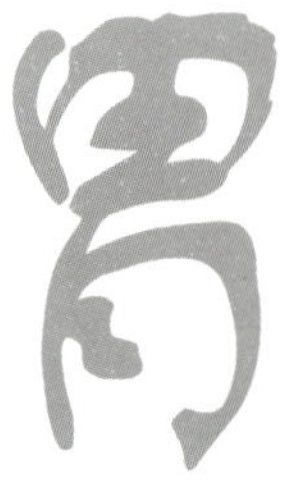

脾臓と胃は貯蓄をする。
5つの味をもたらす。
『**黄帝内経**』

胃経は頬の高さから始まり顔を下りて口の角を通って首の横を回る。一枝はこめかみ辺りに上がるが、もう一枝は胴体の反対側へ回って下腹部で腰の側面を通って脛骨を下って足の第2指の外側の縁で終わる。この経絡のエネルギーの流れは穏やかで速い。

機能

胃は栄養分――食べ物と経験を取り入れる。そのおかげで自己の存在において生き生きとして豊かでいられる。地球が太陽の周りを回転することによって果物が実るリズムと季節が決まるように、胃は私たちの寛大さと感謝の知恵をもたらす。この回転によるリズムは、与えたもののすべての神秘は何倍にもなって返ってくるというギブ・アンド・テイクの本質的なダイナミックをもつ。しかしそのリズムがバランスを崩すと苦しい引っ張り合いになり、与えたものともらったものの割合が狭量な正確さにより決定される。それは身体的には腹部と胃経における締め付けられている感覚、また筋肉の質にも現れる。肉質もやせ細ったりたるんでくる。胃が満たされると私たちのエネルギーが硬くになり、顔も侵入物に対して無表情になる。

胃経沿いにある最初の経穴承泣（しょうきゅう）――は目の下に位置し、硬い無表情をなくし、狭量やプライドを溶かすので私たちは栄養を与える祝福を受けられるようになる。胃がもたらす究極的な試練は、むなしさと拒絶の中でバランスを保つことである。

胃から生じる危険性は、私たちがプライドに圧倒されて世界との交流を維持できなくなった時に起こる。そのような場合、私たちの狭量により栄養を取り入れなくなり世界の恩恵から身を閉ざしてしまう。その結果、食べ物や快適さに飢えるようになる。私たちは意識的に、または胃経がバランスを崩れたときに、反射反応を通して祝福の流れを逆転させて食べ物や経験を逆流させることがある。そこまで胃が苦しむと身体と精神のすべての側面が苦しむ。なぜなら感謝のネットワークは、精神・身体・霊性のすべてのレベルでの栄養の段階的な消化をもたらすからだ。

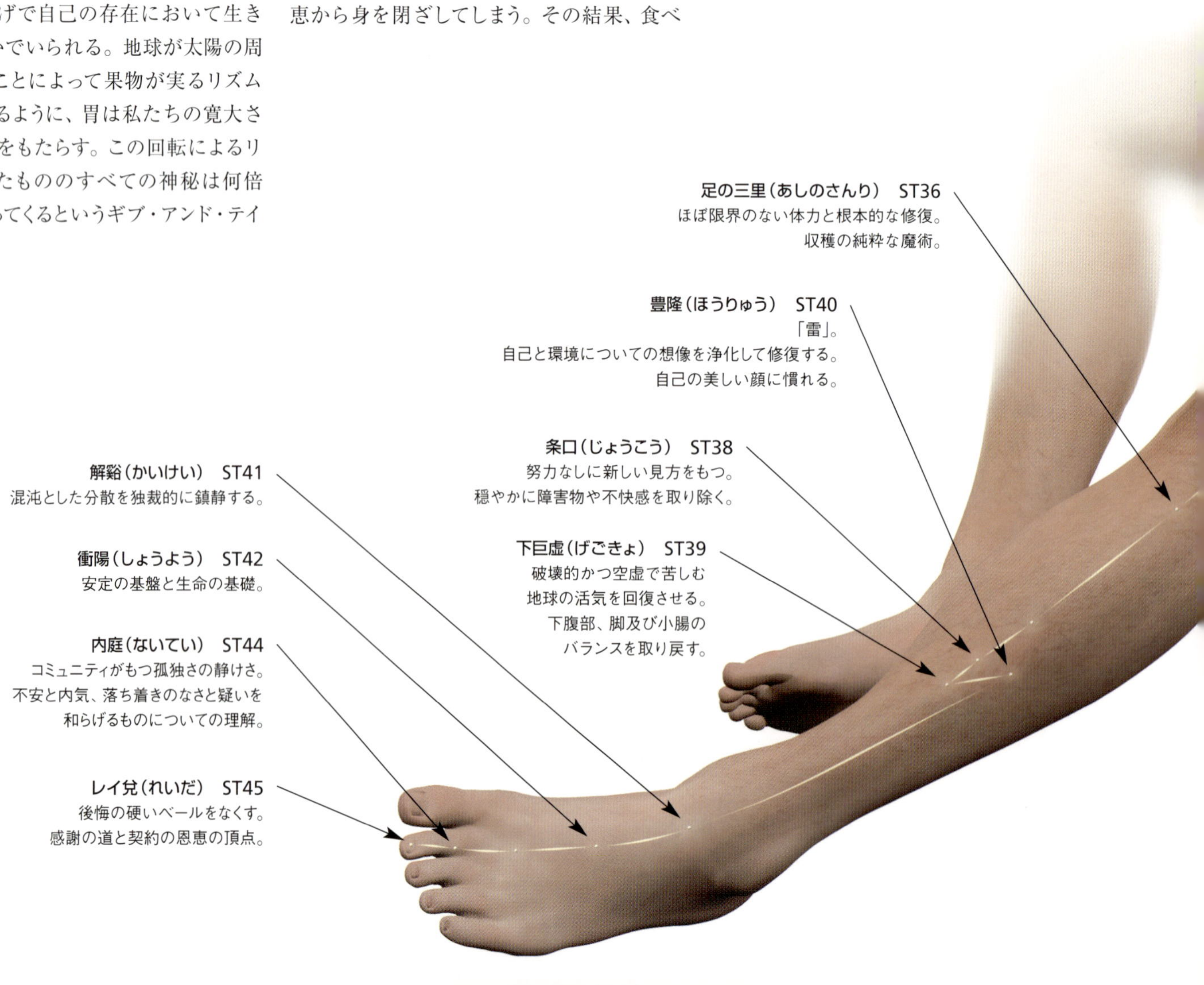

足の三里（あしのさんり）　ST36
ほぼ限界のない体力と根本的な修復。
収穫の純粋な魔術。
豊隆（ほうりゅう）　ST40
「雷」。
自己と環境についての想像を浄化して修復する。
自己の美しい顔に慣れる。
条口（じょうこう）　ST38
努力なしに新しい見方をもつ。
穏やかに障害物や不快感を取り除く。
下巨虚（げごきょ）　ST39
破壊的かつ空虚で苦しむ
地球の活気を回復させる。
下腹部、脚及び小腸の
バランスを取り戻す。
解谿（かいけい）　ST41
混沌とした分散を独裁的に鎮静する。
衝陽（しょうよう）　ST42
安定の基盤と生命の基礎。
内庭（ないてい）　ST44
コミュニティがもつ孤独さの静けさ。
不安と内気、落ち着きのなさと疑いを
和らげるものについての理解。
レイ兌（れいだ）　ST45
後悔の硬いベールをなくす。
感謝の道と契約の恩恵の頂点。

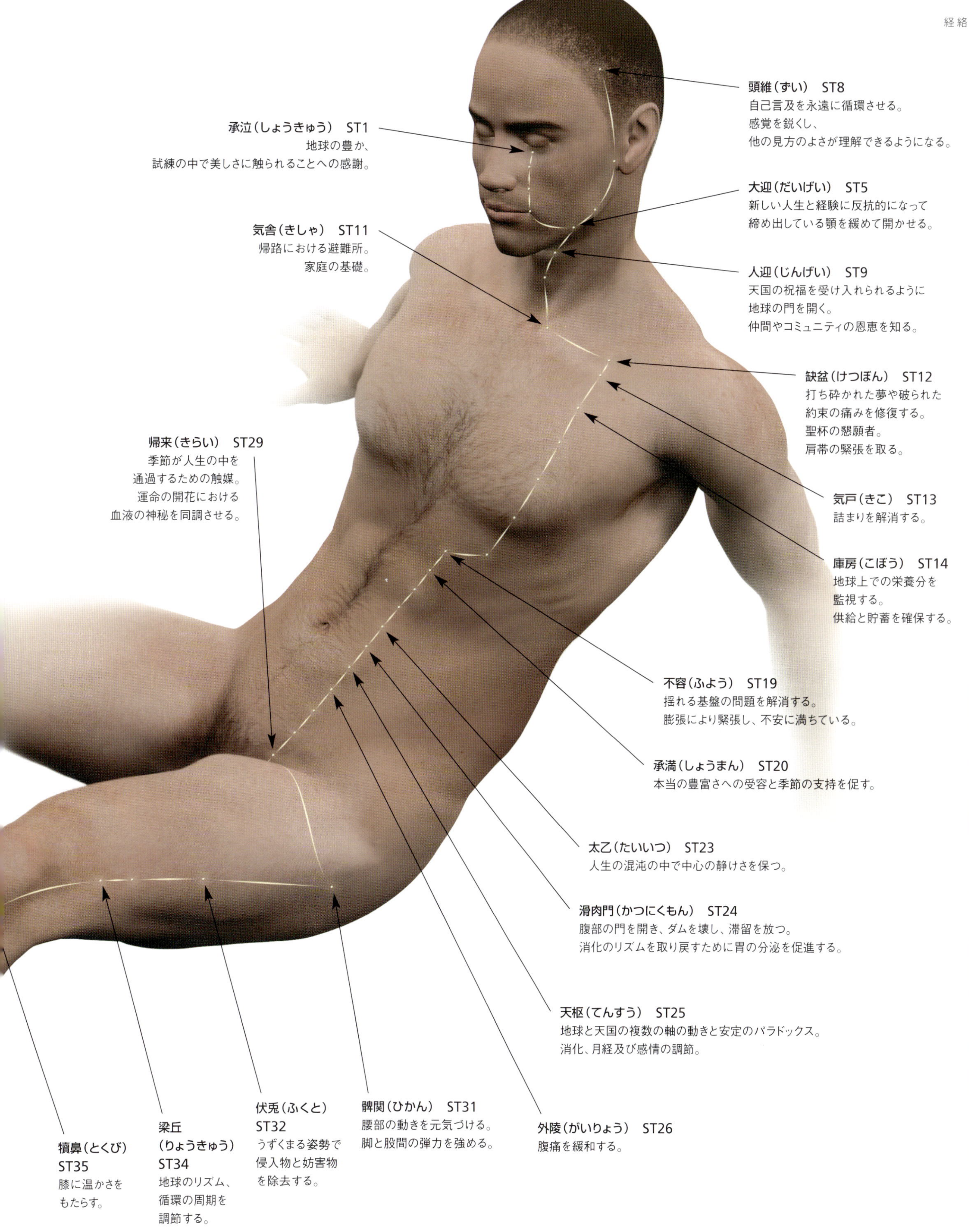
頭維（ずい） ST8
自己言及を永遠に循環させる。
感覚を鋭くし、
他の見方のよさが理解できるようになる。
承泣（しょうきゅう） ST1
地球の豊か、
試練の中で美しさに触れられることへの感謝。
大迎（だいげい） ST5
新しい人生と経験に反抗的になって
締め出している顎を緩めて開かせる。
気舎（きしゃ） ST11
帰路における避難所。
家庭の基礎。
人迎（じんげい） ST9
天国の祝福を受け入れられるように
地球の門を開く。
仲間やコミュニティの恩恵を知る。
缺盆（けつぼん） ST12
打ち砕かれた夢や破られた
約束の痛みを修復する。
聖杯の懇願者。
肩帯の緊張を取る。
帰来（きらい） ST29
季節が人生の中を
通過するための触媒。
運命の開花における
血液の神秘を同調させる。
気戸（きこ） ST13
詰まりを解消する。
庫房（こぼう） ST14
地球上での栄養分を
監視する。
供給と貯蓄を確保する。
不容（ふよう） ST19
揺れる基盤の問題を解消する。
膨張により緊張し、不安に満ちている。
承満（しょうまん） ST20
本当の豊富さへの受容と季節の支持を促す。
太乙（たいいつ） ST23
人生の混沌の中で中心の静けさを保つ。
滑肉門（かつにくもん） ST24
腹部の門を開き、ダムを壊し、滞留を放つ。
消化のリズムを取り戻すために胃の分泌を促進する。
天枢（てんすう） ST25
地球と天国の複数の軸の動きと安定のパラドックス。
消化、月経及び感情の調節。
犢鼻（とくび）
ST35
膝に温かさを
もたらす。
梁丘
（りょうきゅう）
ST34
地球のリズム、
循環の周期を
調節する。
伏兎（ふくと）
ST32
うずくまる姿勢で
侵入物と妨害物
を除去する。
髀関（ひかん） ST31
腰部の動きを元気づける。
脚と股間の弾力を強める。
外陵（がいりょう） ST26
腹痛を緩和する。

脾経

pi 舞踊家

吸収することと動くこと；これらの機能によって脾／胃のネットワークは、生命を持続させる出生後のエネルギーとなる。

伝統的な診断の概論

脾経は足の親指の外側から足の側面を上行し、足首で脛骨の下にもぐり、さらに脛から大腿部の内側を上行する。腹部を横断し、乳房の一番上で全身のエネルギーの経路が交差するマスターポイントがある胸部の側面へわたる。

機能

脾経は、身体及び霊性においてなめらかでリズミカルな動きをもたらす。食べ物からの栄養分を全身の各臓器に運搬する役目をもち、私たちのエネルギーフィールドの螺旋状の踊りであり、バランスをもたらす。この経絡の状態は、私たちがエネルギーフィールドの範囲とリズムをどの程度容易に達成できるかによって明らかとなる。

脾経の最も一般的な試練は、「滞り」と不活発である。脾臓による楽な踊りでは、地球のようになめらかで絶え間なく回転し、栄養と対話が行き届いているため、すべての動きが楽である。

栄養分がエネルギーフィールドに運搬されると、この経絡は豊かさで溢れる。このようにして舞踊家が創造の宝である生命の果物を食べるが、脾経は口や唇にも影響する。この経絡は日常生活の繁栄をもたらし、脾臓が司る動きの柔軟性は筋肉と四肢の力強さに現れる。

そのような機能が停止すると脾経のバランスが崩れて無気力な状態を引き起こす。消化や循環などが緩慢になり、疲れや停滞を引き起こす。精神的には記憶喪失を起こす。感情的には自己を閉ざし、他者とのギブ・アンド・テイクのリズムを感謝できなくなる。また、霊性的には地球との関係における人生のリズムとの繋がり及び地球のリズムとのエネルギー的な磁力をもっていることの潜在的な知識を失い、それらがもたらす育成を経験できなくなる。脾経に悪影響を与えるゆっくりとした機能低下は不安を生じさせる。そのコントロールが失われると動きとリズムを取り戻そうとして狂乱する。

惑星のリズムが他の軌道に影響を与えるように、脾臓のリズムもその環境にあるエネルギーフィールドに影響する。女性の月経が同調し、近くに置かれたペンジュラムが同じような揺らぎをするように、脾経もより大きなエネルギーの領域に参加しようとする。私たちは脾臓によってダイナミックスが共鳴を起こしたときの無限な自由を得ることができる。

漢方

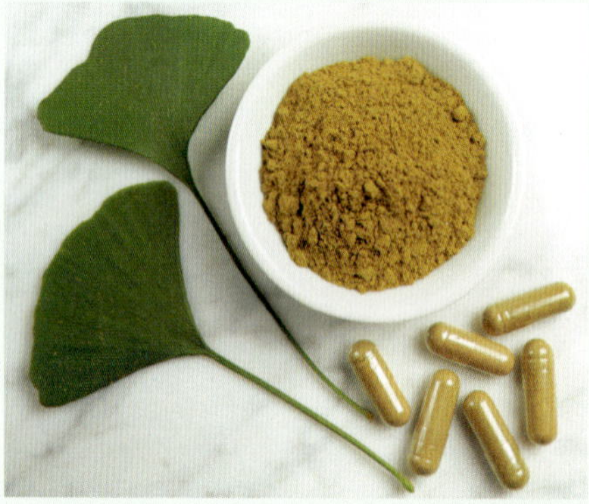

愛と長寿のハーブ、イチョウの葉と粉末

ハーブは2000年以上も東洋医学や長寿療法で使用されてきた。東洋の漢方では鉱物、植物及び動物由来の物質を使って身体のバランスを取り戻す。初期の漢方は主に3つの目的のために使用された。まず病気を治療するための治療、次に病気の予防、最後に運命をよくするためだった。その結果、薬効のあるハーブの処方の他、食事療法や瞑想も取り入れれた。

今日の漢方の薬は、製造された錠剤または一人一人の患者に合わせて処方されたハーブの葉を使う(左の写真参照)。ハーブの葉は煎じて飲むが、通常は「土っぽい」味がする。世界中の各地域にそれぞれの土着のハーブ療法があるが、東洋の漢方は、現代の中国でアスピリンが漢方の調合薬に使用されているように、世界中に普及した。

漢方は一部の調合薬に絶滅の危機に瀕した動物由来の物質を使っていることで批判されている。漢方の伝統がそのような問題に立ち向かうと同時に、漢方の有効性や特に診断の仕組みの理論に関係する試練が残っている。陰陽や五大要素(P152参照)などの伝統的な理論に基いているため、漢方は西洋の薬学による分析に対抗し、患者の体験によって今も世界中の治療法においてその地位を維持している。

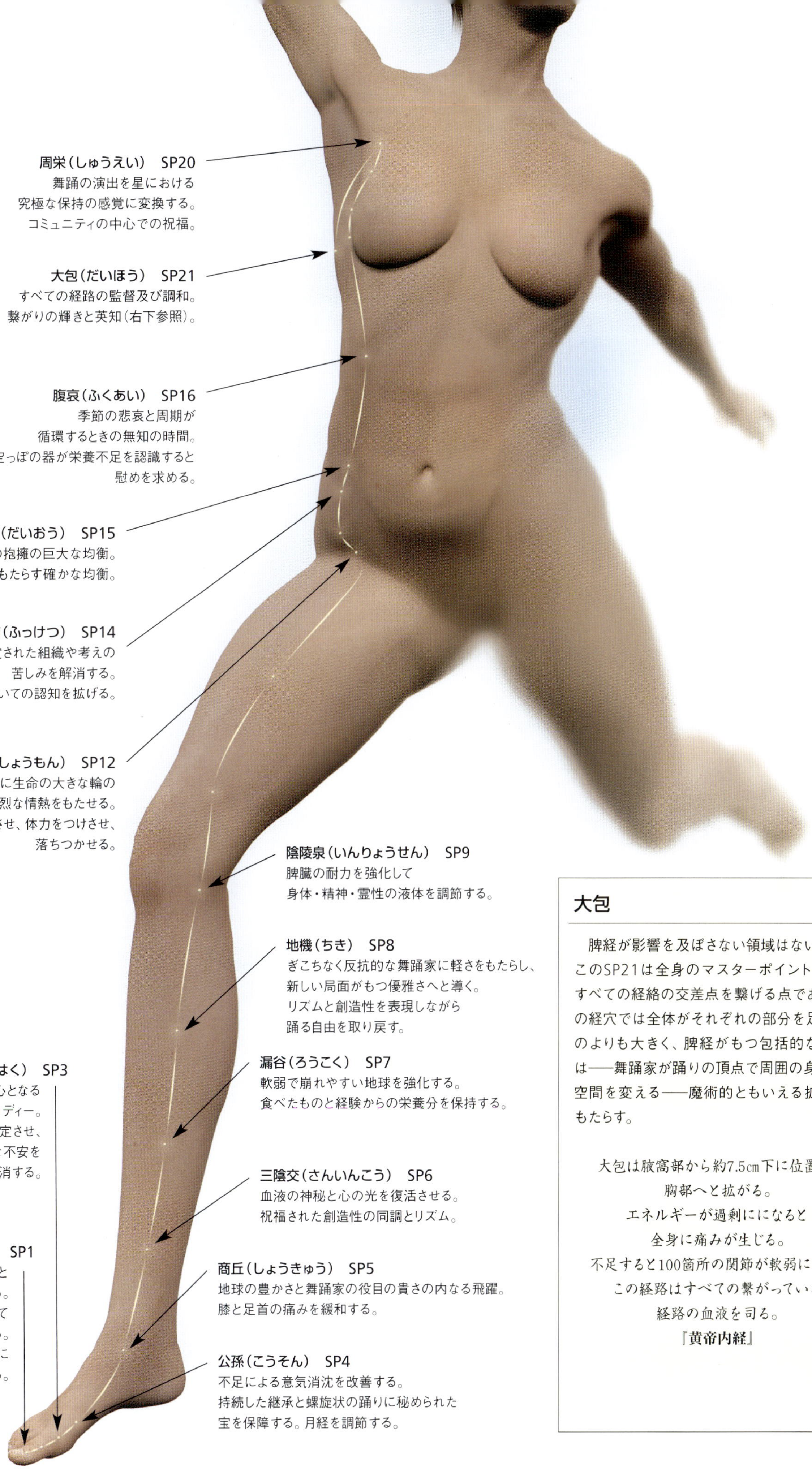
周栄（しゅうえい） SP20
舞踊の演出を星における
究極な保持の感覚に変換する。
コミュニティの中心での祝福。

大包（だいほう） SP21
すべての経路の監督及び調和。
繋がりの輝きと英知（右下参照）。

腹哀（ふくあい） SP16
季節の悲哀と周期が
循環するときの無知の時間。
空っぽの器が栄養不足を認識すると
慰めを求める。

大横（だいおう） SP15
地球の抱擁の巨大な均衡。
方角がもたらす確かな均衡。

腹結（ふっけつ） SP14
固定された組織や考えの
苦しみを解消する。
何が可能であるかについての認知を拡げる。

衝門（しょうもん） SP12
弱っている脾臓に生命の大きな輪の
強烈な情熱をもたせる。
舞踊家を回復させ、体力をつけさせ、
落ちつかせる。

陰陵泉（いんりょうせん） SP9
脾臓の耐力を強化して
身体・精神・霊性の液体を調節する。

地機（ちき） SP8
ぎこちなく反抗的な舞踊家に軽さをもたらし、
新しい局面がもつ優雅さへと導く。
リズムと創造性を表現しながら
踊る自由を取り戻す。

漏谷（ろうこく） SP7
軟弱で崩れやすい地球を強化する。
食べたものと経験からの栄養分を保持する。

太白（たいはく） SP3
舞踊家の運命の中心となる
リズムとメロディー。
季節の揺らぎを安定させ、
錯乱の霧と過剰な不安を
解消する。

三陰交（さんいんこう） SP6
血液の神秘と心の光を復活させる。
祝福された創造性の同調とリズム。

隠白（いんぱく） SP1
ダイナミックな栄養と
保持を覚醒させる。
食欲を調節して
身体を軽くする。
お灸を当てた場合、特に
妊娠初期の出血を止める。

商丘（しょうきゅう） SP5
地球の豊かさと舞踊家の役目の貴さの内なる飛躍。
膝と足首の痛みを緩和する。

公孫（こうそん） SP4
不足による意気消沈を改善する。
持続した継承と螺旋状の踊りに秘められた
宝を保障する。月経を調節する。

大包

脾経が影響を及ぼさない領域はない。特にこのSP21は全身のマスターポイントであり、すべての経絡の交差点を繋げる点である。この経穴では全体がそれぞれの部分を足したものよりも大きく、脾経がもつ包括的なリズムは——舞踊家が踊りの頂点で周囲の身体的な空間を変える——魔術的ともいえる拡がりをもたらす。

大包は腋窩部から約7.5㎝下に位置し、
胸部へと拡がる。
エネルギーが過剰にになると
全身に痛みが生じる。
不足すると100箇所の関節が軟弱になる。
この経路はすべての繋がっている
経路の血液を司る。
『黄帝内経』

心経

xin 統一

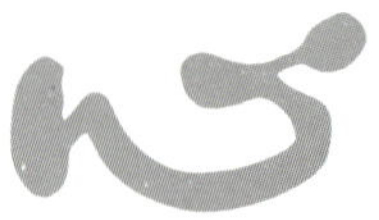

心は主と君主を司る。
そこから精神の輝きが生じる。
『黄帝内経』

心経は腋窩部から始まり、腕の内側を下って手首と掌を経由して小指の内側で終わる。

心臓は私たちの存在の中心であり、他の経絡にそれらの動きの中心的な焦点となることで自己調節できるように手助けする。心臓は統治することを楽しむ皇帝の役割と関係がある。身体・精神・霊性の各側面が心臓自体が天国から受ける祝福に包括されるようになる。

バランスとアンバランス

心臓による沈黙の中での統治はその存在の輝きによって達成される。「存在する」ことと自己の神聖な性質を輝かせること以外に活動的な役目はない。その沈黙が失われると不安がつのり、身体・精神・霊性の本質的な適正とそれらにおける力のバランスを疑うようになる。そうなると一般的には、心臓は自己の平和を失って臓器や経絡を積極的にコントロールしようとし、その結果、秩序を取り戻すのではなく妨害してしまう。

極端な場合では、心臓のエネルギーのアンバランスは経絡の機能を妨げる。これは権力の汚職であり、政権を信頼しない偏執症である。そのような信頼と権力の試練に直面した場合、私たちは支配的かつ懐疑的になる可能性が高い。だが、それより心臓がある中心における平和の欠如が明らかとなり、平和の代わりに不安と錯乱を拡げることになる。

しかし、バランスが取れている状態では、心臓が落ちつき、私たちにカリスマをもたらし、他者と穏やかな親交をもてるようになる。そして、私たちの目は人生への情熱で輝き、精神に永遠な炎が灯される。心臓がもたらす身体・精神・霊性の統治における「統一(ワンネス)」の感覚は、私たちの人間関係においてもみられる。その場合も穏やかな親交をもち、平和な気持ちと適切な時に適切な場所にいるという感覚をもたらす。

陰陽と五大要素

陰陽

陽	天国	昼間	男性	会話	気エネルギー	外側	増加
陰	地球	夜	女性	沈黙	血液	内側	減少

五大要素

要素	季節	詳細	色	臓器	方角
木	春	曲がってまっすぐになる	海緑色	肝臓と胆嚢	東
火	夏	燃え上がって上昇する	赤色	心臓と小腸	南
土	収穫	種子から農作物を授ける	黄土色	脾臓と胃	中心
金	秋	従って変化する	白色	肺と大腸	西
水	冬	吸収して下降する	青色	腎臓と膀胱	北

陰陽と五大要素の2つの体系は、東南アジアの文化及び医療が考える宇宙の自然な仕組みを説明する。

陰陽は生命の基本的な軸であり、宇宙の「偉大な統一」における光と闇の力のバランスを説明する。伝統的には、それらは上記の属性によって区別されている。

陰陽は善と悪の極性ではなく、それらの力のバランスが重要とされている。なぜなら、夏に果物が実るのは冬に発芽が起きるからだ。また、すべての生命が陰陽に区別されて常に同じ定義をもつわけではなく、永久的に相対性を持つのである。陰陽は、伝統的には丘の陽が当たっている側と影になっている側として描かれ、健康と身体の側面と同じぐらい軍事的な策略や占いの側面を描いた。

そのような陰陽のバランスは、それぞれの中心に他のものの種子が含まれているというパラドックスをもつ。夏の盛りには夕方の静けさがあり、冬の深みにはクリスマス、キリスト降誕祭やハヌカーの火の祭りがある。

五大要素は非常に単純な陰陽をさらに詳細に体系化したものである。紀元前1000年には限界があるとされた王朝の継承を説明するために五大要素が使用された。中国の人々は転生者以外の人が神聖な皇帝の座を継承することに抵抗を感じたが、皇帝にも「要素」を当てはめることで皇帝(言い換えれば要素)を他の皇帝(要素)と置き換えるのは自然な現象だということで受け入れられた。5つの「要素」は季節と関連づけられ、陰陽と同じようにたくさんのものと相対的に対応している。

それらの「要素」も身体だけに限定されていなく、占星術や建築を含む東洋の文化生活の一部である。

少府（しょうふ） HT8
輝きの内なる炎を鎮静する。
夢と迷える者が
駆け込む場所の守護者。

神門（じんもん） HT7
天国の地上の門の位置を合わせる。
門が固定されると
道教の平凡さに祝福される。
ショックを受けている精神を
落ちつかせる。

陰げき（いんげき） HT6
疲れきった主権の苛立ちを和らげる。
静けさをもたらす。夜間の発汗と落ちつきのなさを緩和する。

通里（つうり） HT5
心臓の中心における静けさへの嫌悪を和らげる。
意図的及び緊密な動きに力を与える。
失語症を改善する。

霊道（れいどう） HT4
些細なことで消えてしまった炎に
カリスマを再び与える。
「偉大な功績」の究極的な道の方向をみる。

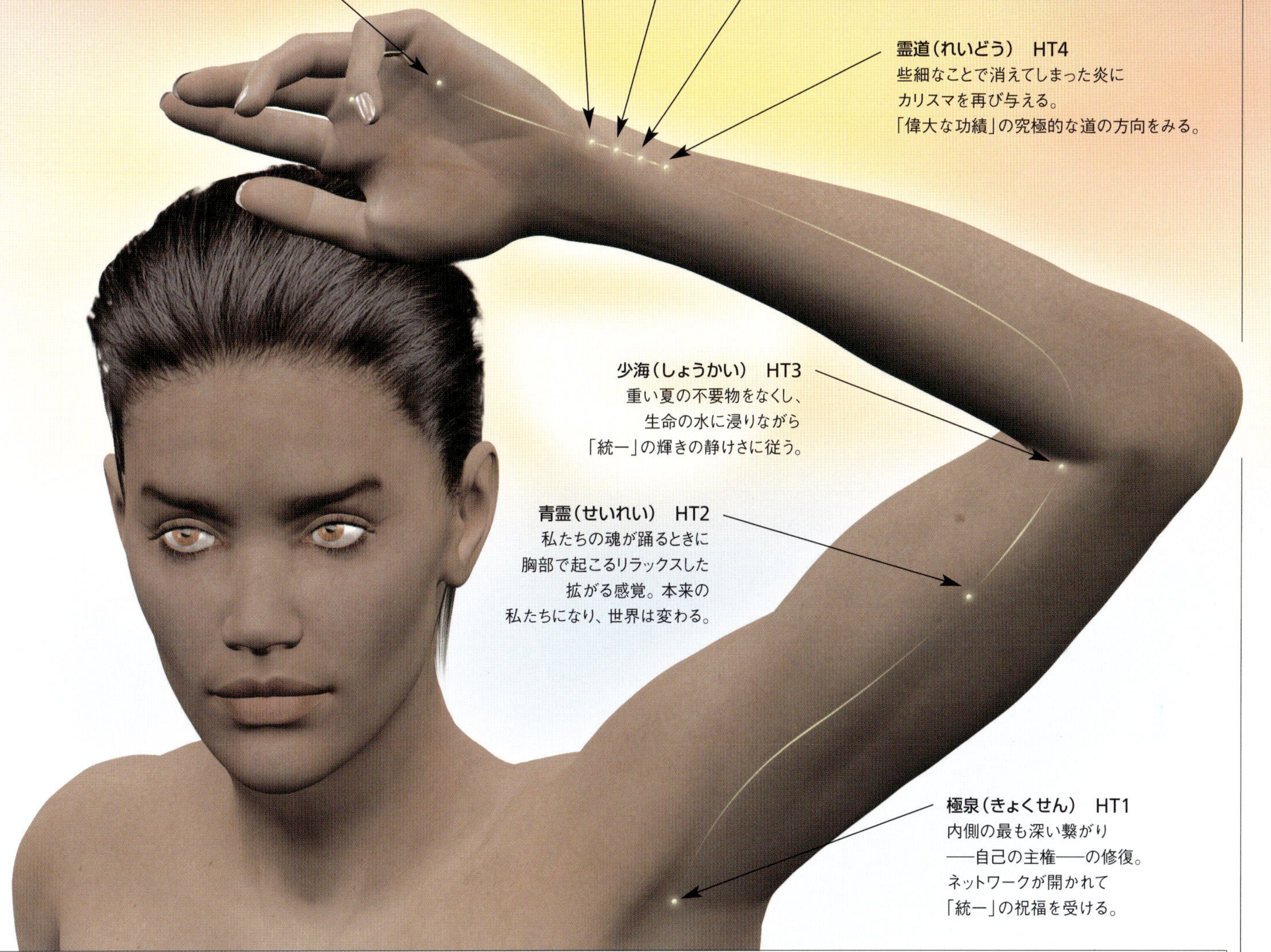

少海（しょうかい） HT3
重い夏の不要物をなくし、
生命の水に浸りながら
「統一」の輝きの静けさに従う。

青霊（せいれい） HT2
私たちの魂が踊るときに
胸部で起こるリラックスした
拡がる感覚。本来の
私たちになり、世界は変わる。

極泉（きょくせん） HT1
内側の最も深い繋がり
──自己の主権──の修復。
ネットワークが開かれて
「統一」の祝福を受ける。

「一」と「多」の展開

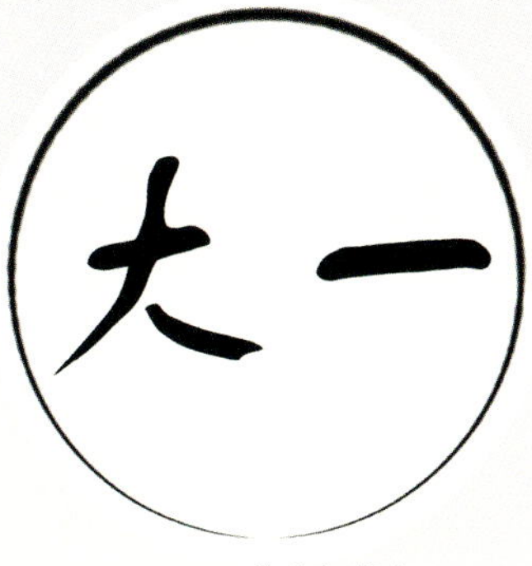

一──偉大な統合

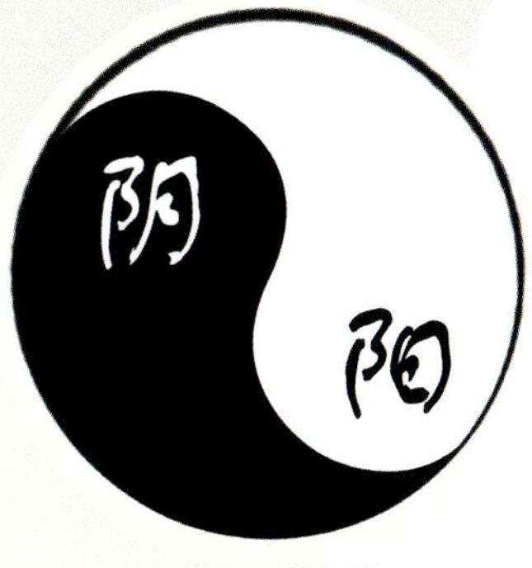

二──陰と陽

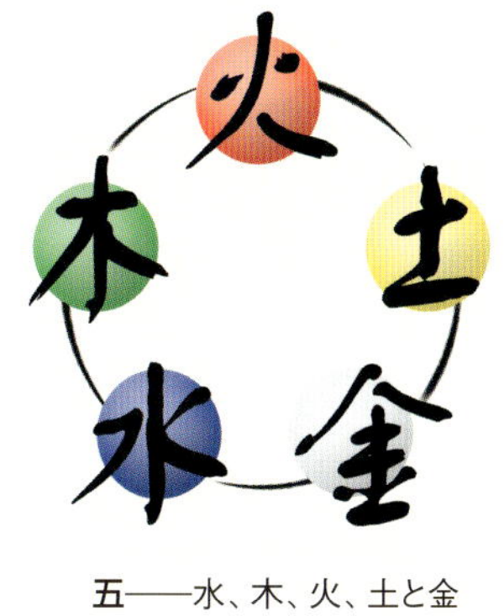

五──水、木、火、土と金

小腸経

xiao chang **眼識**

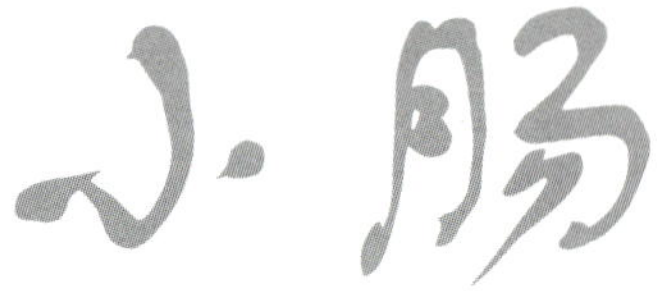

小腸は受盛の官とされ、
受け取ったものを精気へと変える。
『黄帝内経』

この経絡は小指で始まり、手の外側から腕、そして肩へと上行し、肩甲骨で「く」の字に曲り、首の横を上がって耳の前で終わる。

小腸の眼識により身体・精神・霊性に純粋な物質しか入らない。この識別によりすべての現象と経験が私たちの内側で選別されて、私たちのためになるものとならないものが分離されて分類化される。バランスが取れている状態では、すべてが正しい位置にあるため快適であるが、バランスが崩れると、万能薬と毒物、友人と敵の区別ができなくなる。

老いたものへの栄養供給

SI6は私たちの中にあるすべての年齢——永遠の若さ及び年長者の知恵——の祝福と試練についての知識への門である。

私たちは、「火」が与える力によって成長することができ、誕生と死の極性の間に位置している存在として自己を知ることができる。しかし、ここにパラドックスがある。道教の開祖とされている老子は、徳と道教の古典『道徳経』の著者であり、道教の英知の見本とされている。彼の名前は「年老いた幼児」という意味で、道教のスピリチュアルな実践の目的とされている自然で瞬時的な知恵がもつ子供らしい状態を示す。彼は後年において私たちが子供がもつ純真さに戻るというパラドックスを発見した。

SI6は私たちの中で上記の知恵をもたらし、真面目さと馬鹿馬鹿しさ、成熟と純真さなどのバランスを取り戻す。

身体的及びスピリチュアルな試練

身体的なレベルでは、小腸の中で食べたものから栄養分から選別される。栄養分への不耐性は主に消化系のこの領域において起こる。ここでは「ある者にとって肉となるものが他の者にとって毒となる」。フィルター機能に欠陥があると身体が必要なものが分からないことがある。この混乱は「よい食べ物」を探し求める個人だけではなく集合的なレベルでも起こる。ここでさらに生じる試練は、摂取するものと経験するものに関して神経質になりすぎないということだ。小腸の保護機能が敏感になりすぎると、心臓が「外部の世界」を体験できなくなる。

スピリチュアルなレベルでは、小腸の試練は栄養と毒となるものの区別ができなくなったときに起こる。経絡の中では心経が皇帝であり、小腸経が皇帝の秘書といえる。身体という帝国の中心に最も近く、心臓という皇帝の日常のリズムと必要としていることと密接な関係をもつ。そのような関係に必要な信頼は並ではないが、現実的及び空想上の裏切りの可能性も高い。

小腸経の眼識の経路は耳の前に位置する聴宮で終わるが、小腸の一般的な試練は、聴くことに時間を費やすより何が適切かどうかを事前に判断することである。真実を語る者の能力は、精神的な明確さではなくすべての状況や人からの脅しを認識することが重要である。これは何が正しいかの直感的な知識への信頼を意味し、それは人によっては潜在的な性質だが、多くの人にとっては、その真実であり純粋である内なる静かな声を聴くには膨大な訓練が必要である。

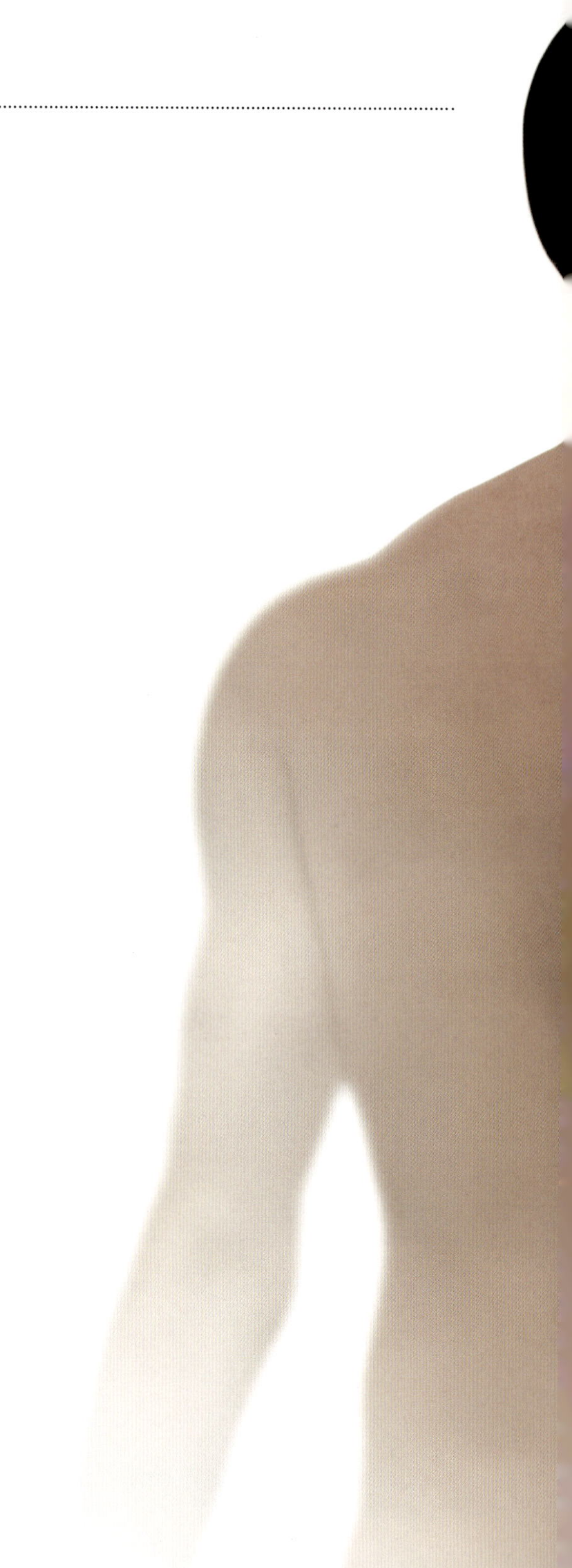

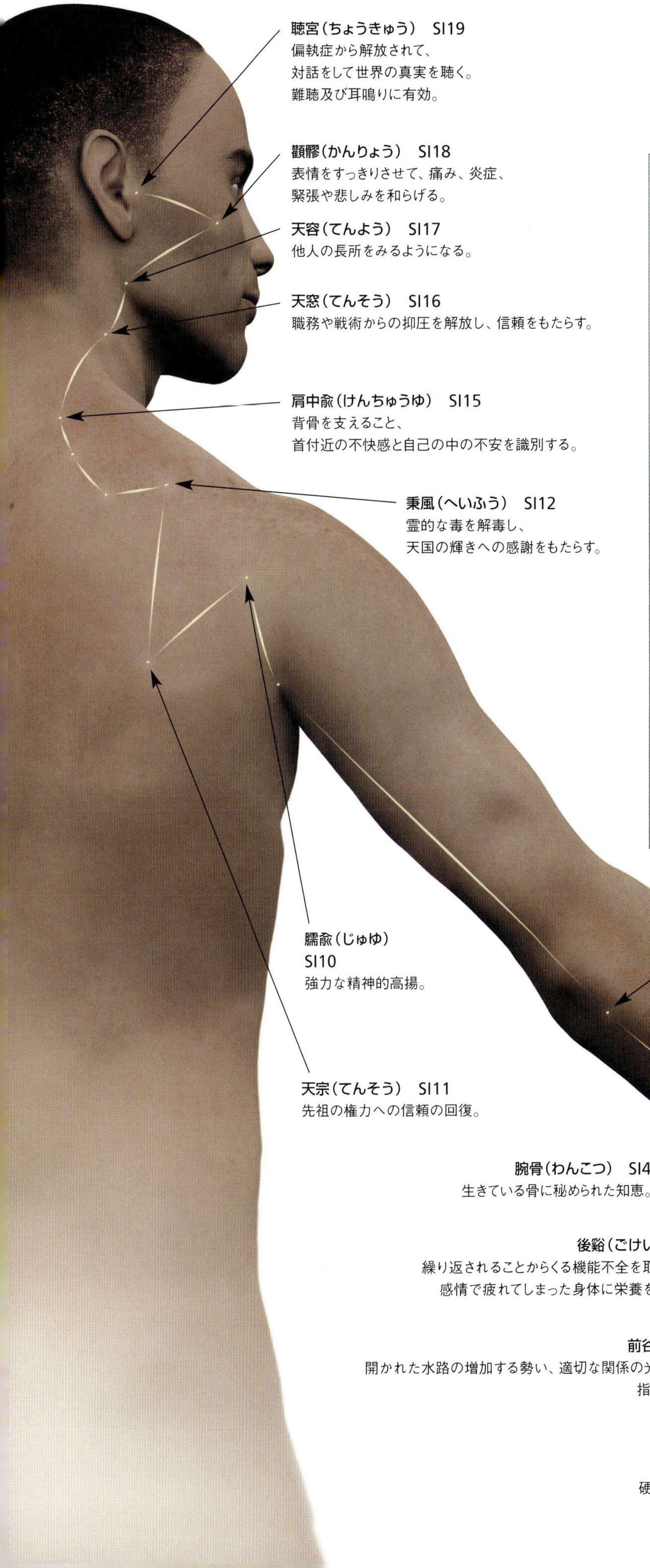
聴宮（ちょうきゅう） SI19
偏執症から解放されて、
対話をして世界の真実を聴く。
難聴及び耳鳴りに有効。
顴髎（かんりょう） SI18
表情をすっきりさせて、痛み、炎症、
緊張や悲しみを和らげる。
天容（てんよう） SI17
他人の長所をみるようになる。
天窓（てんそう） SI16
職務や戦術からの抑圧を解放し、信頼をもたらす。
肩中兪（けんちゅうゆ） SI15
背骨を支えること、
首付近の不快感と自己の中の不安を識別する。
秉風（へいふう） SI12
霊的な毒を解毒し、
天国の輝きへの感謝をもたらす。
臑兪（じゅゆ）
SI10
強力な精神的高揚。
天宗（てんそう） SI11
先祖の権力への信頼の回復。
小海（しょうかい） SI8
天国の火を穏やかにグラウンディングする。
支正（しせい） SI7
眼識が閃光と統合すると全体性をもたらす。
養老（ようろう） SI6
存在の熟成と若さがもつ散漫と
活力とのバランスを取る。
陽谷（ようこく） SI5
魅惑を脱ぎ捨て、
情熱の本当の炎を
刺激する。
腕骨（わんこつ） SI4
生きている骨に秘められた知恵。
後谿（ごけい） SI3
繰り返されることからくる機能不全を取り除き、
感情で疲れてしまった身体に栄養を与える。
前谷（ぜんこく） SI2
開かれた水路の増加する勢い、適切な関係の光り輝く素晴らしさ。
指の硬直を和らげる。
少澤（しょうたく） SI1
眼識のイニシエーション。
硬直した首と頭痛を緩和する。

推拿《スイナ》（TUI NA）

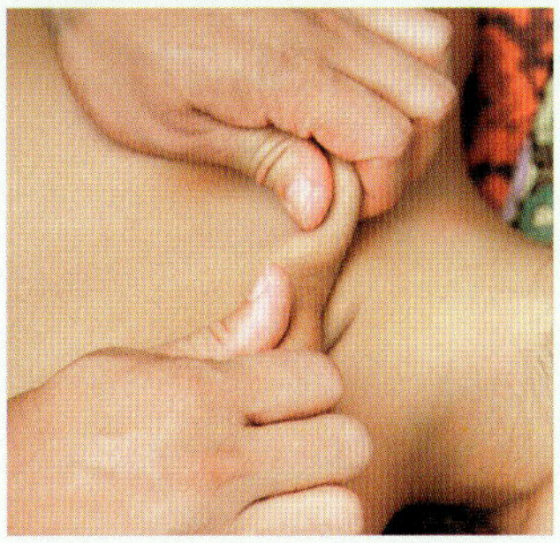

一般的な推拿の押して摘む技法

推拿《スイナ》（Tui na）は「押して摘む」という意味である。中国のマッサージ法で600年頃から治療法として使用されている。だが、実際には考古学的な証拠によると3500年も前から使用されていた。推拿は筋肉の問題や不妊症にとても効果的だとされ、「押して摘む」技法は東洋の診断体系に基いている。そのため、この治療法には五大要素、八原則及び経絡が取り入れられている。

推拿の治療家は気功の訓練も受けているため、筋系をマッサージするとともに身体のエネルギーフィールドを治療する。中医学の原理に基いてハーブのローションやオイルも使うことがある。だが、推拿はそれだけではなく、様々な指圧法により身体のエネルギー的及び物理的な側面のバランスを取り戻す。

指圧は幅広い種類の症状に有効的な自宅療法とされている。しかしLI4などの経穴では注意が必要である。LI4は歯痛には効果的だが陣痛を誘発するため、妊娠中には禁じられている。

膀胱経

pang guang 文書官

膀胱

膀胱は地方都市を司る。津液を貯蔵する。
その後、変換された気(呼吸)は力を発揮する。
『黄帝内経』

膀胱経は身体の最長の経絡であり、目の横の鼻の根付近から始まって額を上がって頭頂部をわたって首の後ろ側を下りる。そこから膀胱経は4本に分かれて背中を下り、脚のつけ根で再び合流して脚の裏側と足の外側を下降する。最後に小指で終わる。

膀胱経は身体の貯蔵を司り、エネルギーフィールドにおける水分のリズミカルな交換と体内組織、精神と霊性の全体的な水分供給と老廃物を洗い流す役目を果たす。私たちはエネルギー的にも「乾燥」したり「洪水で溢れる」ことがあり、水腫、失禁、脱水や膀胱炎と同じような状態がスピリチュアルなレベルでも起こる。自然界での水分調整──例えば、乾燥した土地が引き起こす鉄砲水、境界の侵食、干ばつ後の不毛の土地、豪雨による抑圧、津波の破壊性や大洪水への人々の恐怖──は、膀胱が次々と直面する様々な試練を示唆する。

私たちの環境の中でいかに効率よく水を管理することができるかという知恵がみえてくれば、体内の津液だけではなくエネルギーの貯蔵をいかに管理すればよいかがみえてくるはずだ。

バランスとアンバランス

一般的には、膀胱経のアンバランスがあると、私たちはほぼ実存的なレベルでエネルギーの貯蔵のことについて不安になる──これ以上生きていく力があるかどうか疑問に思うようになるのだ。これは人によっては、生きることへの乾き切った、そして被害妄想を伴った恐怖という悪夢に発展し、ほんの少しでも元気を回復させてくれるものやエネルギーを求めて狂乱する。しかし、私たちは水を積極的に保持することは不可能なのだ──実に簡単に失われて、エネルギー的には生命の水を入れておく器を作るためにはいくらかの信頼と身を委ねる必要がある。地上では、急な雨は硬く乾燥した土地の上をそのまま洗い流されるが、私たちはそのような資源をエネルギーフィールドの中で保持するために身を委ねることと浸透性が必要なのだ。

臓器と経絡

だが、膀胱経は中性で穏やかなエネルギーを貯蔵しているだけではない。エネルギーフィールドの源泉を監視するという日常的な役目をもつが、それらの源泉そのものがユニークである。背中の脊柱の左右を下降する膀胱経には、内臓や他の経絡と直接繋がっている経穴がある──膀胱系を「高速道路」に例えると、身体・精神・霊性の「都市」に立ち寄るわけだ。

鍼治療ではこれらの経穴は一つの臓器／経絡全体をとても深いレベルで修復及び排毒して、さらに栄養を与える。そして各経絡の世俗的で形式的な側面をくぐって中心部に働きかける。このようにして膀胱は記憶を司り、体内の文書官だが、その記憶のよさによって自己の健康とバランスを裏切ることがある。

膀胱系は上記のことを2回行う。というのは、背中を2度目に下降するときにその経絡上にある「都市」を再び訪問するからだ。しかし、その2度目のときは修復のためではなく変容をもたらすためだ。これらの経穴はすべて潜在力の触媒である──各臓器／経絡の能力の信号灯をもち、その手助けによって私たちは本来の姿になれる。この探求は、中国の古典及び中国の長い歴史において描かれてきたように長い寿命または不死を目的とする。

道教の実践

道教の錬金術では「翼の変容」という表現がある。それは、エネルギー体が飛べるぐらい軽くなって通常の存在として認知している状態から出入りできるまで洗練される過程をさす。同時に、人間であることの最も地味な魔術であり、それは道教では、私たちが内在している完全な状態を隠すような不自然さを追求するより、私たちの自然で神聖な状態を思い出すことのパラドックスとされている。

私たちの多くは飛ぶ夢をみるが、それは日常的な意識の超越として普遍的に認識されている。道教の錬金術では、その過程は、私たちが生きることの重みと真剣さに引き下ろされるのではなく自己の本来の性質を思い出すために、内なる五大要素の洗練により生じると考えられている。道教の実践では、自発性、軽さと「気を辿る」ことの倫理は、上記のように「要素」の本来の性質を思い出すためだが、それらの性質は膀胱経の外側の経穴にあり、不思議にも人間に翼が生えていたとしたらそれらが生える位置なのだ。

晴明(せいめい)

BL1のこの経穴は、膀胱経の始まりでエネルギーフィールドが水と津液の領域へ入る門である。経穴は、その経穴が位置している経絡と、ここでは一滴ずつの水のテンプレートの中にある青図の機能を「リセット」するボタンでもある。晴明は私たちの目の水分と輝き、言い換えれば魂のヴィジョンの本質の露滴をもたらす。身体的には、この経穴はホルモンバランス、体内のリズムを調節し、リスクと資源の完全なバランスを保つすべての生理学的分泌をリセットし再び開始する。これは、私たちの内なる海、川、滝や湖などの魂の水の神秘のリニューアルなのだ。

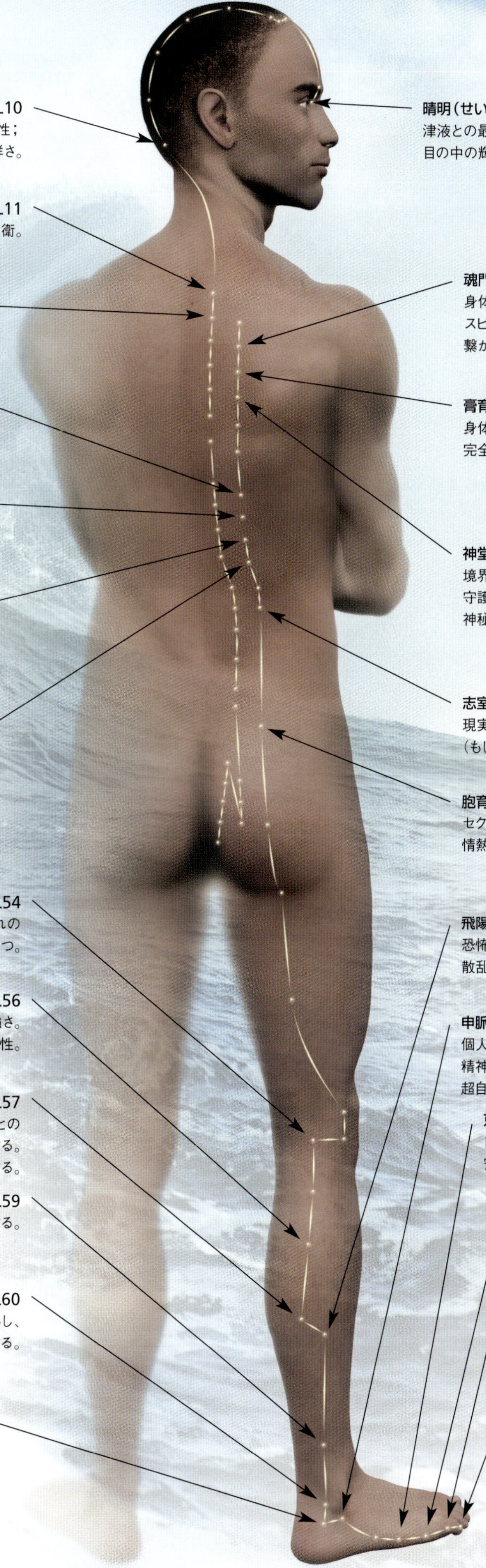

天柱（てんちゅう）　BL10
閃光を受けた水の可能性；
強さ、認知の明るさ及び信仰の新鮮さ。

大杼（だいじょ）　BL11
骨の中の深い位置にある先祖の護衛。

風門（ふうもん）　BL12
亀の甲羅の外側の縁を通過する風を
防御するマスターポイント。

魄戸（はくこ）　BL42
魂の最も深いレベルでのリニューアル。

陽綱（ようこう）　BL43
明確で勇敢な行動のために鍛えられた
陽の明確な本質のネットワークが収束する。

意舎（いしゃ）　BL44
終わりのない思考と不安の循環を止める。
思考、意図と意識の深い平和。

胃倉（いそう）　BL45
地球の恩恵の秘められた根源。

委中（いちゅう）　BL54
自制不可能な流れの
偏執的な隔離の中でのバランスを保つ。

承筋（しょうきん）　BL56
潤いのある筋系の流動的及び静かな強さ。
注意深い文書官の適応力のある反応性。

承山（しょうざん）　BL57
自己の基礎を知らないことの
慢性的な不快感を緩和する。
腸を刺激し、月経痛と背中の痛みを緩和する。

附陽（ふよう）　BL59
沈滞期の記憶をなくして、四肢の動きを柔軟にする。

崑崙（こんろん）　BL60
天国の火を地球上の山頂に降ろし、
霧と火を融合する。

僕参（ぼくしん）　BL61
隷属の罠から解放し、
普遍的な奉仕のリズムを取り戻す。
勇気を振るい起こし、恐怖を鎮静し、動きをもたらす。

睛明（せいめい）　BL1
津液との最初の接触であり、
目の中の輝きと露滴である。

魂門（こんもん）　BL37
身体的な存在としてグラウンディングし、
スピリチュアルな豊かさ、
繋がりと投影に満ちた「内なる人生」をもたらす。

膏肓兪（こうこうゆ）　BL38
身体の各細胞の大宇宙からの栄養。
完全さ及び血液の神秘への最も深い尊敬。

神堂（しんどう）　BL39
境界がもつ深い平和を知り、
守護者の言葉に従うことの威厳。
神秘の力を認める。力の敵を確実に滅する。

志室（ししつ）　BL47
現実化及び達成したいという過剰な
（もしくは欠如している）願望の調節。

胞肓（ほうこう）　BL48
セクシュアリティ、セックス、愛、感覚、
情熱や感情のバランスを取り戻す。

飛陽（ひよう）　BL58
恐怖と臆病により分裂して
散乱したエネルギーの調和と収束。

申脈（しんみゃく）　BL62
個人の記憶とテンプレートを超越した資源。
精神的な制限の境界をなくす
超自然的な能力。

京骨（けいこつ）　BL64
自己の道のユニークさに触れることの
安心感。

束骨（そっこつ）　BL65
より大きな夢への参加。
物事を前進させる。

足通谷（あしつうこく）　BL66
涸渇した水路の中を妨害物を
破壊しながら流れる氷河、
潮津波や津波の計り知れない勢い。

至陰（しいん）　BL67
陰の拡がりの外側のアーチへ触れさせ、
反転の宝をリラックスさせて
静けさの種子をもたらす。

腎経

shen **番人**

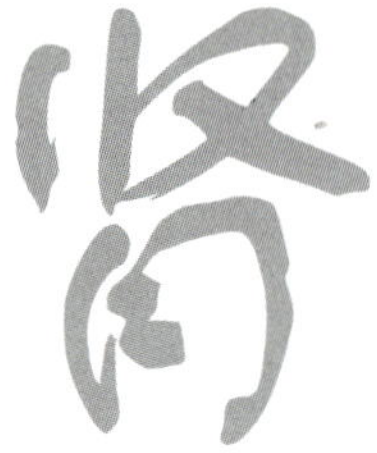

腎は、
生命力を作り出す。
技巧と能力も
ここから生じる。
『黄帝内経』

腎経は足の裏の「勇泉」から始まり、くるぶしを回って脛から脚の内側を上行して腹部と胸部を上がって鎖骨の下縁のくぼんだ位置で終わる。

腎臓の役割

身体・精神・霊性における腎臓の主な役割は、人生の各段階における進歩を支配する先祖のエネルギーを貯蔵することである。腎臓のエネルギーがよい場合、それらの各段階において強い存在を伴い、思春期と更年期における移行がスムースである。

その他に、腎臓は力強く生きられるように必要な体質をもたらし、そのおかげで人生を最大限に生きることができる。先祖からのエネルギーは両親から直接受け継ぎ、受胎と誕生のときにすでに作られている運命の神秘をもつ。これらの神秘は人生を通して腎臓のネットワークの中にあり、私たちの存在の宝として明らかとなる。私たちが本来の性質を顕現させなかった場合、長生きして光り輝きながら死んでいく代わりに破滅してしまう。腎臓は、私たちの本来の性質をしっかりもちながら、人生において何にエネルギーを注げばよいかについての知恵の貯蔵所なのだ。

腎臓は私たちの強さの基礎であり、硬い骨と柔らかい骨髄という身体の骨格における対照的な物質を作る。腎臓の元気よさは頭髪の質と強度にも現れる。身体の津液の全体性とバランスは腎臓のバランスを表す。また対照物のバランスを維持する腎臓の機能から繁殖とセクシュアリティも生じる。

照海

KI6は水分に満ちた身体の静止を表し、月と星の鏡である。この静止の静けさは魔術的ともいえるほどとても強力である。大きな声を出すのを躊躇するような静まり返った寺院、モスクや森に足を踏み入れたときの経験に似ている。そのような静止と祝福は腎臓からの大きな恩恵なのだ。静止には神秘、つまり私たちが一体誰なのかということへの手掛かりがある。しかし、それを聞き取るためには静かにならなければならない。

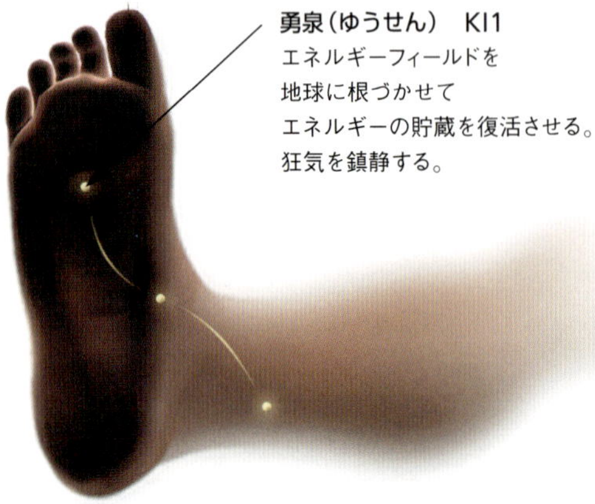

勇泉（ゆうせん）　KI1
エネルギーフィールドを
地球に根づかせて
エネルギーの貯蔵を復活させる。
狂気を鎮静する。

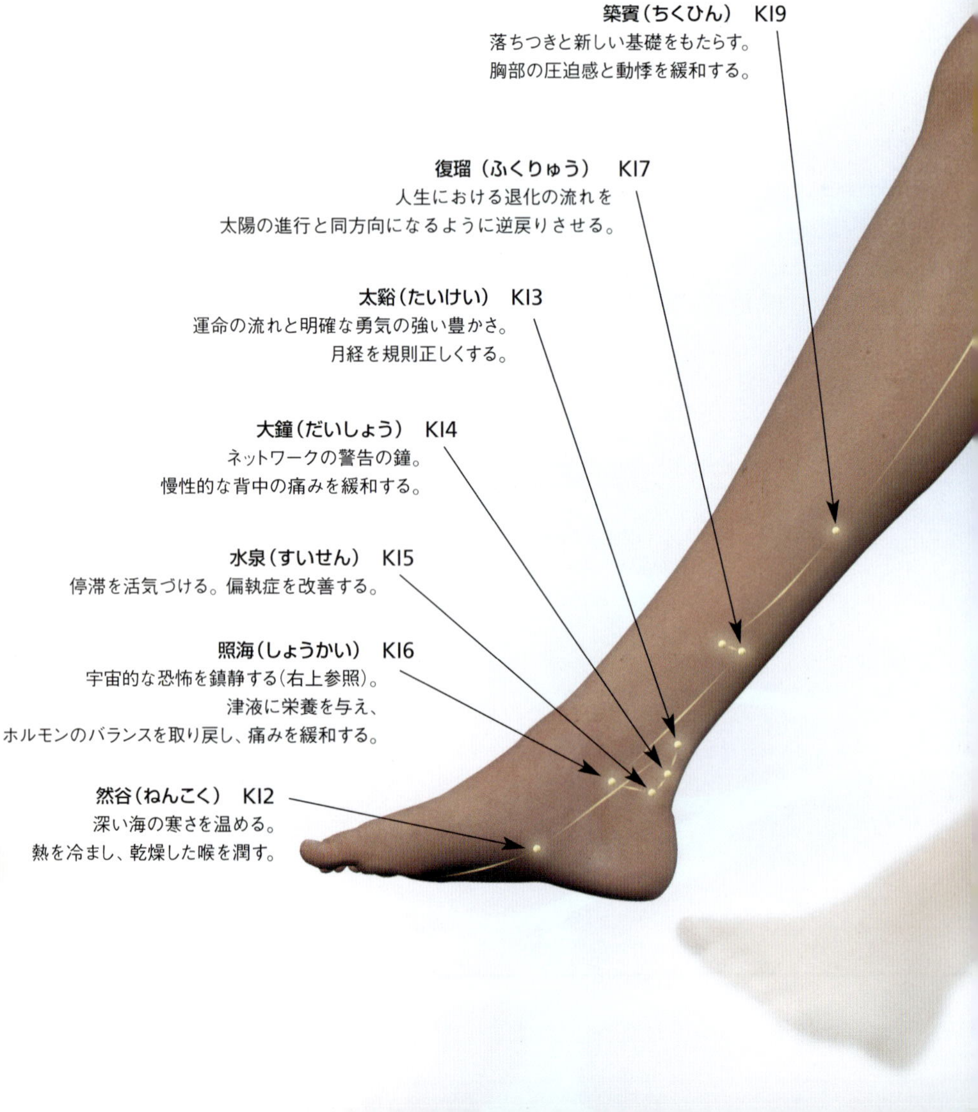

築賓（ちくひん）　KI9
落ちつきと新しい基礎をもたらす。
胸部の圧迫感と動悸を緩和する。
復溜（ふくりゅう）　KI7
人生における退化の流れを
太陽の進行と同方向になるように逆戻りさせる。
太谿（たいけい）　KI3
運命の流れと明確な勇気の強い豊かさ。
月経を規則正しくする。
大鐘（だいしょう）　KI4
ネットワークの警告の鐘。
慢性的な背中の痛みを緩和する。
水泉（すいせん）　KI5
停滞を活気づける。偏執症を改善する。
照海（しょうかい）　KI6
宇宙的な恐怖を鎮静する（右上参照）。
津液に栄養を与え、
ホルモンのバランスを取り戻し、痛みを緩和する。
然谷（ねんこく）　KI2
深い海の寒さを温める。
熱を冷まし、乾燥した喉を潤す。

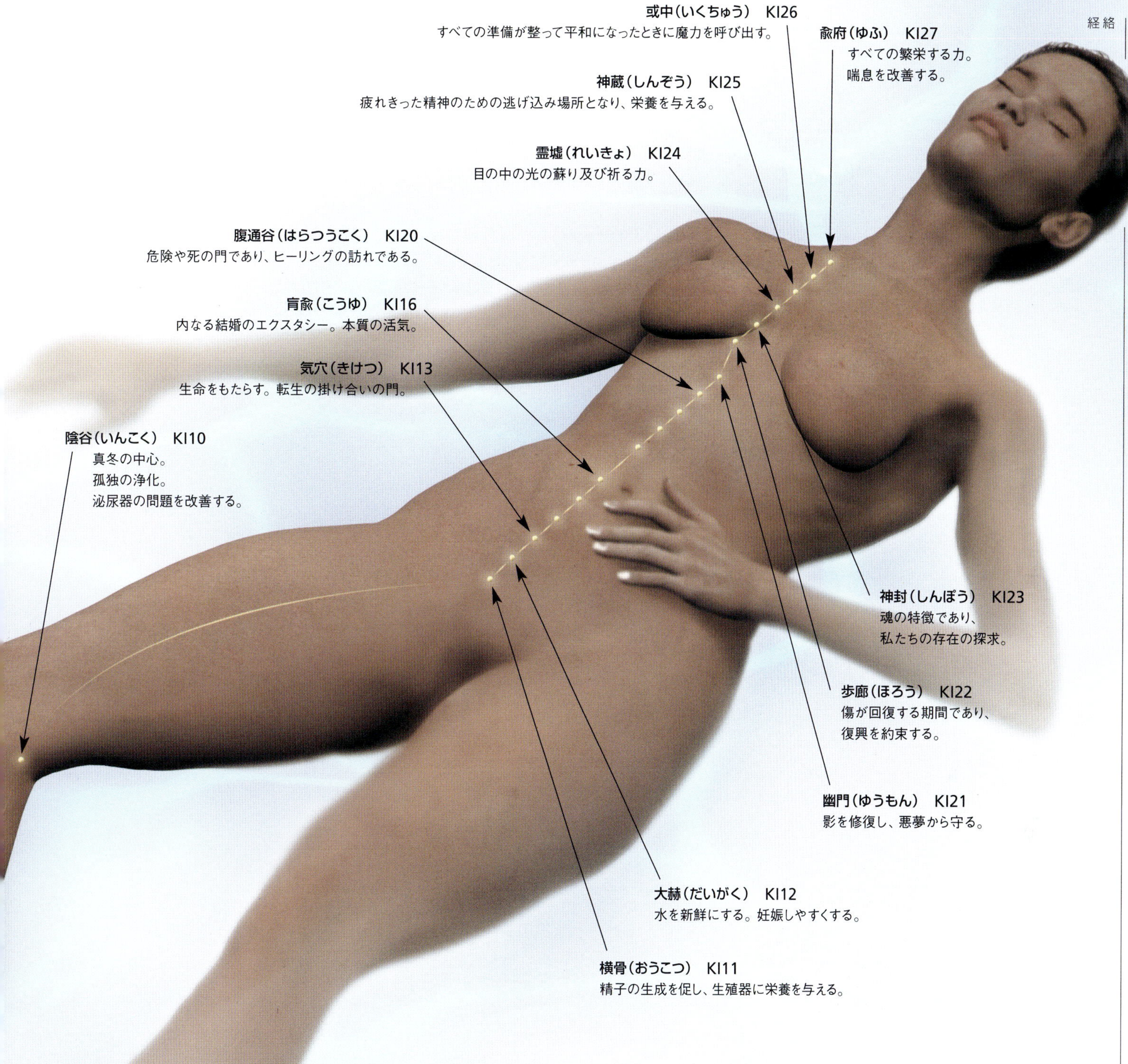
或中(いくちゅう)　KI26
すべての準備が整って平和になったときに魔力を呼び出す。
兪府(ゆふ)　KI27
すべての繁栄する力。
喘息を改善する。
神蔵(しんぞう)　KI25
疲れきった精神のための逃げ込み場所となり、栄養を与える。
霊墟(れいきょ)　KI24
目の中の光の蘇り及び祈る力。
腹通谷(はらつうこく)　KI20
危険や死の門であり、ヒーリングの訪れである。
肓兪(こうゆ)　KI16
内なる結婚のエクスタシー。本質の活気。
気穴(きけつ)　KI13
生命をもたらす。転生の掛け合いの門。
陰谷(いんこく)　KI10
真冬の中心。
孤独の浄化。
泌尿器の問題を改善する。
神封(しんぽう)　KI23
魂の特徴であり、
私たちの存在の探求。
歩廊(ほろう)　KI22
傷が回復する期間であり、
復興を約束する。
幽門(ゆうもん)　KI21
影を修復し、悪夢から守る。
大赫(だいがく)　KI12
水を新鮮にする。妊娠しやすくする。
横骨(おうこつ)　KI11
精子の生成を促し、生殖器に栄養を与える。

経絡の相互作用

胸部に位置する腎経の経穴には、身体の中でも最も重要な経穴が含まれる。多くの人々は人生のどこかの段階で幸せや自己の存在について問い始める。胸部にある腎経の経穴は、そのような問いをもつ。胸部の主なエネルギー特性は心臓に属する。腎経が心臓部分を通過すると水(腎臓)と火(心臓)との間の相互作用をもたらす。これは対照的な性質の相互作用であり、錬金術的な交流である。

腎臓は、人間一人一人の運命の神秘をもち、それらの神秘を内なる皇帝(心臓)に提示することは体内の最も重要な対話の一つなのだ。

腎臓と対応している感覚器官は耳である。聴くという能力は、私たちの周囲と後ろに何があるかなどの空間的な自覚に拡がる。腎臓のエネルギーは恐怖と勇気と関連づけられ、それらの感情から環境のレイアウトを正確に知る能力が生まれる。

心包経

xin zhu 使者

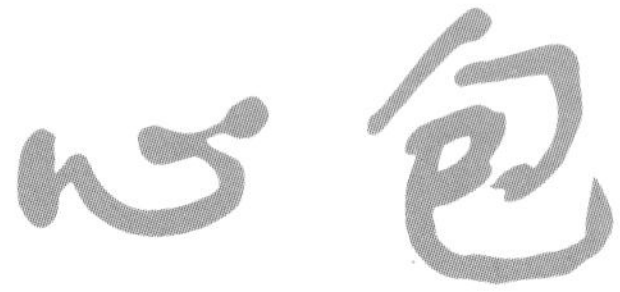

胸の中心(心包)は　住居者と公使を司る。
高揚と喜びをもたらす。
『黄帝内径』

心包経は胸中から始まり、腕の側面を下って前腕の中心を通って手首まで下りてから掌を縦断して指先で終わる。

この経絡は、皇帝である心臓の守護者及び公使の役目を果たす。また、身体・精神・霊性における門番として血液の流れと親交を司る。

バランスとアンバランス

私たちは温かく、喜びに満ちて元気がよいときは、心包が機能している。心臓は永遠の炎の光を運び、心包はかがり火を運んで道と式典を照らし、暗闇をなくし、安全と喜びをもたらす心包が運ぶ光と温かさによって、私たちは避けられない試練や人間関係における侮辱を切り抜き、友情のネットワークを築くことができる。バランスの取れた心包は、穏やかな喜びがもつ優雅な温かさをもたらすが、バランスが崩れると、打ち砕かれた心の鋭い痛みにさいなまされる。

そのようなアンバランスがあると、私たちは、胸部の壁が透明で皆に私たちの内なる世界がみえているかのように感情的及び身体的に無防備であるように感じる。これは心臓を守るはずのエネルギー的な防御と自然の防御が機能していない状態なのだ。同じように、この経絡の反応性が鈍り、友／敵を適切に判断する柔軟だった防御が透明かつ弱くなる代わりに硬くなることがある。その結果、私たちは周囲に壁を作って外部の世界を遮断する──またそれより悲劇的なのは、私たち自身を内側に閉じ込めてしまうことだ。

心の中心

だが心包は心臓の守護者だけではなく、皇帝である心臓の存在、メッセージや祝福を心包経内に伝達する公使でもある。ここは大使や使者が運ぶ紋章の印の領域である。

また、ここでは許しの祝福を知ることができる。慈悲は侮辱されて固くなった心を柔らかくして心の中心を硬くする傷を癒す。慈悲の恩恵はすべての境界をなくすことではない──それは心包にとって復讐の猛威と同じぐらいアンバランスな状態を意味する。そうではなく、胸の中の緊張と傷を放すことなのだ。それによって痛みを解放して愛の道を追求する喜びとユーモアがもたらされる。

神明

心包の愛は、心の統一の本質と心の真実に触れたときに明かされる神秘的な統合をもたらす。また、性的な情熱の愛、すなわち性的な適切さの判断をもたらす。私たちは人間として目の中に「神明」(意識、精神という意味)の輝きが必要であり、それで世界を眺めながら、またその眺めによって世界を祝福する。伝統的な道教の医学では、宇宙を性的とし、すべての生命の間にエネルギー的な交流があると考える。私たちは、心包によってエネルギーフィールドに強く保持されているものとともに「存在」して、必要に応じてその存在を防御または輝かせることができる。

nei jing 『黄帝内径』

2000年も前に中医学はすでに高度な知識を保有していた。これは『黄帝内径』という前編と後編から構成された医学書として記録された。前編(素問)では宇宙学と医学の理論を説明し、後編(霊枢)では鍼灸を取り上げた。病気を予防するための各季節に相応しい行動、男女の人生の各段階や身体の霊の出入りについても説明した。本書で取り上げた経絡は、身体の仕組みにおける具体的な機能とそれらがどのように健康と幸福感をもたらすかという観点から説明したものである。

上記の3世紀後に『難経』という書物が書かれ、『黄帝内径』に基いた81の疑問を投げかけさらに回答を説明した。『難経』は、脈診や体内の火と水のエネルギーのバランスの複雑さを詳細に説明した。これらの書物は今日でも東洋医学の基礎とされ、古代の書物を研究することは医学と身体の変容について知識を深める有意義な方法である。

医師であり人類学者のエリザベス・スーは『The Transmission of Chinese Medicine(中医学の継承)』の中で今日まで医学は3つの手段によって伝承されていると述べている。

1 師から弟子へ。特定の気功の流派では、師の魂から弟子の魂へ直接伝承される。

2 学者の独学。伝統的な書物を深く研究し、人間の健康と病気をもたらすエネルギーの変容を学ぶ。

3 最近のようにカリキュラムを編成した医学校。知識が標準化され、実践方法がホリスティックな要素を失う。

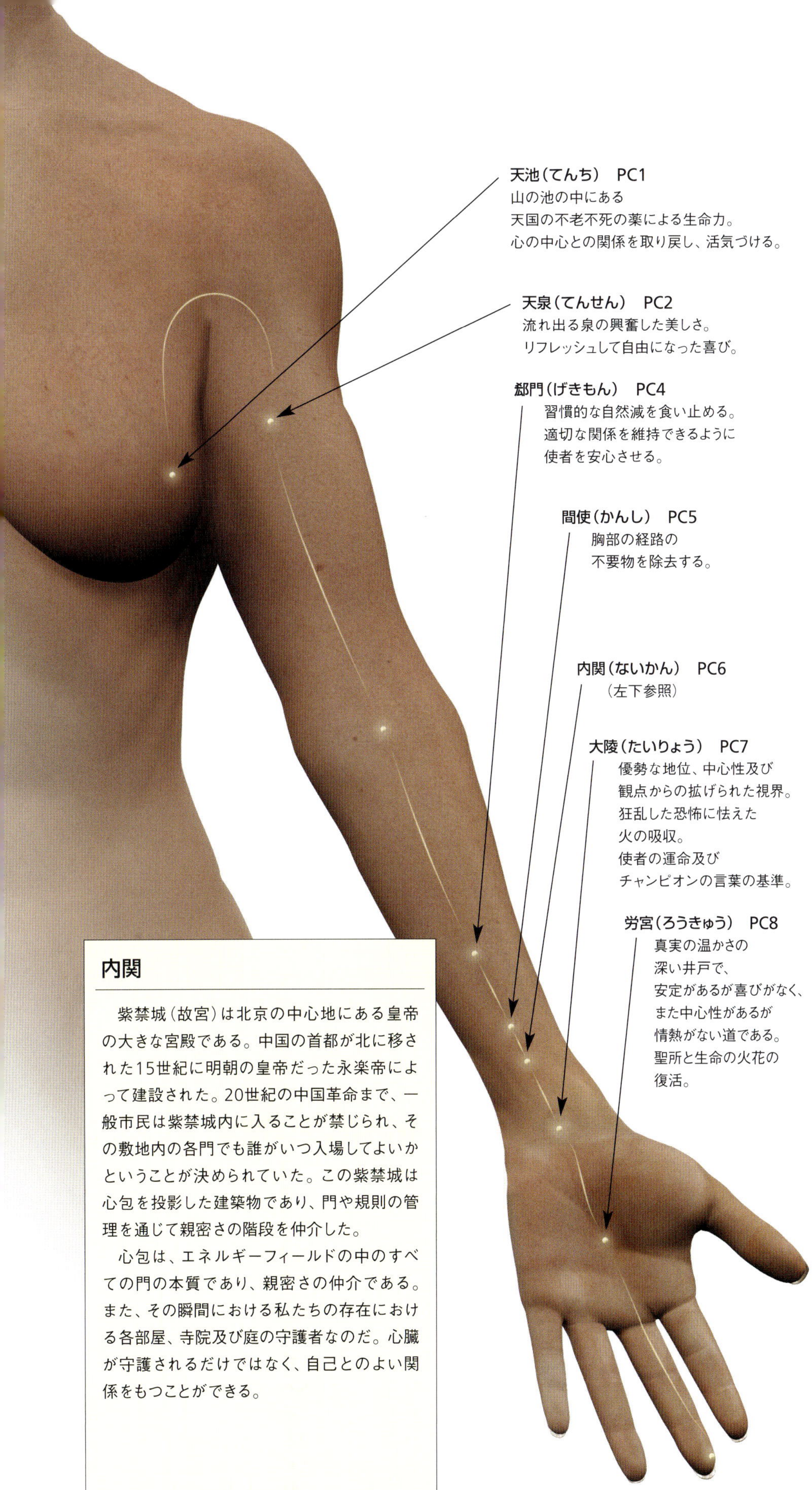
天池（てんち）　PC1
山の池の中にある
天国の不老不死の薬による生命力。
心の中心との関係を取り戻し、活気づける。
天泉（てんせん）　PC2
流れ出る泉の興奮した美しさ。
リフレッシュして自由になった喜び。
郄門（げきもん）　PC4
習慣的な自然減を食い止める。
適切な関係を維持できるように
使者を安心させる。
間使（かんし）　PC5
胸部の経路の
不要物を除去する。
内関（ないかん）　PC6
（左下参照）
大陵（たいりょう）　PC7
優勢な地位、中心性及び
観点からの拡げられた視界。
狂乱した恐怖に怯えた
火の吸収。
使者の運命及び
チャンピオンの言葉の基準。
労宮（ろうきゅう）　PC8
真実の温かさの
深い井戸で、
安定があるが喜びがなく、
また中心性があるが
情熱がない道である。
聖所と生命の火花の
復活。

内関

紫禁城（故宮）は北京の中心地にある皇帝の大きな宮殿である。中国の首都が北に移された15世紀に明朝の皇帝だった永楽帝によって建設された。20世紀の中国革命まで、一般市民は紫禁城内に入ることが禁じられ、その敷地内の各門でも誰がいつ入場してよいかということが決められていた。この紫禁城は心包を投影した建築物であり、門や規則の管理を通じて親密さの階段を仲介した。

心包は、エネルギーフィールドの中のすべての門の本質であり、親密さの仲介である。また、その瞬間における私たちの存在における各部屋、寺院及び庭の守護者なのだ。心臓が守護されるだけではなく、自己とのよい関係をもつことができる。

『易経』

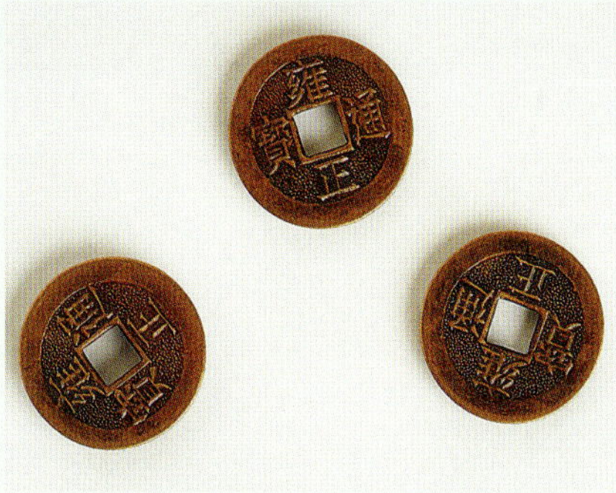

『易経』の爻（こう）を占う擲銭法

中医学は、他の伝統的な体系と同じように、知恵や複雑な科学を伝えるための基礎として神話的な象徴を織り込み、口伝により伝承されてきた。中医学は『黄帝内径』、『難経』及び『易経』と同じように、易断の複雑な体系と宇宙のリズムの64段階の地図として初めて発見された陰陽の考え方に基いている。

『易経』は孔子によって編纂された四書五経の一つだが、川から上昇する「龍—馬」の背中に『易経』が乗っているのをヴィジョンの中でみた、伝説上の人物で皇帝でもあった伏犠に提示されたといわれている。『易経』では、生命の基本構造と体系が陰陽の2つの基本的な力の様々な組み合わせとして示されているが、陰は点線、陽は実線として象徴されている。爻と呼ばれる記号を3つ組み合わせた三爻を卦（か）と呼び、これが8通りの組み合せがあり、「八卦（はっか）」という。

この八卦は風水、武術や東洋医学の根底にもある。『易経』による占いでは、6枚の硬貨を投げ、表裏にもとづいて出た2つの卦の図を1組として並んでできた六線星形を読む。その解釈は占い師によって異なり、あいまいである。

三焦経

san jiao 調和をもたらすもの

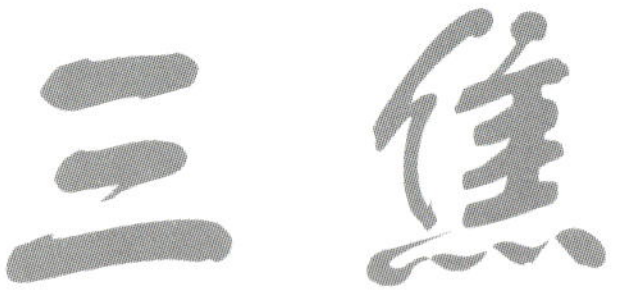

三焦経は経絡を開かせて
水分を供給して老廃物を洗い流す。
また、津液の調節を行う。
『黄帝内径』

三焦経は、手の第4指から始まり、腕の外側を上行して肩に上り、耳の後ろをまわって額角から伸びて眉の先端で終わる。

機能

三焦経は、他の臓器が適切な条件下で機能できるように体内環境を調節する。三焦経の対とされる心包経は心臓を包む心膜と弱い関係をもつが、三焦経は特殊で特定の内臓に対応しているわけではなくエネルギーフィールドに作用する。

三焦経は外部の環境に対する身体・精神・霊性の反応を調節するだけではなく、他の経絡や臓器のネットワークとの関係を調節する。体内環境の温度が効果的に調節されていると、エネルギーフィールドにおけるチームワークも容易になる。

中国の胎生学の観点からみると、上記の調節機能は受胎後に最初に発達する機能のうちの一つである──身体・精神・霊性における他のすべての機能や臓器のための準備を行う。体内温度が許容範囲との差が大きい場合、身体の働きが停止する。

三焦経がバランスを崩すと、身体は「熱くなったり冷たくなったり」し、色々な関係を維持できなくなる。例えば、野性的な情熱が急に冷めて引き下がった状態に変わることがある。本来の私たちを支える社会的な関係を判断する眼識を失い、他人との関わり方を示唆する内なる声を聞かなくなる。

三焦経の名前は、胸部(上焦)、腹部の真ん中(中焦)と下腹部(下焦)にある「三つの熱源」を調節することに由来する。各熱源のエネルギーと津液の質は異なり、それぞれ霧、海と沼を包含すると考えられている。中医学では身体のこれらの部分の健康な状態を維持することが重要だとされ、特に下焦は冷えないように注意しなければならないとする。そうすることで三焦経は──腎臓と作用して──適切な温度を維持する。

上記の知恵は、日本の非常に寒い魚市場で働く作業員にも生かされている。彼らは短パンだけ履いているが、下腹部に腹巻を巻いているため、体内の熱源が適温に維持される。対照的なのが西洋の服装であり、身体の他の部分がよく温められていても腹部の中央あたりが露出される──体温調節に悪影響を及ぼすだけでなく、繁殖力をも低下させる。

お灸

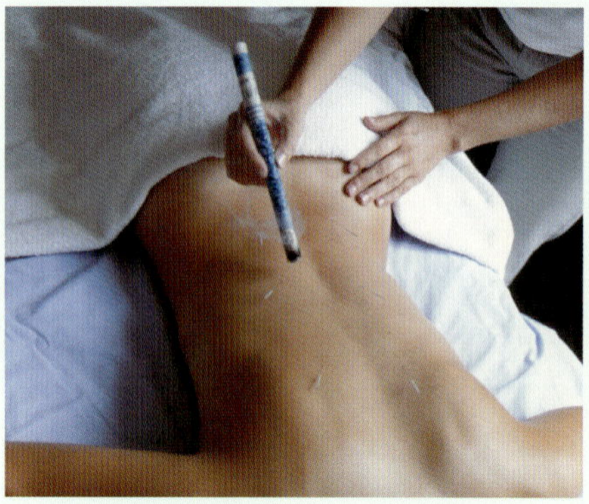

棒温灸により血液と気が皮膚の表面に上がる。

お灸はヨモギを使ってエネルギーフィールドを温めて栄養を与える治療法である。針灸の治療の重要な技法である。ヨモギは柔らかくしたものを使い、茶色の綿毛に似ている。下記のような使い方がある。

- 小さな円錐形に丸めたヨモギを身体の特定の位置に乗せて火をつける。半分燃えたら(患者が熱を感じるまで)、取り除く。
- 経穴に刺した針の先端にヨモギを巻きつけてから火をつける。
- 底がグリッド状になっている箱の中にふさふさのヨモギを入れて火をつける。その後、身体の温めたい部位の上に乗せる。
- 棒状にきつく巻かれたヨモギの片方の先端に火をつけ、皮膚の表面から2.5センチの距離で特定の部分をなぞるように温める。

お灸に使われるハーブは、薬学やホメオパシーによる説明とは異なる独特のエネルギーの特徴をもつ。針灸はシャーマンの文化から発祥し、ハーブの精霊が治療効果をもつ。お灸を直接身体に当て、数分間において円錐状のお灸を何度も乗せて取り除くことで、その部位を徐々に温めるプロセス、お灸から出る煙や患者と治療家の両者が集中をしなければばならないことによって、儀式的になる。西洋では、祝福された夢をみるためにヨモギ属の他の品種を乾燥して枕の下におく伝統がある。

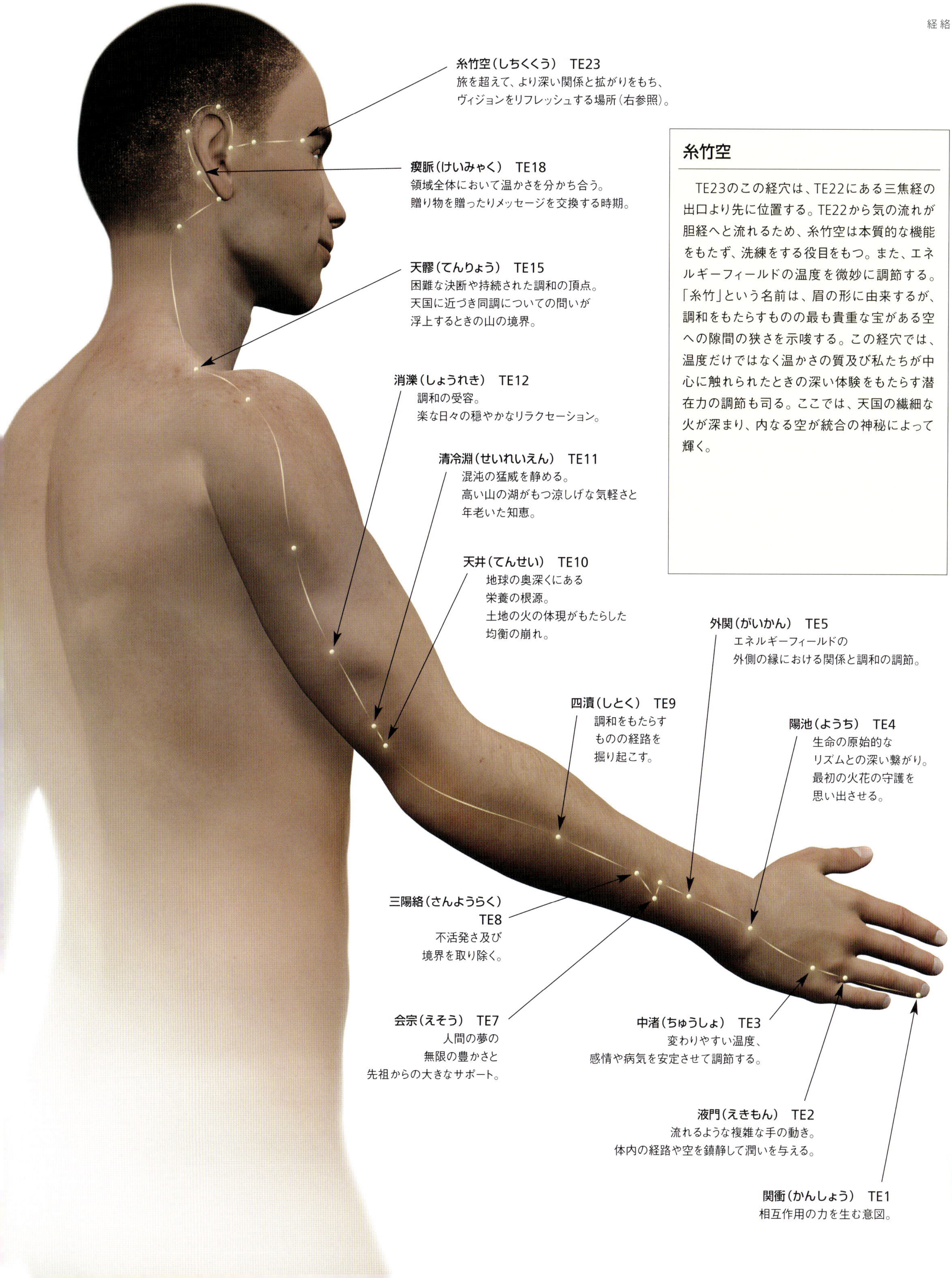

糸竹空（しちくくう）　TE23
旅を超えて、より深い関係と拡がりをもち、
ヴィジョンをリフレッシュする場所（右参照）。
瘈脈（けいみゃく）　TE18
領域全体において温かさを分かち合う。
贈り物を贈ったりメッセージを交換する時期。
天髎（てんりょう）　TE15
困難な決断や持続された調和の頂点。
天国に近づき同調についての問いが
浮上するときの山の境界。
消濼（しょうれき）　TE12
調和の受容。
楽な日々の穏やかなリラクセーション。
清冷淵（せいれいえん）　TE11
混沌の猛威を静める。
高い山の湖がもつ涼しげな気軽さと
年老いた知恵。
天井（てんせい）　TE10
地球の奥深くにある
栄養の根源。
土地の火の体現がもたらした
均衡の崩れ。
外関（がいかん）　TE5
エネルギーフィールドの
外側の縁における関係と調和の調節。
四瀆（しとく）　TE9
調和をもたらす
ものの経路を
掘り起こす。
陽池（ようち）　TE4
生命の原始的な
リズムとの深い繋がり。
最初の火花の守護を
思い出させる。
三陽絡（さんようらく）
TE8
不活発さ及び
境界を取り除く。
会宗（えそう）　TE7
人間の夢の
無限の豊かさと
先祖からの大きなサポート。
中渚（ちゅうしょ）　TE3
変わりやすい温度、
感情や病気を安定させて調節する。
液門（えきもん）　TE2
流れるような複雑な手の動き。
体内の経路や空を鎮静して潤いを与える。
関衝（かんしょう）　TE1
相互作用の力を生む意図。

糸竹空

TE23のこの経穴は、TE22にある三焦経の出口より先に位置する。TE22から気の流れが胆経へと流れるため、糸竹空は本質的な機能をもたず、洗練をする役目をもつ。また、エネルギーフィールドの温度を微妙に調節する。「糸竹」という名前は、眉の形に由来するが、調和をもたらすものの最も貴重な宝がある空への隙間の狭さを示唆する。この経穴では、温度だけではなく温かさの質及び私たちが中心に触れられたときの深い体験をもたらす潜在力の調節も司る。ここでは、天国の繊細な火が深まり、内なる空が統合の神秘によって輝く。

胆経

dan 放浪者

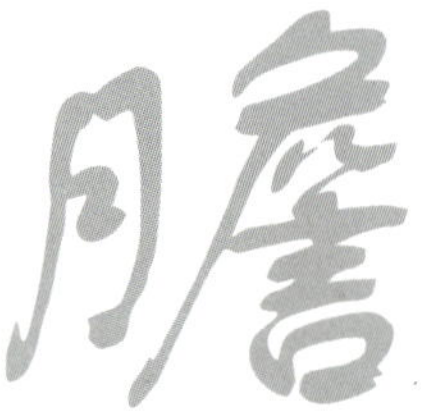
膽

胆囊は公正さと
正確さを司る。
決断を生む。
『黄帝内径』

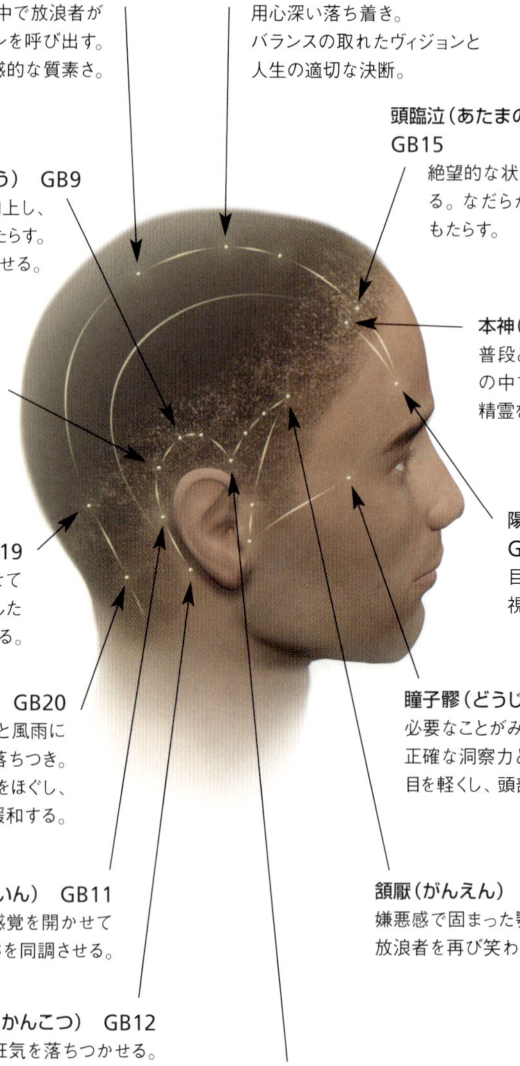
承霊（しょうれい）　GB18
優雅さと祈る力。荒野の中で放浪者が
前進するためのヴィジョンを呼び出す。
スピリチュアルな家庭の魅惑的な質素さ。
正営（しょうえい）　GB17
用心深い落ち着き。
バランスの取れたヴィジョンと
人生の適切な決断。
頭臨泣（あたまのりんきゅう）
GB15
絶望的な状態に適切な見方を与える。なだらかに涙を流せる安定をもたらす。
天衝（てんしょう）　GB9
胆囊の能力を向上し、
ヴィジョンと勇気をもたらす。
痙攣を落ちつかせる。
本神（ほんじん）　GB13
普段とはまったく違うような嵐の中でも繋がりをみつける。
精霊を呼び込む。
浮白（ふはく）　GB10
首、頭部と歩くペースを
緩めて軽くする。
陽白（ようはく）
GB14
目を輝かせて
視界を鮮明にする。
脳空（のうくう）　GB19
感覚器官をすっきりさせて
頭部の中の狂乱した
混沌を鎮静させる。
風池（ふうち）　GB20
流れの静かな山の川と風雨に
さらされた体質の落ちつき。
緊張をほぐし、
痛みと寒気を緩和する。
瞳子髎（どうじりょう）　GB1
必要なことがみえる
正確な洞察力と勇気。
目を軽くし、頭部をすっきりさせる。
頭竅陰（あたまのきょういん）　GB11
感覚を開かせて
ヴィジョンの軌跡を同調させる。
頷厭（がんえん）　GB4
嫌悪感で固まった顎を緩める。
放浪者を再び笑わせる。
完骨（かんこつ）　GB12
疲れた気の狂気を落ちつかせる。
経路を落ちつかせて、
首と頭部の痛みを緩和する。
曲鬢（きょくびん）　GB7
頭痛と歯痛を緩和し、歪んだ顔を矯正する。

胆経は、目の縁から始まって頭部の側面をジグザグにわたると身体の側面に急に跳んで、脚を下りて足に上がって第4指の先端で終わる。その流れは機敏かつ柔軟である。胆経上にある44箇所の経穴は、胆囊がもつ洞察力、つまり先の領域を時間と空間において先見する能力と障害物を跳び越える強さ、柔軟性と勇気を同じようにもつ。

胆囊は、私たちの世界へ踏み出す勇気であり、腱や靭帯に体現する。腱や靭帯は、水分が十分に供給されて柔軟であることが重要である。怪我をせずに適切に行動するには、適切な緊張と弾力性が必要である。水分を十分に取り、運動をして、精神的または霊性的にも硬くならないように注意することでそのような柔軟性を保つことができる。腱や靭帯がもつ弾力のある緊張はバネのように機敏に瞬時的に反応するが、それは身体的な運動及び精神的な決断のときにも必要である。

バランスとアンバランス

胆囊のネットワークは胆汁の貯蔵と分泌を司る。そこに欠陥があり胆汁の貯蔵の効率と分泌が低下すると、消化に問題が生じて吐き気やげっぷが起こる。ところで、胆汁は東洋医学で最も純粋な津液として知られ、魂がもつヴィジョンの活力となり、腱の複雑な構造に栄養を与えて動きの協調を可能とする。胆囊は私たちのヴィジョンを支配する。つまり、私たちの人生を先見し、肝臓のために策略を探してその瞬間に適切な決断を下す。

胆囊の試練は、決断力が強すぎる状態と弱すぎる状態との間でバランスを保つことである。胆囊のエネルギーが不足すると、私たちはしなびて隠れた存在になり、他人に足を踏まれても謝ったり、自己主張ができなくなる。過剰になると、他人をいじめたり、混沌と摩擦を起こす。東洋医学では内気な人は胆囊が小さいと考えられている。

胆囊は肝臓のために決断を下して計画を立てるが、狩猟者のように獲物をみつける能力と先見者のように広い視野を必要とする。胆囊のその他の試練には、私たちを道から踏み外させる怠慢な決断を下しながら人生を彷徨う誘惑も挙げられる。私たちは自己のヴィジョンを固持する繊細な勇気によって人生を賢く切り抜く柔軟性と自発性を得る。

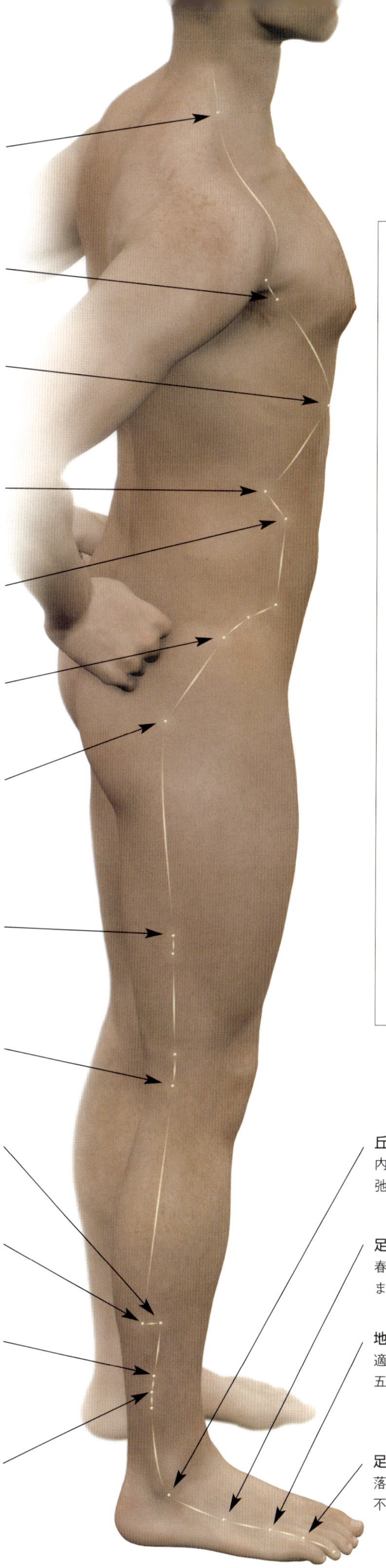

肩井（けんせい）　GB21
天国と地上との交流をもたらす。
身体の豊かさと霊感。肩帯をリラックスさせて開かせる。

輒筋（ちょうきん）　GB23
決意の隠れた痛みを理解する。
拒絶、反発と絶望による深く根づいた停滞を取り除く。

日月（じつげつ）　GB24
対象性を超越してリズミカルな
錬金術との協調を生む。
バランスの取れた感情や動きをもたらす。

京門（けいもん）　GB25
動きの新しい段階への幾何学的な展開。

帯脈（たいみゃく）　GB26
気場の中心帯を囲み、線維を調節する。

居リョウ（きょりょう）　GB29
身体のインフラのバランスを保つ。
胴体の下部の捻りと片側だけの坐骨神経痛を改善する。

環跳（かんちょう）　GB30
気場の外側に人生に蹴りを入れる（右参照）。
腰痛と脚の痛みを緩和し、意識を覚醒させる。

風市（ふうし）　GB31
移行性のある衰弱を改善し、
垂直の気の流れをよくする。

陽陵泉（ようりょうせん）　GB34
膝、脚及び足首の動きをリラックスさせて
柔軟にする。

外丘（がいきゅう）　GB36
持続性のあるリズムと
達成可能なペースの弾みを取り戻す。

陽交（ようこう）　GB35
狂乱した騒ぎを鎮静する。
ネットワークを同調させる。

光明（こうめい）　GB37
放浪者を人生に浸らせてヴィジョンと奉仕を融合させる。
過剰な麻薬が蓄積したネットワークを休ませる。

陽輔（ようほ）　GB38
希望と願望の激しさを調節し、熱を鎮静する。
人間の優しさの輝きを増す。

丘墟（きゅうきょ）　GB40
内気な心を奮い起こし、
弛緩したエネルギーの流れを強化する。

足臨泣（あしのりんきゅう）　GB41
春のヴィジョンを爆発させ、目を鮮明にする。
また心をすっきりさせて正直な涙を流させる。

地五会（ちごえ）　GB42
適切な境界、決断、関係をコントロールする。
五大要素を収束し、秩序を修復する。

足竅陰（あしのきょういん）　GB43
落ちついたなだらかな勇気のトルコブルーの体現。
不安を解消し、重たく圧迫感のある胸部を軽くする。

環跳

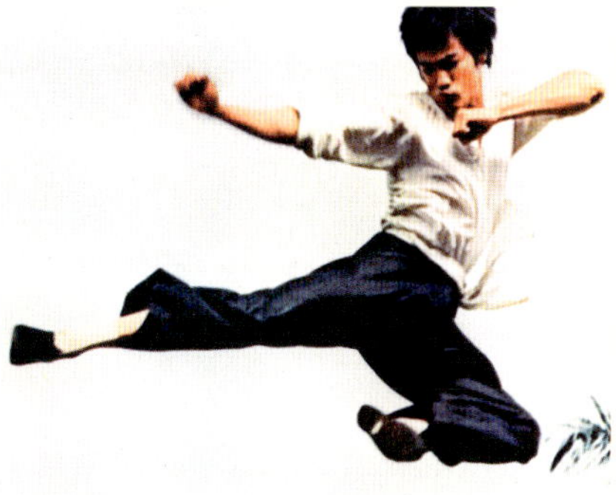

ブルース・リー　適応の達人

放浪者の柔軟性の試練はGB30に投影される。環跳の力と美しさは武術の蹴りや跳ねにみられるが、その場合、脚が私たちの存在の境界、グランディングと動作を最大限拡大させる。特に多くのカンフーの蹴りは、GB30の関節の高い柔軟性を必要とする。その関節は走ったり、跳ねたり、捻ったりするときにスムースかつ機敏に回転しなければならない。また、状況に適応するためのエネルギー及びスピリチュアルな柔軟性も必要である。ホメオパシーによる健康な状態の一つの定義は、経験に適応する能力である。

肝経

gan シャーマン

肝

肝臓は将軍を司る。
そこから状況の
判断や計画が生じる。
『黄帝内径』

肝経は足の第1指の外側から足の甲を上がって足首で脛骨の下にもぐり、そこから脛を股間まで上行して肋骨の下の縁まで上る。肝臓から深い経路が身体の中心を上がってGV20、百絵（P170参照）で終わる。肝経は短く、まっすぐで、きちんとした役目を果たす。

アンバランス

肝経は伝統的に将軍として描写され、境界や経路を武術の力で防護する。バランスが崩れると体内のエネルギーの流れが停滞し、私たちの中で情熱の健康的な猛威が奮い立たなくなる。体現されてバランスの取れた怒りは、私たち及び他人にとっても悪影響を与えない。また、それは私たちの存在を完全に知ることであり、睡蓮、竹またはセコイアと同じぐらいの破壊性と猛威しかもたない。それらはすべて「木」の「要素」の自然な表現であり、肝臓に象徴される。このエネルギーが抑圧されると、液体のリズムを作り出す渦巻きに巻き込まれて、勢いを潰すか、表現を歪ませる。この力のポジティブな表現は私たちの中心に包括され、静止して立っているだけで動かすことのできない山にみえる武道家に特にみられる。この強さは彼らの身体に根づいている地球のエネルギーとの深い繋がりと自己についての明白な知識から生まれる。

そのような存在感の強さが欠如すると、腹部の中央が停滞し、自由に流れているはずの経路が互いにもつれて、身体的には痛み、膨張と怒り、そして感情的には苛立ちと後悔を引き起こす。一般的には、肝臓が苦しむと月経が重くなり痛みを伴うようになる。これは肝臓が血液を貯蔵し、健康的な月経には血液の順調な流れが重要だからだ。同じように、肝臓のエネルギーが弱まって渦巻くと、インポテンスや情熱の欠如を引き起こす。健康な肝臓をもたらす伝統的なハーブ由来のレメディーの一つは、「自由で幸せな放浪者」という名前をつけられている。

エネルギー的には、肝臓に負担がかかると夢をみなくなる。肝臓は、私たちが寝ている間に毎日のヴィジョンを求めてさらに人生の全体的な意味を探求する魂が宿る部分なのだ。肝臓は魂のその出入りを監督し、その機能が低下すると、毎日の信号灯が私たちの存在及び先の道についての夢に元気づけてもらえないため、私たちは希望を失う。

シンクロナイゼーション

夢の中で旅をする魂のもう一つの問題は、戻ってくる時間と身体に入ることである。私たちは自分たちとシンクロナイズする必要があり、肝臓は先見しなければならない――そして実際に先見し、私たちを導いてくれる信号灯をみつける――、そうしないと私たちの日常的な意識の協調と将来の戦略を作り出す機能が妨害される。

私たちは私たち自身とシンクロしなくなることがあり、先に何が起こるのかをなんとなく感じたり予知夢をみることも自然なことだが、この能力が誇張されて常に自己より先をみている状態になり得る。これはトラウマや運命が原因だったりするが、それ以上に薬物やアルコール中毒によって起こることが多い。エネルギーフィールドの他の部分がそれらのヴィジョンや拡がりを保持する強さがない場合に起こる。

そのようなアンバランスがあると鬱に陥ることが多いが、エネルギーフィールドの他の部分と同調させると、そのような不老不死の薬は容易かつ自由に意識を調節してcコントロールする。

バランス

肝臓のバランスが保たれている状態では、身体の経路に障害物もないためエネルギーがスムースに全身を巡る。肝臓は戦士であり、夢をみる者でもある。また、ゲームが始まる前から勝利をした勇敢かつタイミングが優れた戦略家であり、私たち自身のシャーマンの体現である。

九省には面積が足りない：
私は雲の上を高く舞い、
8つの方角の境界を遥かに越え、
無限の空を見渡したい。
朝日の赤い霧をガウンに纏い、
雲の白い裾をスカートとして履き、
私の天蓋は宇宙の薄暗い輝き、
私の戦車は6頭の龍が天へ引く。
時間の光が踏み出す前に、
突然世界の青い縁に立つ。
曹植
（3世紀の中国北部出身の詩人）

期門
超越した龍

LR14は肝経における頂点であり、エネルギーが肋骨と肺の中に深くもぐり、中府、LU1（P145参照）で再び表面に現れる。この経穴は身体的には腹部と胸部における緊張を緩和する。だが、シャーマンにとっての存在の旋回軸であり、肝臓と「木」の「要素」の象徴である青緑色の龍が身体の表面に現れる点でもある。ここでは、私たちの探求の喜びとインナーチャイルドの粘り強い楽観が完全な自由を体験し、何でも可能だと信じることの魔術を思い出す。

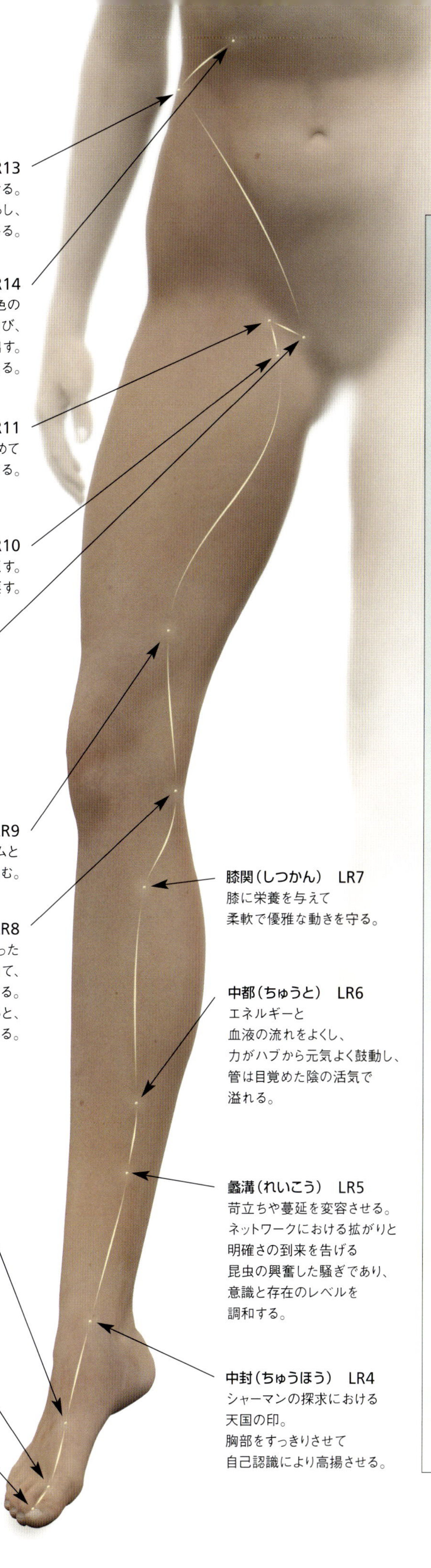
章門（しょうもん） LR13
生まれ変わるために管を集めて準備をさせる。
変革が豊かさをもたらし、
変化から再生の段階へ移る。
期門（きもん） LR14
最後の門の上を青緑色の
超越した龍が高く飛び、
目の中に天国を映し出す。
雲の向こうから永遠が戻る。
陰廉（いんれん） LR11
世代の重なりを緩めて
誕生の境界が明確になる。
五里（ごり） LR10
下腹部の停滞の湿っぽさをなくす。
春の低い揺れを中心に戻す。
急脈（きゅうみゃく） LR12
シャーマンによる作用の
周波数を鎮静する。
ゆっくりとした成功の力を取り戻す。
陰包（いんぽう） LR9
周期における隠れたもののリズムと
螺旋状の安堵を包む。
曲泉（きょくせん） LR8
霜の明確な眺めにおける霧のかかった
静けさの中、遠くの川が前へ出て、
春を代表する。
冬の苗床は装備をゆずると、
戦いに備えたものは現れた翡翠に浸される。
太衝（たいしょう） LR3
生まれ変わることの安定した力であり、
落ちついたヴィジョンの中で
新生の運命をもつ。
行間（こうかん） LR2
肝臓をリラックスさせて
攻撃性を鎮静させる。
太敦（たいとん） LR1
春のなめらかで穏やかな爆発。
シャーマンが夢の中の
ヴィジョンを実現するために
最初の重要な段階を踏む。
膝関（しつかん） LR7
膝に栄養を与えて
柔軟で優雅な動きを守る。
中都（ちゅうと） LR6
エネルギーと
血液の流れをよくし、
力がハブから元気よく鼓動し、
管は目覚めた陰の活気で
溢れる。
蠡溝（れいこう） LR5
苛立ちや蔓延を変容させる。
ネットワークにおける拡がりと
明確さの到来を告げる
昆虫の興奮した騒ぎであり、
意識と存在のレベルを
調和する。
中封（ちゅうほう） LR4
シャーマンの探求における
天国の印。
胸部をすっきりさせて
自己認識により高揚させる。

孫思貌（ソン・シバク/SUN SI MIAO）

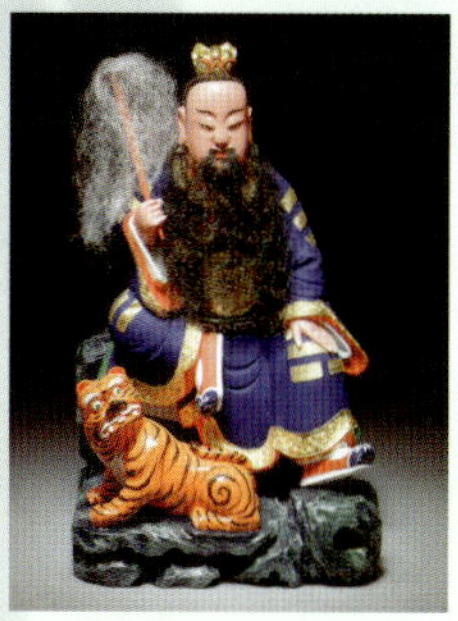

孫思貌、「薬の王様」

孫思貌は中医学の最も偉大な医学者の一人だ。581年に中国北部の山西省で生まれ、20歳までに古典を習得し、中国全土を周って様々な医師から学んだ。やがて奥地の山の中の洞窟に住み、患者の治療と錬金術（ハーブや瞑想を使った意識の科学）の神秘の研究をした。3人の皇帝からの専属の医師にならないかという誘いを断り、著作の中ではすべての患者が社会的地位に関係なく平等に治療をされるべきだと主張した。

美術の中では、彼は陰陽、トラと龍の力を習得したとして描かれている。北京の白雲観では、道教における長寿の「薬の王様」として祭られている。孫思貌が描かれている絵画は、若い龍の王子が海から出てヘビの姿で陸に上がっている間に怪我をした伝説を描いている。孫思貌は彼の命を救ったため、龍の王からたくさんの高価なものを贈られたが断った。だが、『千金要方』を含んだ2つの偉大な医学書だけ受け取った。孫思貌は、『千金要方』の中でハーブの調合や鍼治療で霊や悪魔を除霊するための13箇所の経穴の詳細を記述した。これは非常に詳しく、中医学の最初の百科事典とされている。

孫思貌は生前、隋朝の統治下での中国北部と南部の統合を経験した。錬金術者として長寿にこだわり、101歳まで生きた。

任脈

ren mai 創造

任脈は創造の巨大な貯水池である。
地球の大洞窟にあやされ、
生命の宇宙の母である・・・
またすべての種子をもつ。
ポール・ホガム

任脈は、会陰部に起こり身体の前面中央を登って胸部と喉の中央を上がって下唇の下で終わる。さらに体内の奥深い位置から身体を下って尾てい骨で湾曲して督脈(P170～171)と交わる。

奇脈と経路

任脈と督脈は「奇脈」で経絡ではない。人間の胚発育において12種の正経の歴史よりも前に遡る特徴をもつ。奇脈は8種あり、食べ物、空気や液体の日常的な処理を行うのではなく、宇宙、祖先及び魂から受け継ぐエネルギーをもつ。任脈と督脈は他の6種とは異なり、経絡上の経穴とは異なった独自の経路をもつ。

任脈は、子宮と生殖器と深い繋がりがあり、繁殖を司るすべての機能に栄養を与える。受精と出産だけではなく、人生における情熱とヴィジョンの誕生とも関係する。任脈は創造の原始の力であり、性別は関係なく陰、つまり母及び地球としての極性として私たちの中に体現する。これらの陰の性質は、育成と受胎がもつ暗闇と湿気、そして私たちの子供または夢を生む種子の発芽を示す。地球のエネルギーは大洞窟の中であやされている誕生の巨大な貯水池に起こる。そのエネルギーは暗く、柔らかく、湿っていて肥沃である。龍脈(レイライン)は、地球の電磁場に沿って大蛇のようにしなやかにうねりながら流れる大地のエネルギーの道をいう。そのしなやかさによって私たちも私たちのエネルギーフィールドを育てて夢を持つために必要な繊細さを身につけて運命をみたすことができる。

涸渇と充実

任脈がエネルギー不足になると、放棄からくる憂鬱、自己の存在の根源との繋がりの喪失が起こる。臍の中央に位置するCV8(神闕)は、人生を通して宇宙から栄養をもらい続ける自己の灯台である。鍼灸の治療では、この経穴を刺激するために経穴の位置に塩を塗ってお灸(P162参照)を使って熱を加える。このやり方はその経穴を活性化し、エネルギーフィールドに刻まれているインナーチャイルドの痛みとトラウマの記憶を取り除き、すべての生命体の権利である完全さを身体・精神・霊性に思い出させる。

不老不死の薬

任脈の祝福に満たされるのは胸部であり、これらの経穴の名前にみられる最高品質の翡翠は、身体のこの部分の高尚なエネルギーを示す。だが陰が身体の陽の部分に上昇する旅の頂点は顔である。これは錬金術師が求めていた意識を変換させて寿命を延ばす不老不死の薬と似ている。

任脈は主に津液の変換を司るが、喉と口付近の経穴は唾液を司る。気功を実践するとある段階で口の中に唾液が溜まる。これは身体のエネルギーフィールドに陰の性質が戻ったことを示す良い兆候であり、飲み込むのが望ましい。身体の全体が不老不死の薬のネットワークのようなもので、私たちの運命と存在の魔術を秘め、エネルギーフィールドに隠れている津液を洗練させる。

中国の古典『道徳経』には
次のように記されている：

空の精神的現実はいつも存在する。
それを受動性の神秘と呼ぶ。
その入り口は宇宙の根源である。
止めることなく、それはいつまでも残る。
汚れ出しても尽きることはない。
『道徳経』第6章

建里

CV11は胴体を上る任脈の休息地点で、上がってくる陰の作用が保持されて安定化される。創造の立ち寄り地点であり、その先の経穴は心と天国の塔へ向かっての上昇を包括する――ここは最後の登りの前のベースキャンプなのだ。消化を司る臓器と経絡との深い繋がりにより、全身に巡らされている栄養マトリクス、そして特に腹部の中央――休息及び修復の能力――をサポートする。これは誕生のプロセスにおいて忘れがちな側面であり、人生のインフラを迅速に作って安定させる。

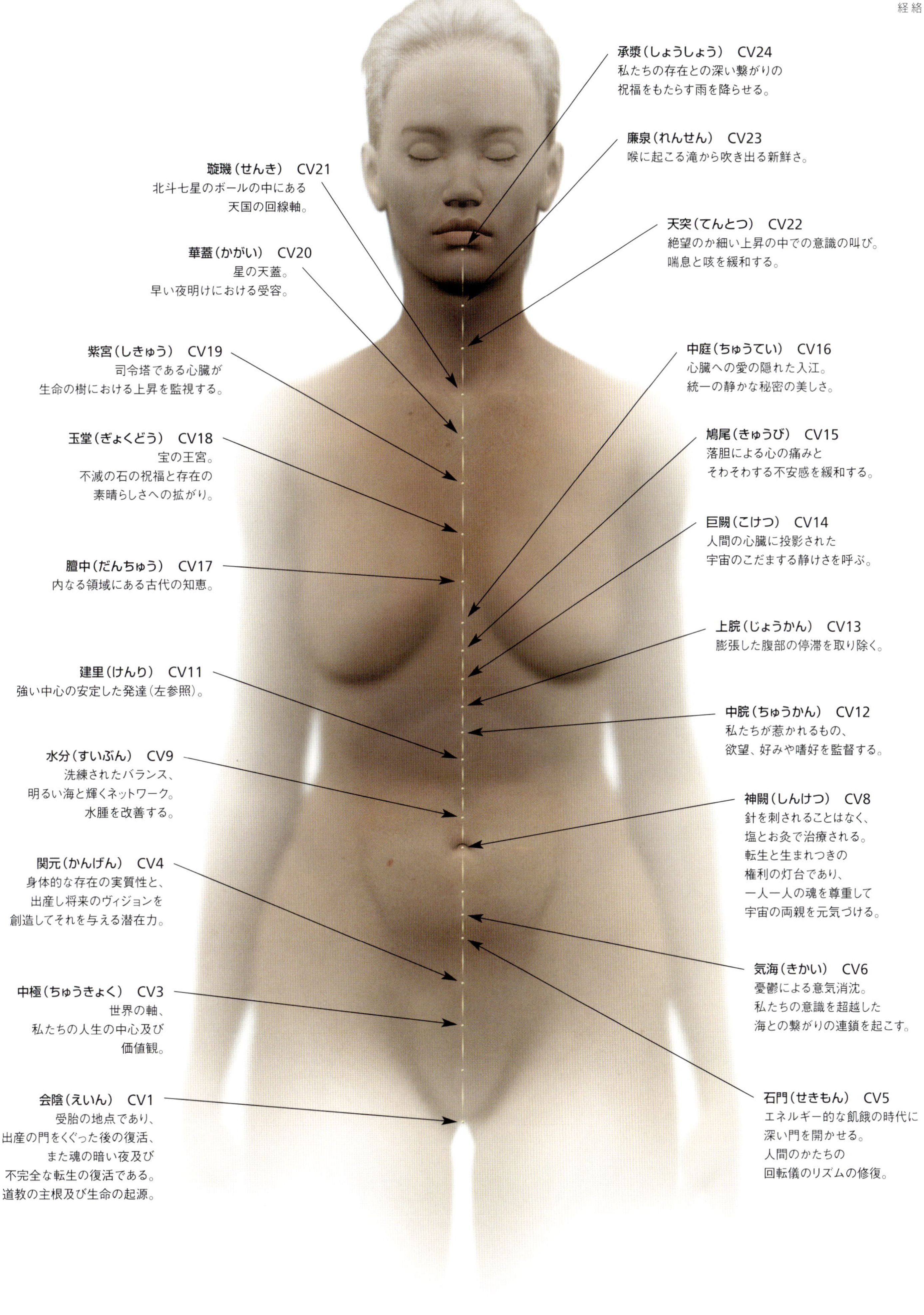
璇璣（せんき）　CV21
北斗七星のボールの中にある
天国の回線軸。
華蓋（かがい）　CV20
星の天蓋。
早い夜明けにおける受容。
紫宮（しきゅう）　CV19
司令塔である心臓が
生命の樹における上昇を監視する。
玉堂（ぎょくどう）　CV18
宝の王宮。
不滅の石の祝福と存在の
素晴らしさへの拡がり。
膻中（だんちゅう）　CV17
内なる領域にある古代の知恵。
建里（けんり）　CV11
強い中心の安定した発達（左参照）。
水分（すいぶん）　CV9
洗練されたバランス、
明るい海と輝くネットワーク。
水腫を改善する。
関元（かんげん）　CV4
身体的な存在の実質性と、
出産し将来のヴィジョンを
創造してそれを与える潜在力。
中極（ちゅうきょく）　CV3
世界の軸、
私たちの人生の中心及び
価値観。
会陰（えいん）　CV1
受胎の地点であり、
出産の門をくぐった後の復活、
また魂の暗い夜及び
不完全な転生の復活である。
道教の主根及び生命の起源。
承漿（しょうしょう）　CV24
私たちの存在との深い繋がりの
祝福をもたらす雨を降らせる。
廉泉（れんせん）　CV23
喉に起こる滝から吹き出る新鮮さ。
天突（てんとつ）　CV22
絶望のか細い上昇の中での意識の叫び。
喘息と咳を緩和する。
中庭（ちゅうてい）　CV16
心臓への愛の隠れた入江。
統一の静かな秘密の美しさ。
鳩尾（きゅうび）　CV15
落胆による心の痛みと
そわそわする不安感を緩和する。
巨闕（こけつ）　CV14
人間の心臓に投影された
宇宙のこだまする静けさを呼ぶ。
上脘（じょうかん）　CV13
膨張した腹部の停滞を取り除く。
中脘（ちゅうかん）　CV12
私たちが惹かれるもの、
欲望、好みや嗜好を監督する。
神闕（しんけつ）　CV8
針を刺されることはなく、
塩とお灸で治療される。
転生と生まれつきの
権利の灯台であり、
一人一人の魂を尊重して
宇宙の両親を元気づける。
気海（きかい）　CV6
憂鬱による意気消沈。
私たちの意識を超越した
海との繋がりの連鎖を起こす。
石門（せきもん）　CV5
エネルギー的な飢餓の時代に
深い門を開かせる。
人間のかたちの
回転儀のリズムの修復。

督脈

Du Mai ナビゲーション

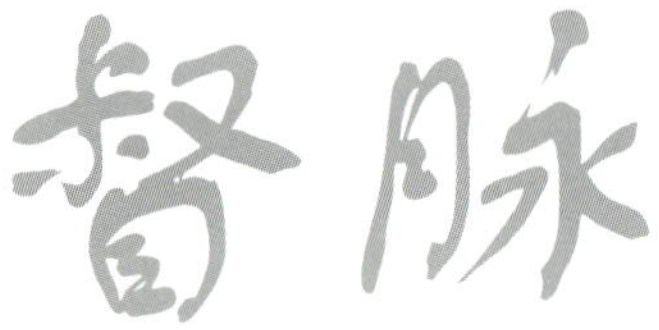

督脈は方角の巨大な貯水池である。
一面の恒星に浮き、生命の宇宙の父であり、
強さの根源とすべてのイニシエーションをもつ。
ポール・ホガム

督脈は、尾てい骨の先端から始まって背骨の自然な湾曲に沿って上行して、首の裏の中央を上って頭部から顔へ下りて上唇で終わる。また深い経路が身体の中へもぐって身体の前面を湾曲しながら下りて任脈と合流する。

活動的な原理

督脈はすべての陽の経路の海といえる。陽の活動的な力の根源なのだ。私たちの「背骨」ともいえる。督脈は尾てい骨で始まる。私たちは人生において決断したことが失敗すると自ら「尻に蹴りを入れる」ことがあるが、それは督脈の開始地点の性質を表しているものなのだ。

この活動的な原理は督脈全体において展開され、各内臓を通る。督脈の輝きはやがて頭部と顔を縦断して私たちの存在の深いピストンがもつ力を意識の高い領域へ持ち上げる。

バランスとアンバランス

臨床では、督脈上の経穴は背骨、脳と精神の治療、狂気の鎮静及び体内の混沌を落ちつかせるために使用される。頭部の経穴は太陽、月と星の天空気との繋がりをもち、天空の拡がりと近いため、星の魅惑に不適切に取りつかれた場合に、私たちのエネルギーを落ちつかせる作用をもつ。

バランスが取れている状態では、督脈は陽の本質を頭部と顔に運搬する。任脈とのバランスは、瞑想中の舌の位置によって保てる——息を吸うときに舌を口蓋に当て、吐くときに舌の前歯の後ろに当てる。

この陰と陽のバランスはセックスのときの陰陽の統合と類似している。これらの奇脈がもつ「極性」は逆転して均等になる。これは宇宙の天と地のセックスともいえる雷雨と同じで、雷雲の中の陽イオンと陰イオンが統合されて瞬時に均等化される。セックスでは自分の陰陽の流れは相手とシンクロナイズすることで促進される。したがって、陰と陽は女性と男性として表されることが多いが、私たちは実際は両方もっている。

これらの奇脈の流れがトラウマ(例えば分娩中)または不活発さなどにより妨害されると重大なエネルギーの停滞を起こす。督脈は人生を方向づける焦点を与え、エネルギー的な構造の中心部分であるため、クリアーでなければならない。意識を星のネットワークの複雑さの中を導く役目を果たすのである。これは天文学ではなく私たちを導く星がもつ磁力のエネルギーの真価を認めることなのだ。それは概念を理解する知性ではなく重力の身体的な体験によって知ることができる。

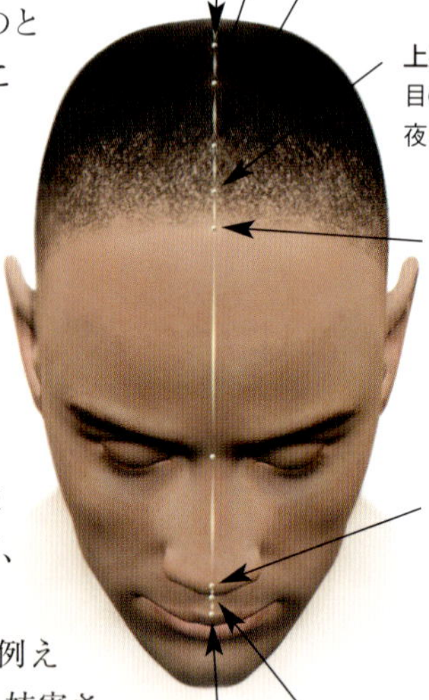

百会(ひゃくえ) GV20
焦点とヴィジョンの集まり。
神々の領域の門、狂気を鎮静させる。
前頂(ぜんちょう) GV21
期待。存在の統合。
シン会(しんえ) GV22
頭蓋のネットワークの調節と
方向を導くものに
支配権を再びもたせる。
上星(じょうせい) GV23
目の中の星と心の中にある
夜明けの平和。
神庭(しんてい) GV24
魂の本来の顔の落ちつき。
風の吹き飛ばす勢いと
注意を散漫させる幻想。
素リョウ(そりょう) GV25
呼吸の明確さと単純な軽さ。
水溝(すいこう) GV26
存在の高潔さが彷徨うときに
意識を修復させる。
兌端(だたん) GV27
津液を調節して鼻、口と歯の気を元気づける。
齦交(ぎんこう) GV28
(上唇の下に位置する。)
生命の樹の復活における目覚めの爆発。
霊を供養し、落ちつかせる。
単純な選択と自由の場所。

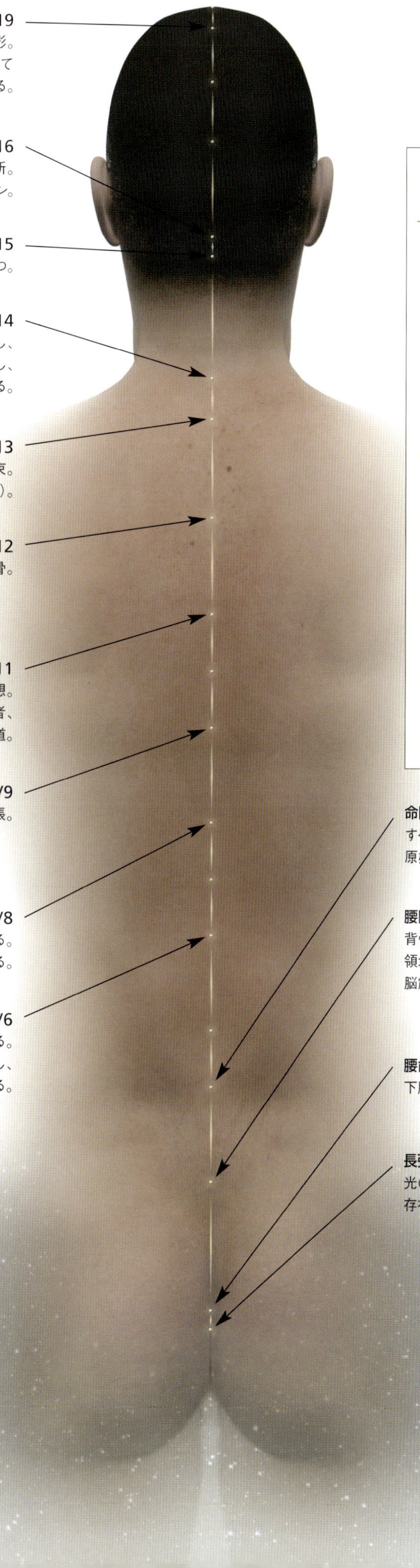

後頂 GV19
存在の統合の投影。
自己の存在及びどこへ向かっているのかを分かっていない分裂した身体の混沌とした分散を落ちつかせる。

風府（ふうふ） GV16
自己への献身の隠し場所。
秘密の宝と新たなモチベーション。

ア門（あもん） GV15
頭部への経路のエネルギーを繊細に放つ。

大椎（だいつい） GV14
強さのゆらめき。支えながら明確にし、ヴィジョンを拡大する。首と肩の滞りをなくし、声を強めて頭部をすっきりさせる。

陶道（とうどう） GV13
天国への上昇における対立した軌道の収束。
錬金術による意識の焼成（右参照）。

身柱（しんちゅう） GV12
歴史と希望への拡がりへの航海。背骨。

神道（しんどう） GV11
中心性のある静けさの回想。
分裂した忠義、自己と他者、道と人生の幻惑から自由な道。

至陽（しよう） GV9
崩れかけている背骨と揺れ動く意志に向けての主張。

筋縮（きんしゅく） GV8
固定された想い、偏見、津液、組織の層を解放する。
痙攣、頭痛や鬱を緩和する。

脊中（せきちゅう） GV6
様々な方向に引き裂かれた霊を一つにする。
広い交流をもつ中心的なリズムを収束し、前進する能力を高める。

陶道
火のイニシエーション

道教の錬金術は、化学反応と似た性質をもつ瞑想法によって意識を変容させる。体内のエネルギーの性質を意図的に変えることで自己の存在を洗練して発達させる。火と水は、水の潤う作用と浄化作用または火の焼く作用と浄化作用によって私たちのエネルギーに影響を及ぼす。陶道（GV13）では、私たちが有意義に「焼成される」。これは変容の炎に入る段階であり、私たちは、焼成されることによって初めて機能して色の鮮やかさも引き出される陶器なのだ。臨床では、この経穴は身体の熱を取り除くため、マラリアの治療に有効である。

命門（めいもん） GV4
すべてが可能な虚空の門。
原始と永遠の火のバランス。毎日の夜明けを新しくする。

腰陽関（こしのようかん） GV3
背骨と霊のための防御、焦点と柔軟性。
領域の見直しとバランスの再評価。
脳震盪、骨折、無感覚、脊椎の怪我や捻挫の応急処置。

腰兪（ようゆ） GV2
下腹部の強化及び深い位置にある蓄えの供給源。

長強（ちょうきょう） GV1
光の柱を再び初期化する。
存在の嵐を切り抜けるためのスタミナの強化。

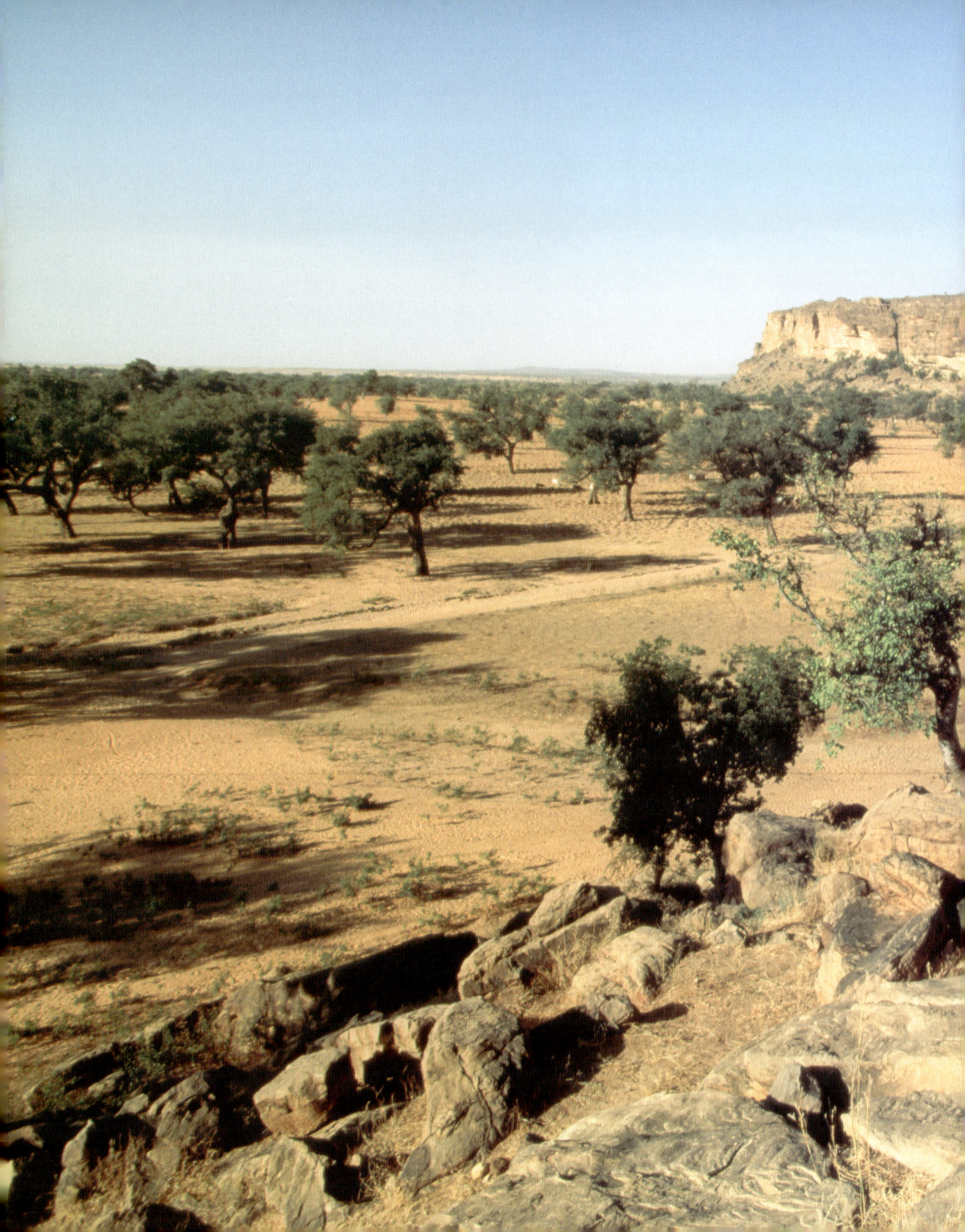

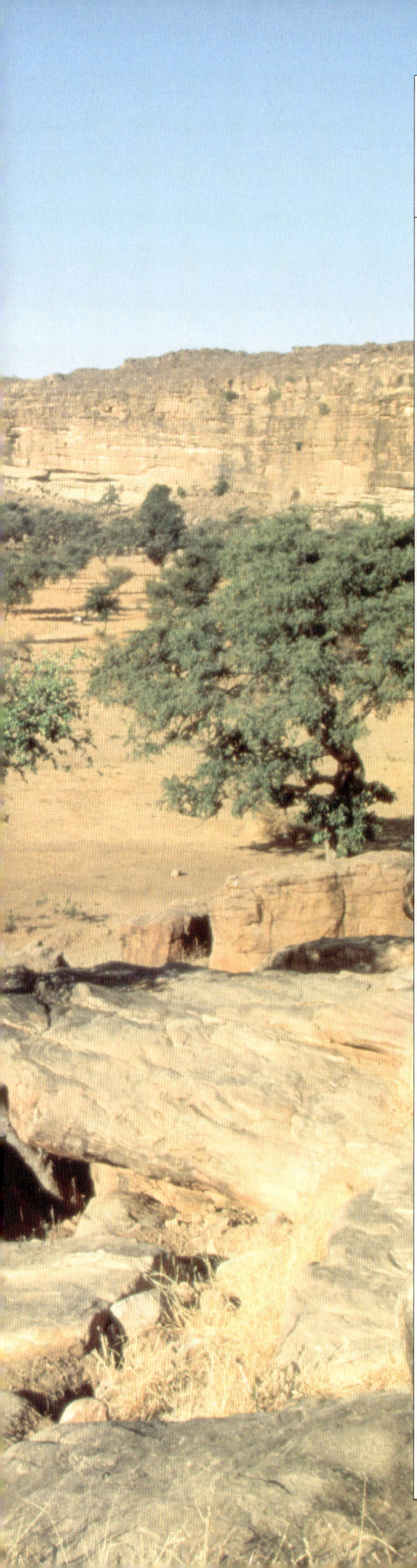

ノンモ

ドゴン族による身体のマップ

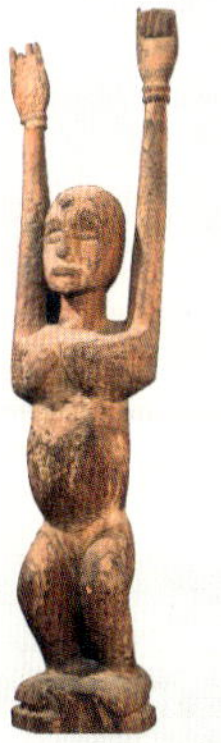

水陸両性生物の姿をし、
ドゴン族の永遠の始祖と生命の根源とされるノンモ

ドゴン族は西アフリカのマリ共和国のバンディアガラの断崖周辺に居住し、ヨーロッパの天文学者がシリウスBの存在すら知らなかった前にすでにその星の軌道について高度な知識をもっていた。だがそれは、現代の進化の観点からみて異質なため、多くの人々はドゴン族が伝えた物語からの情報以外に彼らがどのようにしてその知識をもつようになったかを説明しようと試みてきた。

ドゴン族の神話は、水陸両性生物の姿をしたノンモについての物語である。ノンモは星から降りてきて現代の人類を創造するために自らの身体を分裂させた。もしかしたら、フランスの探求家らが19世紀のヨーロッパの天文学者による発見を西アフリカにもち込んで、ドゴン族がそれを自分たちの起源についての神話と融合したのかもしれない。しかし、ドゴン族は3つ目の星（シリウスC）についての神話ももつ。謎は深まるばかりなのだ。

ここでは、ドゴン族の伝承を取り上げる。それは彼らの知恵が、フランスの人類学者マルセル・グリオールとドゴン族の老賢者オゴテメリのおかげで世界中に広まったからだ。グリオールはドゴン族と一緒に長年過ごした後、彼らの深い知恵を聞く機会を与えられた。1948年に出版された彼の著作Conversations with Ogotemmêliでは、始祖であるノンモから誕生した人間の社会の進化についてドゴン族の老賢者に伝えられた33日間について記述している。ノンモは水陸両性生物でありながら神聖であり、織物と農業を教え、人間の設計についての新しい情報を得るために時々星に戻る。その姿と魅力は世界中の他の文化に影響を与え、魚の神格化や魚人についての神話にみられる。最近では、ノンモに属する水の力がもつ宇宙飛行と創造への支配により、長寿とDNA設計についてのより現代的な考察がもたれるようになった。

そのような創造性と共鳴はノンモの力によるものだとされ、ドゴン族の文明全体も本書で取り上げている伝統の知識体系と共鳴する。身体の各マップは、私たちの人生における社会的、スピリチュアル及び性的な側面の複雑な関係を示す。アフリカは一番原始な人間が生活していた大陸として人間の最も古い秘密をもち、ここではドゴン族の経験の深さに敬意を払いたい。

キンドゥ―キンドゥ

二重の魂、人間の村の社会体系

男と女はそのように異なっているが似ている。
切り離すことができないが分離している。
人類は男女の融合と反応によって
生き延びることができたのだ。
バジル・デイヴィドソン

世界中の歴史において、各民族は様々な手段によって性別の多様な性質と極性を経験してきた。多くの伝統は社会的階層の永続を正当化する父系制または母系制に基いた創造神話を保持してきた。男女の割礼、インターセックスの子供の男女のどちらかへの性転換、美容目的のピアス、皮膚への入れ墨などの身体を改造させる習慣はしばしば健康、文化や宗教などの観点から議論されている。私たちはそのような益々多様化する世界の中で正しい道を探そうとも奮闘している。

起源

オゴテメリが伝えた創造の物語(P173参照)は神々の性的な歴史を語った。創造主のアンマは粘土を星に投げつけて地球を平らにした。孤独の中、アンマは大地と交わろうとしたが彼が作った地球のシロアリの塚／陰核が邪魔をしたため、彼はそれを切除してしまう。

その不吉な交わりの結果誕生したのが「神の困難の象徴」のジャッカルだった。しかし、アンマは妻の大地とさらに性交渉して水を妻に与えたため双子が誕生した。その双子は「緑色で、半分人間で半分ヘビだった。腕は柔軟で関節がなく、全身緑色でつやつやしていた」。それらの生物は水の神聖な本質をもち、双子だったが、ノンモという一つの名前で呼ばれた。

ノンモは彼らの両親が最初の交わりによって引き起こした混乱を修正するために地球に戻ったが、そのとき母親の大地を覆いアンマが固持していた新しい人間に秩序をもたらすために天で作られた植物の繊維をもって行った。最初の8人の人間の誕生により地球にさらなる秩序がもたらされたが、すべての生物が生息する完全な世界の創造を可能にしたのは、恒星からの異星人の往来だった。

その8人は4組の男女だったが、彼らの根源がもつ両性の神聖さを保持していた。人間はしっかりとした四肢や関節をもつように進化し、死を知るようになったが、今日でもドゴン族にとって一人一人の子供は――身体的及び霊性的にも――男性と女性の両性の性質をもって生まれる。性別の区別は、私たちの神聖な先祖ノンモの両性の性質が投影され男性と女性に分離されている二重の魂(ツイン・ソール)から始まる。

性別の割り振り

上記のように、アンマは最初は人間が水陸両生のノンモのかたちに似るように設計をした。その後、ノンモはその新生児が男性と女性の二重の魂を授かるように砂に2つの魂の輪郭を描いたのだった。大人になる儀式では、大人となる者はどちらか相応しいと感じる性別を選択し、もう片方の魂の側面をもった身体の部位が手術によって切り取られた。男性は、「女性」の側面をもった包皮；女性は、「男性」の側面をもった陰核だった。

今日ではそのような習慣の道徳について激しい論争が展開されている。だが、ドゴン族のヴィジョンは、人間の生理学が人間が海から誕生しただけではなく水陸両生の生物だったことを示唆する学説と合致する。

そのような時代があったのか、また人間の誕生が恒星からの異星人、DNAに内在する知恵または神聖な存在(これらが同じものまたは異なるものであろうと)の介入を受けたのかは知る由もない。だがドゴン族の先祖がもつ記憶が、人間の生理学が今より水生の性質を保持し、特に水陸両生の傾向及び人生の中で性別を変換する傾向があった時代に遡ることを想像するのは難しくない。

人間の二重の魂は、男女の生殖器をもった水陸両生の人間の設計として描かれているドゴン族の伝統的な村のレイアウトにも象徴されている。女性の小屋は、男性が女性の忠実を監視する必要性からできたものとされている。だが、多くの伝統のように、男女間の実際の性交渉について誤解が多い。とはいえ、ドゴン族の村――身体のレイアウトは何が真実であろうと、男性と女性の性交渉を強く想起させる。

予言 ジャッカルの道

この出来事は永久に物事の経過に影響を与えるものだった。不完全な交わりからは、期待されていた双子ではなく単独の生き物のジャッカル、つまり神の困難の象徴が誕生したのだった。
オゴテメリ

ドゴン族による創造の神話のいくつかの説(村はたくさんあり、長老も多い―オゴテメリが他の長老の話をするときは一息おくことが多かった)では、アンマの子宮からジャッカルが誕生したのは、まだ生まれていない自分の双子と交わろうとしたからだとされている。だが、ジャッカルは、ノンモの完全な双子ではなく単独の生物だといい伝えられている。今日でも、ジャッカルは人生の問題を切り抜くために人間を手助けするための予言を占いを行う者に伝える。

夕暮れになると、占いを行う者は村の外の地面の砂にシンボルがたくさん描かれた6つの四角形のグリッドを描き、盛り上がった穴を作ったり棒をさす。出来上がった図のそれぞれの要素が村の生活と悩みごとを表す。

その夜の間に、ジャッカルは供えられた雑穀に引かれてやってくる。その翌朝、その占いを行う者はジャッカルが砂に残した足跡を読む。このようにして創造の自然なバランスから外れて誕生した一つの魂をもつジャッカルは、ドゴン族に迷宮からの出口を示す。

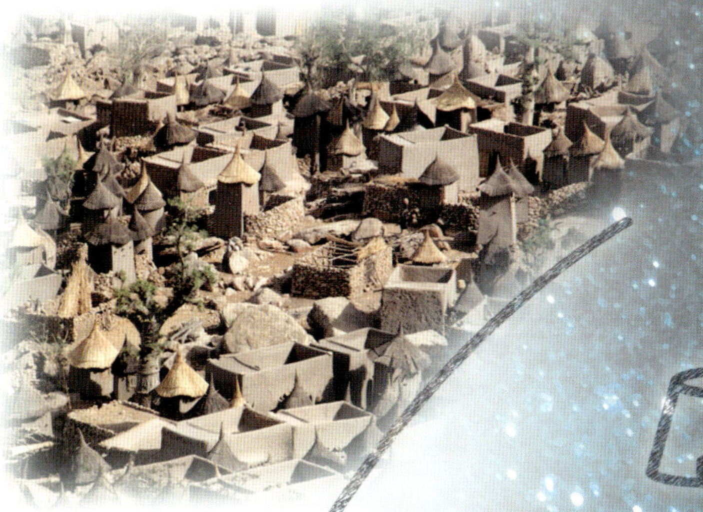

身体を象徴する村

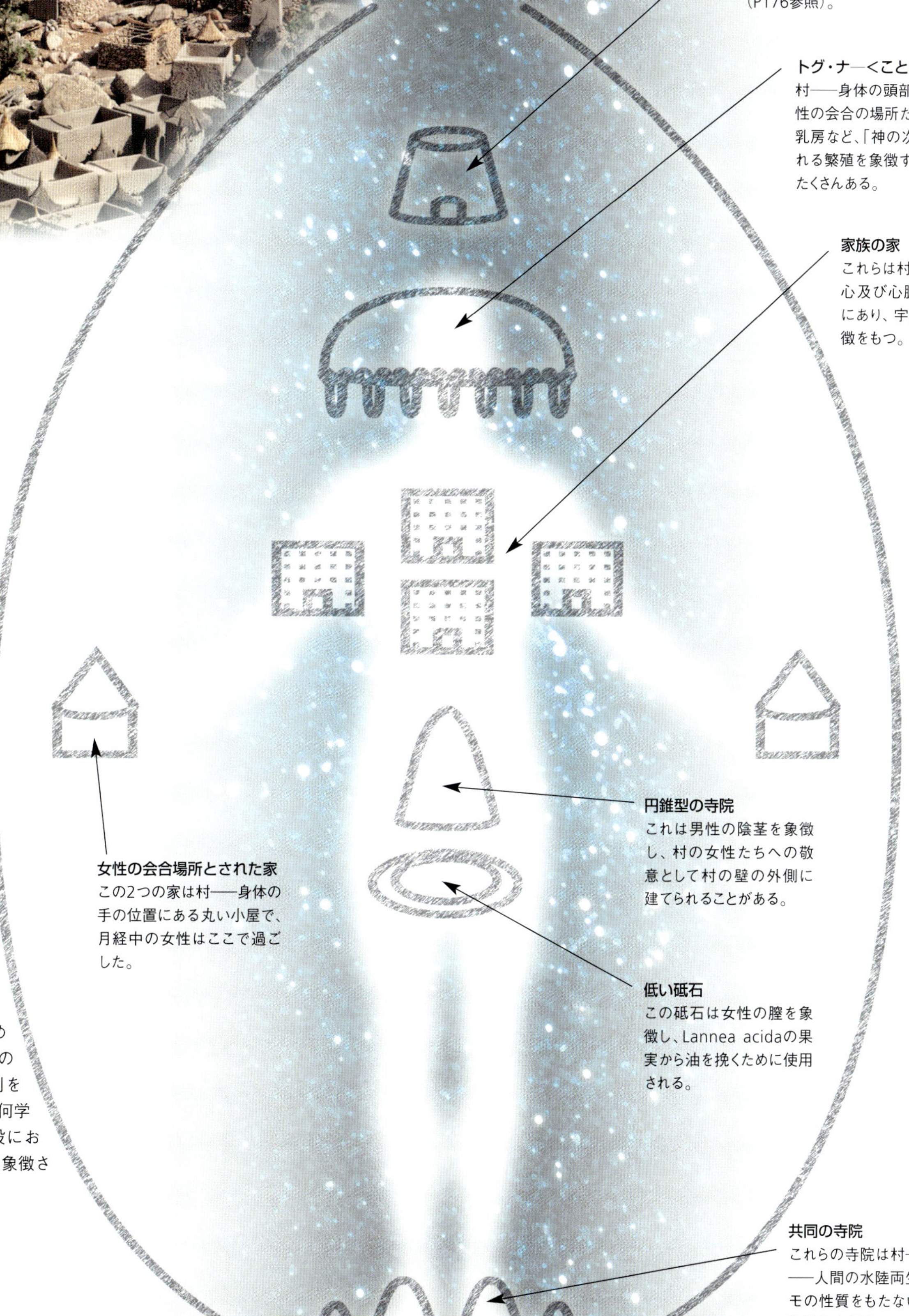
鍛冶師
ここは天国から旅してきた火であり、ドゴン族の8人の始祖の1人目である(P176参照)。
トグ・ナー＜ことば＞の家
村——身体の頭部に位置し、男性の会合の場所だった。女性の乳房など、「神の次」に重要とされる繁殖を象徴するシンボルがたくさんある。
家族の家
これらは村——身体の中心及び心臓に当る位置にあり、宇宙の性的な象徴をもつ。
女性の会合場所とされた家
この2つの家は村——身体の手の位置にある丸い小屋で、月経中の女性はここで過ごした。
円錐型の寺院
これは男性の陰茎を象徴し、村の女性たちへの敬意として村の壁の外側に建てられることがある。
低い砥石
この砥石は女性の膣を象徴し、Lannea acidaの果実から油を挽くために使用される。
共同の寺院
これらの寺院は村——身体の足——人間の水陸両生の先祖ノンモの性質をもたないが、人間の特徴的な部分——に位置する。

ドゴン族の村

ドゴン族の村は人間のかたちに基いて配置され、各エリアは社会的及び宇宙的な役割を果たす。各住居を含めてドゴン族の文化の多くの要素は性別を表すが、性別の幾何学の理解は村の建設において最も直接的に象徴されている。

グーヨ

天空の穀倉

彼は、2日前に
穀倉の中に何が入っているかを
オゴテメリに聞いたとき、
「何もない」という意味の「ウォロ！」
という答えが返ってきたのを思い出した。
マーセル・グリオール

ノンモの双子が星と地球を往復し、8人の人間始祖が覚醒の＜ことば＞を（鉄を造って織物をしながら）発見しているうちに、そのうちの2人が天空の習慣に従わなくなった。そこで地球の人口全体となる人々がグーヨ「天空の穀倉」に乗って地上に降りてきた。

この穀倉は、8人の始祖の1人目の鍛冶師が屋根の上に立ち、鉄床と大槌で穀倉をノンモによる攻撃から守りながら、虹に沿って地球に降りてきた。鍛冶師と穀倉には雷が投げつけられたが、男性と女性の火を形づくった欠片を除いて、湾曲して跳ね返された。

穀倉は地面に激突するように着陸し、乗っていた人々は地球の4つの方角に散りばめられたが、その穀倉の形は穀物の貯蔵庫としての合理的なデザインと世界の永遠の型として伝承された。本質的には、穀倉は方角から臓器の内なる調和まで生命の秩序をもたらす。宇宙的に概念的であるとともに直接的に実際的である。他の世界観でいうと、食べ物の貯蔵庫であると同時に大聖堂なのだ。グーヨが宇宙船だと考える解釈もあるが、オゴテメリは、各種別がその階段に位置を占めているという概念は、その物語が比喩的に語られたせいで、中には地球と宇宙の全体が含まれていると説明した。

大地の属性の継承

東には金星と鳥類、南にはオリオン座とすべての家畜、西には野生動物、野菜、「大きい尾」という星と昆虫があるが、プレイアデスがある北は魚と人間の方角である。グーヨにはすべての生物が各階段に位置を占め、世界の計画の各側面を表す。だが北の方角についての話はユニークである。

北の壁の階段の下の2段には、臍の緒が魚と繋がっている男性2人が描かれ、3段目と4段目にはそれぞれ同じように魚と繋がっている女性が描かれている。5段目は人間の女性だけで、最後の5段には誰も描かれていない。ドゴン族にとって魚人から人間、そして無への進化は、私たちがまだ完全な潜在力のうちの半分しか達成していないことを示唆する。だが、7段目にはその穀倉そのものへの入り口がまだある。

私たちにとって天空の穀倉から誕生した身体のマップは、どのような意義をもつのか。魚またはヘビに似た起源はどのように関係があるのか。ドゴン族の言葉でグーヨ（Gouyo）には「穀倉」と「盗まれた」という二重の意味があり、すべての人類の文明が霊的な力により誕生し、私たちが神聖な先祖、つまり鍛冶師の力からの知識を盗むことを示唆する。

今日では、鉄は主に中古車や使用されなくなった鉄道の線路を再利用し、原鉱から最適な鉄を造るために必要な温度や時間についての知識をもつ鍛冶師に頼ることはない。穀倉は今でもドゴン族の文化において中心的な役割を果たす。また、人間の海からの誕生、人間の実際的な生存と未来——北の壁の次の5段が人間を導く方向はこの他ないだろう——の可能性を物語る生きた遺跡なのだ。そのような開かれた謎はオゴテメリが穀倉の中には「何もない」と答えた教えを思い出させる。それは無への帰路であり、未来の道なのだ。

供犠

私たちが食べるのは太陽の光であり、
排出されるのは、夜の暗闇なのだ。
生命の呼吸は雲であり、
血液は地上に降り落ちる雨なのだ。
オゴテメリ

多くのアフリカの神聖な儀式では供犠が行われ、動物の血を流すことで生命への尊敬を表す。マーセル・グリオールは、供犠は生命と宇宙の力の秩序を再編成するという説明をドゴン族の男性から聞いて供犠の役割を初めて理解したという。ほとんどの民族は、動物の正しい扱い方に関する風習をもつにも関わらず、供犠はアフリカの文明を世界と引き離してしまっているのだ。ヨルバの聖職者は、彼らが飼育して生贄にする鶏は他の飼育場の鶏より充実した人生を送ってよい死を迎えるという。しかし、供犠は鮮血魔術の領域になり、血液に霊性が宿っているという考えである。

コーシャやハルアルの肉はその動物が正しく祝福されて殺されたことを意味するが、そのような人間と動物との関係は、菜食主義と生きている畜牛の血を飲むマサイ族のような風習の隔たりを埋める。

純粋に健康面からみると、一部のアフリカ部族の食事の高い動物性脂質は、他の民族では動脈硬化を引き起こすが、身体的な鍛錬（特に走ったり）によって動脈が拡大し、動脈壁が厚くなっている。

儀式的な観点からは、血液を流すことは宇宙の秩序に奉仕することを意味するが、同時に危害を加える目的にも使用できる。アフリカの歴史家バジル・デイヴィッドソンは、キリスト教の聖餐は祝福だけではなく屈従をもたらすこともできる鮮血魔術だと記述している。

私たちの願いは神聖な領域からそれがちだが、そのような危険性を認識して鮮血魔術をまったく行わない伝統もある。

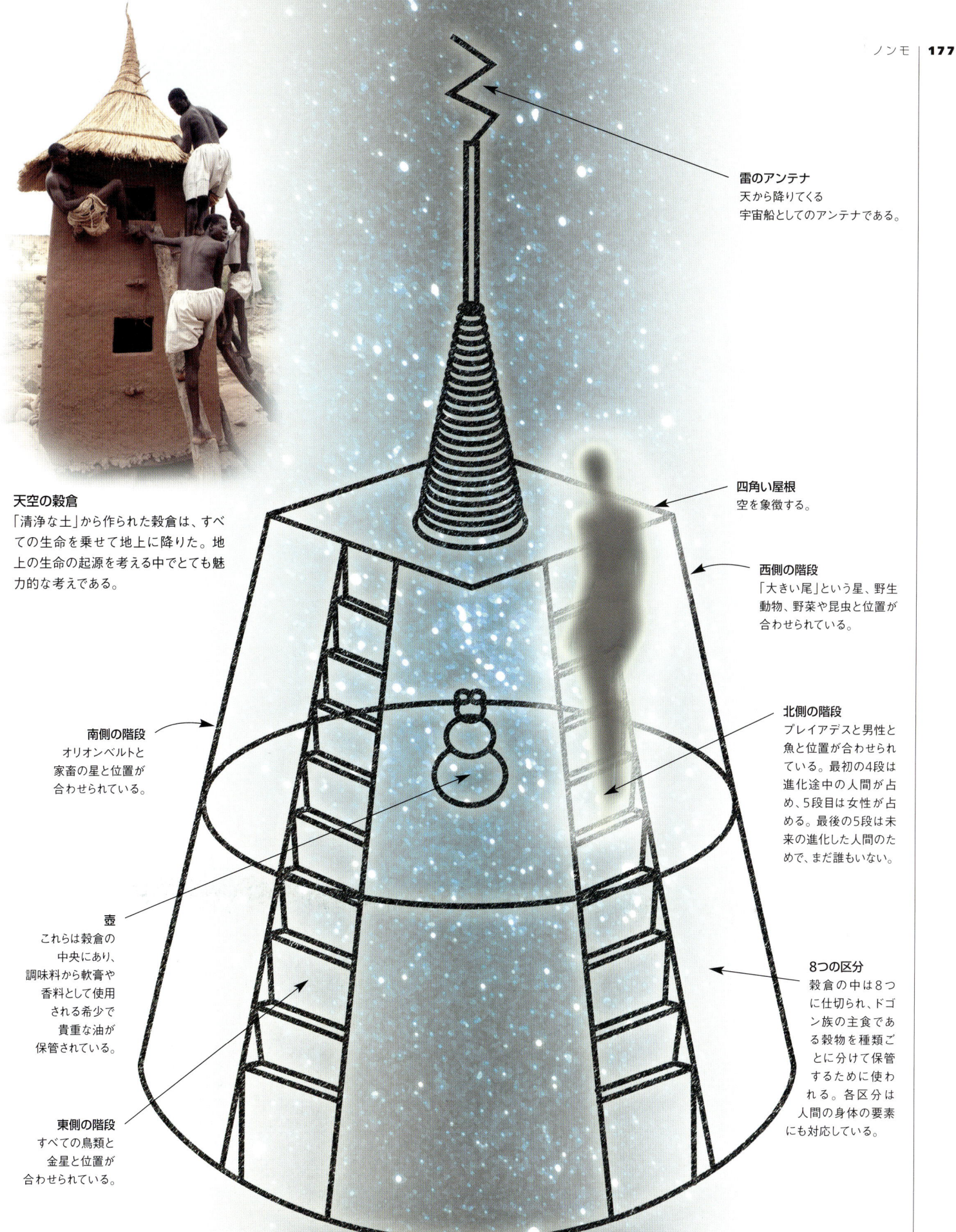

天空の穀倉

「清浄な土」から作られた穀倉は、すべての生命を乗せて地上に降りた。地上の生命の起源を考える中でとても魅力的な考えである。

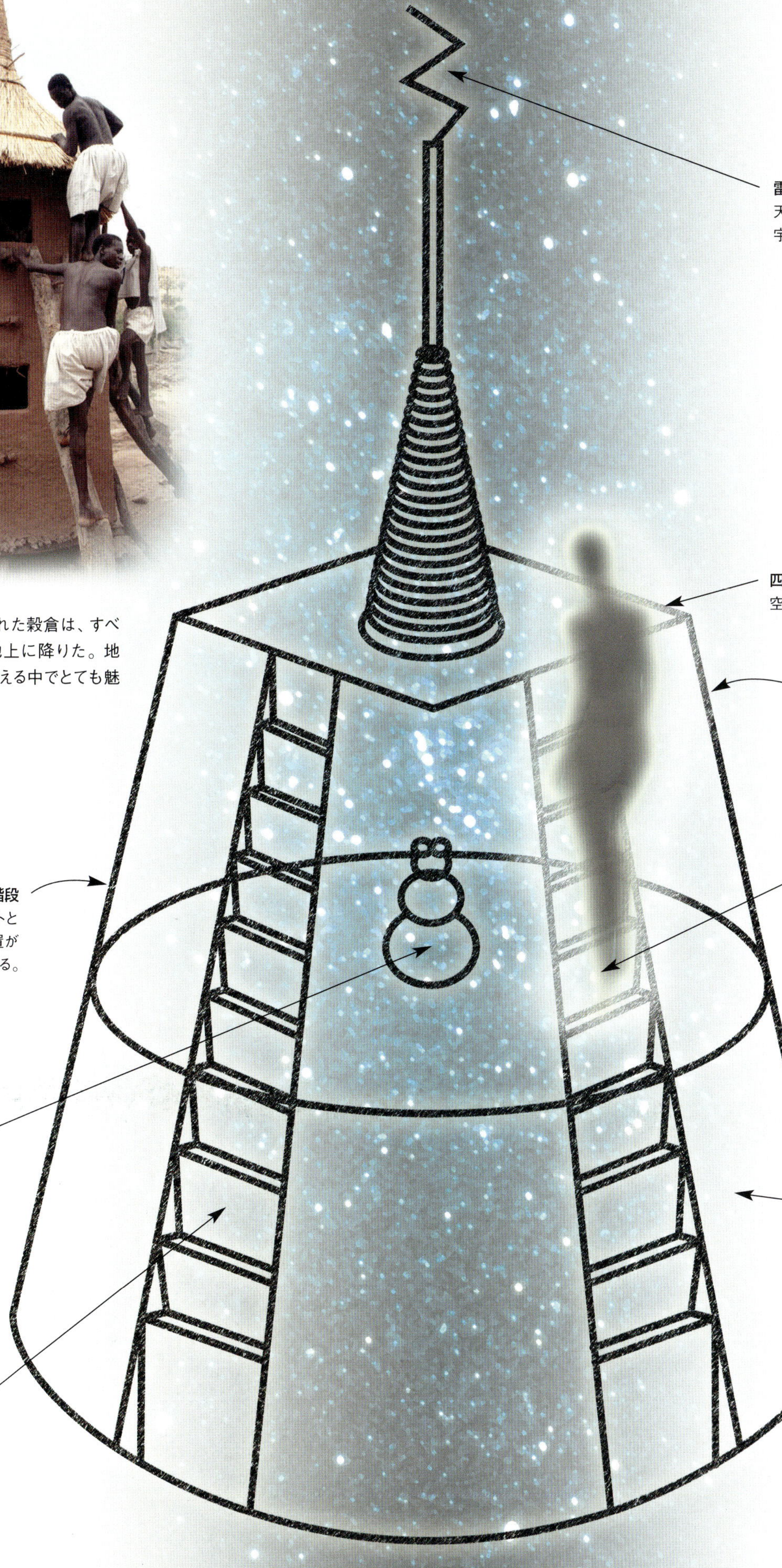
雷のアンテナ
天から降りてくる宇宙船としてのアンテナである。
四角い屋根
空を象徴する。
西側の階段
「大きい尾」という星、野生動物、野菜や昆虫と位置が合わせられている。
北側の階段
プレイアデスと男性と魚と位置が合わせられている。最初の4段は進化途中の人間が占め、5段目は女性が占める。最後の5段は未来の進化した人間のためで、まだ誰もいない。
8つの区分
穀倉の中は8つに仕切られ、ドゴン族の主食である穀物を種類ごとに分けて保管するために使われる。各区分は人間の身体の要素にも対応している。
南側の階段
オリオンベルトと家畜の星と位置が合わせられている。
壺
これらは穀倉の中央にあり、調味料から軟膏や香料として使用される希少で貴重な油が保管されている。
東側の階段
すべての鳥類と金星と位置が合わせられている。

ドゥゲ

始祖レベを表す契約の石

「深い知識」が一般的に秘密にされるのには
様々な理由があり、一つは外部者に対して
自然に控えめになる傾向が挙げられるが、
そのような外部者は同情的でも
無意識に優越感をもっているのである。
しかし社会生活の一部に責任がある大人は、
忍耐さえあり、必要期間と必要な意識の状態で
アフリカの言い回しのように
「老賢者の横に座る」ことができれば
知識を身につけることができる。
ジェルメーヌ・ディエテルラン

イニシエーション（秘儀参入）は、私たちが知識と認知におけるある状態から他の状態へと移行するプロセスである。世界中でこれらの移行を象徴する特別な儀式や儀礼があり、参入者はある世界から旅立って次の世界へ迎え入れられる。最も重要なのは、これらは人生そのものへの移行、そして大人の世界への移行である。

西洋ではほとんどのイニシエーションは、子供の世界から社会の完全な一員として尊重される大人への移行を象徴する、先祖、大人や長老たちが挙げる儀式によるものではなく、事故または怠慢そしてアルコール、セックス、転校や転職などの初めての体験などによって起こる。

一方で、アフリカではイニシエーションは強い影響力をもち、人々が人生のパターンや試練を切り抜くのを手助けする。20世紀末までは、これらの儀礼は外部から「原始的」な風習とみられ、アフリカの人々を迷信や無知と結びつけていた。今日では、非常にゆっくりだが、徐々に現代西洋の知恵はイニシエーションがもつ人間の深いパワーと秘められている神秘を認めつつある。

だが、イニシエーションは自動的に誰でも平等にくぐれる門ではない。参入者の献身と忍耐の他、神々の慈悲によって初めて移行が無事に達成される。マルセル・グリオールがドゴン族の知恵を伝授されるまでに、慎重な準備と話し合いがされた。ドゴン族の長老たちは、さりげない質問に対して回答として伝えていた「表面的な知識」よりも深い知恵をグリオールに伝授することを決断するにあたって話し合いを行ったのである。そのより深い知識は外部者及び世界から意図的に秘密とされていたわけではなく秘伝的ではなかったが、その価値は伝授される側の献身に大きくかかっていた。すべてのカルトの指導者が彼らが属している部族の神秘へのより深いイニシエーションを求め、かつては魚だった人間が知っていた最初の「関節」、つまり1人目の始祖の契約の石「ドゥゲ」を探すとき、上記のような忍耐が示される。

人間のイニシエーション

人間は地球と星との行き来によって揺れ動く誕生を果たしたわけだが、水陸両生の先祖から引き離すこととなったしっかりとした体型と関節をもつようになったのは、鍛冶師と製鉄が出現してからだった。7人目の始祖は、鍛冶師の叩く音のリズムを聞きながら8番目の家族で最年長だったレベの墓に降りてきた。彼は半分ヘビの姿で踊りながら親戚の骨を一つ一つ飲み込み、彼の子宮の水の中に浸した。そして、取り出したときは関節のついた5つの部位からなる秩序のある人間となっていた。オゴテメリの言葉のように関節は「人間の最も重要な部分である」。

その後、その新しい人間に肋骨、骨、手や足の指が形づけられたが、8, 80と640に基いたドゴン族の複雑な数学体系を表した。また、結婚も8人の始祖の家族に基いて決められた。

7人目の始祖がレベの骨を飲み込んだ行為は、イニシエーションの神秘へ深く浸ることを意味する。レベが体験したスピリチュアルな従兄弟に飲み込まれ再び取り出されたことによる死、埋葬と水による生まれ変わりは、彼が生き延び直面した環境を管理するために、最も基本的なレベルで秩序を再編成した。関節と骨は大槌を巧みに使うために必要なのだ。

イニシエーション

飲み込まれてみなさい。
あとは先祖が面倒をみてくれる。思い出しなさい。
思い出すことは運命に従うことなのだ。
従うと、先祖はできる限り
よい結果をもたらすように介入してくれる。
あなたが荒野に飲み込んでもらうまで
知りえないことにおいても手助けしてくれる。
マリドマ・パトリス・ソメ

マリドマ・パトリス・ソメは、様々な世界を体験した人である。彼はマリ共和国の南に位置するブルキナファソ国のダガラ族に生まれたが、幼い頃にフランス人宣教師に誘拐されてカトリックとして育てられた。やがて脱走して村に戻るが、異なった生い立ちにより外部者扱いされる。その後、成人儀式を通過するが、神々の世界から長く離れていたために非常に苦労した。

彼のイニシエーションは素晴らしく、その村の老賢者たちは彼に使命——世界にアフリカのスピリチュアルティを広めること—があることに気づいた。

現在、マリドマ・パトリス・ソメは現代西洋とブルキナファソにある彼の故郷の間を行き来してアフリカの称賛されるべき洞察と知恵を伝えている。ドゴン族は文化的なパワーを固持し続け、マリドマ・ソメは2つの世界の橋渡しを果たした。一方で、他のアフリカの部族は植民地以降の世界においてあまりよい思いをしていない。作家バジル・デイヴィッドソンは、植民地主義から生まれた国民国家の存在自体がアフリカにおいて彼の著作のタイトルでもある『黒人の重荷』だと示唆する。

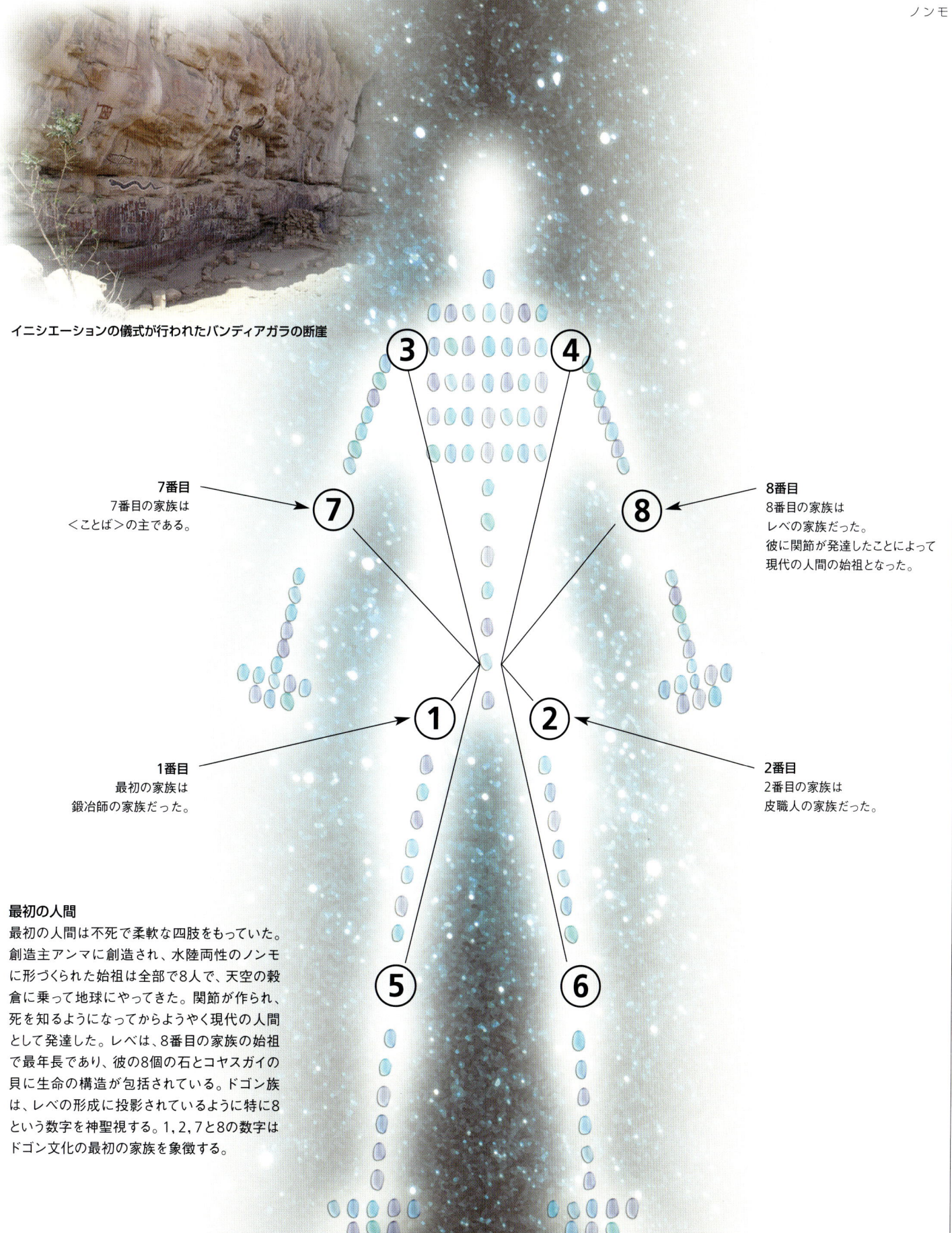

イニシエーションの儀式が行われたバンディアガラの断崖

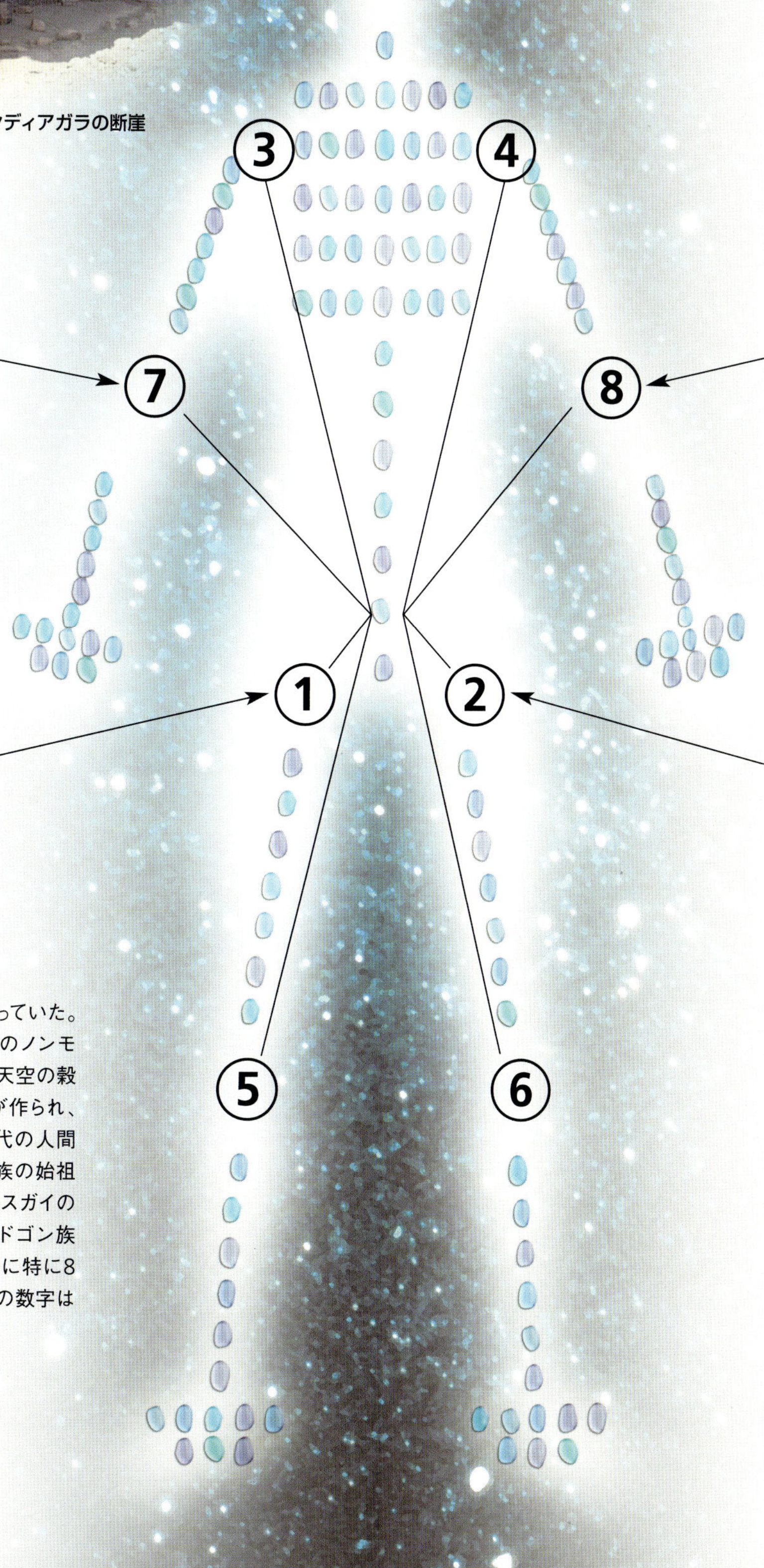
3
4
7番目
7番目の家族は
＜ことば＞の主である。
7
8
8番目
8番目の家族は
レベの家族だった。
彼に関節が発達したことによって
現代の人間の始祖となった。
1
2
1番目
最初の家族は
鍛冶師の家族だった。
2番目
2番目の家族は
皮職人の家族だった。
5
6

最初の人間

最初の人間は不死で柔軟な四肢をもっていた。創造主アンマに創造され、水陸両性のノンモに形づくられた始祖は全部で8人で、天空の穀倉に乗って地球にやってきた。関節が作られ、死を知るようになってからようやく現代の人間として発達した。レベは、8番目の家族の始祖で最年長であり、彼の8個の石とコヤスガイの貝に生命の構造が包括されている。ドゴン族は、レベの形成に投影されているように特に8という数字を神聖視する。1，2，7と8の数字はドゴン文化の最初の家族を象徴する。

ヤル・ウロ

シリウスの螺旋状の星系

ドゴン族は人間の身体の血液の流れ、
生命力と臓器の機能に対応する
「独自の星系」をもつ。
ジェルメーヌ・ディエテルラン

ドゴン文化の手芸品や神話には螺旋状の形やデザインが登場し、主に子宮、太陽と星の生命を与える力を示している。

地球の人々を乗せて降りてきた天空の穀倉、グーヨ（P167-7参照）でもみたように、人生は内部秩序及び外部の経路において進展する。螺旋は、創造の最初の不可欠な段階と激しく議論されているシリウス星系――西洋の天文学よりも先にドゴン族に知られていた（P173参照）――についての複雑な知識において、ドゴン文化の天文民俗学の最も重要な要素である。テレサ・ベルガニが述べたように、「この螺旋状の動きは、世界、すべてのものをホリスティックな観点から説明する。その理解は、深く調和的な知識、音楽、優しさや喜びの他、女性の愛情豊かな性質と太陽の光と関連づけられて女性的な単語として使われる詩などからくる「よい＜ことば＞」を象徴する。」

シリウスAは地球の夜空からみえる最も明るい恒星で、大犬座に位置するため犬の星としても知られている。ほとんどの恒星は他の恒星と集まってグループをなし、お互いの重力場に影響し合い、宇宙の中でお互いの周りを回転する。シリウスBは裸眼でみるには小さすぎるが、シリウスAの軌道に揺らぎ――同じ軌道に目にみえなくても重い伴星が存在していなければ起こらない現象――が発見されたことからシリウスBの長期間にわたる発展が推測可能である。

太古の繋がり

1960年代、作家ロバート・テンプルはドゴン族と一緒に滞在してマルセル・ギリオールの調査結果を辿って特に彼らの天文民俗学を深く探求した。1975年に出版された彼の著書『The Sirius Mystery（邦題：知の起源――文明はシリウスから来た）』では、ドゴン族の話に基いて地球外生命体が地球を訪問したと主張し、議論の的となった。テンプルは、ドゴン族は望遠鏡などをもたないので彼らの複雑な天文学の知識はより高度な文明をもつ地球外生命体から得たものだと示唆する。広く称賛されて批判もされた彼の著作は、シリウスの軌道と伴星への注目を確実に喚起させた。

実際、ドゴン族による教えは、3つの星について触れる。シリウスA（Sigu Tolu）、シリウスB（Po Tuluと銀河の種子）とまだ天文学者が発見していない女性の星、シリウスCである。また、ドゴン族のシリウスへの興味はエジプトの影響を受けていると示唆されている。エジプトのギザの大ピラミッドでは、女王の間からピラミッドの外まで繋がっている細い通路はシリウスと位置が合わせられている（王の間はオリオンと位置が合わせられている）。

そのような教えは人々またはその知識そのものの移住から継承されたものだろう。最近では、それらの神秘についての知識がドゴン族の間で広まっていないとして、グリオールによる先駆的な研究を含めてドゴン族の知識そのものが捏造だと主張する声が上がっている。

しかし、証拠は変わりやすいことがよくあり、ここでの私たちの試練は、想像の飛躍がどのように私たちの信仰、証拠、文明と天文学との関係を示すかを見逃さないことであるかもしれない。ドゴン文化の本質も宇宙のすべての力と内なる同調をもつことなのである。それらの力は私たちの血流と天空そのものの中で螺旋状に回転するため、私たちはそれらの物語の内容に関係なくそれらを調節して反応しなければならない。ドゴン文化の儀式を重んじる3つのカルト――アワ、レベとビヌがそれらの重要な役割を果たす。

アワ、レベとビヌのカルト

アワは、生命の創造によって妨げられた霊的な力に秩序とバランスをもたらす役目をもつ死者のカルトである。彼らの儀式ではドゴン社会の秩序を象徴する78の儀式用の仮面ダンスが披露される。それらの仮面の中には最初の人間を象徴するカナガ仮面も含まれるが、その仮面は今やドゴン族全体の象徴となっている。オルバルがアワの最高権威者であり、儀式を監督する他、女性の小屋、生贄にしたり食肉として食する動物の管理及びすべての死者の儀式の責任者である。死者を導くために適切な儀式を行うことはドゴン族の生活の重要な一部である。

上記の他に部族を監督するのは、オゴンと呼ばれる、農業を司るレベのカルトのリーダーである。

アワは「不浄な者」または「死者」として知られ、一方でレベは土地の豊饒をもたらす「純粋な者」として知られている。各村には土の神、レベを祀った祭壇があり、豊饒を祝福するための土の欠片が置かれている。

オゴンはすべての農業と関係する儀式を指揮し、土地の豊饒だけでなくその純度にも責任をもつ。土の神及び8人目の始祖レベは、毎晩、ヘビの姿でオゴンを訪れて、その部族全体のための豊饒を授ける。

ドゴン族が死を知る前、始祖はノンモの双子の不死の神性として地上を歩いた。ビヌのカルトは、動物や鳥類の霊を通して現代の人間と会話をするこれらの始祖との関係を保つ役目をもつ。ビヌの寺院は、死の直前における始祖との深い絆と地球に徐々に降りて人々を形成する手助けをしたノンモを象徴する。

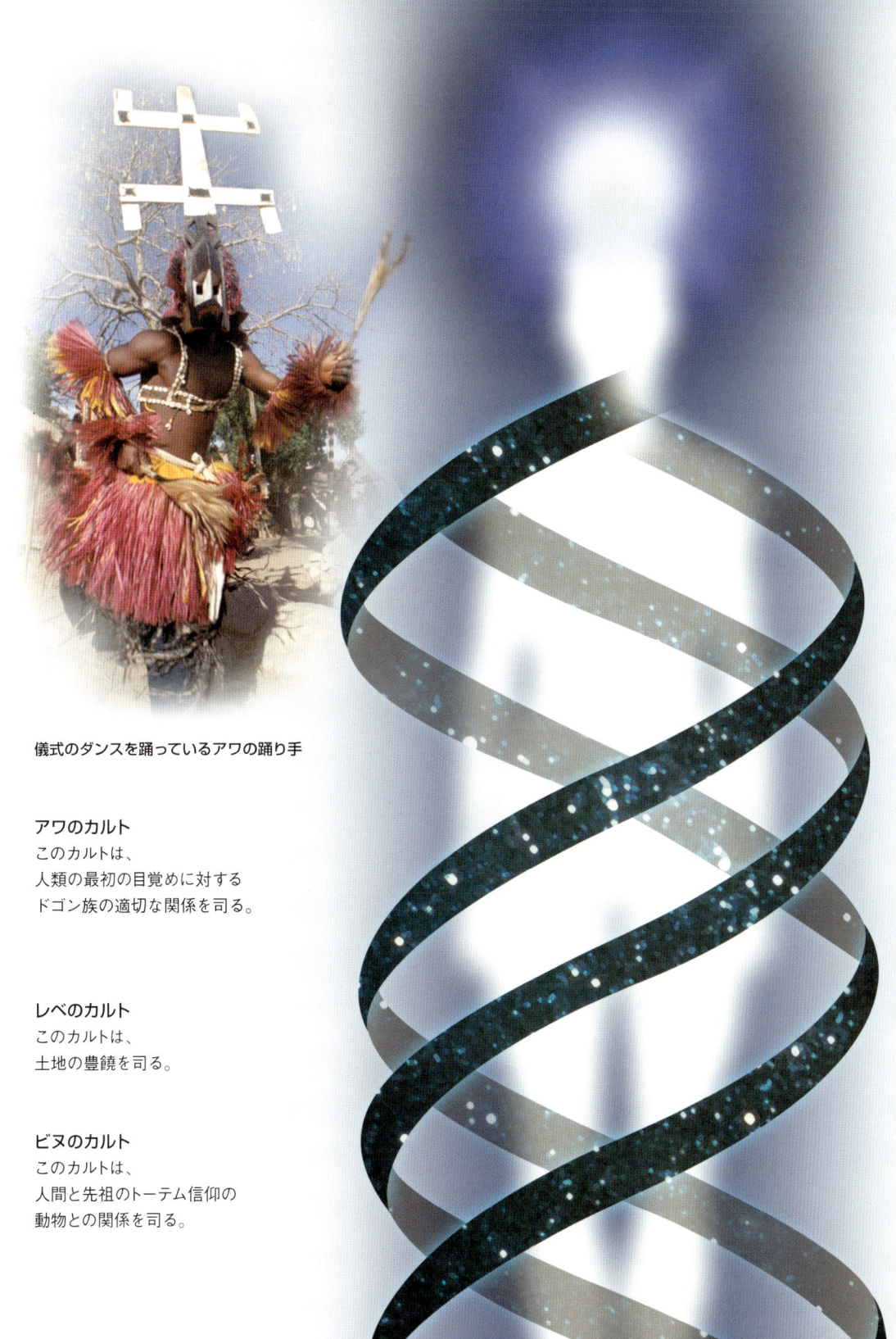

儀式のダンスを踊っているアワの踊り手

アワのカルト
このカルトは、
人類の最初の目覚めに対する
ドゴン族の適切な関係を司る。

レベのカルト
このカルトは、
土地の豊饒を司る。

ビヌのカルト
このカルトは、
人間と先祖のトーテム信仰の
動物との関係を司る。

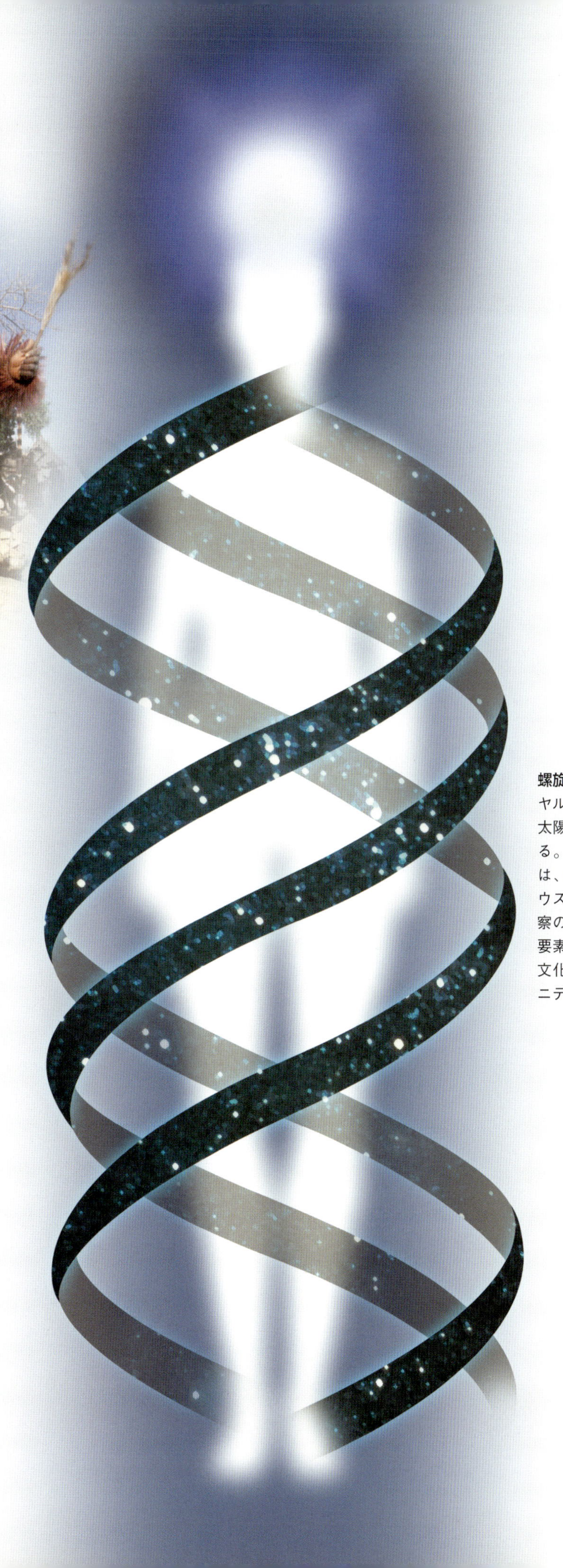

螺旋状の星系
ヤル・ウロは「螺旋状の星系」であり、太陽を含めて宇宙にたくさん存在する。この重要な星の螺旋状の動作は、ドゴン族の天文学の神秘とシリウスB及びシリウスCについての洞察の真髄である。そのような3重の要素は人間社会にもみられ、ドゴン文化では3つのカルトが霊とコミュニティの季節を司る。

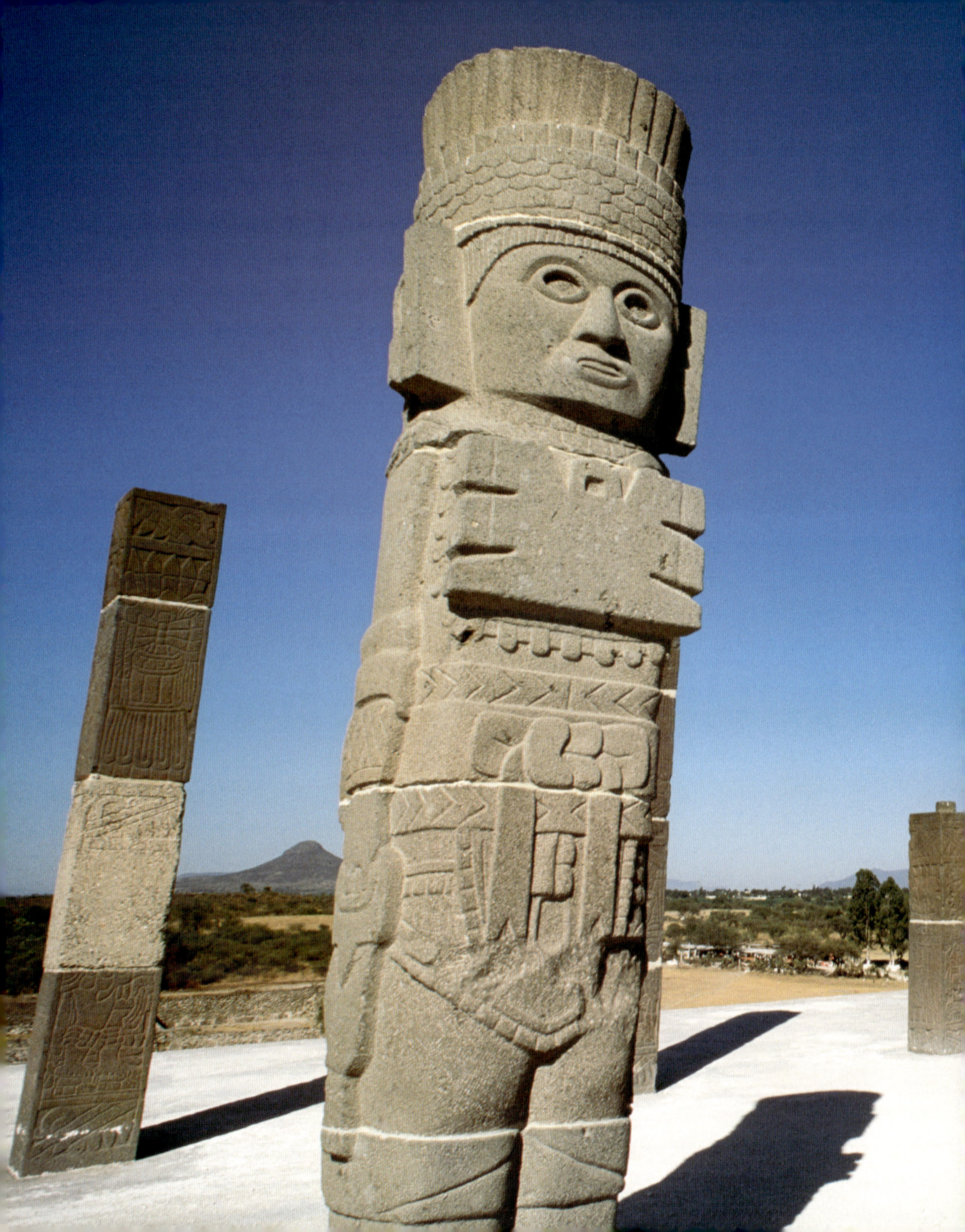

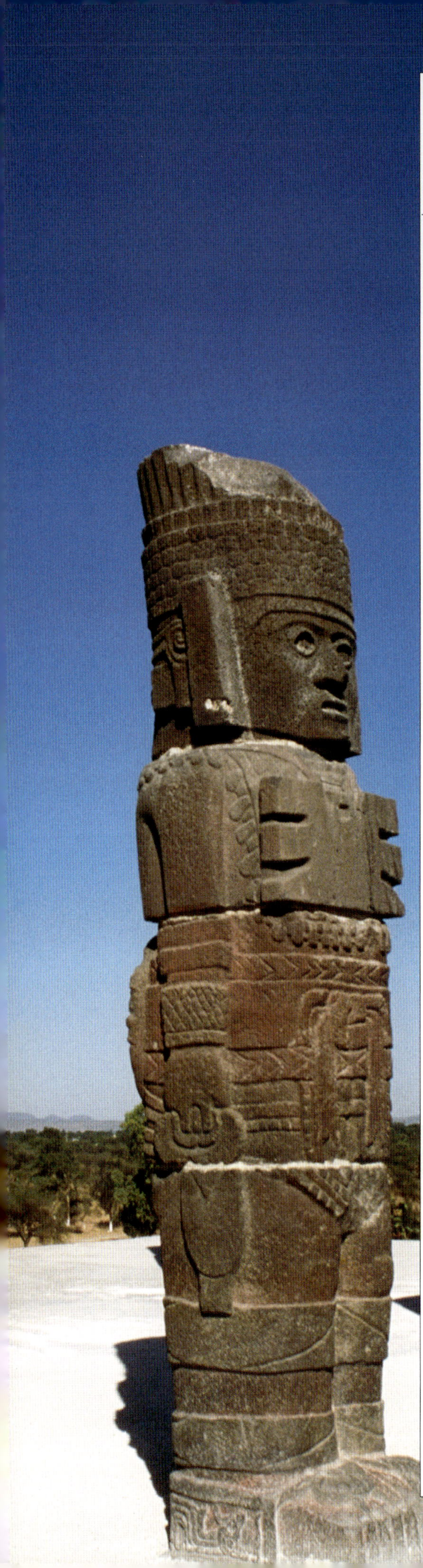

ライト・ウィール(光の輪)

地上——天にある意識センター

私にとって、メディスン・ウィールは
宇宙の青図、宇宙の大きな
メディスン・ウィールのマンダラである。
創造されたものはすべて適切な位置があり、
円周から中心へ内側に向かっている。
マハドユニ
道の案内人(エヴリン・イートン)
(メティスのメディスン・ウーマン)

ライト・ウィールは人間の身体にあるエネルギー・センターで、エネルギー体の全体を作り、他の生命体や意識の領域への門である。各ライト・ウィールは人間と環境の相互関連性を表し、他の生物や霊的な力との_がりによって活性化される。

各ライト・ウィールは意識の領域、すなわち植物界や動物界から神々の領域などの人生の側面に対応している。人間と宇宙の間に絶え間ない流れが生じている。人生の体現とリズムのエネルギーとの双方向の関係はタートル・アイランドの神聖な人々のメディスン・ウィールとシャーマンの技法の真髄である(P184と186参照)。

ライト・ウィールの位置は、メソアメリカの文明の「トウェンティ・カウント」に対応する。宇宙における意識の旅で、人生におけるそれぞれの側面がある数字と対応する。4は動物、17は龍、20はグレート・スピリットに対応する。各数字は意識の段階で、各ライト・ウィールは人間の繊細力の側面を表す。最初の7つのライト・ウィールのほとんどはチャクラに似ている。本章では1から10までを取り上げているが、上記の7つとその後の3つで日常世界の「下も然り」のヴィジョンを描く。一方で、11から20は、私たちの多くがとうてい届かない領域に対応する。この2つ目の層は、超自然的世界の「上の如く」であり、本章では日常世界における宇宙の投影と守護役として描写されている。このようにして、11の恒星は1の精霊を守護して導く。また、17の龍は私たちの神聖な夢の7を守護して導く。

トウェンティ・カウントはマヤ人が考案したメディスン・ウィールの要素である。今日でもマヤ・キチェ族の時間の守り手は、トウェンティ・カウントの体系による記憶法と音を導入した占断を行う。

トウェンティ・カウントは、商人やメディスン・パーソン(祈祷師)により北へ広められ、他の文明と融合していった。マヤ文明が滅びるとトルテック族が支配するようになった。トルテック族の戦士は凶暴だとして有名だったが、トルテック族による統治時代の貿易関係は平和的で南部(現在のアメリカ)まで貿易ルートを拡大した。

本章における教えはタートル・アイランドの様々な貿易ルートから発祥し、その中でも、ナバホ族のグランド・ファーザー、トム・ウィルソン;メチス(混血)のメディスン・マン、ヒエメヨストス・ストーム;そして、特にメチスのメディスン・ウーマン、アルウィン・ドリームウォーカーからの教えを中心とする。他の科学がどこまで守られているかは不明であり、伝統や知識を一生懸命守ってきた種族もある。また、他の教えは聞く耳をもった者には開かれたままである。

各ライト・ウィールは異なった外見と錬金術をもつが、私たちの成長とともに変化し、バランスやアンバランス、苦悩や輝きを示す。本章のイメージ図は、エネルギー・フィールドをみることができる人にとってライト・ウィールがどのようにみえているかを描いたものである。

ザ・ワン(1)

太陽の火と優雅さの恩恵

生命とは何か。
夜光る蛍であり、冬のバファロの呼吸である。
草原の上を駆け、
夕日の中に姿が消えていく小さな影である。
クローフット
(19世紀のブラックフット族の族長)

メディスン・ウィール(右参照)の教えは、生命が無から誕生して無へと戻る創造の壮大さを示す。ザ・ワン(1)は、宇宙の遊び場への私たちの情熱の爆発であり、無限の光や色を放ちながら燃え転がる火のボールである。それは「火」であり、私たちの光、魂とセクシュアリティである。生命そのものが私たちのかたちから創造の神と女神の宇宙なる統合までをもたらしたセックスの実である。そして、それは自然の持続的な創造性であるみだらな神聖さに永遠に存在する。

また、私たちがどんな日のどんな瞬間でも、どこにいようと、また何をしていようと、喜びの頂点に向かうためになだめて切り開く意識の雷のアーチである。それは恋人とともに交わすセックスの他、夕日への畏敬や私たちを奮い立たせて豊かにしてくれる自然界の単なる力をも含む。また、畏敬と驚嘆であり、私たちの魂を元気づけて世界との関係における創造的な想像性をみなぎらせる。それは私たちの存在の火花であり、人生の性であり、本質的に創造のすべての側面に触れる。

ファイヤー・メディスン

チャクラについてのヨーガの教えは、それぞれのチャクラが支配する領域を通して線上な発達に焦点をおく傾向があるが、ライト・ウィールについての教えは洗練を含みながらも開花を続けることも強調して熟成を奨励する。したがって、各ライト・ウィールは成長して発達すると最初の基本的なかたちと色が変化する。各ライト・ウィールが対応する地球の領域とバランスをもち、繋がりをもつようになると、その領域の同じ質感、パターンや祝福をもつようになる。このように、ファイヤー・メディスンは、炎と熱による陽炎の瞬時的及び陽気な質感だけではなく、強烈な輝き、安定したちらつきまたは残り火にも顕現する。

バランスが取れている状態では、永遠の炎が燃え続けて、「火」が強すぎたり弱すぎて私たちが死んだり燃え尽きないように一定の不変性が不可欠である。

だが、同じように、新しい生命を誕生させる火の浄化と魂を大きく燃え上がらせることの神秘が存在する。「火」はそのような見方の新鮮さという喜びをもたらす。

スター・ファイア

トウェンティ・カウントのメディスン・ウィールでは、ザ・ワン(1)は、日の出と地下界の奥深くからの生命の周期を司る東の方角にある。それは新しい夜明けであり、モーニング・スターの領域の半光である。道を照らす人生におけるポジティブな原理の情熱及び活性化である。グランド・ファーザーの太陽が昼間を照らすように、彼の兄弟は夜を照らす。偉大な恒星は、天——地の関係を尊重する部族、技術に魅了される宇宙飛行士や興味をもったUFO研究家など、すべての人々にとって絶え間なく照り続ける信号灯である。また、私たちの太陽が生命力の根源であるように、太陽と宇宙の嵐も私たちのエネルギー体に影響を与える。

私たちのスター・ファイヤーは燃え続ける生命の火花への旅であり、太陽のように恋人と触れたときのパワーによって時々爆発する。それは生命そのものの元気づける力をもつ興奮である。

メディスン・ウィール

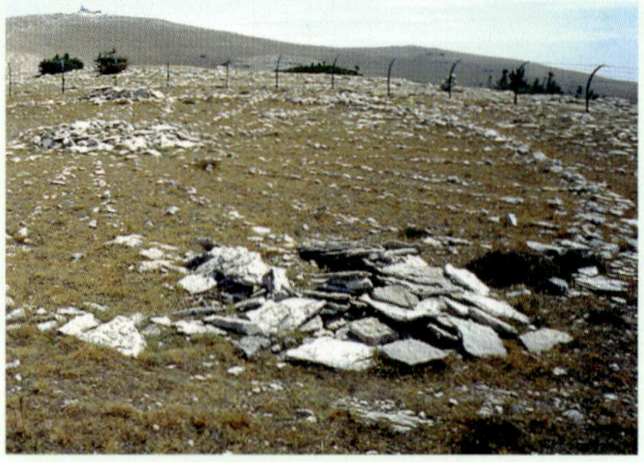

メディスン・マウンテンのビッグ・ホーンにあるメディスン・ウィール(アメリカのワイオミング州北部)

メディスン・ウィールは神聖な創造を輪のかたちに配置し、ネイティブ・アメリカがもつ神聖な科学の一部である。主な方角に基いており、生命のリズム——変化の普遍的なテンプレートとして幅広く適応できるリズム——は季節から出現するものと考えられている。

考古学者はメディスン・ウィールをビッグ・ホーンにあるウィール(上参照)のように物理的な遺跡などに敷かれているものだと限定しがちだが、実際は、メディスン・ウィールはすべての生命の包括、つまり私たちの地上でのすべての関係の中にある生きた秘跡である。メディスン・ウィールは、各方角に複数のウィールの投影があるため多次元的である。例えば、東の方角は人間界、太陽、「火」の「要素」、恒星のウェブやグランド・ファーザーを司る。また人々がその方角と関連づける動物や植物をも司る。

統合という概念はネイティブ・アメリカのスピリチュアリティに浸透しているが、メディスン・ウィールのかたちは決して普遍的ではなく、民族によって違ったものと関連づけたり対応させている。そのような多様性は、知識というものを標準化された体系だと考える者にとっては矛盾するように思われるかもしれないが、メディスン・ウィールそのものの真髄は、世界そのものとの本当の繋がりを必要とする。神聖な伝統の指導者はそれぞれの部族や医学が関連づけたり対応させたりするものにセイクリッド・フープ(神聖の輪)の統合作用のある本質を適応する。

1番目のライト・ウィール

このウィールは、深紅色の球体のかたちをもつ。また、光そのもののパターン、色や炎をもらって「火」の「要素」とより深い関係及び相互関係をもつようになると進化して変化する。私たちのエネルギー体と人生の道の点火であり、私たちの性的な中心における「火」の輝きである。

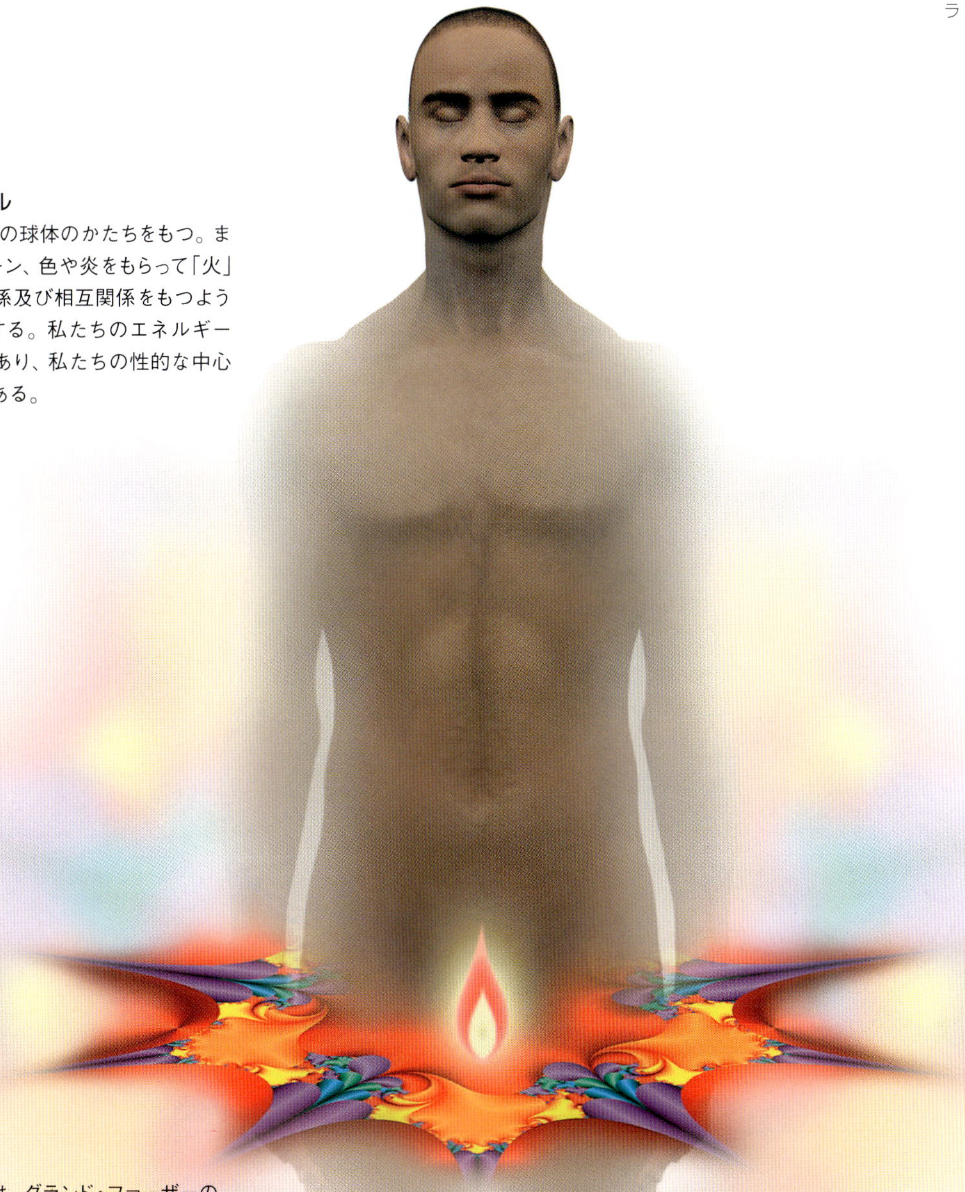

生命の樹の錬金術

1番目のライト・ウィールは、グランド・ファーザーの太陽による点火と着想の源である。

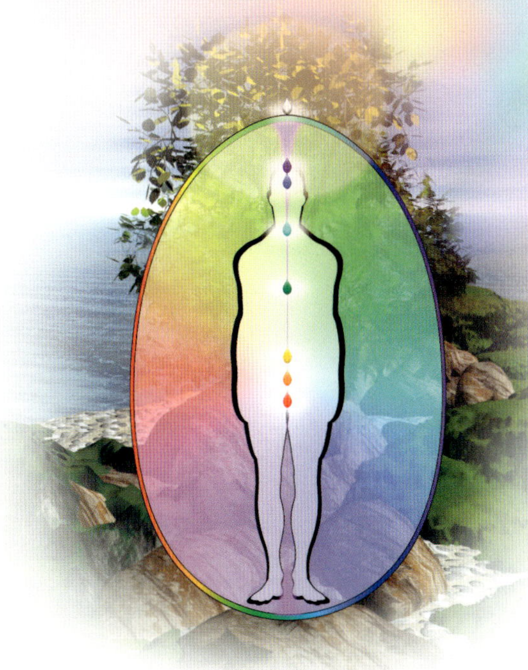

敵：高齢
美徳：優雅さ

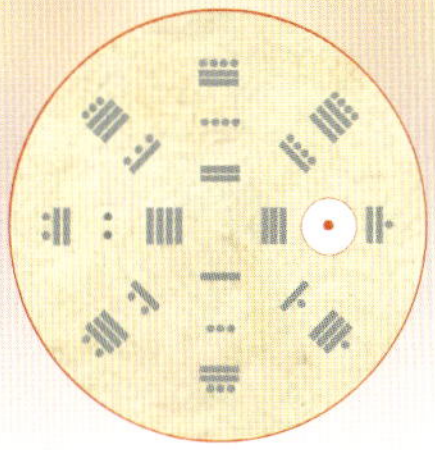

ザ・ワン（1）——
太陽の火による
イニシエーション

魂の火	
トウェンティ・カウント（上の如く、超自然的世界）	ザ・イレブン（11）、国家の恒星
トウェンティ・カウント（下も然り、日常世界）	ザ・ワン（1）、グランド・ファーザーの太陽
地球の世界	人類
人間の側面	魂
メディスン・ウィール	東
ダイナミック	決断、選択
要素	火
傾向	燃え上がる、爆発的
バランス	平静、均衡
・・・の道	霊的覚醒

ザ・ツー(2)

私たちの住まいである地球と身体の試金石

東の方角では創造が計画され、
西の方角では創造が行われた。
サクルタ(来る太陽)
(ポーニー族のモーニング・スター氏族の
クラフ(Kurahu)聖職者)

ザ・ツー(2)は、「土」の「要素」と鉱物界の顕現である。「土」の「要素」によって、「火」の火花を受け取り、魂の着想を受け取るために身体を形づくることが可能となる。メディスン・ウィールの教えでは、ザ・ツーは西の方角にあり、グランド・マザーの地球と分かち合う位置である。ここでは、地球が私たちの住まいであるように身体は魂の住まいであるという教えが含まれる。

この2番目のライト・ウィールは、先端が2つある恒星の炎として始まり、2つのオレンジ色の球体が回転しながら軌道を周回する。「土」の「要素」は、グラウンディング、保持と実体化の性質を与える。その中で、私たちは身体の堅さと強さを見出す。私たちはこの「要素」により、惑星が重力を与えるように物事を引き寄せることができる。

この収束と蓄積は、2番目のライト・ウィールが出現する身体の部分に起こる。骨盤そのものは、私たちのエネルギーの器であり、新しい考えや子供を誕生させる場でもある。

1番目のライト・ウィールの火は新しい生命と情熱を点火するが、ここではそのような種子が保持され、投影される。だが、このように深く入ると、「沈む」ことができなくなるか、もしくはあまりにも深く入りすぎて動けなくなる傾向に二極化する可能性がある。

砂岩もしくは花崗岩

私たちの存在における「土」の「要素」の量と質のバランスは、エネルギー・フィールドに現れる。岩、石、山、砂、土、宝石、クリスタル、洞窟、砂丘や鉱石の中で、私たちの身体と全体的なエネルギー・フィールドが作られている物質があるはずである。周囲にいる人たちを見わたしてそれぞれの人がどの鉱物の面影があるかが分かる場合が多い。例えば、この人は花崗岩質か、それとも砂岩質か? また、あの人は石板質か、それとも石英質かなどのように。ほとんどの人にとって、これらの関連性は象徴的なものだが、メディスン・パーソンにとっては、鉱物界との相互関与の中心的なリズムである場合がある。

私たちの中での「土」との同調と発達が拡大し、鉱物などとの協調をもつようになると、2番目のライト・ウィールの外見が変わる。最も基本的なかたちは、軌道上でお互いの周りを回転している2つのオレンジ形の球体である。鉱物との繋がりが強まるとそのライト・ウィールの質感、重量、色とパターンが発達し、私たちのエネルギー・フィールド全体が変化する。ここでは「土」が重要視されているが、その影響は私たちを作り上げている物質と静止のすべての側面に及ぶ。

そのような「土」の「要素」の性質は、人においてもある程度体現する。「土」の「要素」が強い人は、他の人より足が地についているためエネルギーを蓄積しやすい。だが、そのような能力はバランスを崩すこともあり、「土」の「要素」を蓄積しすぎないようにし、その蓄積に執着しないことが試練となる。

そのような注意が必要な状態は、地球の惑星としての動きにもみられ、地球は地球上で生活する生物のために蓄積したエネルギーを体現する。私たちは、その蓄積における寛大さを見つけないと、蓄積しすぎて私たちを押し潰してしまう。また、地球のリズムを知り、身体の潜在的な知恵をもたらす体現の周期の鼓動に耳を傾けなければならない。それは私たちが腹の底の直感として感じるものである。それは身体の「試金石」であり、真実の感覚なのだ。伝統的なメディスン・パーソンは、その感覚によって身体の真実を聞き、頭脳以外で明瞭さをもつことができる。

スウェット・ロッジ グランド・マザーの子宮

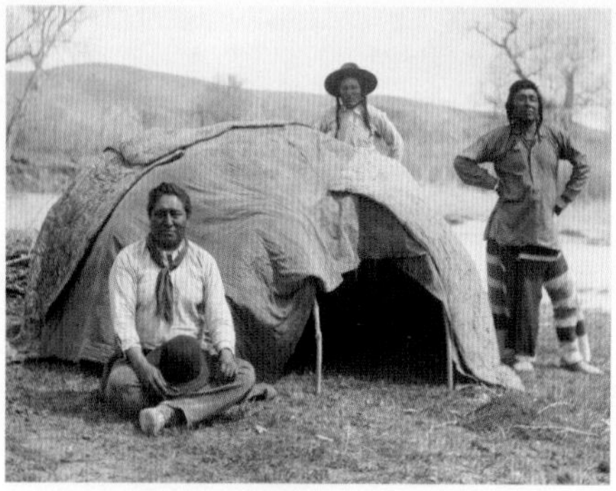

毛皮で作った簡易スウェット・ロッジ

スウェット・ロッジは、タートル・アイルランドの人々が行う神聖な儀式である。儀式の種類は多彩だが、本質的にはグランド・マザーの子宮へ戻るプロセスであり、重要な儀式の前に行われる。また、復興、癒しとヴィジョンを得るために単独でも行われる。

スウェット・ロッジの形式と方法は様々である。一般的には、常置のロッジは石または丸太と土から作り、簡易なロッジは毛布、毛皮や枝から作る。枝を切ったり火を起こす作業を含めて建設過程のすべてが儀式の一部とされる。ロッジの中は様々な方法で温められる——ナバホ族とスー族は熱くした岩を使い、イヌイットは火の熱を中に送り込む。スウェット・ロッジは、東の方角と西の中心に移動してくる太陽のパワーと地球を象徴する。

ドジョーツナギ、セージやシーダーなどのハーブを祝福及び保護のために熱く温められた岩または火の上に撒く。儀式の最中に祈りが参加者の心の中で常に唱えられている。また、スピリットが彼らの心の歌とヴィジョンの願いを聞くことができるように、声に出して祈りを捧げる。

他人、自分たち、大地、すべての関係と地球の領域のために癒しとヴィジョンがもたらされるように何度か祈りが捧げられる。ラコタ族のMitakuye oyasinという祈りは「私のすべての関係」のために捧げられ、ロッジの目的の真髄を包括する。

2番目のライト・ウィール

このウィールは、2つの回転しているオレンジ色の球体のかたちをもつ。また、鉱物界のパターン、色や質感をもらって「土」の「要素」とより深い関係及び相互関係をもつようになると進化して変化する。私たちに生命の火花を与える。

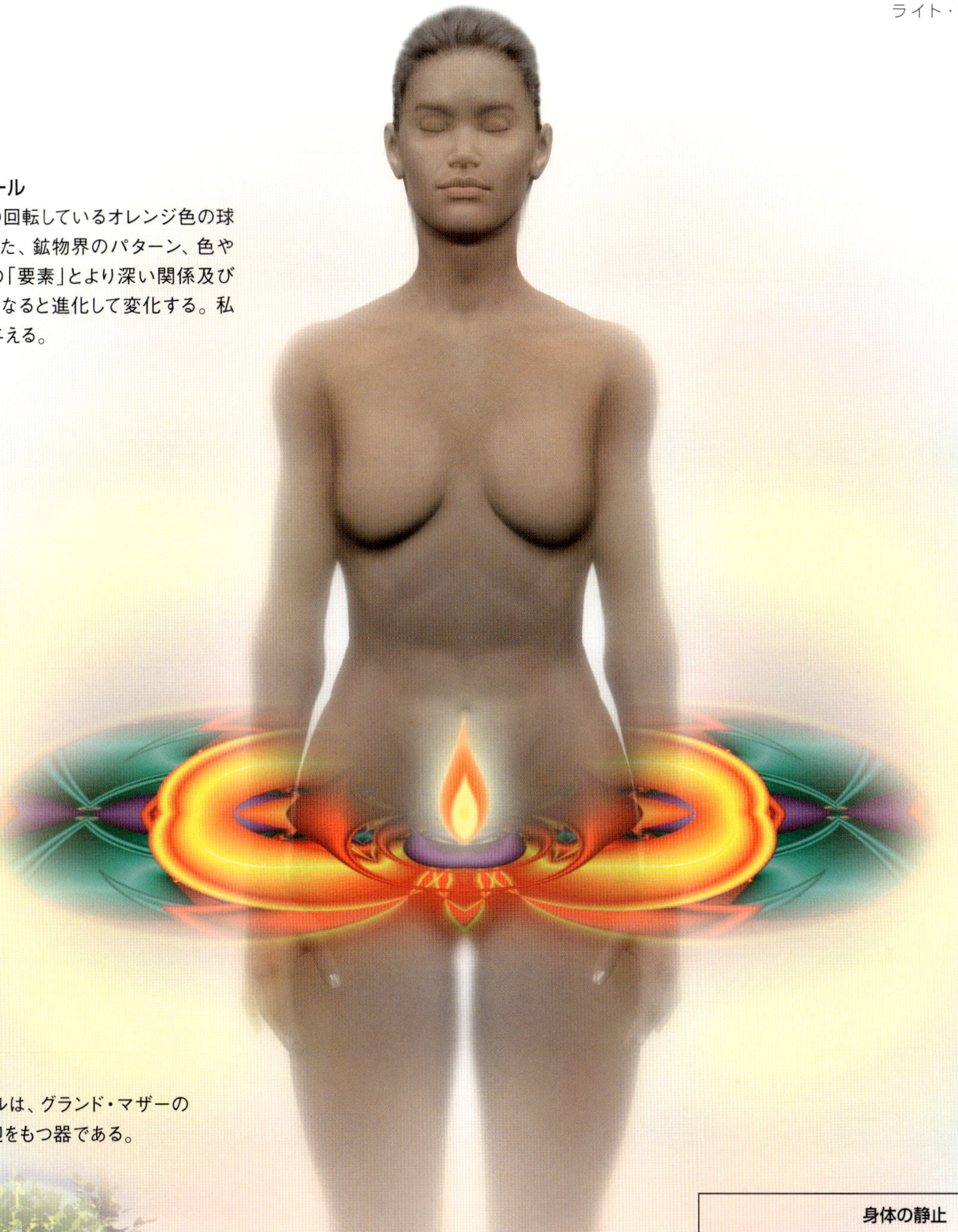

生命の樹の錬金術

2番目のライト・ウィールは、グランド・マザーの地球からの保持と歓迎をもつ器である。

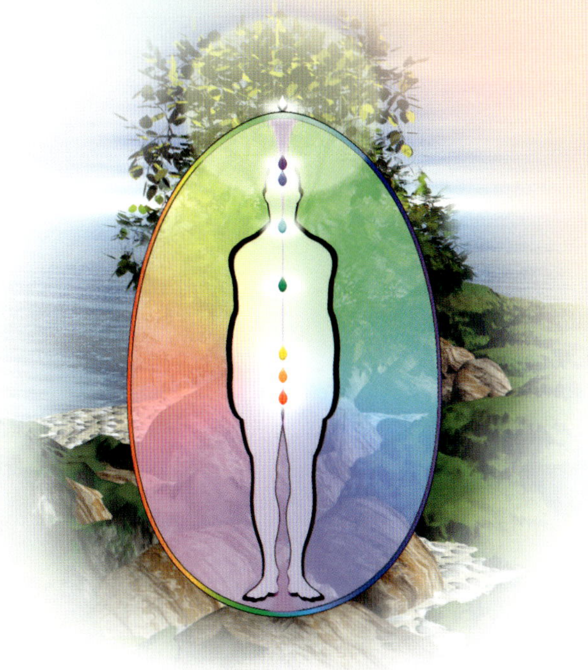

敵：明確さ
美徳：深い平和

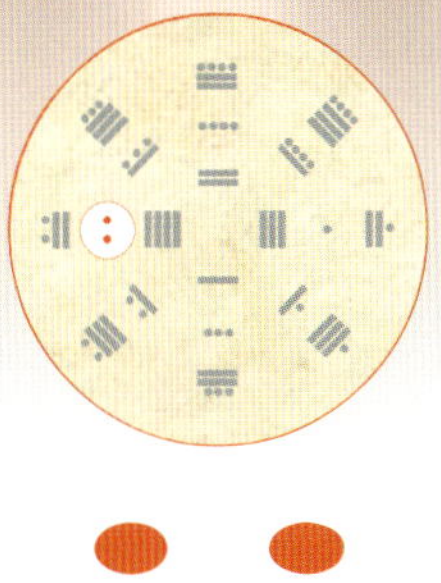

ザ・ツー（2）——
鉱物の保持

身体の静止	
トウェンティ・カウント（上の如く、超自然的世界）	ザ・トウェルヴ（12）、姉妹の惑星
トウェンティ・カウント（下も然り、日常世界）	ザ・ツー（2）、グランド・マザーの地球
地球の世界	鉱物界
人間の側面	身体
メディスン・ウィール	西
ダイナミック	保持
要素	土
傾向	蓄積
規律	魂の寛大さ、豊かさ
・・・の道	内観と直感

ザ・スリー（3）

魂の意志とギブ・アウェイ（施与）

彼女が姿を消してから4日目の夜に、
その子供は彼女の夢をみた。
その夢の中では、ホワイト・シェル・ウーマン
（白い貝の女性）は彼女が元気で幸せにしていると告げた。彼女は「神聖な人々が私のために
白い貝からできた美しい家を建ててくれました」
と言った後にさらに次のように言い残したようである。
「私はその家でずっと暮らします。
あなたと会うこともないと思うし、あなたも
私をこの姿でもうみることはないでしょう。
でも私はそう遠くないところにいます。
雨の日に私を探してください。
優しく降る女性の雨、その雨のおかげで
成長するトウモロコシが私を包み込みます。」
ポーラ・アレン・ガン
（ラグナ・プエブロ族とスー族）

3番目のライト・ウィールは先端が3つある恒星の炎として始まり、ザ・スリー（3）の黄金の三角形に象徴される。これは私たちの「水」の「要素」と地球の植物界との繋がりである。「水」のバランスは、「水」の世界との融合を管理して私たちの成長のための方向性を形づくる意志を左右する。「水」は自然界において共鳴するように感情の中にも体現するが、私たちは上記の意志によってその領域を切り抜けることができる。一人一人はその人の中の「水」の量と質によって違い、湖や川、干ばつ状態や洪水状態、透明な水や汚染された水などのように違った水質に似る。

各ライト・ウィールは、自然界との相互交流とダイナミックのおかげでエネルギー・フィールドの側面を体現する。このようにしてザ・スリーは、私たちの「水」と感情を表し、信頼と恐怖との間の均衡をもたらす。

感情的生活の充実によって世界への施し（ギブ・アウェイ）をするエネルギーと動きをもたらす。そのように与えるということは、メディスン・ウーマンのジェーミー・サムズによると分かち合うことだ：「無条件で与えることができなければ本当の意味で手放したことにならないため、期待をせずに与えることの神聖さが壊されてしまう。」

焦点と意志

3番目のライト・ウィールで必要な性質は、ギブ・アウェイの儀式がもつような自由と信頼である。ここでは、私たちの魂の中心軸と人生の様々な側面を「編み込む」方法を知る。このライト・ウィールから私たちのエネルギー体の光り輝く線維が出現し、人生において執着するすべてのものと結びつける。

上記のうち私たちの役に立たないものの繋がりを放ち、エネルギー・フィールドの中の失われたエネルギーを取り戻すことを目的とした色々なスピリチュアルな教えやヒーリング技法がある。同じように、ヴィジョンの探求と儀式は、私たちに祝福をもたらす場所や生物との繋がりを築く手助けをする。世界の中で築く繋がりに焦点を置かなくなると、私たちの3番目のライト・ウィールとエネルギー体の線維が弱くなったり、またはもつれる。また、感情を尊重しないため、植物界からの恩恵である意図を意識的に祝うことなく、四方八方に引っ張られてしまう。

薬種

多くの民間医療では、植物が重要な役割を果たす。ネイティブ・アメリカンの部族は多種多様な植物を使用してきた。例えば、ブラックナイトシェード（コマンチ族の結核のレメディー）、テンナンショウ（ポーニー族の頭痛薬）やトウヒの球果（クリー族の喉薬）などである。だが、タートル・アイルランドのメディスン・パーソンにとって、植物は食物または薬の単なる材料だけではなく、一人一人にとっての特別の「メディスン（薬）」となるものであり、トーテムでもある。

ホワイト・バファロの子牛の女性

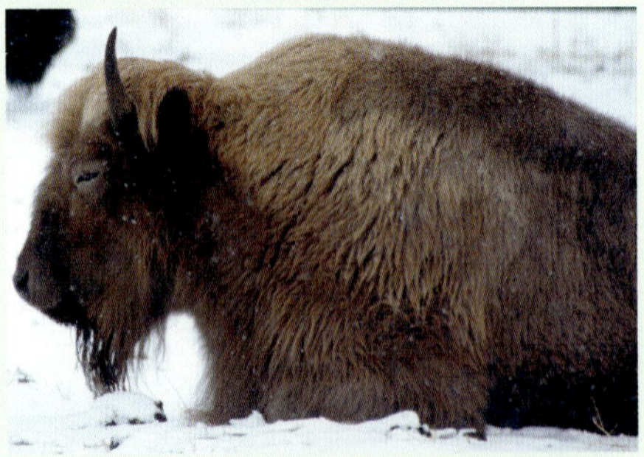

神聖なホワイト・バファロ（アメリカ、アリゾナ州）

この女神は世界中で様々な姿で現れる。アメリカの中西部のラコタ族（西スー）にとっては、この女神は主にホワイト・バファロの子牛の姿をもった女性として現れる。彼女は、19世代以上も前に、祈りを忘れたラコタ族のためにメディスン・パイプとともに現れた。そして、サークルの神聖さ、すべての人々の統合とグランド・マザーのすべての世界との関係について教えた。彼女はその美しさの神聖さに気づくように勇士たちに挑戦し、去るときにバファロに変身した。

彼女はグレート・スピリットのアヴァターとして、希望を伝えるために「最後のとき」に再来すると言い残した。だが、そのときは私たちが傲慢さのあまり彼女の言葉を聞こうとしないだろうから、人間の姿ではなく白いバファロとして現れると告げた。

タートル・アイランドでは1世紀以上も白いバファロは存在していなかった。バファローが白く生まれる確率は1000万分の1であり、最も最近では1833年にシャイアン族により殺された。白い雑種の蓄牛やアルビーノ・バファロはたくさん現れている。だが、1997年、ミラクルムーンと名づけられた本当の白いバイソンが誕生した。現在その子孫は7頭いるが、アリゾナ州のフラッグスタッフのスピリット・マウンテン・ランチで限られた資金によって大事に飼育されている。それでもその白いバファロが運ぶ希望の信号灯は、それらが象徴する女神の輝きによって煌々と光り輝く。

3番目のライト・ウィール

このウィールは、黄金の三角形のかたちをもつ。また、植物界のパターン、色や流れをもらって「水」の「要素」とより深い関係及び相互関係をもつようになると進化して変化する。感情の中の意図の道である。

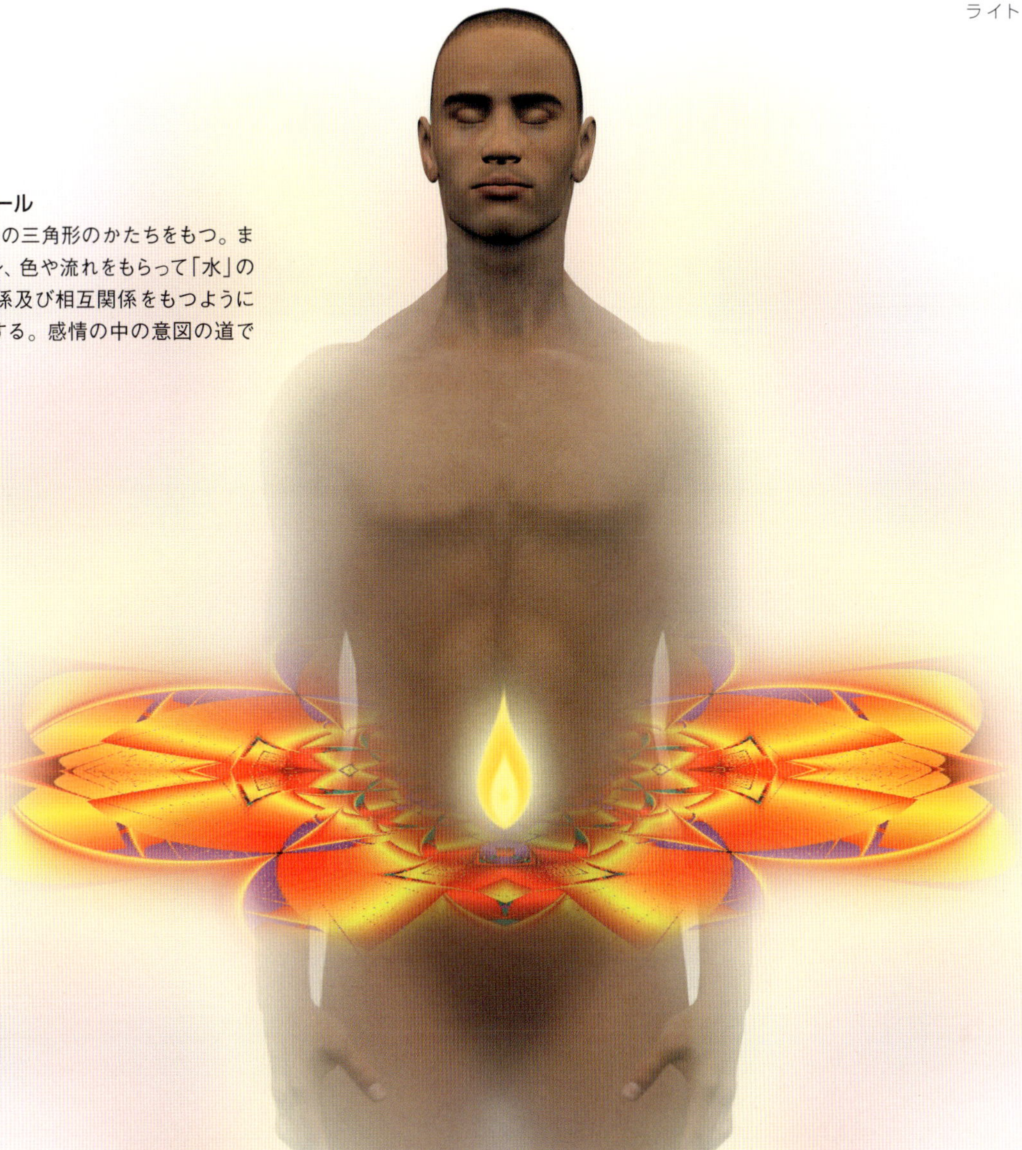

生命の樹の錬金術

3番目のライト・ウィールは、
私たちが木々や植物を通して表現する施与である。

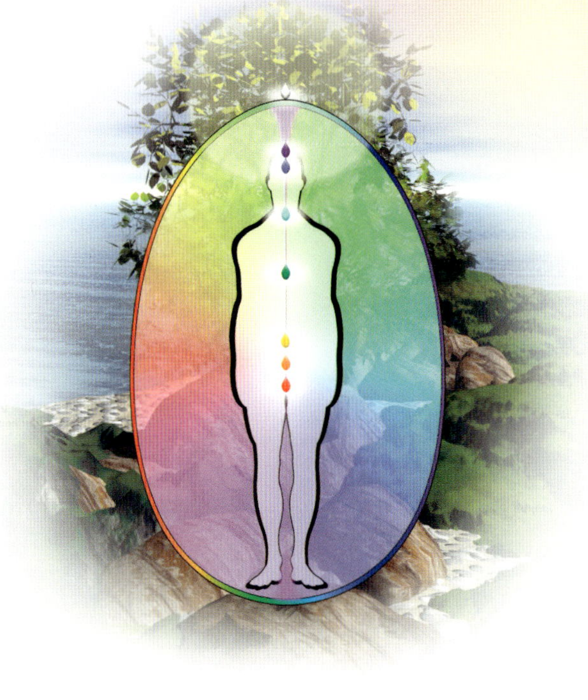

敵：恐怖
美徳：美

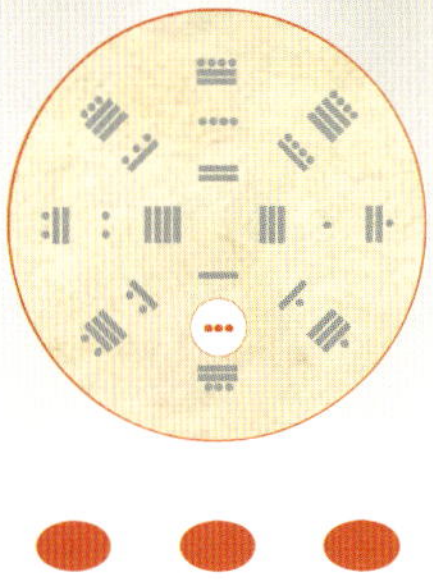

ザ・スリー（3）——
植物の施与

意志の水	
トウェンティ・カウント（上の如く、超自然的世界）	ザ・サーティーン（13）、ケツァール、すべての植物のスピリット、すべての母、女神の複数の顔
トウェンティ・カウント（下も然り、日常世界）	ザ・スリー（3）、植物
地球の世界	植物界
人間の側面	感情
メディスン・ウィール	南
ダイナミック	施し
要素	水
傾向	融合する、収束する
バランス	定義、焦点
・・・の道	信頼と純真

ザ・フォー(4)

心――精神の拡大

動物に話し掛けると、
その動物たちはあなたに話してくれる。
そのようにしてお互いを知ることができるだろう。
だが、話し掛けなかったら、
動物のことを知ることができない。
そして、知らないことを怖れるようになるだろう。
人は、怖れるものを破壊するのである。
ゲスワナウス・スラフート(ダン・ジョージ)
(サリッシュ族の族長)

4番目のライト・ウィールは胸中に位置する明るいエメラルド色の炎のかたちをもつ。私たちの人生の呼吸であり、「風」の「要素」との繋がりをもつ。「風」は、無限のない拡大の性質をもつように、私たちは12の風を環境の完全なスペクトルの象徴として用いる。このようにして「水」の世界への流れを抑制できなくなると、「風」の探求は無限になる。そして「風」は心と精神を拡大する。

「風」は興奮しやすいが、それは抽象的な空想にふけやすい精神の軽はずみにみられる。それも他の人や自己の他の側面との感情的、霊性的または身体的な繋がりがなくても生じることである。これは堅い官僚または抽象的な科学者の原型なのだ。ここでは心の恒久性を保ち、4番目のウィールに配置されているのが心――精神であり、心と精神が繋がっていることを忘れないようにしなければならない。それは、まさしく知恵の道であり、知性が自己の中でバランスと誠実さを見つけ出す。

このウィールは、「受け取る」能力をもたらし、他人を心の中で受け止めることができるようになる。そのため、最初はシャーマンまたはメディスンの道で同調するものは動物が多い。地球のメディスンに関する知識が少ない家庭でも、ペットなどとして生活をともにしている動物は私たちの心を開かせてくれる。私たちは同胞、木や鉱物など地球のグランド・マザーの他の世界に属するものよりも動物を最も自然に心の中に受け入れる。そして、一人一人が自己と分離していない、また支配下にもない同調者を自分のメディスン(薬)としてもつ。メディスンの同調者をもつということは、人間の存在を越えることを意味する。ザ・ファイブ(5)(P192-3参照)では、人間の役目は他の世界を見極めて変化及び触媒作用を及ぼすことだが、私たちはメディスンによる他の生き物との深い繋がりによって従来の自己の存在の球体よりも大きくなる。

自己の境界を越えることは自然であり、身体の岩や石についての自己に問うたように、私たちはこの4番目のライト・ウィールで私たちを投影している動物は何かを考える。また、メディスン・パーソンがそのような関係に深入りするが、それは自然なことでもある。実際にも、自己を動物と同一視する傾向は世界中のスラングや国章にみられる。タートル・アイランドでは、はげ頭のワシ、ハイイログマ、ハチドリ及びコンドルが部族のトーテムであり、国家と土地の象徴である。

繋がり

4番目のライト・ウィールの活力は、心臓や肺の状態、胸壁の骨と筋肉の復元力を左右する。心の繋がりにおいて持続的なプレッシャーを感じていたり、外部の世界とそのような繋がりをもったことがない場合、エネルギーが遮断されたり透明になったりする。このウィールとそれが身体において位置する胸中は、女性の豊胸手術や男性の増強した胸筋などではなく、他の生き物への愛に心が開くことによって発達する。

上記は、内なる自己を無差別に与えることではなく、自己の真実と他者の知恵を尊重する純粋のコミュニケーションである。私たちは、傷つけられることや本当の自己のを知られてしまうことを怖れて他人を支配しようとするため、「風」と精神の試練は、この領域における権力争いを引き起こすことがよくある。

ココペリ

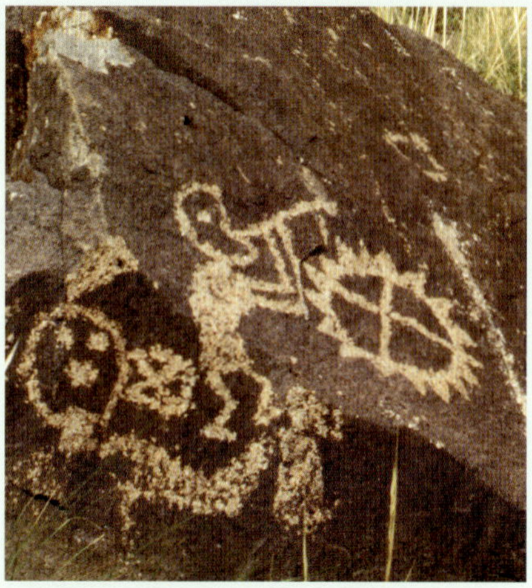

ココペリ――豊饒の笛吹き

ココペリは背中の曲がった笛吹きで、その伝説はタートル・アイランドで言い伝えられている。彼は、神聖な種子を運ぶ豊饒の神で、マヤとアズテック族が居住していたメソアメリカの地域から北へ旅して、アメリカの南西部でホピ族とプエブロ族と一緒に暮らすようになった。彼が笛を吹くと頭部から光が流れ、角のかたちをした光輪が現れるとされている。また、巨大な根茎をもつ姿で描かれることが多い。

ココペリについての伝説は、笛を吹きながら北へやってきたアズテック商人から生まれたと考えられている。今日では(男根のない)ココペリの輪郭がアメリカ南西部全体のシンボルとして採用されている。だが、彼は儀式のときは、ペテン師、商人及び愛人を象徴し、古代のアナサジ族の岩面陰刻ではホピ族のカチーナ人形と同じ姿で描かれている。

彼の笛は、私たちの自己の歌を拡大するように促す心の歌である。曲がった背中はトウモロコシがなる種子をもち、男根は私たちの神聖さの抑えられない創造性である。そして、髪は彼の神性とグレート・スピリットとの繋がりのアンテナを灯し、私たちにも自己のアンテナを伸ばし、角を生えさせて自己の魔術を知って欲しいという願いを象徴する。

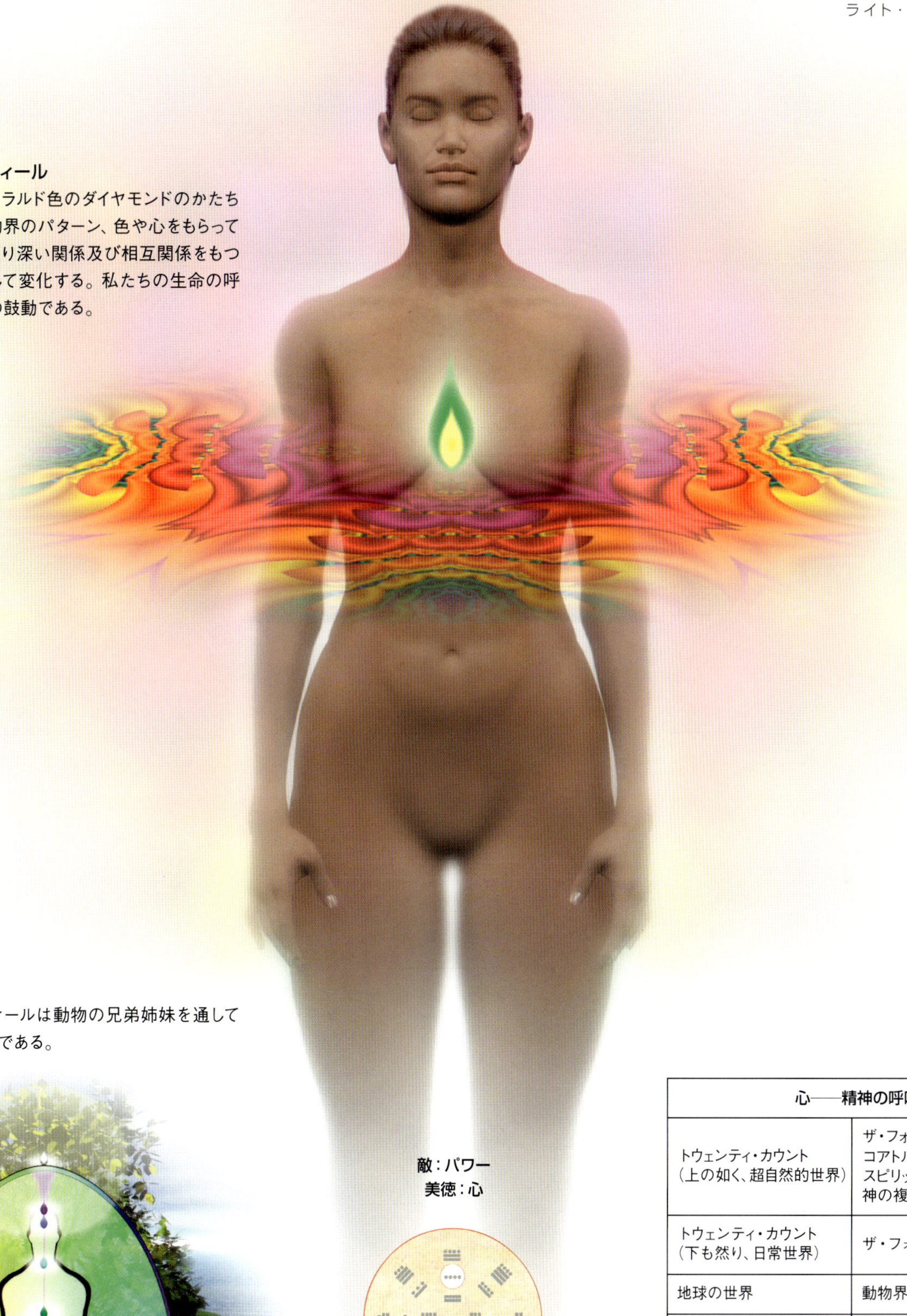

4番目のライト・ウィール

このウィールはエメラルド色のダイヤモンドのかたちをもつ。また、動物界のパターン、色や心をもらって「風」の「要素」とより深い関係及び相互関係をもつようになると進化して変化する。私たちの生命の呼吸であり、繋がりの鼓動である。

生命の樹の錬金術

4番目のライト・ウィールは動物の兄弟姉妹を通して開かれる心の状態である。

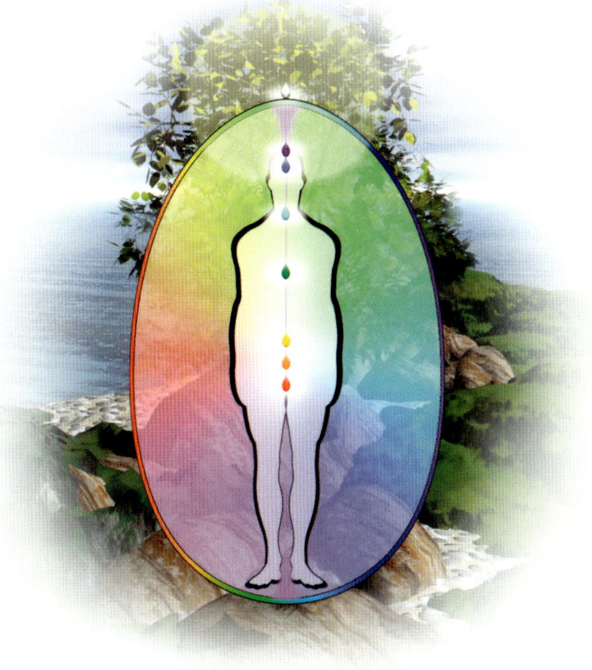

敵：パワー
美徳：心

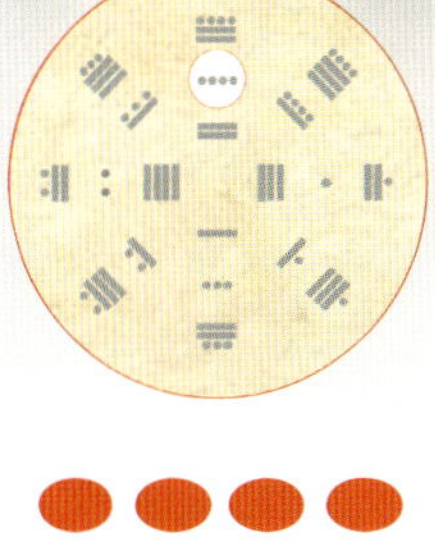

ザ・フォー（4）——
動物の抱擁

心——精神の呼吸	
トウェンティ・カウント（上の如く、超自然的世界）	ザ・フォーティーン（14）、コアトル、すべての動物のスピリット、すべての父、神の複数の顔
トウェンティ・カウント（下も然り、日常世界）	ザ・フォー（4）、動物
地球の世界	動物界
人間の側面	心——精神
メディスン・ウィール	北
ダイナミック	受容
要素	風
傾向	散乱、拡大
バランス	恒久性、誠実さ
・・・の道	知恵

ザ・ファイブ(5)

神聖な人間と世界の融合

4つ足の動物の代表団はみえず、
ワシのための席もない。
私たちは忘れて優位だと思ってしまう。
だが、本当は創造の単なる一部である。
そして山とアリの間のどこかに立つ。
創造の一部及び一包みにすぎないのだ。
イロコイ族の族長オレン・リヨンズ
(タートル氏族の信仰の守り手)

5番目のライト・ウィールは喉に位置する先端が5つある星型の炎として始まる。私たち自身の人間性、同胞と自己の魂との繋がりを象徴する青い5線星型をシンボルとしてもつ。ここでは、ライト・ウィールはチャクラの発達を投影するが、どちらの伝統でも5番目のエネルギー・センターは喉に位置し、統合を意味する5つ目の「要素」に対応する。ヴェーダの系統では「アイテール」であり、マヤ族にとっては「空」である。さて、マヤ文化の「クルタリーニ」はヨーガでいう「クンダリーニ」と関係があるのだろうか?

本書における教えは、実際的かつホリスティック科学であるため、上記のような問いは答えなくてもここにおける洞察の信憑性とパワーを求める探求を妨げることはない。5番目のライト・ウィールの「空」の踊りは、メディスン・ウィールの中心への4つある段階のうちの最初の段階である。その後に、ザ・テン(10)、ザ・フィフティーン(15)とザ・トウェンティ(20)と続く。これは私たちの存在の中心にある「自己」なのだ。内省や自覚に汚されていなく、指揮しながら統合を果たし、4つの世界と「要素」の間に吊り下げられている。

庭師の知恵

マヤ族の神聖な数学は、一人一人の人間がもつ霊性に投影される進化し続け、数列をなしている宇宙を描く。その霊性は自覚、直感と霊的な存在感の融合である。人間は「5」で、動物は「4」、そして植物は「3」である。これは動植物が人間に支配されるために創造されたと考えた中世のキリスト教世界のピラミッド型の権力の階層ではない。「5」の力と創造における人間の役割は、「決断を下す者」を示す。それは、他のすべての世界の決断的な方向性と「織り方」を示し、変容をもたらす者及び触媒なのだ。

ここには地球のリズムを注意深く観察しながら地球の世話をする庭師の知恵があり、生命を支配するのではなく持続させて元気づけることができるようになる。なぜなら、私たちは理解しないものを破壊しようとする傾向がある。そのため、現代の人類は自然のままのパワーや未開拓の森や動物などの資源の扱い方が分からないのである。人間は自然を居住化し、木々を伐採する。私たちは集合的に資源を分かち合うことができず、私たちの義務の神聖さを失ううちに私たちの力も低下し、神聖な人間の「5」以下に落ちる。だが、そのレベルは同じように上がることもあり、自然の状態で得られる祝福を超えたものを得た木や動物は、単なる木または動物としての表現でなくなる。目覚めた木々や岩々は、自らの瞬時的な呼びかけもしくは鳥類や人間による祈りによって、目覚め続けるコミュニティに参加するようになる。

「5」のパワー

人間のパワーは世界を形成し、形づくり、解釈をして、再生させる。ここでは人間のすべての側面における能力と知性、想像性、ヴィジョンと理解の用途が含まれる。これは私たちの声を使った表現と他者とコミュニケーションを取るための言語の複雑さにみられる。人間及び人類全体としての自己との関係である。ライト・ウィールが発達すると、5番目のウィールの色、パターン、メロディー、リズムや調和が深まり明るくなる。

血の中の雷

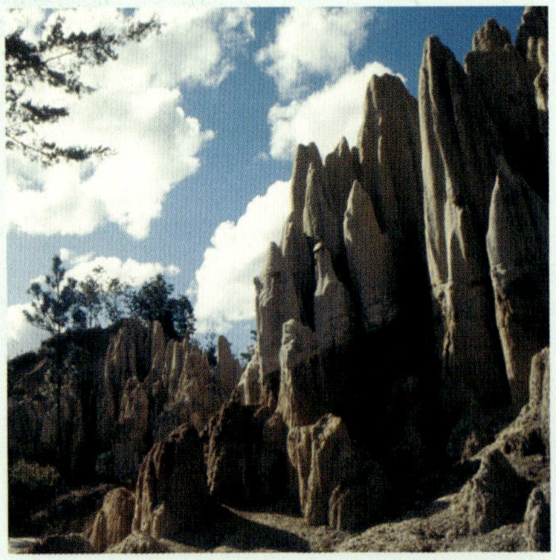

「血の中の雷」と名づけられている守護神が住むグアテマラのモモステナナゴ

マヤ族の時間の守り手は、属しているコミュニティと精霊界の仲介者である。種子の欠片やクリスタルを数えるが、中国人が行った易占いを連想させる。誕生日は環境や雨林のドリームタイムにおけるテーマと共鳴していると考えられ、子供のためにバースチャートが作成される。

そのような伝統の歴史と豊かさはそれらの系統の指導者たちの高潔さによって厳しく守られてきたが、1970年代にニューヨーク出身の2人の人類学者、デニスとバーバラ・テドロック自身が時間の守り手となった。その後、デニスはマヤ族の重要な聖典の一つ、ポプル・ヴー(Popul Vuh)を翻訳した。1982年に出版されたバーバラの著作『Time and the Highland Maya(時間と高地のマヤ族)』は、メッセージとして解釈して解読できる肉体的な感受性を必要とするマヤ族の占断を説明した。

ここでは、時間の守り手は身体の中を機敏に流れる「血の中の雷」のような感覚を経験する。時間の守り手の役目の一部は、それらの感覚を解釈して誰に対してのメッセージなのかを判断することである。身体の各部位は意味をもち、例えば身体の前面は子孫、背面が先祖を意味する。

5番目のライト・ウィール

このウィールは青い5線星型のかたちをもつ。また、神聖な人間としての存在のパターン、色や表現をもらって「空」の「要素」とより深い関係及び相互関係をもつようになると進化して変化する。私たちのバランスと和解の道である。

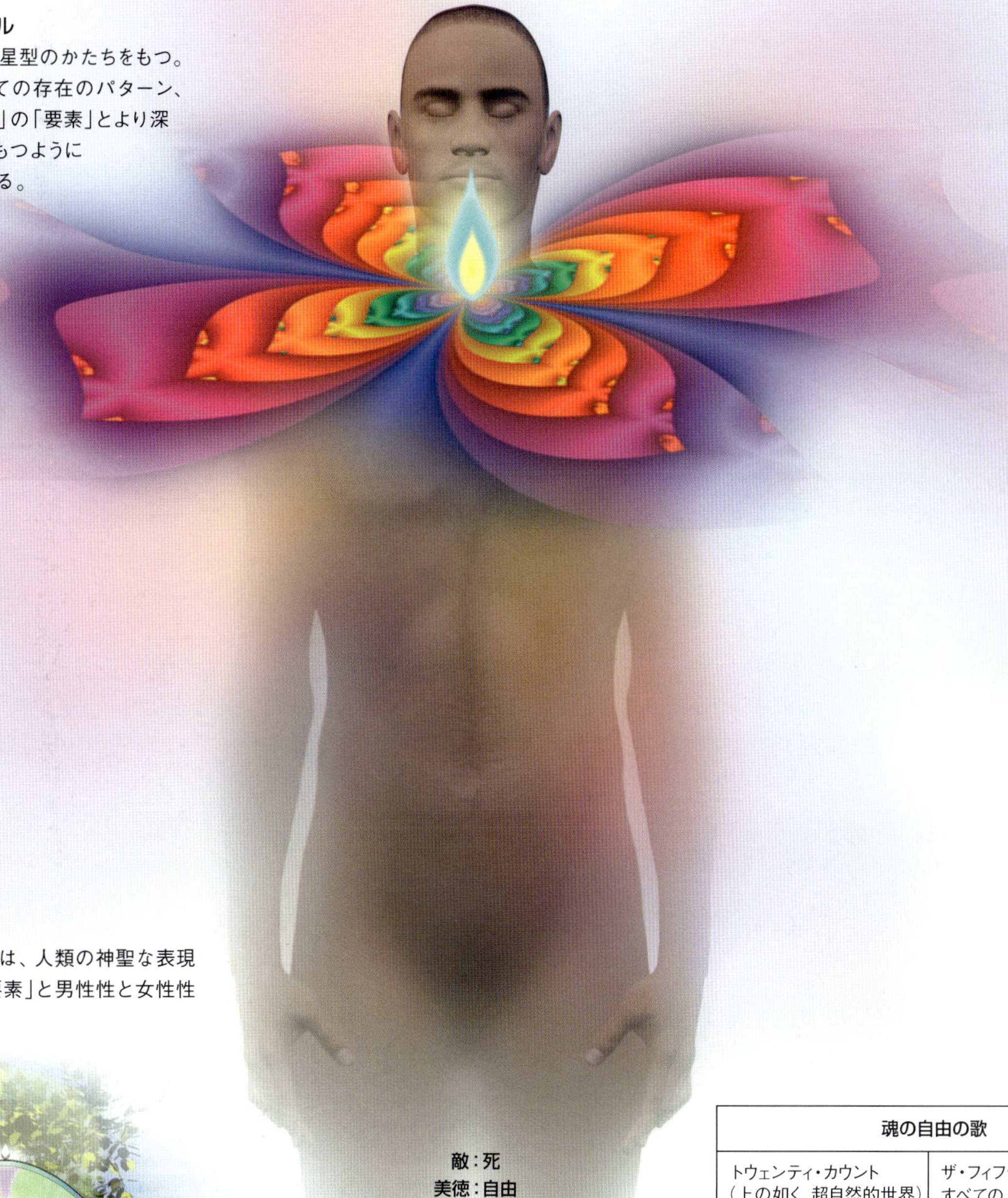

生命の樹の錬金術

5番目のライト・ウィールは、人類の神聖な表現を通しての私たちの「要素」と男性性と女性性のバランスである。

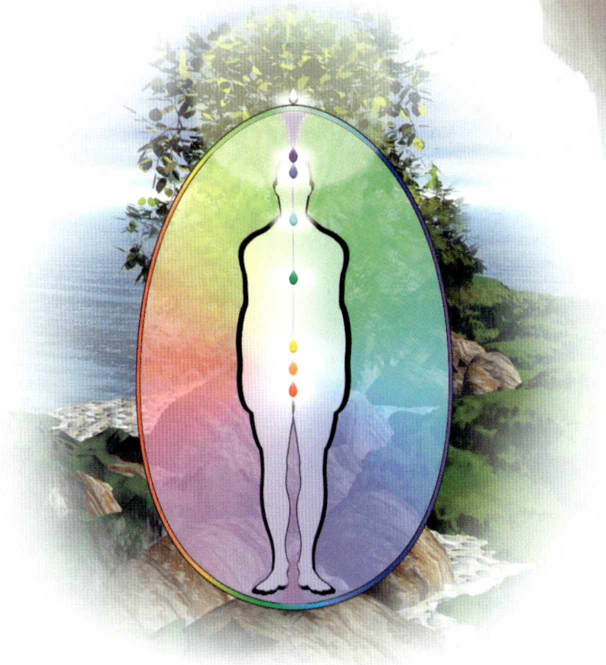

敵：死
美徳：自由

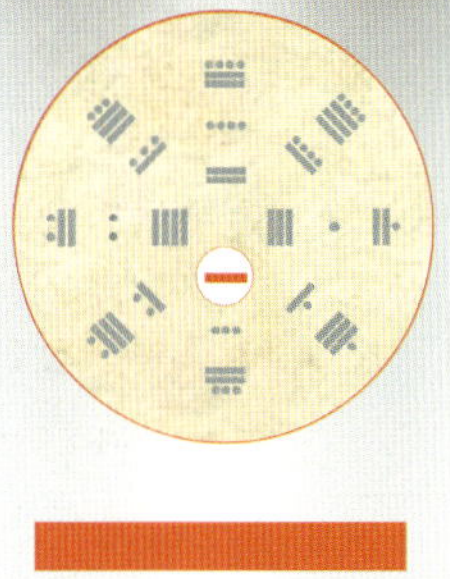

ザ・ファイブ(5)——神聖な声、神聖な人間

魂の自由の歌	
トウェンティ・カウント（上の如く、超自然的世界）	ザ・フィフティーン(15)、すべての人間の集合的魂
トウェンティ・カウント（下も然り、日常世界）	ザ・ファイブ(5)、神聖な人間
地球の世界	人間界
人間の側面	魂
メディスン・ウィール	中心
ダイナミック	触媒作用を及ぼす
要素	空
傾向	倦怠
バランス	自己命令
・・・の道	変容

ザ・シックス(6)

先祖と内省

シシウトルは前と後に目がある
海に住む怪獣であり、魂を探し求めている。
シシウトルをみたときは、
立ち向かわなければならない。
その恐怖に立ち向かいなさい。
知っていることを裏切ったり、逃げようとしたら、
シシウトルは2つの口で息を吹き、
あなたは回転し出すだろう。
シシウトルの双子の口があなたの顔を捕らえて
魂を盗み取る前に、彼の頭はそれぞれ
あなたに向かなければならない。
そのとき、彼は彼自身の顔をみることになる。
自己のもう片方をみたとき、真実をみるのだ。

アンヌ・カメロン

ヌートカ(カナダ西部の海岸沿いに居住する部族)の民話

6番目のライト・ウィールは眉に位置する先端が6つある星型の炎として始まる。紫色の6線星型――先祖及び地球の守護者についての知識への門――をシンボルとしてもつ。私たちのすべての感覚機能を司るが、聖なる人間の領域だけではなく、目にみえないまた認識されていない地球の他の領域における視力、聴力や嗅覚などを含む。地球の守護者であり、小人、妖精やフェアリーとして知られ、太古の存在であり永遠の若さをもつトーリロクアイの領域である。

拡大された知覚

6番目のライト・ウィールは、グランド・マザーのより大きな領域への知覚を拡大し、新しいものの見方や在り方をもたらす。ザ・シックス(6)は、人間の基本――各手や足に5本ずつ指をもつ――のかたちを超越した領域であり、人間性の2つ目のレベルへの移行である。ここでは人間の基本構造を超越し、さらに偉大な存在になるために人生の構成要素を組み合わせようとする。

ここへの移行は、真実の剣に沿って自己を内省して自己概念が幻惑だという真実を理解し、バランスの取れた認知をもつことで達成される。私たちがその移行への門を受け入れて、自己と世界の本質を発見すると、その度合いによってこのライト・ウィールが活性化されて強くなる。先祖とトリロクアイを受容することで光り輝く。

未来の夢

ザ・シックス(6)の門をくぐることは、自己を超越して私たちの存在は先祖と地球の守護者のおかげであり、私たちがそれらに影響を与えることができることに気づくことである。私たちの行動は遺産の残し方及び系統の選択において強い影響を及ぼす。遺産とは、不動産や家系ではなく、夢や記憶であり、人生においてなりたい存在になるための行動やその信念をヴィジョンとして人々に与えることである。また、もちろん、私たちは子供を大事に育てることだけによって世界に何かを残すのではない――最も重要なのは、私たちが受容したり拒絶する夢、倫理や情熱である。

ナバホ族のグランド・ファーザー、トム・ウィルソンのヴィジョンの一つは、次の7世代にスピリチュアルな系統を残すことだった。悪夢や付きまとう想いは、夢と同じように7世代に継続されるため、上記のヴィジョンを達成するには意識から悪夢の記憶を浄化することとも重要である。どの段階でも、一つの世代はそれらの悪夢または夢の種蒔きを止める選択ができ、その選択を必要期間もち続けることでそれが私たちの初期設定となる。一つの世代によるヒーリングは回顧的な祝福のパワーをもち、苦しみ続けている者の記憶の影を取り除く。同じように、痛みの再導入や習慣的虐待はそれらの経路を固定する。そのような環境では、私たちの系統ではない者が信号灯となり、人間であることのさらなる意味を示してくれる。

鏡に映る私たちの姿は、偶然や遺伝というより選択による。先祖が私たちの歴史をもつように、私たちは彼らの夢をもち、世界のすべての子供たちのために私たちの種子を育てる。

ポプル・ヴー(Popul Vuh) 助言の書

ポプル・ヴーは、スペイン征服時にマヤ・キチェ文化とともに破滅されないように18世紀にスペイン語に訳されたマヤ族の聖典である。最初はその2世紀前にマヤ族の貴族によりローマ字のキチェ語で書かれたもので、フランシスコ会の修道士によりスペイン語に翻訳された。

その聖典は、すべてのものは天と海の拡がりから始まったという創造についての物語である。その拡がりには主権をもち羽の生えたヘビ、グクマツと天の心臓、フラカンしか居住していなかったとされている。彼らの会話が地球と地球上のすべての生命を誕生させた。また、人類の創造や人類を何度も木材から作ろうとして失敗した英雄の双子の試みについても語られている。彼らがその前に作ったものはその後サルとして生き延びたとされている。

この他にも、金星の動きを示した13世紀に書かれたドレズデンの古写本など、

マヤ族による重要な聖典の中で生き延びたものはいくつかある。現代的に再編成されたマヤ歴ツォルキンは、直接の子孫以外もマヤ族の先祖として捉え、1987年に行われたハーモニック・コンバージェンス(Harmonic Convergence)では、平和のために世界中から人々が集まった。

トウェンティ・カウントの起源についてはまだ人類学者によって議論されているが、今日でもマヤ族の時間の守り手及びグアテマラやベネズエラのシャーマンの聖職者たちにとって不可欠な道具である。数学的に複雑な役割をもちマヤ歴の計算においてパワーをもつ複数の数字の体系の一つである。マヤ歴で注目すべきことは、紀元前3114年8月11日から始まり、2012年12月21日にピークを迎える現在の銀河系の周期が含まれていることである。伝統的なマヤの教えでは、私たちの世界が「4番目の世界」で最初の3つは創造主によって破棄され、5番目の世界の到来により私たちの世界が終わると考える。その終わりを2012年だとする者もいるが、マヤ歴では4772年が示めされていると示唆する者もいる。

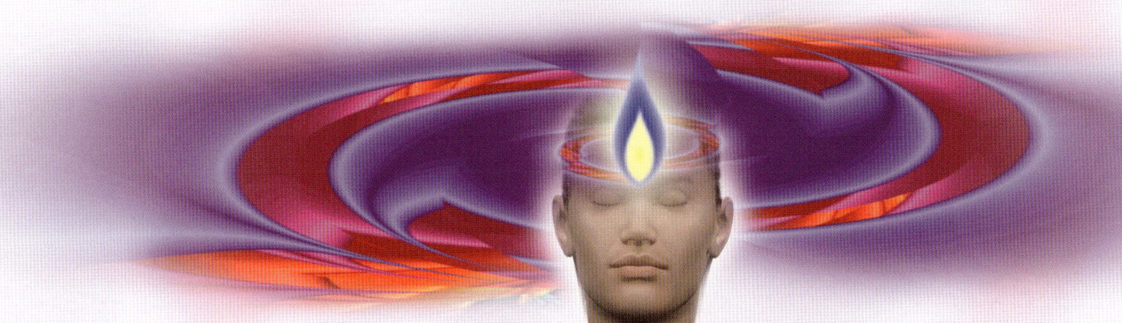

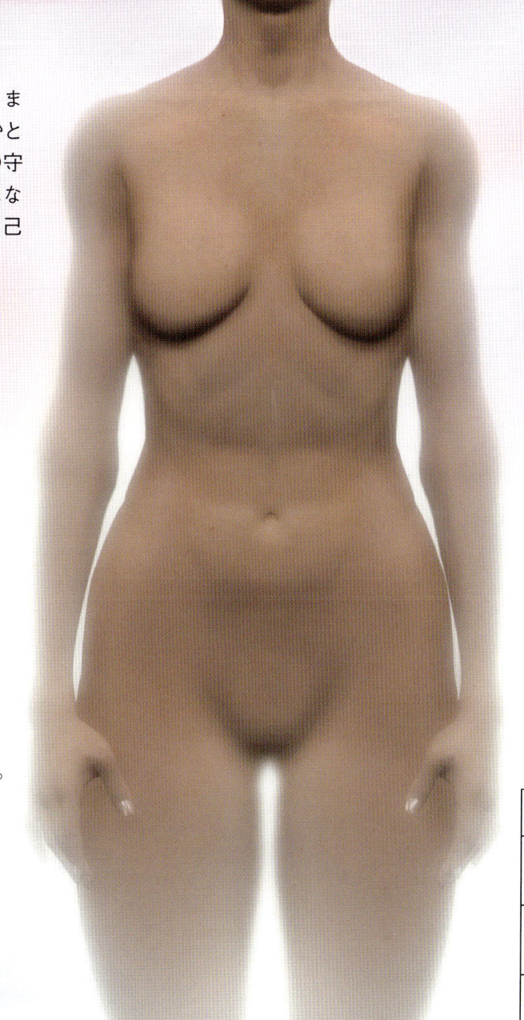

6番目のライト・ウィール

このウィールは紫色の6線星型のかたちをもつ。また、第6感を使って他者をどのように尊重するかというパターン、色や献身をもらって先祖や地球の守護者とより深い関係及び相互関係をもつようになると進化して変化する。過去と未来において自己を明確にみることのできる能力である。

生命の樹の錬金術

第6番目のライト・ウィールは先祖や地球の守護者の中で自己についての明瞭な視界である。

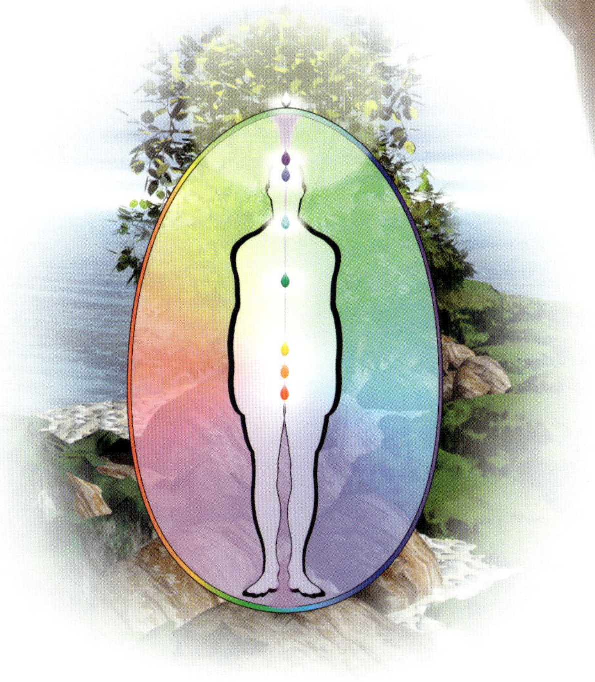

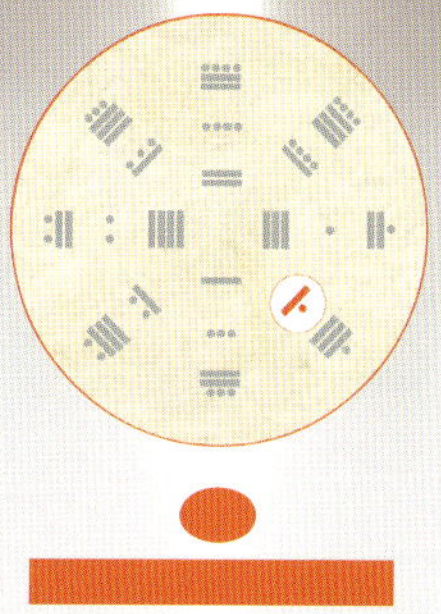

ザ・シックス（6）

先祖の顔	
トウェンティ・カウント（上の如く、超自然的世界）	ザ・シクスティーン（16）、アセンデッド・マスター
トウェンティ・カウント（下も然り、日常世界）	ザ・シックス（6）、先祖
地球の世界	トーリロクアイ、地球の守護者
人間の側面	魂
メディスン・ウィール	東南
錬金術	5と1、魂とスピリット
試練	自尊と自信喪失
小道	自覚と認知
要素	火と水
傾向	反発
バランス	結合、回転力
・・・の道	受容

ザ・セブン(7)

ドリーマー(夢をみる者)とドリーム・ウィール(夢の輪)

ドリーマーは過去のように英雄の探求を背負う。
メルリン、キリスト、マラ・ガウタマ、
ケツァルコアトル、アインシュタイン、
ナバホ族のグランド・ファーザーの
トム・ウィルソン、ホピ族のグランド・ファーザーの
ダンとグランド・マザーのキャロライン、
そして今日では、宇宙の歌と神の本質を
探し求めるスティーブン・ホーキング、
すべての生き物のために解放を求めている
ダライラマ、自分の民族のための自由を求める
モーニングスターのライオン、
ネルソン・マンデラなどのドリーマーなどである。
ドリーマーは宇宙の中心と世界の心を
探し求めて顕現させる。
アルウィン・ドリームウォーカー
(メチスのメディスン・ウーマン)

7番目のライト・ウィールは私たちのドリーム・ウィール――コミュニケーションにおいて永続的に存在する門――である。頭頂に位置する先端が7つある星型の炎は、他の生き物と共有する意識の無数のウェブへの拡がりを象徴する。その他の生き物もドリームタイムそのものの壮大さの中で創造しながら流れているが、それらと共有する意識のウェブは、私たちが多彩な生き物と一緒に存在し、絶え間なく相互に影響し合って進化していることへの感謝をもたらす。

ザ・セブン(7)では、「水(南)」と「土(西)」の要素が融合するが、それは泥が多い沼の中ではなく、地上の「ソングライン(歌のライン)」の流れ――岩、植物、動物、人間やすべての人生の側面の間を通り抜ける意識の流れ――においてである。

そのようなソングラインの流れは、龍、カチーナやイエイなどのように潜在性と可能性の巨大な溝の橋渡しをする夢の守護者において体現される。そのため、それらは種子を運び、歌を歌い、宝物を守り、生命そのものの本質を保ち、体現する。

6番目のライト・ウィールで洞察力が発達して先祖の間と地上での位置が決まると、7番目のウィールでは人生の目的について自己の魂と会話をもてるようになる。ここでは夜みる夢の象徴的な創造性をもたらすだけではなく、私たちが日常的に浸る象徴的な人生の流れの体験ももたらす。私たちは目を大きく開いた状態でシンボルと野心がもつ繊細な意味合いを吸収して伝達する。エネルギー・フィールドの全体性をどこへ導くか、また、地球上のどの合図に自己を同調させるか?このライト・ウィールを目覚めさせた者は、自己よりも大きな目的である神聖な夢への情熱をもつようになる。

シンボル・・・

ザ・セブン(7)は、エネルギー・フィールド全体を満たす。各ライト・ウィールは身体の特定の部位に対応するとともに全体にも影響を及ぼす。1番目のライト・ウィールは背骨の基部に位置し、人間の存在全体にその情熱を流出させる。また同じように、7番目のドリーム・ウィールは頭頂で開き、脳の中で包括されている意識と認識の想像力と創造性から出現し、各細胞、考え及び感情の中で開花する。ザ・セブンはシンボルとそれらの各意識レベルでの影響において顕現するが、私たちのエネルギーの構成とパターンは、一つ一つのかたちを通してどの程度ザ・セブンが体現されているかを示す。

・・・と夢

夢も神聖な存在からの予言、教え、警告や導きを豊富に含む。ドリームタイムにおける覚醒の道を選択すると、7番目のライト・ウィールが独自の輝きと活性をもつようになる。

その輝きの明るさと大きさが増し、色が薄紫色から変化し、ドリームタイムのパターンとシンボルをもつようになる。このライト・ウィールでは、人間及び非人間の文明における文化的、歴史的及び地理的な波の象徴的な言語が出現する。そのため、ルーン、人間の象形文字や言葉、月の相や花の無限の形に表れる。これらのシンボルの中から意識の無限にアクセスできるのである。

ヴィジョン・クエスト
夢の切望

一人一人、毎日ヴィジョンを探求している。
それを自覚することが鍵なのだ。
人間が適切な決断ができるように
合図や前兆をみつけ、
それらに従うことは人生の探求の一部である。
内なる世界が外の世界と同一になる内なる
静けさをもつことが目的である。
その2つの世界が一つとなったとき、
私たちは夢を生きることになる。
「真夜中の歌」
ハンコカ　オロワンピ(ジェーミー・サムス)
(メチスのメディスン・ウーマン)

多くの先住民部族は、大人、男性や女性にな どの異なる世界へのイニシエーション、つまり移行のための儀式を行う。それぞれの儀式はその伝統と何の世界への移行であるかによって異なる。

だがほとんどに共通するのはヴィジョン・クエストの儀式である。この儀式では移行をする若者が山の頂上や洞窟の奥へ旅をし、人生のためのヴィジョンを探し求める。そのヴィジョンはその若者を導き、人々と地球にも役にも立つものでなければならない。多くの場合は、食べ物や水をもたずに出発し、もちろん携帯電話などもないような場所である。また、夜は獲物を探す動物も徘徊しているため、人生を通して持ちつづける夢があるかどうかを探すだけではなく決心と体力も試される旅である。

しばしば、その旅でみつけたヴィジョンは人々にとってのメッセージでもあり、山から下りてくる若者は永遠に変わり、スピリットにより魔術的な繋がりを結ばれる。そして、その後たとえ何度も儀式を行ったり決心を試される体験をしても、人生を通してそのヴィジョンの祝福をもつようになる。

そのようなイニシエーションにより、魂とスピリットがエネルギー体において繋がりをもつようになり、それが集合的ドリームタイムの白色雑音における標識となる。

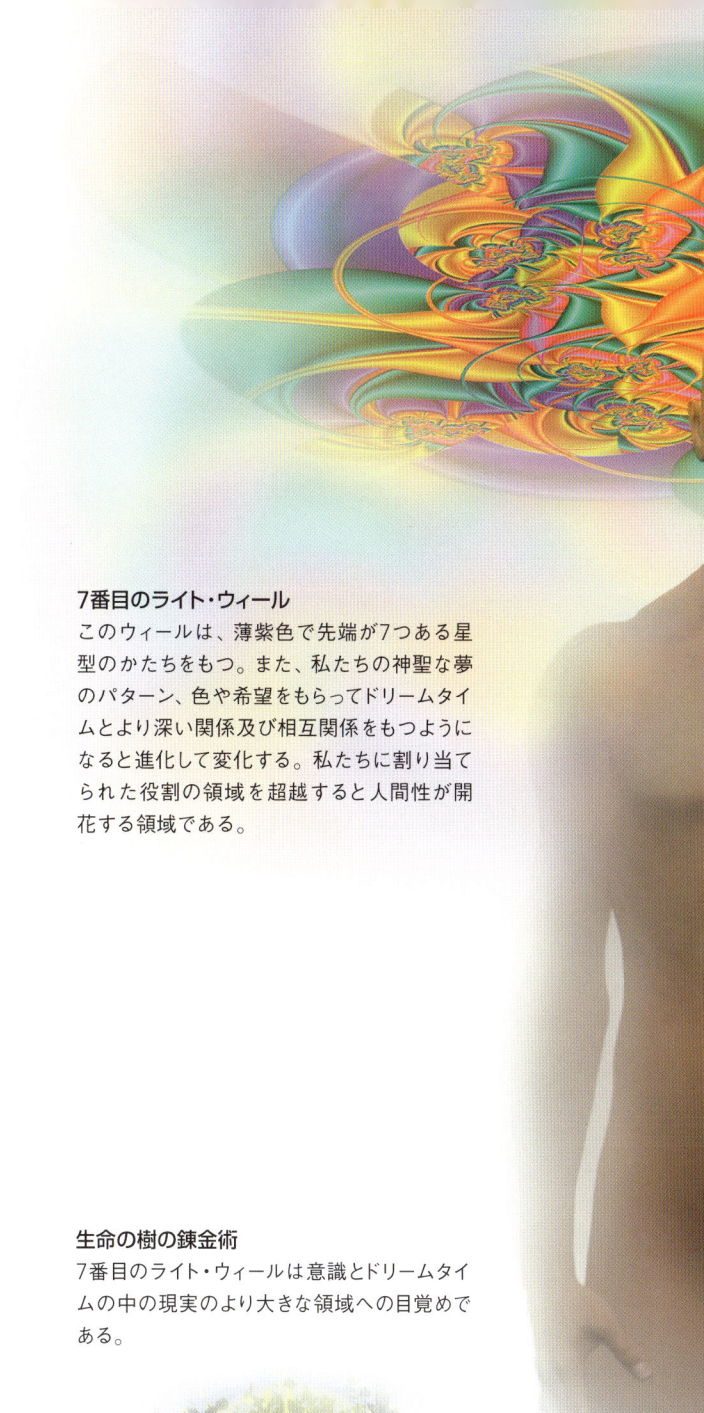

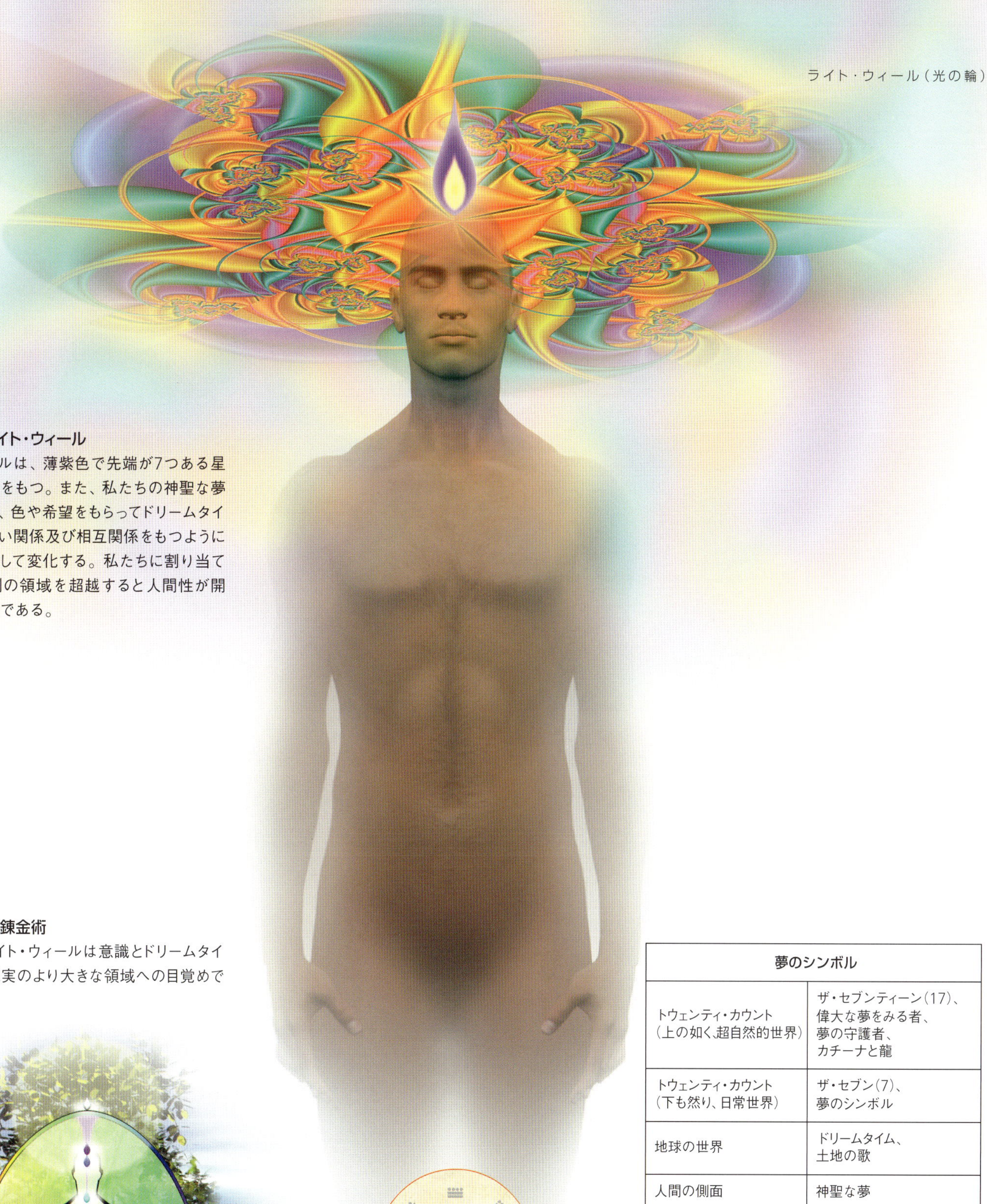

7番目のライト・ウィール
このウィールは、薄紫色で先端が7つある星型のかたちをもつ。また、私たちの神聖な夢のパターン、色や希望をもらってドリームタイムとより深い関係及び相互関係をもつようになると進化して変化する。私たちに割り当てられた役割の領域を超越すると人間性が開花する領域である。

生命の樹の錬金術
7番目のライト・ウィールは意識とドリームタイムの中の現実のより大きな領域への目覚めである。

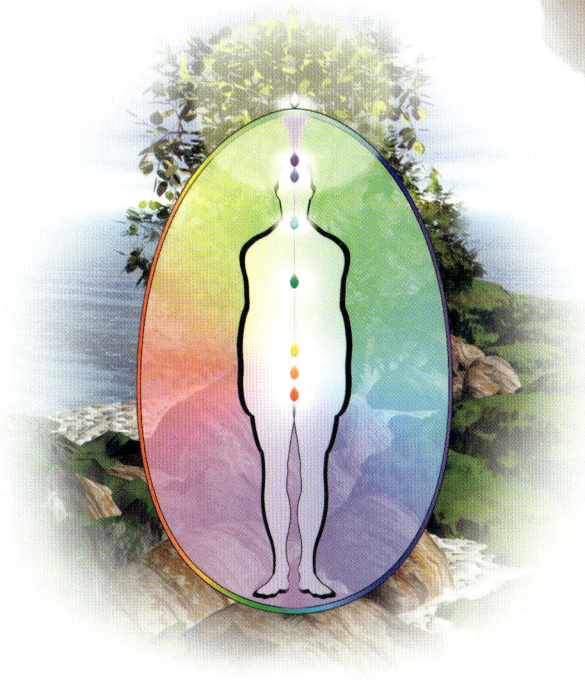

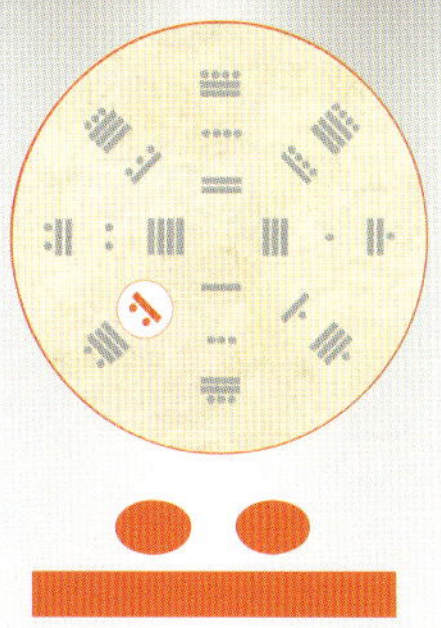

ザ・セブン（7）――夢のヴィジョン

夢のシンボル	
トウェンティ・カウント（上の如く、超自然的世界）	ザ・セブンティーン（17）、偉大な夢をみる者、夢の守護者、カチーナと龍
トウェンティ・カウント（下も然り、日常世界）	ザ・セブン（7）、夢のシンボル
地球の世界	ドリームタイム、土地の歌
人間の側面	神聖な夢
メディスン・ウィール	南西
錬金術	5と2、魂と肉体
試練	絶望
小道	希望
要素	水と土
傾向	沼
バランス	援助された流れ
・・・の道	目覚め

ザ・エイト(8)

人生の書の周期とパターン

これらの風習を守ろう。
伝統を守ろう。
それらを守ろうよ。
私たちは母なる地球を尊敬しているのだから。
コギ族のママ(女性長老)
(コロンビアの高地)

8番目のライト・ウィールは、身体を深い黒色に包む先端が8つある星型として始まる。私たちの人生の青図と記録、地球の神聖な法則との同調、そして自己の魂の特性との共鳴をもつ。このウィールは、私たちに知られている、近くにある7つのエネルギーセンターから離れ、一般的には位置づけられていない13のエネルギーの球体のうちの1つ目である。

これは自制された内破であり、魂の記憶、地球上の「要素」の相互作用の理解、私たちの行動の結果と地球上での影響を明らかにする。ここでは、発せられた言葉、食した食事、読んだ本などすべてが私たちの存在の鏡であるデータベースに刻まれる。

魂の神聖な契約

このウィールは、私たちの身体の中で私たちの同調、つまり姿勢のバランスや身体の中でどれだけ中心が取れているかなどにおいて体現される。魂と同調しない行動を行った場合魂が正しいと知っているものから自己を遠ざけるため、エネルギー体において空虚が生まれる。

これらは人間の法則の倫理ではなく、神性との繋がりとして知られている神聖な契約である。これらの法則は文化ではなく人生のダイナミックから起こる。様々な起源と表現をもち、地球の3つの神聖な法則を中心とする:「子供を傷つけてはならない」、「すべては女性から生まれる」、そして「存在するのは愛だけである」。

存在の特性

そのような神聖な法則が固定化した場合、それらをすでに活用できる。狂信者の義憤もしくは復讐心のある怒りであろうと、怒りはエネルギー・ボディーを汚す。それは軽くて表現されたら消えてしまう感情から湧き上がる突発的な侮辱ではなく、他者をコントロールしようとする、魂の重さがのしかかっている痛みの結節である。そのような傷の薬及び解決策は自己の存在、選択と一生懸命顕現しようとしている、深く根づいている魂のリズムに戻ることである。

ザ・エイト(8)は、魂(ザ・ファイブ)と意図(ザ・スリー)との出会いである。根源での話し合いによって計画された転生の遂行である。転生の準備の最中に結んだ自己との契約の宝庫であり、人生にもち込む才能、学ぶことや教えることの仕分けである。ここでは、魂が完結しなかったことと、遺伝及び生まれた部族から受け継いだ道とともにそれらの準備されていることが人生に織り込まれる。

仏教の伝統では恐怖と恥は宇宙を守護すると考えるが、同じように、このライト・ウィールでは、自己の存在を特に自己から隠そうとした場合、エネルギー体に溝ができ、その中で私たちの光と種子が腐る。ザ・エイトは音のヒーリング・テンプルである。その中では、自己の歌であり人生の基調を合わせてくれる魂の特性が共鳴する。それらは、転生する魂のパターンと教えをもつため、ヴェーダで使われているカルマとダルマという用語で表されることが多い。

ワンプム・メディスン・ベルト

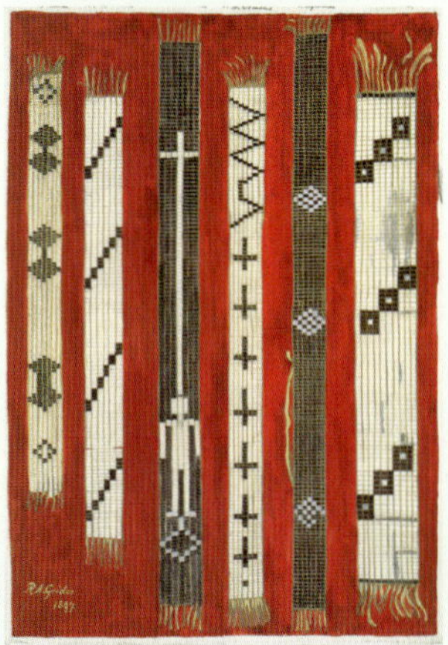

ワンプム・メディスン・ベルト——
政治、歴史、医学とスピリチュアリティを
網羅する知識体系

「私たちのメディスン・ウィールについての
知識の大部分は、メディスン・ベルトや
Wah-Palm-Atl-Shee-aey-Hel-amに
記録されている」とアミーは語り始めた。
「グレート・ベルトのうち、200個ぐらいが
まだ存在する。これらのベルトは木、毛糸、
皮や焼かれた粘土に刻まれた。
また絵として残されているものが多い。
すべてがグレート・ベルトと呼ばれているが、
実際にベルトなのは11個だけである。」
ライトニング・ボルト(ヒエメヨストス・ストーム)
(メチスのメディスン・マン)

ネイティブ・アメリカの人々は4,000年前からお守りや護符をワムプム(ホンビノスガイという貝)で作ってきた。

ここ数世紀の間は、協定を記念したり知識の体系が刻まれた「ワムプム・ベルト」や「メディスン・ベルト」をその貝から作ったビーズで装飾した。1701年にイロコイ連邦がオネイダ、カユガ、オノンダガ、モホークとセネカの5つの民族と平和条約を結んだ際は、上記のようなメディスン・ベルトが交わされた。

先住民の法律は、神聖な存在と神性と人々との交流についての物語を通して神聖視されていた。

これらの伝統は文書で記録されていないが、口伝によって弟子や人々にそのマルチメディア的なスピリチュアルな教えが継承されている。

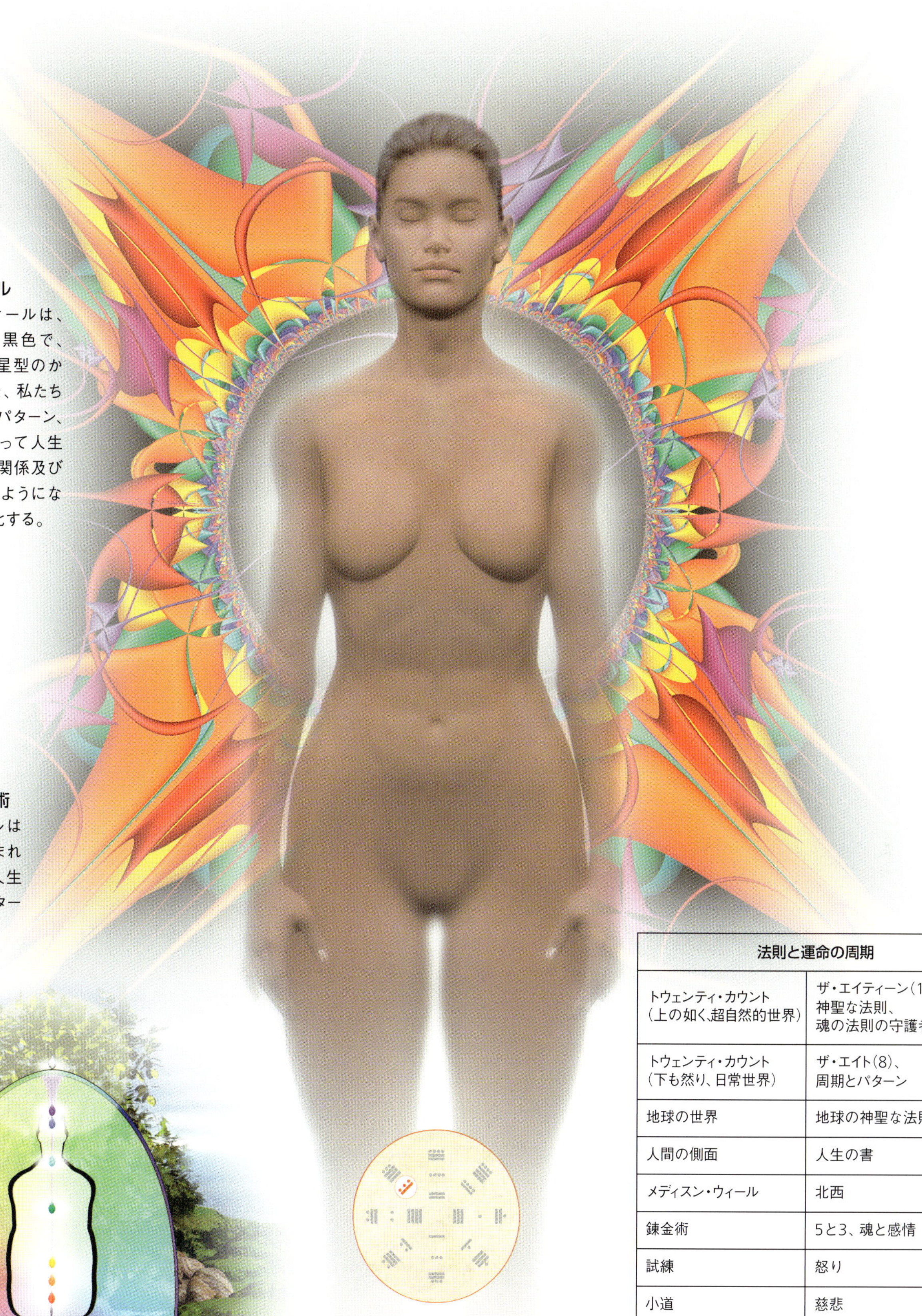

8番目の
ライト・ウィール
このライト・ウィールは、ベルベット質の黒色で、先端が8つある星型のかたちをもつ。また、私たちの同調と倫理のパターン、色や青図をもらって人生の書とより深い関係及び相互関係をもつようになると進化して変化する。

生命の樹の錬金術
8番目のウィールは私たちに深く刻まれた暗号、つまり人生の書の渦巻くパターンの展開である。

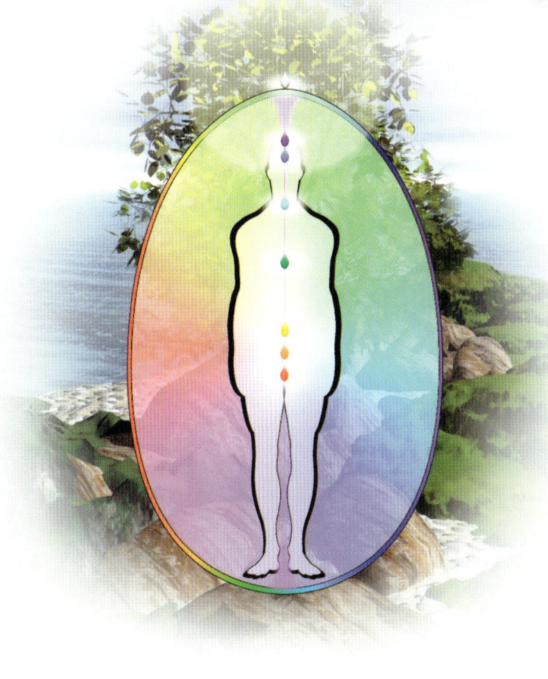

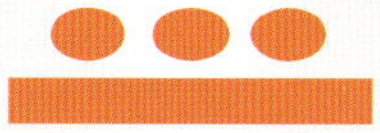

ザ・エイト(8)——
人生の書

法則と運命の周期	
トウェンティ・カウント（上の如く、超自然的世界）	ザ・エイティーン(18)、神聖な法則、魂の法則の守護者
トウェンティ・カウント（下も然り、日常世界）	ザ・エイト(8)、周期とパターン
地球の世界	地球の神聖な法則
人間の側面	人生の書
メディスン・ウィール	北西
錬金術	5と3、魂と感情
試練	怒り
小道	慈悲
要素	土と風
傾向	嵐
バランス	救済
・・・の道	同調

ザ・ナイン(9)
人生の設計

地球に襲い掛かることは
地球の子供たちにも襲い掛かる。
人間が生命のウェブを編んだのではない——
そのウェブの一本の糸にすぎないのだ。
ウェブに施したことは自分にも返ってくる。
チーフ・シアトル(テッド・ペリー経由)

9番目のライト・ウィールは、エネルギー・フィールド全体を形成する光の放出であり、私たちの自覚をすべて包括する。ここでは、人生のすべての側面の演出が決められて取りまとめられる。人生のそれぞれの側面への注目と時間の割り当てであり、評価と正しい行動による遂行である。ザ・ナイン(9)は、頭脳と心との間のスムースな繋がりと対話の他、自己の歴史と内なるドラマの側面の区分化、つまり大人と子供、男性と女性としての自己を支配する。

声を探す

9番目のライト・ウィールは、虹色の光の球体として始まり、絶え間なく動き続けている、バランスの取れた巨大な回転儀のようで、エネルギーを出し続ける。健康な状態では、これは単なる作動し続ける機械ではなく、(すべてのシステムがエネルギーを失う)エントロピーと(エネルギーを発生する共創造のシステムである)シントロピーの両者をもちあわせた矛盾した状態である。

ここでは、宇宙の時間設定により私たちの活発さが決定され、私たちの存在の様々な側面が協調性をもつように内なる停戦がもたらされる。ザ・ナインでは、すべての側面の統合において一つ一つがそれぞれの声を主張することができる。

ザ・ナインのバランスは、人間としての複雑な要素が人生にいかに織り込まれているかに投影される。順応する代わりに優雅に個性を表現し、集合性とぶつかり合うこともなければ自己のユニークさを否定しない平和なバランスを見出すことである。

ザ・テン(10)のための準備

ザ・ナインのリズムの中で、エネルギー・フィールドにおいて認知されていない、もしくは統合されていない側面は、私たちの人生の設計において持続的な障害物を作ってしまう。また、持続的なアンバランスは、通常慢性疲労や倦怠を引き起こし、その緊張した状態によって深く根づき解消されない内なる葛藤が生じる。内なるリズムがもたらすストレスのダイナミックだが、持続的な健康な状態とは根本的に相容れないレベルであり、非効率的な行動と応用による狂乱した不安である。

一方で、私たちは日常生活と一見相容れない状態においても時間を支配している瞬間がある。特に、複数の作業を同時にこなす母親や相容れない要素を統合させて不思議な調和を作り出す調停者や夢想家などがそうである。

タートル・アイランドの踊り手は、最小限の動きの中に巨大な力をもたらすが、その優雅さと心の融合はそれぞれの世界からの反応の連鎖を引き起こす。このような踊りをみせるのは、フープ、イエイとカチーナの踊り手である。その適切かつ繊細に選択された介入がヒーリングのダイナミックであり、不器用な大きな動きよりも遥かに大きな力を発揮する。

ザ・ナインのパワーは、池に小石を落として波紋が落ちつくのを観察できる指揮者である。ここは、ザ・テン(10)でのハイヤー・セルフとの関わり合いのための準備する。また、ザ・テンが顕現できるように空虚を作るが、それは聖なる人間が熟成してザ・テンの純粋な存在のための空虚がなければ顕現できないからである。

スパイダー・ウーマン　世界の織り手

スパイダー・ウーマンは、ナバホ族とホピ族の女神で、タートル・アイランド全土で信奉され、マヤ族の象形文字の中でも敬愛されている。すべての人を救済する母である。彼女の神話では、地球上に怪獣が彷徨っていた時代に、彼女は溺愛していた英雄の双子(怪獣の殺害者と水から誕生した子供)に彼らの父親、太陽神がみつかる場所への道筋を示し、その双子は父親から怪獣の殺し方を教わったのだった。

その神話は、世界の魂である地球についてである。地球が恒星から12の部族を地上に誘い、地上の土と水を分かち合い、新しい生命を誕生させるために13番目を呼んだ。スパイダー・ウーマンは、それらの部族の中で共存を避けたり人類の多様な表現を統一する彼女のウェブ(蜘蛛の巣)を破壊しようとするものがいないかを危惧する。

スパイダー・ウーマンは、アリゾナ州のキャニオン・デ・シェリにあるスパイダー・ロックに宿っているとされている。「喋る神」とも呼ばれるイエイ神は彼女の子供の面倒をみる親友であり、彼女はこの場所から地球のウェブを編み続ける。

編物とビーズを使った手芸は女性社会の神聖な知識である。ナバホ族は、織機の使い方の教えや祈りによって織物をする意欲を奮い起こさせる。かつては編物の中心にはスパイダー・ウーマンへの敬愛として穴が残された。今日では穴の代わりに編物の縁から中心にある模様まで異なる色の糸で「スピリット・トレール」と呼ばれる直線を作る。スパイダー・ウーマンが耳を傾けながらウェブを編み、自己の中心軸を保つように、私たち一人一人についての深い英知ももつ。そして私たちに自ら踊り手、織り手、演出家になるように奨励する。

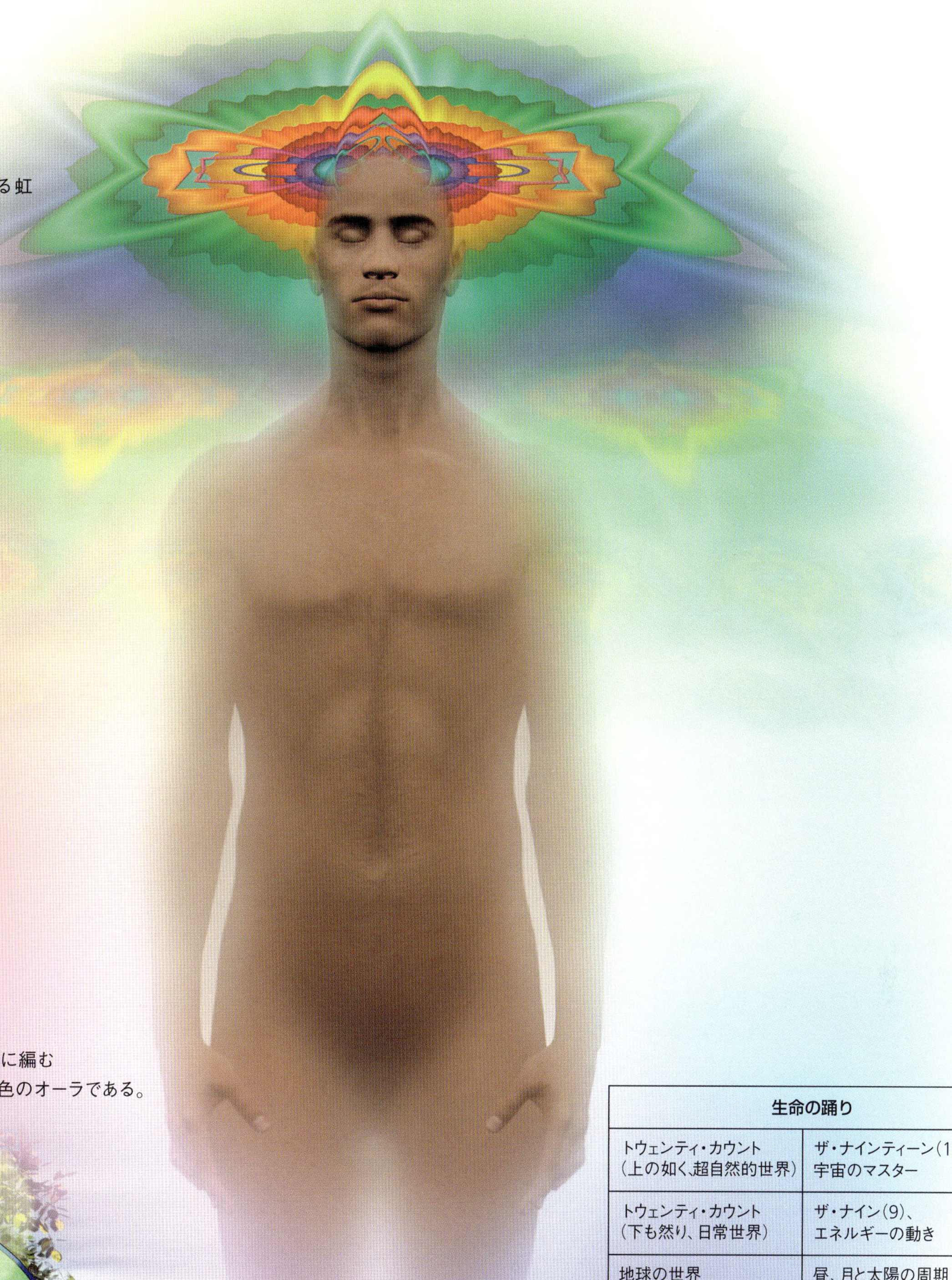

9番目のライト・ウィール

このウィールは頭上を回転する虹色の天蓋のかたちをもつ。また、人生と環境を演出する自己の存在のパターン、色や速度をもらって、生命そのものの秩序とエネルギーとより深い関係及び相互関係をもつようになるとオーラ全体が進化して変化する。私たちの動きとエネルギーの支配を表す。

生命の樹の錬金術

9番目のウィールは私たちが周囲に編む相互作用的な生命のウェブの虹色のオーラである。

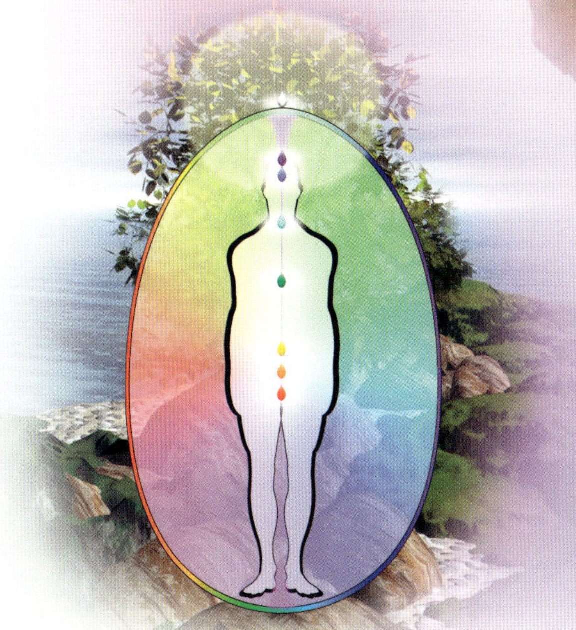

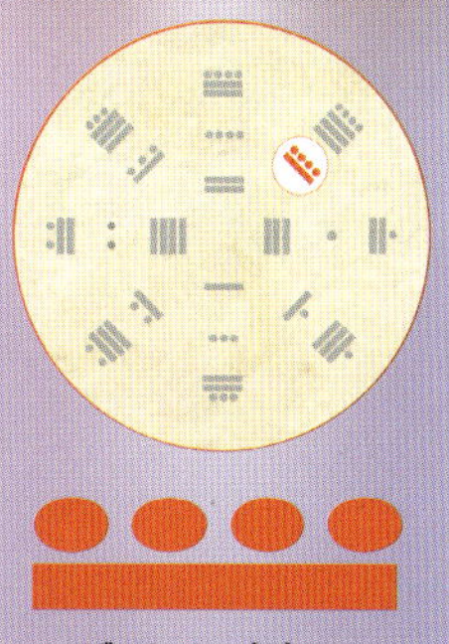

ザ・ナイン（9）——
エネルギーのデザイン

生命の踊り	
トウェンティ・カウント（上の如く、超自然的世界）	ザ・ナインティーン（19）、宇宙のマスター
トウェンティ・カウント（下も然り、日常世界）	ザ・ナイン（9）、エネルギーの動き
地球の世界	昼、月と太陽の周期
人間の側面	エネルギーの演出
メディスン・ウィール	北東
錬金術	5と4、魂と心
試練	ストレスと不安
小道	調和
要素	「木」と「風」
傾向	混沌
規律	フェザー・タッチ
・・・の道	正しい行動

ザ・テン(10)

ハイヤー・セルフのドーム

10は純粋な知性と尺度を表す数字である。
創造主は人間に理性と自己選択の力を与えた。
10は人間のハイヤー・セルフ、
神聖な双子を表す数字である。
ハイヤー・セルフがもつ知識より
素晴らしい尺度を与えるものはあるだろうか。
子供たちよ、自己と出会い、
存在を知ることができたか？
ライトニング・ボルト(ヒエメヨストス・ストーム)
(メチスのメディスン・マン)

10番目のライト・ウィールは、意識の天蓋である。ザ・セブン(7)のドリーム・ウィールと同じように私たちの道を照らすが、ここは意識のより高い領域へのアクセス・ポイントであるハイヤー・セルフの閃光である。外見は星の光の青白色に輝く回転する球体にみえる。このウィールは私たちの上との繋がりであり、ここでは「上の如く」による祝福が知られ、「下も然り」と融合する。

また、ここでは天と地の連携、天と地のスピリット、変化する女性と太陽神の統合が人間のかたちに投影される。私たちは人間として天と地を繋ぎ始め、私たちを奮起させて繋ぐ心と頭脳のコミュニティがもつ知識への領域へ拡がる。

神聖な空間

ザ・テン(10)は神聖な人間の「二重のエネルギー」の実現である。ザ・ファイブ(5)が二倍に拡大して潜在力も2倍になる。これは、トウェンティ・カウントによる宇宙の4等分(1-5、6-10、11-15、16-20)のうち、私たちの意識の発達の2つ目の行程の頂点であり、私たちは単一の人間としての境界を超越し、避難所のような神聖な空間となる準備をさせられる。ザ・テンのドームは、地球の祈りと生き物を保持する神聖な空間として天と地の連携のために捧げられる。これによって、私たちは自己の中にこれから先の旅を案内してくれる世界の中心柱をもつ。これは西洋錬金術におけるAxis Mundi(世界軸)であり、マヤ、ケルト、アフリカやヒンズー教の伝統に登場する生命の樹である。

ここでは、10番目のライト・ウィールが作る神聖な空間は外側へ拡大し、上からの祝福をもたらすだけでなく樹全体に意識を流出させる。私たちがライト・ウィールの番号順に沿って発達していくうちに、それらのウィールはエネルギーの軸を拡大し始め、私たちのパワーがその軸から起こり、私たちの存在の各段階を変化させて発達させる。

ザ・テンはこのように法則の柱であり、パワーの球体である。また、それを固定しようとすると、私たちの覚醒された意識の中心軸を投影し、そのまっすぐな強さをもつ同調者に出会うことがよくある。

超越的な門

これは些細な魅惑の放棄であり、天のエネルギーに満たされながらハイヤー・セルフを呼び寄せる死と親交の門である。タートル・アイランドではそのような死と親交のパラドックスはヘビの力に象徴される。メソアメリカの文明にとって羽の生えたヘビが宇宙の力の始祖であり、東部の森林地方の部族の文化ではヘビは地下界とアメリカ全土に浸透していたヒーリング、シンボルとパワーの秘密を守護した。

この神聖なパワーを最も強力に体現しているのがアメリカで最も猛毒なガラガラヘビである。このヘビが多くのシャーマニズムにおける神秘への門と考えられているのは納得できる。なぜなら、その咬傷は人を殺すか、意識を永遠に変えてしまうパワーをもつからである。

死の試練とヘビによるイニシエーションを体験した後、まだ必要とされている「メディスン」は変容――解毒である。これは、天から猛毒を解毒することができる性質を授かった者がもつパワーである。私たちの神聖な存在のパワーはトウェンティ・カウントをさらに進んでザ・テン(10)からザ・トウェンティ(20)までのライト・ウィールの扉を開くことができるが、マヤ族の宇宙フナブ・クー(Hunab Ku)の中心にある大広間を無事に切り抜けることができるのは、自己の存在を今よりも偉大な存在として受け入れることができたときである。

神聖な空間

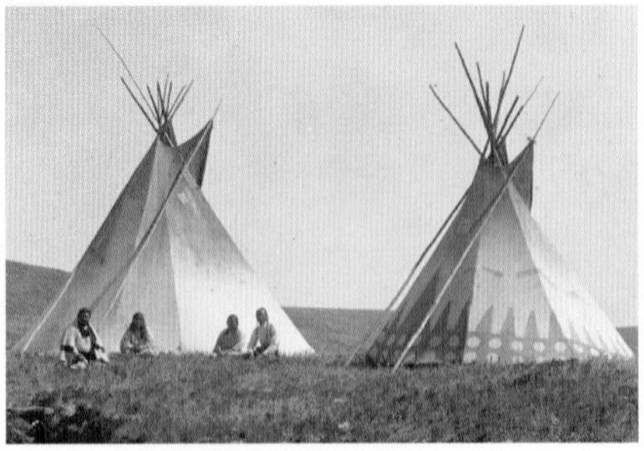

プレーンズ族の家と寺院――ティピ

私は美しさを前に、歩く。
私は美しさを後ろに、歩く。
私は美しさを下に、歩く。
私は美しさに囲まれて、歩く。
ナバホ族の祈り

ナバホ族のhozhoという言葉は「美しさ」と訳されることが多いが、その言葉がもつ真理を伝えるためにはその文脈の描写が必要である。Hozhoは、調和、祝福と祈りという意味ももつ。存在の潜在力であり、その中では質素かつ瞬時的な適確さによってすべてのものが同調する。これは自己がパワーが秘められたドームとなるザ・テンにもたらされた親交の調和である。

そのような神聖な存在は、ナバホ族のホーガン、イヌイット族のイグルーやプレーンズ族のティピなどのタートル・アイランドの住居の形と象徴にみられる。

それぞれの住居は方角に合わされ、男女の役割の宇宙的な釣り合いのバランスをもち、天と地の神聖な統合をもたらす。そのため、そのような住居は祝福のドームとなり、天からの祝福を受け取ることができるザ・テンの空間となる。

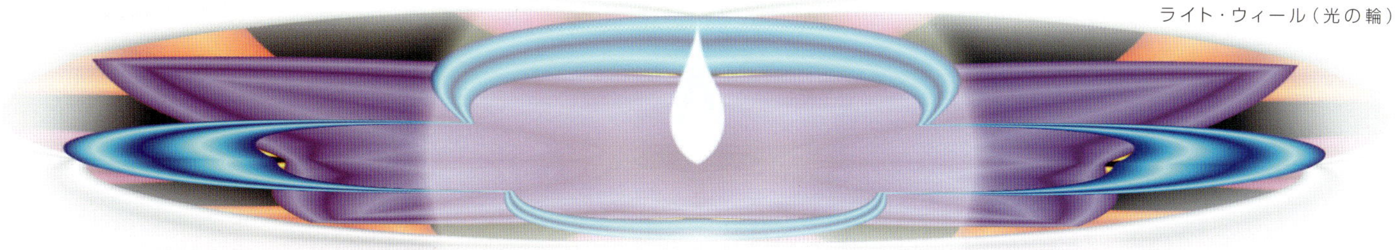

10番目のライト・ウィール

このウィールは、青白色で先端が10ある星型のかたちをもつ。また、それは頭上の光輪であり、自己のハイヤー・セルフとすべての時代のすべての生き物の集合的知識とより深い関係及び相互関係をもつようになると進化して変化する。天と地の間に立つ生命の樹であり、私たちのメディスンの実際の樹である。

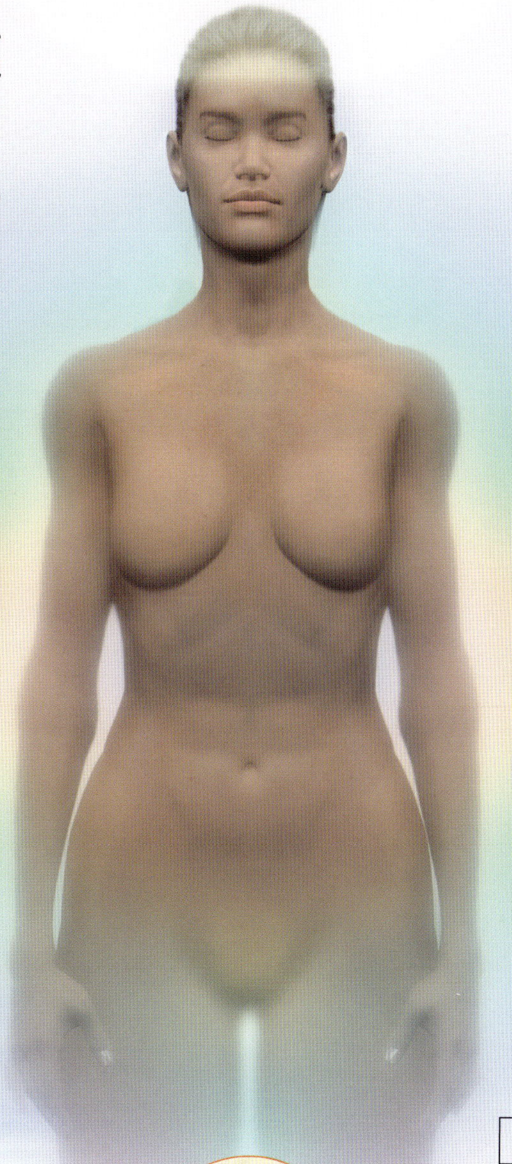

生命の樹の錬金術

10番目のライト・ウィールは自己のハイヤー・セルフの光り輝く光輪であり、生命の樹の星である。

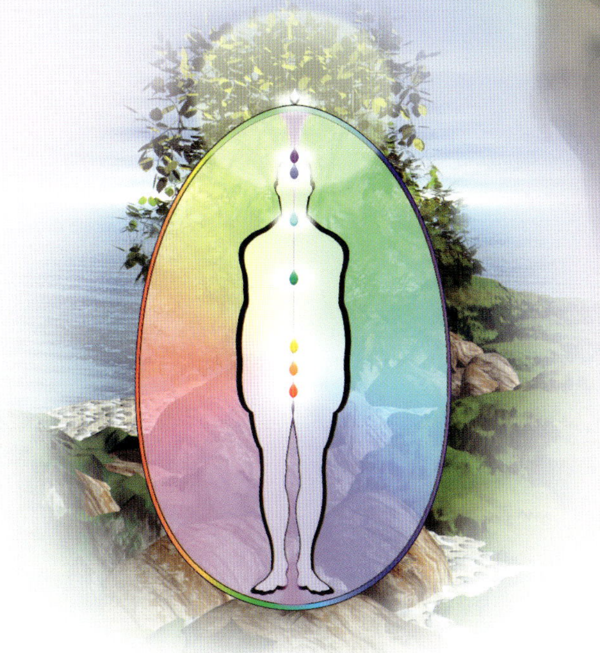

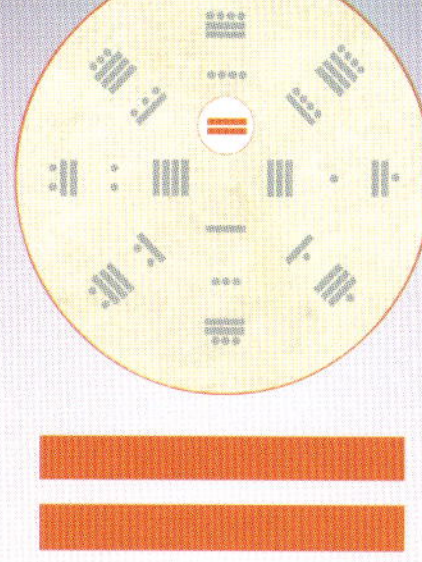

ザ・テン（10）——
一つの精神、すべてが精神

法則の柱とパワーの球体	
トウェンティ・カウント（上の如く、超自然的世界）	ザ・トウェンティ（20）、偉大な神秘、グレート・スピリット
トウェンティ・カウント（下も然り、日常世界）	ザ・テン（10）、すべての時空の知識
地球の世界	天——地の連携（マヤ・キチェ語でkajulew）
人間の側面	ハイヤー・セルフ
メディスン・ウィール	中心から北
錬金術	5と5、魂と魂
要素	「空」の上に「空」

宇宙(Hunab Ku)

岐路での予言

マヤ文化における宇宙では、占星術、占断と予言は密接な関係をもち、先住民部族の各世代が生命のウェブの中を切り抜けられるように導き続けている。一般的には、先祖の教えには神々の〈ことば〉や「正しい生き方」のために不可欠な指針が織り込まれている。それは考古学的な遺物ではなく、多くの人々のために予言のパワーを再び蘇らせた地球を中心としたスピリチュアリティの、今も生き続けている一部である。

ホピ族にとっては、それは彼らに地球と調和に生きる方法を教えた創造主マサウの教え及び言葉である。彼らによると私たちは今、「バランスの崩れた世界」という意味のkoyaanisqatsiに住んでおり、「5番目の世界」の到来によってのみ修正されるという。4番目の世界の終焉と5番目の世界の始まりのときには、大変動と災害が起こるといわれている。しかし、人類には地球と共存していくか地球を虐待するかという選択肢が与えられている。

ハーモニック・コンバージェンス

これはホピ族の選択の岐路としてマヤ族により予言されていた。1987年8月17日、世界中の人々が「ハーモニック・コンバージェンス」を祝うために集まった。紀元前3114年に始まったマヤ歴は2012年に終わるが、そのイベントの日時と内容は、2012年に終わる25年間の周期を開始させる宇宙の力との同調を示唆した。地球の不均一な回転軸は、時間とともに徐々に変化し、軌道を変える。2012年の冬至には、地球は銀河の中心にあり、先住民にシバルバーの道、ブラック・ロード、クロスロード及びフナブ・クーとして知られているブラック・ホールと天文学的に位置を合わせる。

シンボル、予言と前兆

フナブ・クー(Hunab Ku)は、様々な起源と意味をもつ神秘的なシンボルとしても知られている。螺旋状に回転する白黒の反転した「G」は、陰陽のシンボルに似ており、現代において復活したマヤ族の宇宙学と予言と結びつけられている。

このシンボルのフナブ・クーとの関連は議論されていると同時に称賛されている――だが、マヤ族の時間の守り手のフンバツ・メンは、そのシンボルは長老から継承した織物に織られていたという。メソアメリカの文化においてフナブ・クーが重要視されるようになったのは、先住民の宗教に「一神」を導入しようとしたスペイン人による宣教活動の結果である可能性がある。そこでマヤ族の創造主イツァムナの要素としてフナブ・クーが取り入れられたが、先住民のスピリチュアルな政治が流動的だったため、そのような導入が驚くべき結果を招くことは必然的だった。

すべての予言と前兆が2012年に収束するが、起こるといわれている大きな移り変わりについては、破壊的な大変動から黄金の時代の再到来など両極端の見解がある。その多くは天文学的な複雑さの巨大な周期を突き止めようとし、地球の運命を予言しようとする。

私たちは何千年もの間、地球の顔を変化させてきた。私たちは通常、集合意識が地球の状態に及ぼす影響を否定する。そのため、宇宙旅行の廃棄物や現在は使われていない衛生、電磁ノイズやつまらないネガティビティなどの「ゴミ」を宇宙に撒かない方がよいという示唆は軽視されるだろう。

メソアメリカの人々は、自然に生じた伝統、神々、儀式や科学に対抗するのではなく、それらを融合した。今日の地球の気候の安定と工業化した文明の持続についての数多くの科学的仮説を判断するには、上記のような能力が必要なのかもしれない。もしかしたらマヤ族の科学の復興により、経済的な自己利益や孤立主義による制限の代わりに私たちの想像性を効果的に引き出すテーマがあるかもしれない。

ナワル 天の岐路と目にみえない扉

私たちはナワルを理解できない。
それが存在することを
自分で確かめることしかできない。
ドン・ユアン・マテウス

アズテック及びマヤ族の神話では、各神は動物(ナワル)の姿として現れた。ケツァルコアトルはケツァールの鳥として、ウィツィロポチトリはハチドリとして、そしてテスカトリポカはジャガーもしくはコヨーテとして現れた。

「ナワル」という言葉は、人の動物守護霊(ヨーロッパの魔女や魔術師の概念に類似している)や特定の村を守護する聖人など様々な意味合いで使われている。シャーマンの系統では、姿を変えることができるメディスン・パーソンは同調者の姿をもらう。これは天地の連携における生き物による共創造を超えて、創造そのものの境界にある中間世界に浸ることであり、私たちの人生を通常形づくる現実の法則に妨げられていない宇宙の様相をみることである。

私たちはナワルによって日常の意識レベルを超越した世界を体験する。アヤフアスカ、ペヨーテ、ダトゥラ、メスカリン、ベニテングタケやシロシビンなどの幻覚作用をもつ植物により誘われる領域である。これらの植物は偉大な先生であり、意識を曲げさせる。それは、現実を超越して無限の可能性の中に存在することができる自然の能力がなければ、他の方法では達成できないことである。それは無限の中の安定であり、ナワルの道の中心にあり、絶え間なく変動している宇宙の中を切り抜く能力であり、宇宙的な環境と調和をもつ覚醒しつつある人類の道であり、私たちが誰なのか、そしてどこへ向かっているのかということについての複数及び拡大した自覚を発達させる能力なのだ。

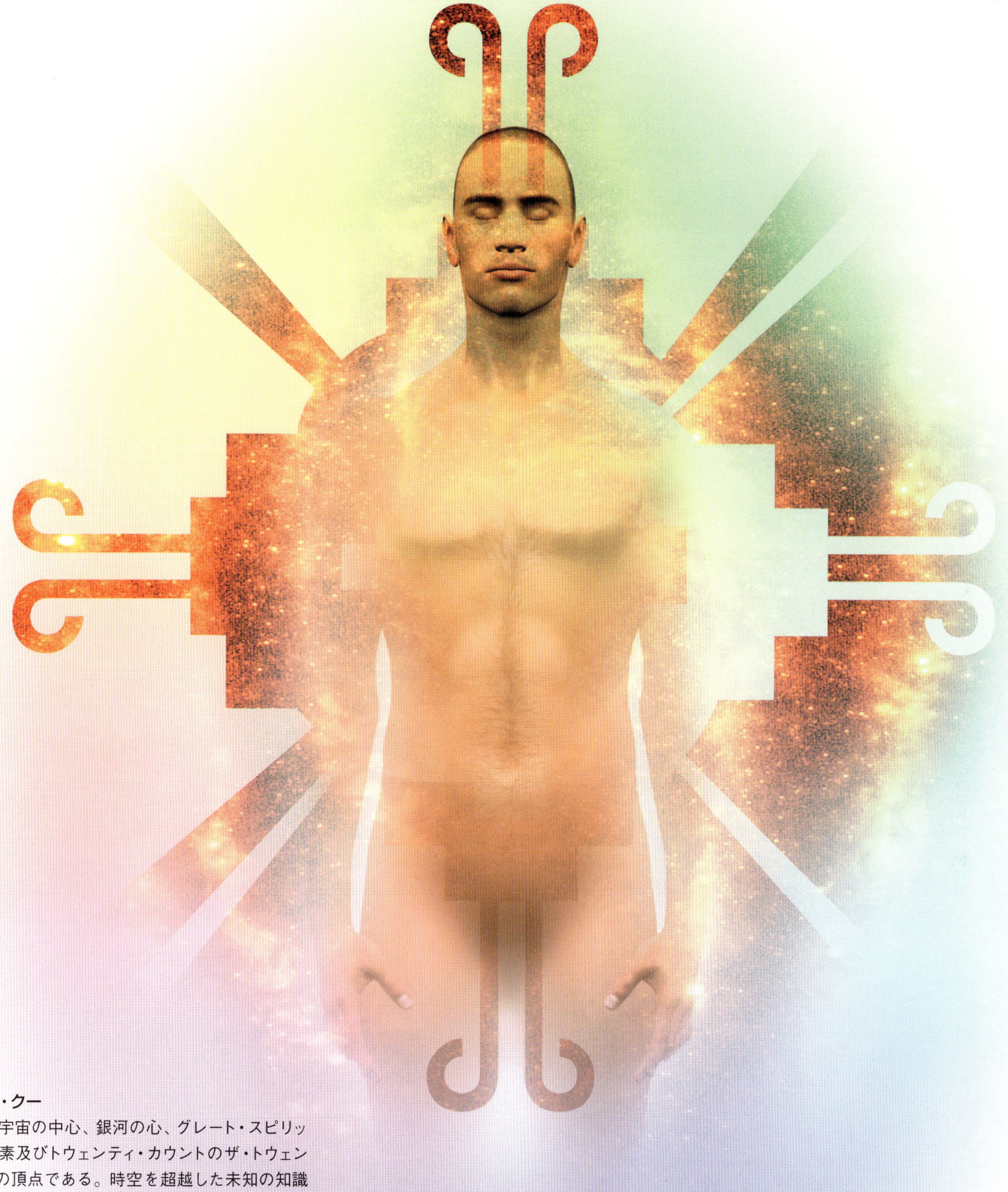

フナブ・クー
これは宇宙の中心、銀河の心、グレート・スピリットの要素及びトウェンティ・カウントのザ・トウェンティでの頂点である。時空を超越した未知の知識への暗闇の中の門であり、樹そのものの領域の中と超越した領域での進化を照らす信号灯である。

また、それは私たちのために続く。
それは私たちがゆっくりと持ち上げられているかのようだ。
そして悲しく混乱した精神を浄化し、
私たちをしっかりと抱きしめて癒し、想像しなかった学びをもたらしてくれる、
優しくて歌を歌う風に満たされて、吹かれているかのようだ。
そして今、私たちは一緒になった。やっと一緒に・・・
ドリス・レシング

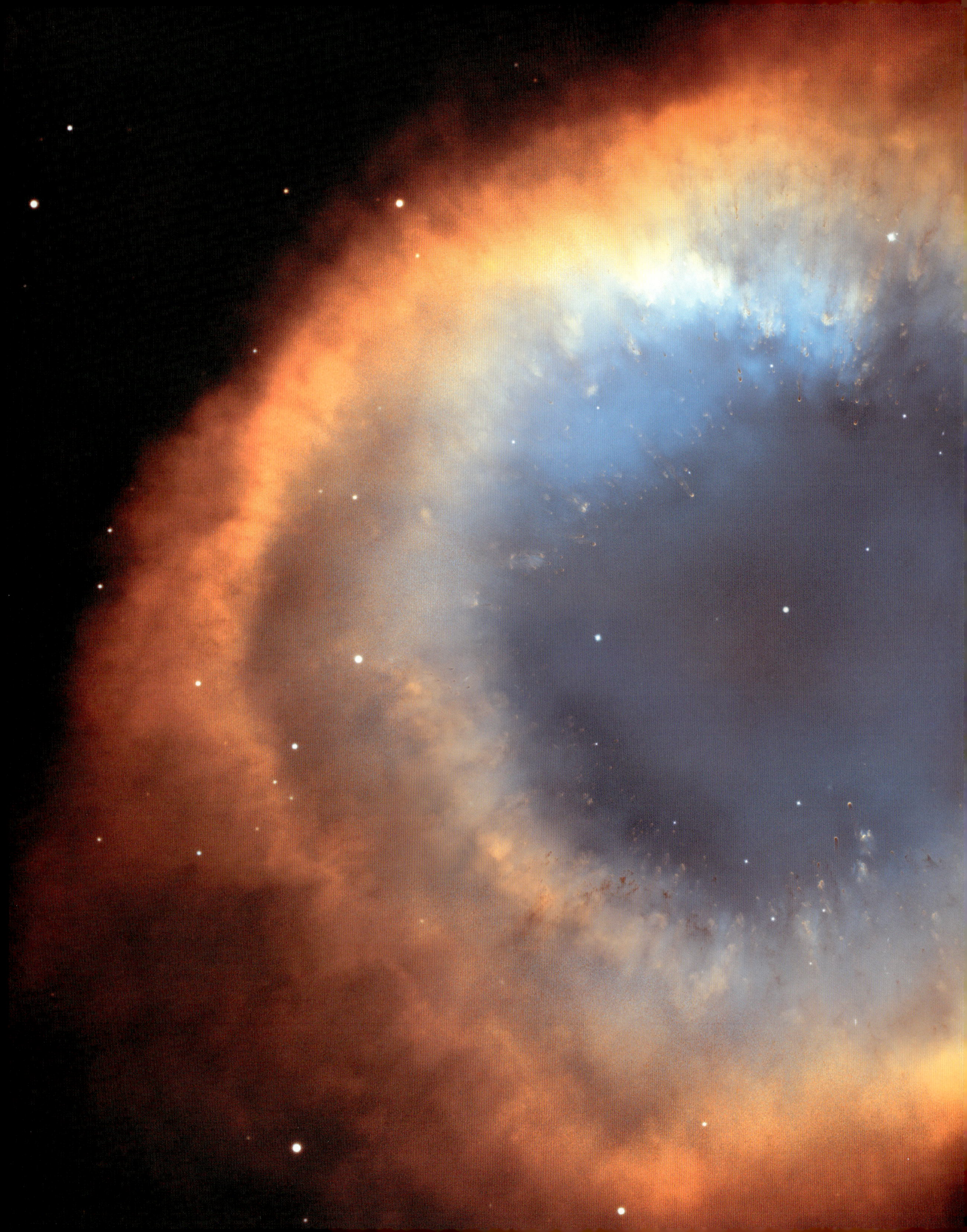

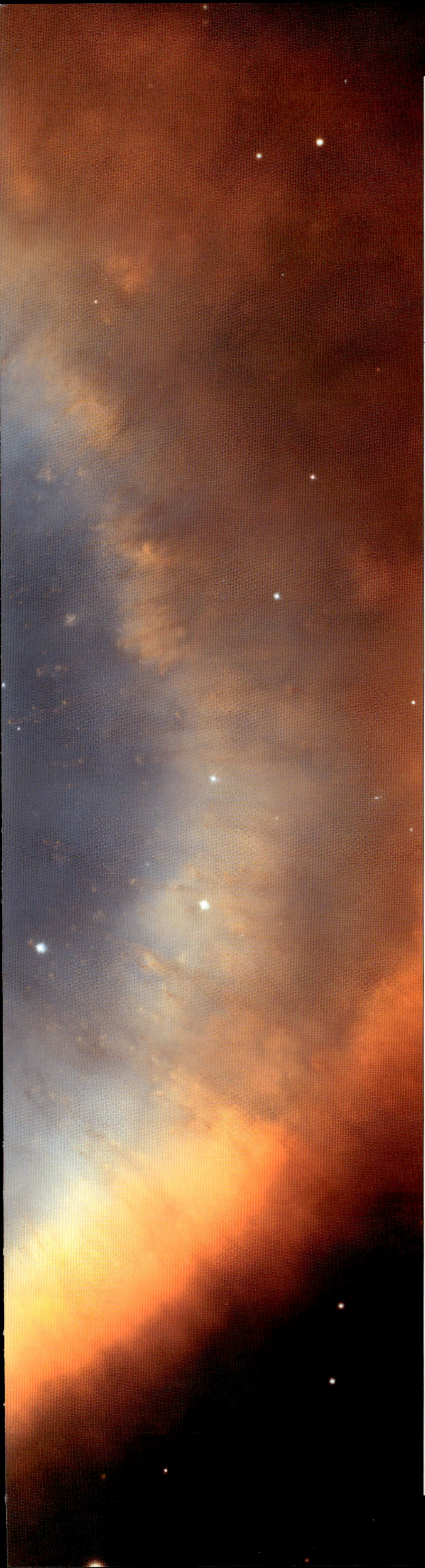

未来の記憶

進化する人間の展望

ここまで歴史において登場した人類のマップをみてきたが、私たちの認知能力は多視点または自己視点によるものである。それらは、時間や出生地、身体の分泌腺の状態、中毒症、集合的及び個人的神話に決定される文化的フィルターにひっかかることなく本書の内容を理解するために必要とされる人間の監視人の技能、ホリスティクなアストロラーベ及び認知における不可欠な要素である。だが、これらの能力はパラドックスを含む。例えば、私たちがみるものはその位置によって異なる。何かをみる、もしくはそのことについて考えるだけでそれを変えてしまう。不変なものはない。エネルギーは生きている。私たちはパワーフルである、などである。そしてそれらは第1章で取り上げられたテーマである。

この最後の章では、さらに見方を変え、人間の監視人の技能が未来の進路を取り、未来を構築する上で役立つ能力に進化する可能性があることを示唆する。そうすることでその監視人の技能が能力を発達させるための道具となる。

- 私たちは明るくなってきている。
- 私たちは無作法な行いをしている。
- 私たちは共同でやるか、まったくやらない。
- 私たちは発見するのではなく、創造するのだ。

上記は私たちの人間としての存在の要素と関連性のあるダイナミックへの自覚を組み合わせたものかもしれないが、私たちの進化の次なる段階の引き金となるかもしれない。

この進化の次の段階は技術的な未来をもたらすにちがいないが、未来の人間が肉体をもたない知的存在になるという考えは行きすぎである。今日の人工頭脳的な技術——人工腰関節置換や人工心臓弁——でさえ、火を起こしたり道具を使うだけの愚かな人間が達成できる進化の限界がある。

私たちは機械に工夫をして私たちの特性や技能の一部をもたせることができるように、機械の線形の理屈では説明できない次元へと前線を延ばす可能性が高い。外科医師は人間の頭部の中の「灰色のぐにゃぐにゃした物質」を眺めて、意識がどのようにその中の複雑な神経細胞、化学情報や光波に収納されているかを疑問に思ってきた。だが、知的なデジタル2進法のシステムはDNAをもった人間の生命体がもつ直感の領域に到達することはできない。

人間の起源が何かの原始スープの中で爆発して誕生した生命なのか、地球外の生命体によって創造されたのかは分からないが、私たちには神秘の種子が宿っていることは確かである。そのような意識を神聖なものもしくは科学的に複雑と呼ぶかはともかく、並外れたものである。

本章では、先述のパラドックスがどのようにして重なり合い、その人の技能を発達させて、私たちの進化の次の段階の展望を位置づけるかを示唆する。ウィリアム・ブレークは彼の探求は発見ではなく創造の探求だったと述べた。それが進化する人間の道なのかもしれない。

コズミック・ジョーク

スウィターズの目覚め

ホピ族の道化師はコメディアンでも
ロデオサーカスの役者でもない。
人間は完璧ではないことを示す
大馬鹿者なのだ・・・。
彼は日常生活の浮き沈みよりも
大きな現実への扉を開く。
例えば、ピエブロ族の道化師は
カチーナの儀式の最中に通常は
タブーとされる性的な演出をしたりする。
これは日常を壊し、人々を驚かせることで
日常の些細な心配事を忘れさせて、
彼らの精神を単なるユーモアより
大きな領域へと導く。
スチュアート・リー

何世紀もの間、錬金術による精錬は今や信じられていない迷信やキッチュ絵画などの領域に追いやられていた。だが、世界中そして特に中国やヨーロッパでは錬金術は現代化学の先立てとされてきた。そして現代化学の観点からみると、錬金術は実験的な化学分析（金属の変成）、哲学的な考察（それらの金属に象徴される意識の進化）と共感呪術（魔法の中で神性のシンボルとして使用される金）のごたまぜにみえるかもしれない。

しかし、錬金術の伝統を通して共通の変容がみられ、その最も一般的な象徴が鉛を金に変えた神話上の「賢者の石」である。その「賢者の石」は卑金属を金に変えられる類希な化学的触媒であると同時に最も世俗的な意識を最も神聖な意識に変容できる覚醒作用のある霊薬だった。

現実の側面

「賢者の石」がもつ意識の性質を完全に変えられる力は、ドルイド教、キリスト教やペルシア人などの聖杯がもつ生命を与え、復活させる性質と比較されてきた。哲学者のニコライ・レーリヒは、聖杯をコップではなく石として描くことで「賢者の石」としての性質を完全に表した。

これらの類希なものはすべて栄養の宝庫であるだけではなく、意識またはある物質をより高尚なものに変える覚醒作用のある触媒である。トム・ロビンズの著作『Fierce Invalids Home from Hot Climates（暑い気候から戻ってきた熱烈な病人）』の登場人物スウィターズは、上記のような覚醒作用が人類の境界——シャーマニックな意識がもたらす複数の現実のレベルを探求しながら人生の馬鹿馬鹿しさを理解する能力——を拡大すると考える。

政治的にも風刺は権力をもつ立場にいる人たちの不謹慎な行為を抑える強力な影響をもつ。それは、一般には手の届かない王位に座している者に真実を伝えることのできる宮廷道化師の本質である。それは内外の世界に当てはまり、私たちは何の導きもないまま必死に自己の主権と自己の存在の他の側面との繋がりを再び取り戻そうとする。自分のことを真剣に捉えすぎると、エネルギーフィールドに身体・精神・霊性のすべてのレベルにおけるエネルギーの流れを抑制する硬直と緊張が起こる危険性がある。

それは一般的には身体の機能に影響を及ぼし、便秘または運動ではなくマッサージが必要となるほど無感情になる。精神的及び霊性的には、緩みがないほど自己を圧制してしまう。他者を情け容赦なく悩ませたり抑圧する人は内なる世界では自己にさらに厳しい可能性が高いのも事実である。

サドマゾヒズムの増加は一部によって猥褻な目でみられ軽蔑されてきたが、私たちの日常的な緊張と同じぐらいユーモアに欠如しているかもしれない。道化師はそのような緊張をほぐし、権力者からの抑圧と被害者の悪夢を解き放つ。道教では神聖なものをあざ笑うことであり、ロバに後向きに乗って月に向けてお尻を露出している聖者が描かれてきた。笑いが長寿と霊的覚醒の達成を手助けしたというより、笑いによってそれらももたらされてしまった、という方が適切な表現だろう。いうまでもないが、それらは決して冒涜として捉えられることはなかった。

大地を優しく踏む

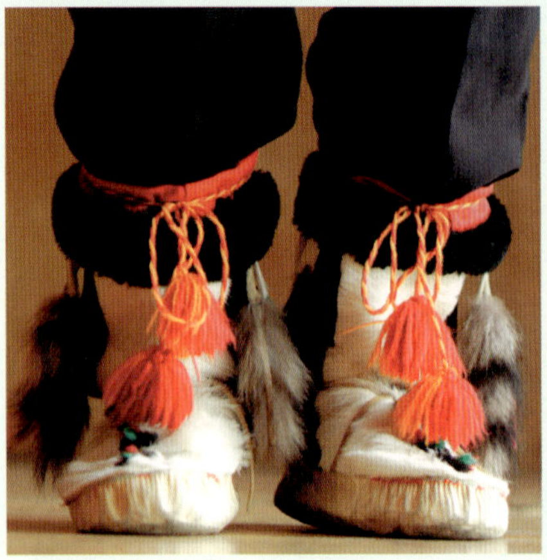

ネイティブ・アメリカの踊り手が履くモカシン

本書で取り上げられている各伝統には様々な洗練の方法がある。食事、瞑想や「要素」の活性化はすべてエネルギー体の重苦しさを解消し、それによって私たちは自己の中心を見つけながら天と地の中間領域における存在を強めることができる。タートル・アイランドの先住民の神聖な踊り手は、まず足の母指球で地面を踏んでから踵をゆっくり下ろし、決して全体重をかけるような歩き方をしない。そのように意識レベルを高めることで、私たちは自己と地球においてバランスをもつことができる。

私たちは目覚め始めている。

〜

マスターが一番守れない秘密はユーモアの馬鹿馬鹿しさである。
身体・精神・霊性のエネルギーを洗練し、寿命を延ばし、
私たちを覚醒へと招く抑えることのできないパワーである。

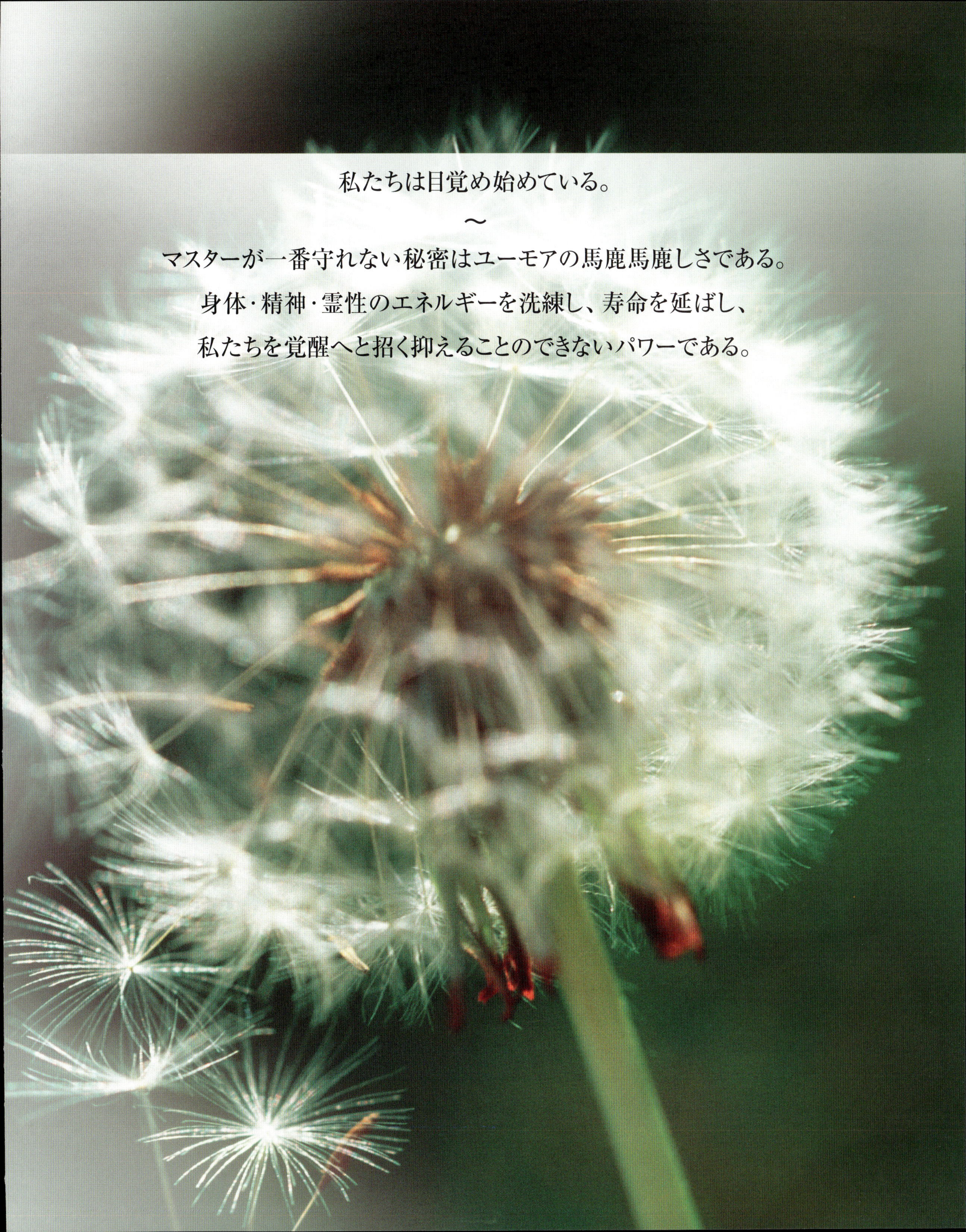

ワイルド・ファイア

宇宙の法則の波乗り

悟りを得たばかりの釈迦は
道端である男性と通りすがった。
その男性は釈迦の存在の並外れた輝きと
平和に心打たれて立ち止まり、
このように聞いた。
「私の友よ、あなたは何者ですか？
天人もしくは神ですか？」
すると釈迦は「いいえ」と答えた。
「そしたら魔術師ですか？」と聞くと
釈迦は同じように「いいえ」と答えた。
「人間ですか？」
「いいえ」
「それなら、私の友よ、何者なんですか？」
釈迦は「私は目覚めている」と答えた。
クリスティーナ・フェルドマンと
ジャック・コーヌフィールド

私たちが宇宙の探求においてみつけたマップが私たちの認知と進化を妨げないようにそれらを放棄し、信じてきた限界を超越するのは私たちの本能である。フランク・ハーバートはSF小説『デューン（邦題：砂の惑星）』の中で何十万年も先の未来において技術的及び倫理的制約が危険を省みない意識の拡大により解き放たれる人類の道について思索する。

ハーバートは、かつては英雄で人間のコンピューターとして訓練され性的能力までも磨き上げられたクローン男が悲惨で犠牲の多い戦争の名残から逃げる場面へと読者を巧みに誘う。しかし、その男は友人や味方だけではなく彼の時代の宇宙なる神々により編まれたかすかに光る運命のウェブからも逃げる。

彼らは遺伝子的に改造された人間から何千年もかけて進化した生き物であり、仲間にはみえないが彼自身が意識の縁から自己をちらっとみられる次元に存在する。彼は、コンピューターのナビゲーション機能を果たす、彼と彼の同僚を一つの時空に閉じ込めている恒星のマップを捨てることで逃亡に成功し、彼らは彼らが存在している時空がどこにあり、いつのものなのかについての自己意識による束縛から解放される。

境界の超越

今の時空にいる私たちは、宇宙の不安定な表面上でバランスを確実にみつけるには嗜癖を止めるしか方法がない。自己及び他者との戦いを止めることで主権、力量やアイディアを勝ち取り征服することができる。そのような戦いは私たちを自分たちの限界に繋ぎ止める。アルファ・ザルの体内には「いい気分」をもたらす神経伝達物質のセロトニンの量が子分の2倍あるように、私たちも優越と満足感により生き甲斐を感じる。種族として次の役目は、先祖が冒涜だと考えたにちがいないような哲学的な宙返りが称賛される神経伝達経路を体内に再構築することだろう。

それは私たちが誰なのか、どこにいるのか、なぜ存在しているのかという探求となる。

ヨーロッパの錬金術の知恵によると「要素」を超越する聖杯を作るためには「要素」についての深い知識がまず必要だとされている。しかし、時空の限界及び神々や創造主を超越した領域には「要素」の単純な真理がまた存在することを発見する。

多くの中世ヨーロッパの騎士は一匹狼タイプで神の〈ことば〉を自分で体験することに強く固執していたが、彼らの騎士道的精神は訪れた土地の習慣への感受性を必要とした。人類の中心で必要とされているワイルド・ファイアは、優しいユーモアと繊細なカオスをもたなければならない。それは燃える火ではなく変容をもたらす火なのだ。

形態場（モーフィック・フィールド）

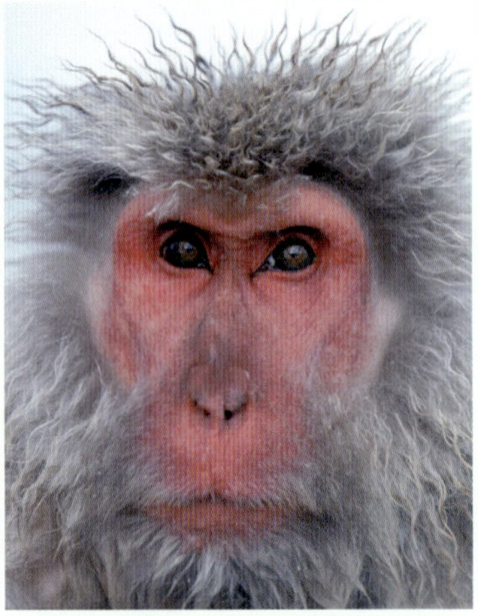

サルの知恵による量子学の学び

形態場はDNAをもつ生物がそれらのかたちをもつようになる現象を説明するためにイギリス出身の科学者であり先見者であるルーパート・シェルドレークが考案した急進的な考えの一つである。形態場は宇宙における私たちのかちたを決定する刻印であり、DNAそのものの展開を説明する。また「普遍的学習」の典型であり、どの生命体の社会の中でも一定の限界質量が達成される手段であり、どんな新しい学習でも根づかせて利用可能とする。それは、一つのことを学習している種族の数が何らかの限界質量を超えるとその種族全体がそのことを学習するという「100匹目のサル」の現象に似ている。それは記録装置や生物学的な暗号ではなくその種族全体が共有する形態場に刻まれているのだ。

このようにして人類はその拡がりのワイルド・ファイアの倫理的な側面に対処する。規則や法律の世俗的な必要性は、私たち一人一人がもつ倫理の直感的な理解にはとうてい及ばない。それより、私たちは双方向の巨大な意識の中で私たちが存在する混沌を切り抜くための適切な回答をみつける。倫理は集合的良心の中に存在するのだ。

私たちは無作法に振舞う。

〜

従順である傾向をもつ私たちを輝かせるのは、
無作法に振舞い、天からの火を盗み、
統制された平凡さではなく集合的な共鳴の中に
倫理のパワーをみつけるようにという永遠の呼びかけである。

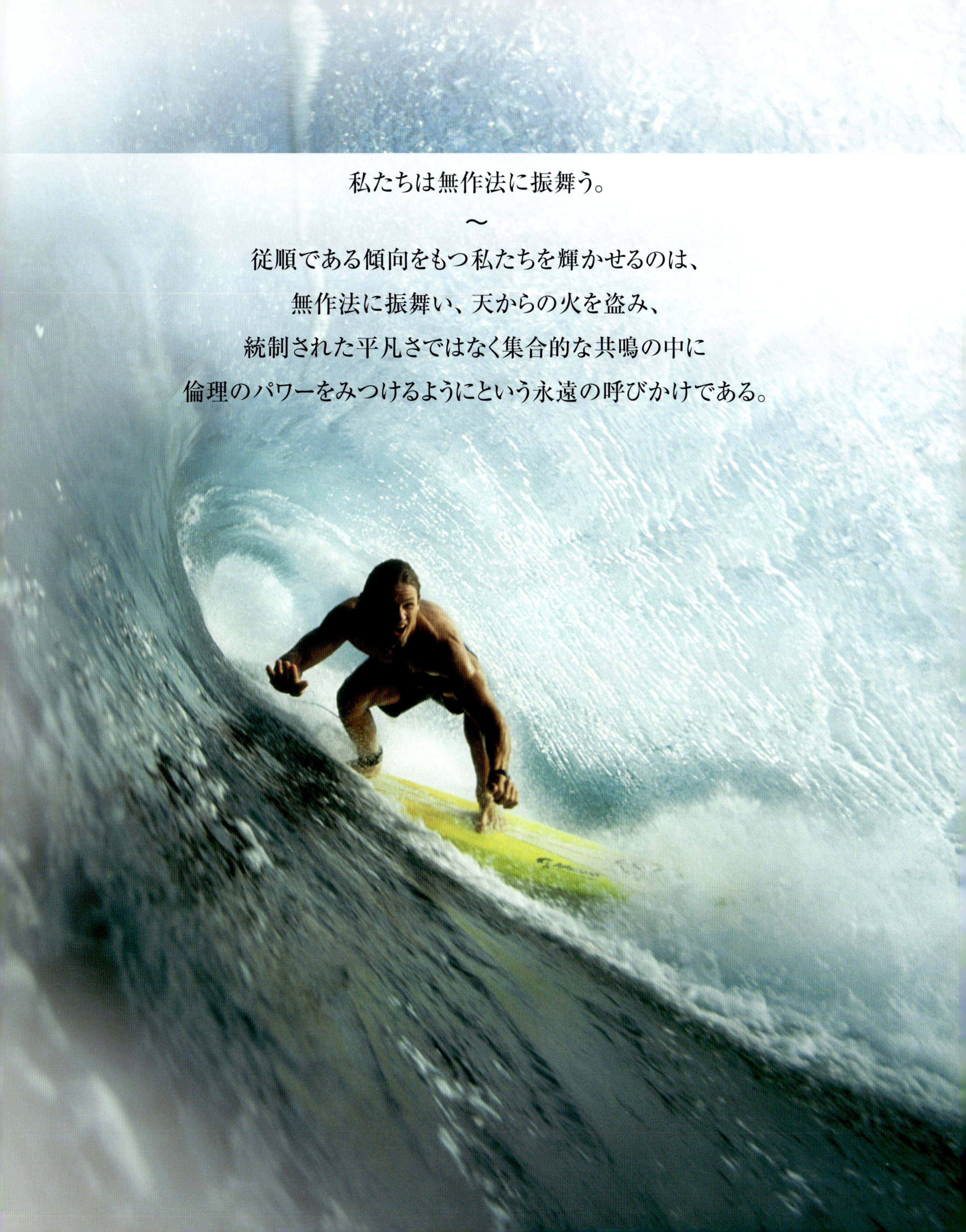

内方次元界

『知覚の扉』と『永遠の哲学』

永遠の哲学は
物質、生命と精神の本質を形成する
神聖な現実を認識する形而上学である。
すなわち、神聖な現実と類似した、
もしくは同一の何かを
魂の中に見出す心理学であり、
すべての生き物がもつ内在的かつ超越的な
基盤についての知識に
人間の究極的な結末を位置づける倫理である。
つまり、それは太古に遡り、普遍的である。
オルダス・ハクスレー

私たちは世界についての見解、そして世界が何で構成されているのかという壮大な混沌を迎えており、現実を探求する積極的な技能を使ってそれらの相対論をみようとしてきた。それらの技能が結束性をもつとしたら私たちの経験を繋ぐ織り混ざっているウェブを明らかにしなければならない。

今までみてきたように、そのような統合は私たちの当初の数多性への探求を妨げた確実性を避けて、ロマンチズムと主観性と同じぐらいに根本主義と客観性に抵抗する必要性がある。どんな共時的研究でも同じように擬似科学者による偏見から生じた人生と多様性についての解釈の焼き直しでしかない統合についての古い解釈を避けなければならない。このようにしてマルクス主義者はすべての歴史を階級闘争とみなし、フロイト派の人は抑制された性的衝動とみなしてきた。すべての哲学的運動は他のシステムを釈明し、哲学的競争を上手く組み立てて秩序を整えるメタシステムのような有利な位置につこうとする。

永遠の哲学

「永遠の哲学」には様々な説があるが、その一部は「永遠の哲学」はそのような同化策略だと批判する。17世紀のドイツ人哲学者ゴットフリート・ライプニッツがその考え方を初めて現代世界に解説し、すべての宗教の真髄は相互関連性の神秘的なヴィジョンをもつと示唆した。

彼の見解は主に彼の他の哲学的及び科学的探究の壮大な多様性を融合したいという願望から生まれたもので、「永遠の哲学」という言葉を16世紀の神学者アウグスティン・ストイチュAugustine Steuchの作品の中で発見したとされている。ストイチュは「永遠の哲学」は人類が堕落した以前にもつことのできた知識だと考えた。また、その魂の知識は——プラトンの想起説——知識を累積する過程が実は魂がもつ無限の知識の単なる想起にすぎないという考え——と密接な関係がある。

「永遠の哲学」は様々な時代や場所において様々な見解をもたらし、そのうちの現代的な捉え方は、オルダス・ハクスレーによる世界の神秘的哲学と現実は本質的には一つの原理だというヒンズー教のヴェーダーンタに基いた説明の中でみられる。

ハクスレーの「永遠の哲学」についての理解はいくつかの重要な原理に基いている。それらは究極的には人生の経験と特に大多数の日常的な現実の共有が氷山の一角にすぎないという考えなのだ。

ハクスレーは彼の著作の中で伝統的に神秘的とされるヴィジョンを描き、倫理の高尚な美徳、知性と魂の直接的な知識が日常的な視界と音から隠れた宇宙のオカルト領域に私たちの日常的な五感を拡張する認知機能だと述べた。これは私たちが知覚の神経生理学と相互主体性の避けられない汚染について考察してきたことの頂点であり、次のようにハクスレーがその後の作品の中で引用したウィリアム・ブレークの言葉に表現されている。

「もし知覚の扉を綺麗にしたら、すべてがありのままに、無限そして神聖にみえるだろう。」

内なる聖域

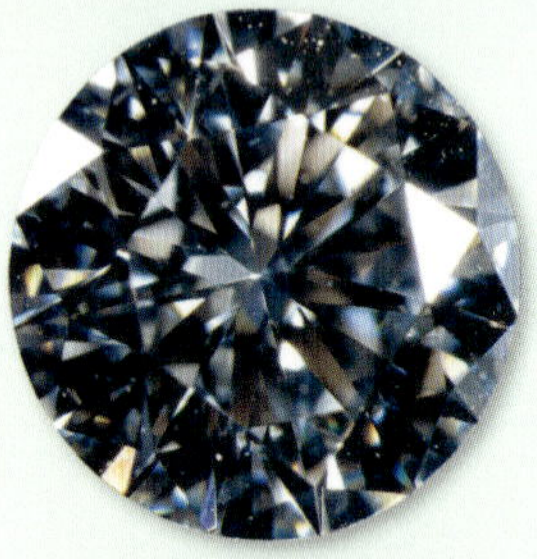
多面的な普遍性

「永遠の哲学」という思想は多くの秘教的な伝統のミステリー・スクールでも教えられている。これらは隠遁者や瞑想実践者の神秘的な集団というより、魔術師や戦士が集まる活動的な領域である。それらは「内方次元界」とも呼ばれ、哲学や教義ではなく内方次元界にある領域、つまり拡大したヴィジョンのスピリチュアルな領域の実体的かつ現象的な体験とされている。

多くの寺院や大聖堂の最も深い神秘や秘密の宝は、他の宗教や流派との差別化をもたらす主な要素だと考えられているが、それらの奥義の真髄にはそれらが私たちの存在の本質の一面にすぎないという気づきがある。戦士から泥棒までのすべての階級への尊敬により、ときにはそれらの個人的な目標の緊急課題を超越して同じ体験をすることがあるというのは不思議だが事実でもある。

それは企業や政府がしばしば期待して目指す体験の共有であり、私たちの格差が突然なくなり、その結果、世界を形づくる神話の泉にアクセスできるようになる。経験が普遍的に応用され、人類が格差ではなく集合的な可能性という壮大な探求に踏み出す領域である。瞬時性と意図の活動的な癒着である。

私たちは一緒になってやるか、まったくやらない。

〜

再来する仏陀は集合性の意識であるように、

私たちが次に跳び越えなければならないのは、

個人と集合、そしてその間の可能性の繊細なウェブがもつ

崩壊しつつあるパラドックスである。

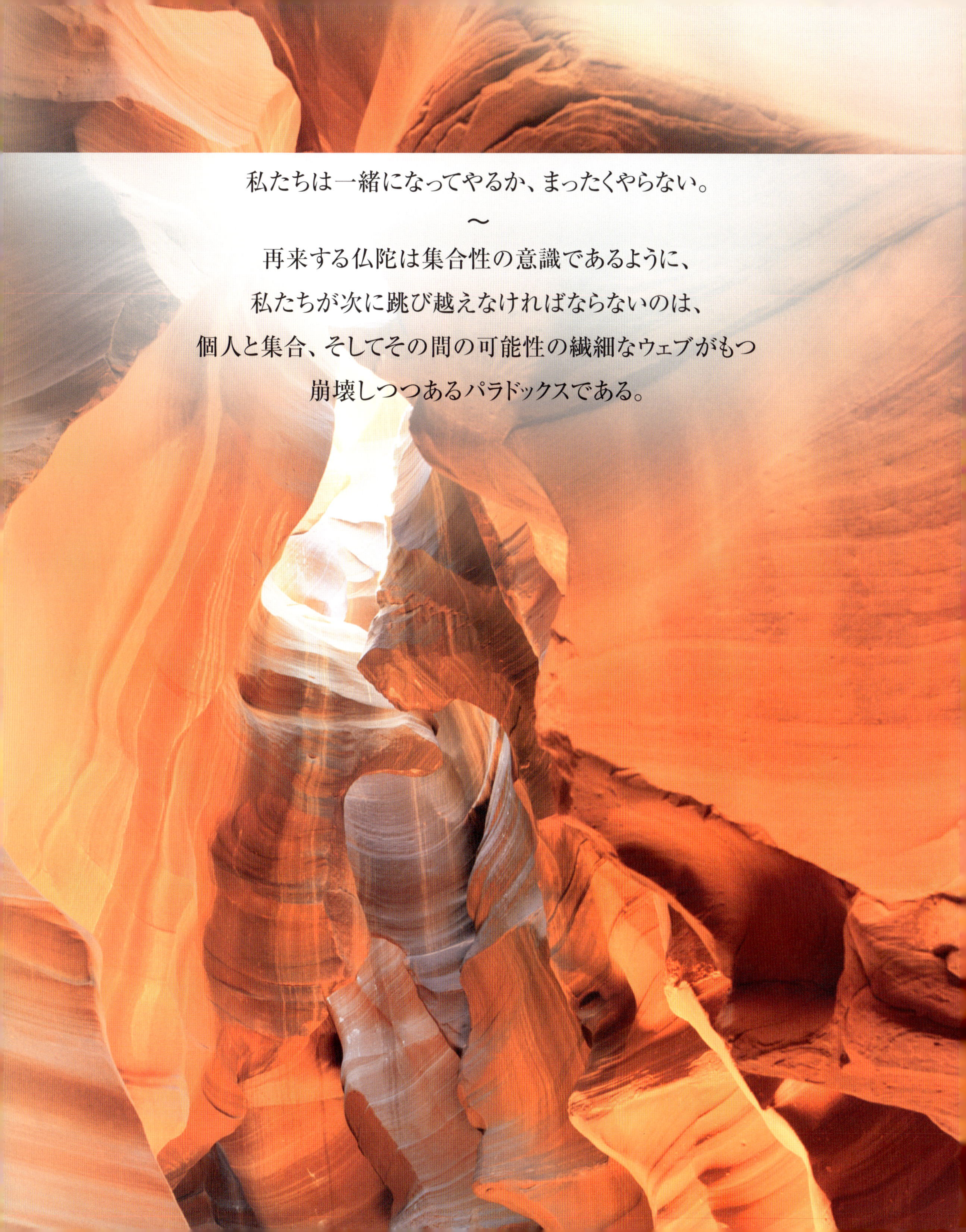

世界の頂点

スパイダー・ウーマンとの踊り

山奥、川沿いの村々や郊外の居住地などの世界の頂点には地球の道とともに意識的に夢をみる個人や集団が存在する。彼らは本書で取り上げてきた展望の一部を通して意識の潜在力を目覚めさせて、自己、地球、地球における個々の世界や人々の拡大したエネルギー・グリッドを認知することができるだけではなく、その発展の方向性を導くことができる人々のコミュニティである。そのような祈りの純粋な情熱は、私たちが何者でどこへ向かっているのかという探求に参加している上記のような達人やマスターの導きを地球の意識に吹き込む。

親交

そのようなヴィジョンは環境保護主義政治の上辺だけをロマンチックにみせかけたものだと思われるかもしれない。実際にそうかもしれない。だが、それにはこの前の数ページで述べられ、私たちの知識の限界の体化された理解についての見解と警告であり、私たちの進化の次の段階のための準備である規律と概念が内在されている。

私たちは常に、輪が回転して決定的に異質に思われるリズムや哲学が夢をみているウェブと関係をもつようになる時代を先見する。なぜなら、夢をみる者たちの輪または内方次元界の新参者がもつ中心的な規律の一つが「私」の概念の共有化だからだ。

私は内側に他者の種子をもつため、どんな異質な感覚や経験でもその潜在力をもつ。それによって私は他者を疎外するのではなく包括する慈悲をもつことができる。それは自己の制限ではなく自己を分離した存在として捉えたり他者を劣勢とみなさないことによって可能である。そのような親交の中にも私たちの行動の結果、思考によるさざ波と選択可能な責任の探索がある。

ここでは、各意図、行動と内側の変容が私たちと他者のエネルギー・フィールドと私たちの生活を包括する集合的なエネルギーを形づくるため、倫理は判断ではなくダイナミックスの踊りとなる。私たちの行動の結果における観点の成熟は、リハビリのプログラム、真理と和解システムの基盤である。倫理はそのようなダイナミック・システムの科学において普遍的に応用されるようになるかもしれない。

身体の展望、精神のマップ

スパイダー・ウーマンのことをロマンチックに描いた田園詩に登場する人物だと思う人もいるかもしれないが、他の人にとってはスパイダー・ウーマンは時代遅れな迷信のいい加減な継承――衰えない科学以前の時代の遺物である。本書で説明されている身体の展望の大半は、主流の科学が時代遅れの迷信だと考えるものである。

多くのスピリチュアルな流派では、色々な伝統の接点が希薄であいまいな規律と焦点を誕生させたことはもちろん事実である。そのような豊かで自由なスピリチュアルな環境の中では、その他のより繊細な権力の乱用が起きている。そして教育は福音の伝道の二の次とされ、自由は浅薄な予言と催眠効果のあるセリフがもつ弱い確実さのために犠牲となる。

だが精神の渦巻く環境が自由な自己探求の世界で試練に立ち向かうように、科学も今、試練に立ち向かっている。スピリチュアルな流派が焦点を失い始め、科学的伝統も展望を失ってきている。量子物理学やホログラフィックなシステムの発見の一部は、それらが示唆するものの真価を日常的に認めるまでに時間がかかる。宇宙が私たちが相互に関係をもつことのできる巨大な知識の塊であるという概念は、私たちがそのような相互関係をどのように発達できるのか、そして実際今までどのように発達してきたのかを探求する数多くの研究番組の制作を促すかもしれない。

この分野は現代科学の盲点であり、私たちの意識の自己管理と意図性の仕組みと創造の無限性との接点は、迷信への恐怖のせいなのか、軽視されてきた。とはいえ、雷や稲妻とともに歩む神々を大気の電気的調整または集合的人類の原型的な宝庫の要素として捉えた方が慰めになるようだ。そのような神々を何らかの分離した自己啓発力のある存在または意識のパターンとして考えた方が無難である。

本書は私たち自身の進化の性質の潜在的な調査を再び行い、科学により疎外されてきた伝統の一部を復活させる試みである。そして、世界の中の壮大な構造におけるいくつかのテーマを見直し、世界の理解の次なる段階の融合した出現に貢献すること目的である。

祝福の祈り

ドルイッド教がストーンヘンジのヒールストーン(北東――南西に向いて置かれている石)の付近から昇る太陽を崇拝するが、彼らは単に時代遅れとなった儀式を行っているわけではなく地球上を満たす生命の意識の壮大な演出に参加しているのである。

それは秩序やコントロールを得ようとしているのではなく、単なる祝福の祈りである。そして無限の相互関係が示す完全な混沌の渦巻くパターンの中で、調和のパターンの種子が撒かれ、その反響によってさらなる意識、美しさ、探求と理解が創造される。

私たちは今グローバルな人々として、上記のような探求に取り組み、それが世界の頂点にいる夢をみる人たちだけではなく、言葉や文化の外見上に差異があっても一体感をもち世界の共創造に一緒に参加している人類の大多数によって体化されるかという問いに直面している。

私たちは発見するのではなく、創造する。

〜

人生への中立な参加は、単なる制限的な策略にすぎない；

私たちは間違いなく人生の性質を創造しているのだ

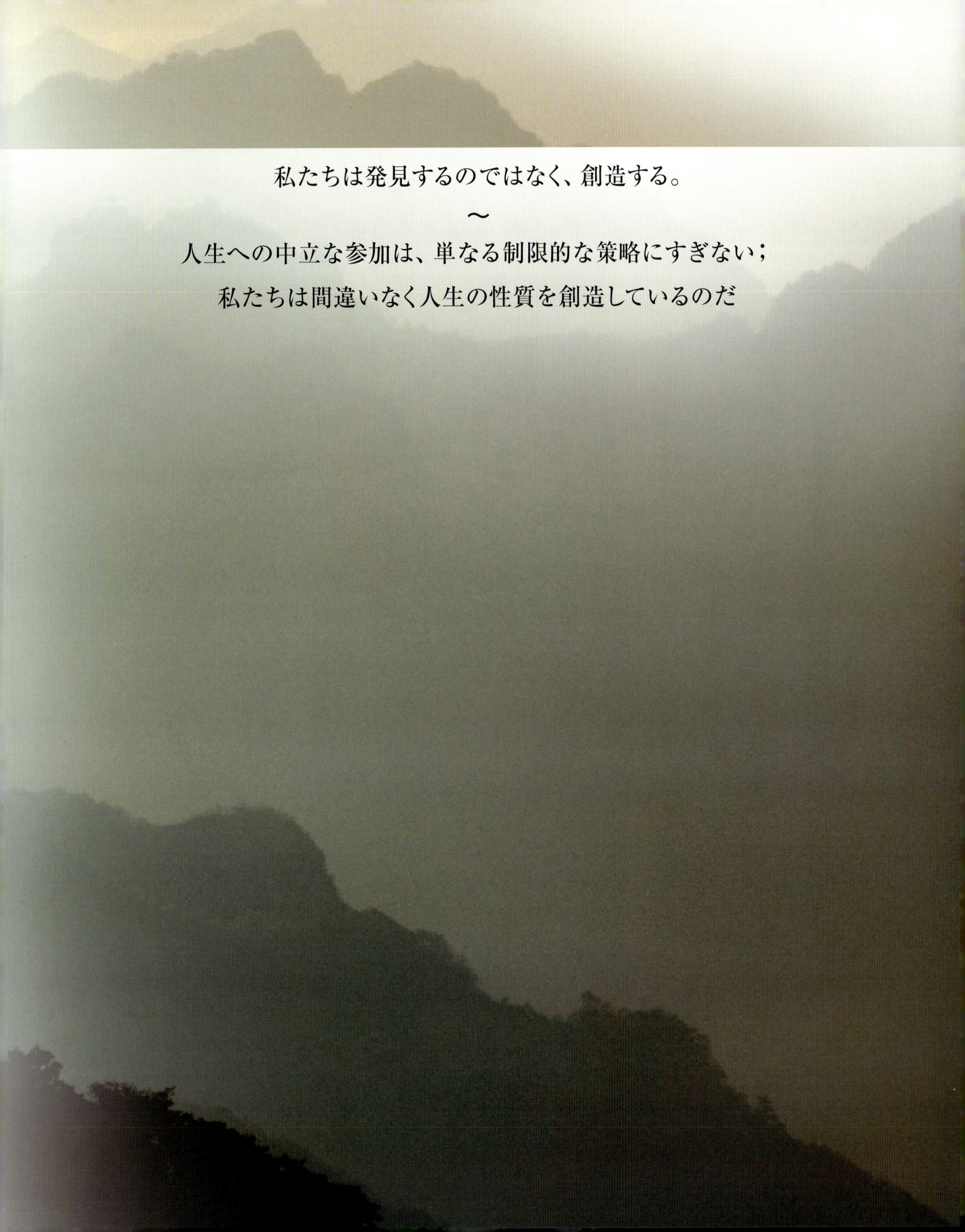

参考文献

sources and further reading

The following references are those works that have served as text sources for the material presented within this Atlas, as well as suggestions for further reading. All effort has been taken to cite the appropriate information for each of the sources.

A BODY OF KNOWLEDGE

Anderson, WT (ed), *The Fontana Postmodernism Reader*, Fontana, London, 1996

Bear, G, *Songs of Earth and Power*, Tor, New York, 1994

Donaldson, S, *The Chronicles of Thomas Covenant*, Del Rey, New York, 1977–83

Freire, P, *Pedagogy of the Oppressed*, Seabury, New York, 1973

Lessing, D, *The Golden Notebook*, Simon & Schuster, New York, 1962

McTaggart, L, *The Field – The Quest for the Secret of the Universe*, HarperCollins, London, 2001

Merleau-Ponty, M, *The Primacy of Perception*, Northwestern University Press, 1964

Neihardt, JG (ed), *Black Elk Speaks*, William Morrow, New York, 1932

Palmer, P, *To Know as we are Known – Education as Spiritual Journey*, HarperCollins, San Fransisco, 1983

Rucker, R, *The Fourth Dimension*, Houghton Mifflin, Boston, 1984

Schlesinger, A, *Address to the Indian Council of World Affairs*, 1962

Tansley, DV, *Subtle Body – Essence and Shadow*, Thames and Hudson, London, 1996

Watson, B, *Chuang Tzu: Basic Writings*, Columbia University Press, New York, 1964

FORM

Fausto-Sterling, A, *Sexing the Body, Gender Politics and the Construction of Sexuality*, Basic Books, New York, 2000

Hesse, H, *The Glass Bead Game*, Fretz & Wasmuth Verlag AG, Zurich, 1943

Juan, S, *The Odd Body*, Collins, London, 1995

Porter, R, *Blood and Guts – A Short History of Medicine*, Penguin, London, 2002

Sarup Singh Alag, S , *Hair Power*, self-published, 1996

Tortora,GJ, & Grabowski, SR, *Principles of Anatomy and Physiology*, HarperCollins, California, 1996

Wallis Budge, EA, *The Egyptian Book of the Dead*, 1895

Wilson, KJW. & Waugh, A, *Anatomy and Physiology in Health and Illness*, Churchill Livingstone, New York, 1996

FUNCTION

Abd Al-Sabour, S (O'Grady, D ed), *Fragments of a Common Tale. From Ten Modern Arab Poets*, Dedalus Press, 1992

Allison, D, *Bastard out of Carolina*, Plume, New York, 1993

Bear, G, *Darwin's Radio*, HarperCollins, London, 1999

Dickinson, E, *Complete Poems*, Roberts Brothers, Boston, 1890

Foster, R, & Kreitzman, *Rhythms of Life, The Biological Clocks that Control the Daily Lives of Every Living Thing*, Profile Books, London, 2004

McKenna, T, *Food of the Gods: The Search for the Original Tree of Knowledge*, Bantam, New York, 1992

Murphy, M, *The Future of the Body, Explorations Into the Further Evolution of Human Nature*, Jeremy P Tarcher/Putnam, New York, 1992

Narby, J, *The Cosmic Serpent. DNA and the Origins of Knowledge*, Phoenix, London, 1998

Pert, C, *Molecules of Emotion*, Touchstone, New York, 1997

Pinchbeck, D, *Breaking Open the Head: A Visionary Journey From Cynicism to Shamanism*, Flamingo, London, 2002

Pratchett, T, *Mort*, Victor Gollancz, London, 1987

Thomas, L, *The Lives of a Cell: Notes of a Biology Watcher*, Bantam, New York, 1974

Watson, L, *Dreams of Dragons: Ideas on the Edge of Natural History*, Hodder and Stoughton, London, 1986

Wells, HG, *The War of the Worlds*, Books of Wonder, New York, 1898

FREEDOM

Berne, E, *Transactional Analysis in Psychotherapy*, Grove, New York, 1961

Byatt, AS, *How We Lost Our Sense of Smell*, Sightlines (Royal National Institute of the Blind), London, 2001

Campbell, J, & Moyers, B, *The Power of Myth*, Doubleday, New York, 1988

Chatwin, B, *Songlines*, Jonathan Cape, London, 1987

Chelsom, P, *Hear My Song* (Film released 1992)

Descartes, R (Veitch, J trans), *Meditations*, Open Court Publishing Company, La Salle, Illinois, 1962

Foucault, M, *The History of Sexuality*, Penguin, Harmonsworth, 1978

Fuller, M, *Truth, Value and Justification*, Avebury, Aldershot, 1991

Graves, R, *The Larousse Encyclopedia of Mythology*, Hamlyn, New York, 1959

Harding, D, *On Having no Head – Zen and the Rediscovery of the Obvious*, Arkana, London and New York, 1961

Joines, V, & Stewart, I, *Personality Adaptations*, Lifespace, Nottingham, 2002

Jung, CG, BBC Interview with John Freeman, 1959

Krupp, EC, *Echoes of Ancient Skies*, Oxford University Press, Oxford, 1983

Lawrence, DH, *The Plumed Serpent*, Alfred A Knopf, New York, 1926

Maslow, A, *A Theory of Human Motivation*, Collier, New York, 1943

Nesse, RM, & Williams, GC, *Evolution and Healing: The New Science of Darwinian Medicine*, Weidenfeld & Nicolson, London, 1995

Robbins, T, *Jitterbug Perfume*, Bantam, New York, 1984

Robertson, I, *Mind Sculpture: Your Brain's Untapped Potential*, Bantam, London, 1999

Reid, DP, *The Tao of Health, Sex and Longevity*, Fireside, New York, 1989

Sagan, C, *Can We Know the Universe?*, in The McGraw-Hill Reader, *Issues Across the Disciplines* by Gilbert Muller, McGraw-Hill Higher Education, Columbus, 2002

Scott-Mumby, K, *Virtual Medicine, A New Dimension in Energy Healing*, Thorsons, London, 1999

Sheldrake, R, *The Sense of Being Stared At, and Other Aspects of the Extended Mind*, Arrow, London, 2003

Steiner, G, *In Bluebeard's Castle: Some Notes Towards the Redefinition of Culture*, Faber, London, 1971

MIRRORS

Albrecht-Buehler, G, *Cell Intelligence*, 1998

Blake, W, *Collected Poems*, Routledge, London, 1863/1905

Bridges, L, *Face Reading in Chinese Medicine*, Churchill Livingstone, London, 2003

James, A, *Hands On Reflexology*, Hodder Arnold, London, 2002
Jensen, B, & Bodeen, D, *Visions of Health*, Avery, New York, 1992
Lama Govinda, *The Way of the White Clouds*, Rider & Co, London, 1966
Lenaghan, R, *Aesop's Fables: The Fox and the Mask*, Harvard University Press, Cambridge, 1967
Ovason, D, *The Zelator – The Secret Journals of Mark Hedsel*, Arrow, London, 1999

CHAKRAS
Eliade, M, *Yoga – Immortality and Freedom*, Princeton University Press, 1958
Iyengar, BKS, *Light on Yoga*, George Allen & Unwin, London, 1966
Johari, H, *Chakras: Energy Centres of Transformation*, Destiny, Vermont, 2000
Mookerjee, A, *Kundalini – The Arousal of the Inner Energy*, Thames and Hudson, London, 1982
Sivananda, SS, *Kundalini Yoga: Divine Life*, Sivanandanagar, New Dehli, 1935
Turlington, C, *Living Yoga – Creating a Life Practice*, Michael Joseph (Penguin), London, 2002
Woodroffe, J, *The Serpent Power – The Secrets of Tantric and Shaktic Yoga*, Luzac & Co, London, 1919
Yogananda, P, *The Autobiography of a Yogi*, Rider, London, 1950

SEPHIROTH
Blumenthal, D, *Understanding Jewish Mysticism – The Philosophic-Mystical and Hasidic Tradition*, Ktav, New York, 1982
Fortune, D, *The Mystical Qabalah*, Weiser, Boston, 1935
Kaplan, A, *The Bahir Illumination*, Samuel Weiser, Maine, 1979
Levine, S, *Healing into Life and Death*, Doubleday, New York, 1989
Lorde, A, *Collected Poems*, Norton, New York, 1997
Parfitt, W, *The Complete Guide to the Kabbalah*, Rider, London, 1988
Regardie, I, *A Garden of Pomegranates, Skrying on the Tree of Life*, Llewellyn, Minnesota, 1932
Regardie, I, *The Tree of Life, An Illustrated Study in Magic*, Llewellyn, Minnesota, 1932
Scholem, G, *Zohar, The Book of Splendour*, Schocken, New York, 1949
Wanless, J, *Voyager Tarot, Way of the Great Oracle*, Merrill-West, Carmel, 1985

MERIDIANS
Bertschinger, R, *The Secret of Everlasting Life*, Vega, London, 2002
College of Traditional Acupuncture, *Acupuncture Point Compendium*, CTA, Leamington Spa, 1999
Deadman, P, *et al*, *A Manual of Acupuncture, Journal of Chinese Medicine*, Hove, 1998
Ellis, A. *et al*, *Grasping the Wind: An Exploration of Chinese Acupuncture Point Names*, Paradigm, Mass, 1989
Frantzis, BK, *The Great Stillness: The Water Method of Taoist Meditation*, Clarity Press, California, 1999
Jarrett, L, *The Clinical Practice of Chinese Medicine*, Spirit Path Press, Stockbridge, 2003
Johnson, JA, *Chinese Medical QiGong Therapy*, International Institute of Medical QiGong, California, 2000
Kohn, L (ed), *Taoist Meditation and Longevity Techniques*, University of Michigan Press, Ann Arbor, 1989
Larre, C, & Rochat, E, *Rooted in Spirit*, Station Hill Press, Barrytown, 1981
Loewe, M, *Ways to Paradise, the Chinese Quest for Immortality*, George, Allen & Unwin, London, 1978
Macciocia, G, *The Foundations of Chinese Medicine*, Churchill Livingstone, Edinburgh, 1989
Worsley, JR, *Traditional Five Element Acupuncture: Volume 1: Meridians and Points*, Element, Shaftesbury, 1993

NOMMO
Davidson, B, *The African Genius*, Little, Brown & Co, Boston, 1969
Dieterlen, G, & Griaule, M, *The Pale Fox*, Institut d' Ethnologie, Paris, 1965
Griaule, M, *Conversations with Ogotemmêli*, OUP, London, 1948 (reprinted 1978)
Some, PM, *Of Water and the Spirit*, Penguin Compass, New York, 1994
Temple, R, *The Sirius Mystery*, Inner Traditions, Rochester, 1977

LIGHTWHEELS
Allen, PG, *Grandmothers of the Light, a Medicine Woman's Source Book*, Women's Press, London, 1992
Cameron, A, *Daughters of Copper Woman*, Harbour, Madeira Park, 2002
Castaneda, C, *Tales of Power*, Simon & Schuster, New York, 1974
Curtis, N, *The Indians Book – Songs and Legends of the American Indians*, Dover, New York, 1907
Eaton, E, *The Shaman and the Medicine Wheel*, Quest, Madras, 1982
Ereira, A, *The Elder Brothers*, Alfred A Knopf, New York, 1992
Lame Deer, J, & Erdoes, R, *Lame Deer Seeker of Visions*, Washington Square Press, New York, 1972
Mails, TE, *The Hopi Survival Kit*, Penguin, New York 1997
Philips, C, *The Lost History of Aztec and Maya*, Hermes House, London, 2004
Sams, J, *Sacred Path Cards – The Discovery of Self Through Native Teachings*, Harper, San Fransisco, 1990
Storm, H, *Lightningbolt*, One World, New York, 1994
Tedlock, D (trans), *Popul Vuh – The Mayan Book of the Dawn of Life*, Touchtstone, New York, 1985
Zimmerman, L, *American Indians, the First Nations*, Duncan Baird, London, 2003

REMEMBERING THE FUTURE
Bly, R, *A Little Book on the Human Shadow*, Harper & Row, New York, 1979
Capra, F, *The Turning Point*, Flamingo, London, 1982
Feldman, C, & Kornfield, J, *Soul Food: Stories to Nourish the Spirit and the Heart*, Harper, San Fransisco, 1996
Huxley, A, *The Perennial Philosophy*, Harper & Bros, New York, 1945
Lee, S, *The Perfect Fool*, Fourth Estate, London, 2001
Lessing, D, *Shikasta*, Jonathan Cape, London, 1979
Robbins, T, *Fierce Invalids Home from Hot Climates*, Bantam Books, New York, 2000

用語解説

アカーシャ
サンスクリット語で「エーテル」を意味する。「エーテル」は「火」「水」「土」と「空」の4つの「要素」を統合する5番目の「要素」である。

アカシック・レコード
エドガー・ケイシーなどの神智論者や預言者がアクセスした一人一人の魂についての情報が貯蔵されている図書館。旧約聖書や新約聖書に記述がある人生の書と似ている。

錬金術
意識を変容することを目的とする現代化学の先駆け。西洋及び東洋の錬金術はどちらも内なる錬金術と外部の錬金術を同じとみなす。

アリ
カバラ研究に大いに貢献したアイザック・ベン・ソロモン・ルリア(1534〜72年)の敬称。アリはヘブライ語で「ライオン」を意味する。

アロマテラピー
ヒーリングのために香りを使う太古からの知恵。20世紀末にマッサージと芳香があるオイルを組み合わせたセラピーとして確立された。

アストラル・ボディー
様々な伝統が色々な説明をしてきた身体・精神・霊性の一つの要素または層。身体、精神、感情、スピリットと魂を含む階層に位置づけられることが多く、その正確な意味は仏教、ヒンズー教、神智論、カバラまたはニューエイジのどの観点から説明されているかによって異なる。ニューエージでは「アストラル・トラベル」——自己の無意識による旅——と結びつけられている。

アヴァター
サンスクリット語で「化身」を意味する。クリシュナとラマはヴィシュヌの化身だった。本来はヒンズー教の用語だが、他の宗教や哲学体系、特に神智学ではアセンデッド・マスター(聖天した聖者)を表す言葉として使われている。

アーユルヴェーダ
「生命の知識」を意味するサンスクリット語に由来するインドの医学体系。人間の性質をバランスするために様々な技法を使う。

チャクラ
サンスクリット語で「輪」を意味し、サトル・ボディーにある一般的には7つあるとされているエネルギー・センター。特に神智学で使われている用語。

気
「エネルギー」という意味の中国語として解釈されるが、「呼吸」という意味に近い。道教哲学の基礎であり、すべての生命がもつ。

ドリームタイム
人間、先祖、山々、動物、植物や精霊を含む地球の様々な要素が意識を共有するという宇宙の見方。本来はオーストラリアのアボリジニー族が使っていた用語だが、現在は、意識が人間中心ではなく宇宙と双方向性をもつものであり、時空の制限的な知覚を超越していると考える世界中のシャーマン文化で使用されている。

アースウォーク
ネイティブアメリカの先住民が使う用語で現在の転生を意味する。

エントロピー
構成要素が協力する変わりに競合し、すべてのエネルギーが消耗されてしまうダイナミックなシステムの型。シントロピーの反対語。イタリア人数学者ルイジ・ファンタッピエによる考案。

認識論
東洋と西洋における中心的な哲学であり、様々なイデオロギーが知識の体系としての位置付けを正当化しようとして競争しあう分野。本書では様々なアプローチのバランスと柔軟性をもたらす流動的な認識論の必要性が主張されている。

Ets Chayim
「生命の樹」を意味するヘブライ語。

5大要素
中国の思想で、宇宙におけるすべての生物がもつとされている「木」、「火」、「土」、「金」と「水」のプロセス。各「要素」はその文脈と観点によって意味合いが違うため定義できないが、季節などへの対応によって作用する。

フラクタル
数学的方程式によってコンピューターで作る複雑な図式。無限の機能を応用する。「荒い」もしくは「不均一」を意味するラテン語fractusが語源。一般的にカオス理論やドリームタイムのヴィジョンを説明するために使用される。

聖杯
キリストの聖杯や錬金術における賢者の石など様々な伝統に登場し、超越した意識を象徴する魔力をもった多次元のもの。

グランティ
「結節」を意味するサンスクリット語で第1、第4と第6チャクラにできるエネルギーの束。人生についてのより深い洞察を得て意識の拡がりを達成するためにはそれらの転生の幻惑を超越しなければならない。

ホログラム
光の干渉によって作られる光の像や記憶。

イダ
サトル・ボディーの3つのナディ経路のうちの1つ。月のエネルギーを運び、チャクラの周りを螺旋状に回転しながら対のナディ、ピンガラと脳で再統合する。

カチーナ
季節の変わり目の儀式でホピ族が踊る自然の力を敬う踊り。

クンダリーニ
「とぐろを巻いた」という意味のサンスクリット語で瞑想によって活性化される脊柱の基部に眠っているエネルギーの束。

ライト・ウィール
アメリカのシャーマニズムの思想において、人間を天と地の他の領域と繋ぐ人間の中にあるエネルギーセンター。

リンガム
サンスクリット語でシヴァ神と根茎を象徴する。

Maaseh Merkabah
エゼキエルが神聖な宇宙の仕組みを描いたヴィジョンの中でみた「戦車の王座」を意味するヘブライ語。

マンダラ
サンスクリット語で「円」を意味し、「神聖な図」を指す。4つの方角と円の統一性を重要視し、瞑想の中でみる意識の寺院を象徴する。

メディスン・ウィール
ネイティブ・アメリカの先住民の知恵の基礎の大部分を占める。方角がグレート・スピリットのそれぞれの側面と人間が自然界とバランスをもつための道を象徴する。

経絡
内臓や生理学的及び霊的プロセスに対応する人間の体内を流れる気の経路。

メチス
ヨーロッパと原住民の混血の人々を指す。特にアメリカ及び東南アジアの一部に多く分布している。

形態場
各種族に刻まれており、その中のDNAが生命の発達を指令する。

ナディ
微細エネルギーの流れ。身体中に何千ものナディがあるが、代表的なのはスシュムナ、イダとピンガラである。

ナワル
意識と存在の領域であり、姿を変えて複数の空間に同時に存在することができる。また集団の集合意識を変えることができる。メキシコのスペイン語とマヤ原住民の言語を語源とする。

非局所性
「因果関係」や「局所性」がみられない遠く離れている2つの粒子のうちの一方が他方に作用を及ぼすとその他方の粒子がそれを感知して反応するという量子学における逆説的な理論。

黄金の夜明け団
19世紀末に設立された西洋魔術の組織。ロンドンを拠点とし、エジプト、ギリシャとメイスンの儀式や哲学の要素を融合した。

汎神論
神／神性を顕現した宇宙と同一視する考え。

ピンガラ
サトル・ボディーの3つの主なナディ経路のうちの1つ。太陽のエネルギーを運び、チャクラの周りを螺旋状に回転しながら対のナディ、イダと脳で再統合する。

セイクリッド・フープ（神聖な輪）
ネイティブ・アメリカの先住民による生命の相互関連性と人々及び土地の主権の真価への感謝。

サマディ
瞑想のある段階で達成される宇宙の中の存在の本質と一体となる状態を指すサンスクリット語。

サンスクリット語
4,000年以上もの歴史をもつヴェーダ文明の言語。ヒンズー教、仏教とジャイナ教を信奉する地域に共通する。

サリラ
サンスクリット語で「鞘」を意味し、ヨーガ伝統の中での人間の様々な層を表す。

セフィロト
ヘブライ語で「数字」と「流出」を意味し、頭頂部にある神性から足の裏にある地球まで、人類の宇宙における転生を数字で表した意識の球体。

スパイ―ダー・ウーマン
メソアメリカ文化の偉大な女神。アリゾナにあるスパイダー・ロックとナバホ族による創造の物語と密接な関係をもつ。

サトル・ボディー
ヒンズー教では、第6チャクラに対応するスクスマ・サリラを指すが、一般的には非肉体的なボディーを表す。

スシュムナ
ヨーガ伝統における仙骨から脊柱に沿って脳まで流れる中央のナディ経路。

シントロピー
構成要素が競合するのではなく協力し合うことで全体としてより多くのエネルギーを生むダイナミック・システムの型。

道教（タオ）
宇宙の存在の本質的な状態。仏教、儒教と毛沢東主義と並ぶ中国の主流の宗教／哲学の1つ。

神智学
世界宗教の共通点を見出した19世紀末頃に発展した宗教的な哲学。

トルテック
マヤ文明の次でアズテック文明の前身だったメキシコの文明。当時の首都は今もトルテックの戦士像が立つ中央メキシコのトゥラだった。

生命の樹
ほぼ世界的になった概念で、地球の中心的なエネルギーの経路を指し、天と地の★がりを象徴する。人間の脊柱にある中心的なエネルギー経路に投影されることが多い。

トウェンティ・カウント
創造の全体性を表すマヤ文明の数学的体系。

ツォルキン
トウェンティ・カウントによる日と時代の経過を計算したマヤ文明のカレンダー。マヤ歴。

ヤントラ
マンダラより簡単で幾何学的な宗教的かつ象徴的な図。

ヨーガ・スートラ
ヨーガの古典。

ヨギ／ヨギニ
ヨーガを実践する人。ヨギは男性、ヨギニは女性を指す。

ヨニ
シャクティ女神と膣を象徴するサンスクリット語。

索引

さ

た

な

は

ま

や

ら

わ

First published in Great Britain in 2006 by Gaia Books
a division of Octopus Publishing Group Ltd
2–4 Heron Quays, London, E14 4JP.

ACKNOWLEDGEMENTS

Key: t top, b bottom, c centre, l left, r right, bg background
akg-images 117, 202/Binder 80/British Library 143 insert/Hervé Champollion 123 l/Gérard Degeorge 137 l/François Guénet 119 l /Erich Lessing 14; **Alamy**/Bryan & Cherry Alexander Photography 175 tl & 177 tl/Amazon-Images 52/ArkReligion.com 105 tl /Atmosphere Picture Library/Bob Croxford 38 t/Marco Brivio 114 /Danita Delimont 179 tl/Mike Hill 210/North Wind Picture Archives 79 tr/Phototake/Dennis Kunkel 57 tr/Robert Harding Picture Library Ltd/Omri Stephenson 188/david sanger photography 208/Mikael Utterstrom 99 bg; **The Art Archive**/Musée Guimet Paris/Dagli Orti 101 tl; **Art Directors & Trip**/Itzhak Genut 130, 128; **Bridgeman Art Library**/Bibliothèque Nationale, Paris, France 79 tl/Fitzwilliam Museum, University of Cambridge, UK 75 bl/Private Collection 79 br; **Christie's Images** 8–9, 75 br, 79 bl, 107 tl, 121 l/Jack Tjakamarra 77; **Richard Collier, Department of Wyoming State Parks & Cultural Resources** 184; **Corbis UK Ltd**/Bettmann 78, 147, 186/Mark A Johnson 38–39 bg/Danny Lehman 182–183, /David Lees 116–117 /Reuters 123 r/Sandro Vannnini 172–173 main picture/Michael S. Yamashita 215/Zefa/Jens Nieth 85; **Arwyn DreamWalker** 2 t, 185, 187, 189, 191, 193, 195, 197, 199, 201, 203; **Mary Evans Picture Library** 136; **Getty Images**/AFP 12/Angelo Cavalli 213/Georgette Douwma 209/Don King 211/John & Lisa Merrill 96–97/Peter Samuels 95/SMC Images 42–43/David Trood 14-15/Jochem D Wijnands 99 tl/Toyohiro Yamada 18–19; **Nick Harris** 23 bg; **Yoram Kahana** 192; **Photodisc** 54, 150/C Sherburne/PhotoLink 109 tl/StockTrek 107 bg, 125 r, 129 r, 135 r, 137 r, 170-171, 175; **Octopus Publishing Group Ltd** 11, 13, 30-31 bg, 58-59, 63 t, 63 c, 101 bg, 103 bg, 105 bg, 109 bg, 111 bg, 115 bg, 145 bg, 157, 158–159/Ian Parsons 161/Russell Sadur 100; **NASA** 32 l, 81 br, 121 r/A. Caulet St-ECF, ESA 81 bg, /ESA/
H. Bond (STScl) and M. Barstow (University of Leicester) 181 bg /Akira Fujii 142–143/JPL 81 tl, 127 r/JPL/Caltech 139 r/JPL/University of Arizona 131 r/Johnson Space Center 20–21, 60–61, 119 r/NOAO, ESA, The Hubble Helix Nebula Team, M. Meixner (STScl) and T. A. Rector (NRAO) 206-207; **North Wind Picture Archives**/Nancy Carter 81 bl, 190; **Onasia**/Yannick Jooris 106; **Photos12.com**/Jean Guichard 125 l, 139 l/Institut Ramses 127 l/Oasis 64; **Photolibrary Group**/Botanica/Romerein Lisa 102/Bsip/May 22/OSF/David Fleetham 115 c/Phototake Inc/Dennis Kunkel 28; Rex Features /Everett Collection (EVT) 165; **Reproduced by permission of Nicholas Roerich Museum, New York** 44; **Science Photo Library** /ArSciMed 16–17/BioPhoto Associates 27 tl/Steve Gschmeissner 27 cl /Roger Harris 32 c/Innerspace Imaging 27 bl/Philippe Plailly 82–83; **SuperStock** 94, 212/Lisette Le Bon 162/Newberry Library 198; **Tips Images Ltd**/Luca Invernizzi Tettoni 155/Antonello Lanzelloto 181 tl; **topfoto.co.uk**/Arena/PAL 90/Fortean 84/Topham Picturepoint 131 l, /Charles Walker 108; Wellcome Photo Library/Mark de Fraeye 167, /Welcome Library 145 t; **Pieter Weltevrede/ www.sanatansociety.com** 103 tl; **Werner Forman Archive**/86, 129 l /The Egyptian Museum, Cairo 135 l/Fuhrman Collection, New York 173 insert/Philip Goldman Collection, London 111 tl.

The Atlas of Mind, Body and Spirit

マインド×ボディ&スピリット

発　　行　2007年9月5日
本体価格　4,800円
発 行 者　平野　陽三
発 行 所　産調出版株式会社
〒169-0074 東京都新宿区北新宿3-14-8
TEL.03(3363)9221　FAX.03(3366)3503
http://www.gaiajapan.co.jp

ISBN978-4-88282-626-2 C3045

Printed and bound in China

著　者：ポール・ホーム (Paul Hougham)
鍼灸師であり、鍼灸術を教えるとともにライターとしても活動。自然の力が健康に及ぼす影響の他、痛みと病をやわらげ、健康を増進し、個人の潜在力を開発して人生を拓くためのあらゆる治療法に関心を寄せている。その施術法と指導内容は、イーブリン・カーター、マスター・チャン、JR・ワーズリー、ワン・ジ・シャン、アーウィン・ラーキン博士など幅広い伝統の師とヒーラーらに育まれたものである。ロンドンのスクール・オブ・ファイブエレメント・アキュパンクチャーで副校長を務める。またブリティッシュ・アキュパンクチャー・アクレディテーション・ボードおよびブリティッシュ・アキュパンクチャー・カウンシル(英国針灸協会)管理委員会のメンバーでもある。

翻訳者：星野奈緒子 (ほしの なおこ)
東京外国語大学卒業。イギリスに13年間滞在。主に精神世界やヒーリング関連の翻訳に携わる。